高等医药院校"十四五"创新型系列教材

（供高职高专院校临床医学、护理、康复、影像、药学、口腔、眼视光专业使用）

正常人体功能

（第3版）

主　编　谢晓丽　韩玉霞

副主编　万云云　苏长昊　苏玉环

编　委　（以姓氏汉语拼音为序）

毕智丽（滨州职业学院）

曹新红（滨州职业学院）

韩玉霞（滨州职业学院）

舒　丹（武汉大学医学职业技术学院）

苏长昊（泰山护理职业学院）

苏玉环（泰山护理职业学院）

田　野（天津医学高等专科学校）

卫丽霞（滨州职业学院）

万云云（泰山护理职业学院）

谢晓丽（泰山护理职业学院）

许爱辉（泰山护理职业学院）

杨艳梅（沧州医学高等专科学校）

张丽娟（云南中医药大学）

赵利娜（沧州医学高等专科学校）

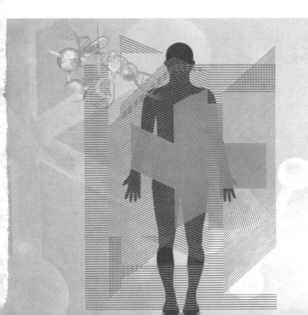

U0282718

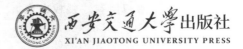

西安交通大学出版社
XI'AN JIAOTONG UNIVERSITY PRESS

图书在版编目(CIP)数据

正常人体功能/谢晓丽，韩玉霞主编. —3
版. —西安：西安交通大学出版社，2023.8
ISBN 978 - 7 - 5693 - 3401 - 2

Ⅰ. ①正… Ⅱ. ①谢… ②韩… Ⅲ. ①人
体生理学-高等职业教育-教材 Ⅳ. ①R33

中国国家版本馆 CIP 数据核字(2023)第 159876 号

Zhengchang Renti Gongneng

书　　名	正常人体功能(第 3 版)
主　　编	谢晓丽　韩玉霞
责任编辑	郭泉泉
责任校对	秦金霞
装帧设计	伍　胜

出版发行	西安交通大学出版社
	(西安市兴庆南路 1 号　邮政编码 710048)
网　　址	http://www.xjtupress.com
电　　话	(029)82668357　82667874(市场营销中心)
	(029)82668315(总编办)
传　　真	(029)82668280
印　　刷	西安明瑞印务有限公司

开　　本	787mm×1092mm　1/16　　印张　29　　字数　653 千字
版次印次	2023 年 8 月第 3 版　　2023 年 8 月第 1 次印刷
书　　号	ISBN 978 - 7 - 5693 - 3401 - 2
定　　价	65.60 元

如发现印装质量问题，请与本社市场营销中心联系。

订购热线：(029)82665248　(029)82667874
投稿热线：(029)82668503

前　言

本书是在高职高专创新教育教材《正常人体功能》第 1 版和第 2 版的基础上进行修订和编写的。本教材在继续保留 2016 年 8 月第 1 版风格特色和优点的基础上，为贯彻教育部精神，适应新形势下全国高职高专医药类专业教育改革和发展的需要，在生理学和生物化学课程的基础上，根据高职高专医药类专业的培养目标和医药类专业学生的学习特点，我们组织了部分高职高专院校从事教学一线工作的优秀教师编写了这本适合高职高专医药类专业师生使用的《正常人体功能》（第 3 版）。

正常人体功能这门课程主要研究的是人体各组成部分正常的生命活动规律。它以人体为研究对象，主要内容包括：正常人体的化学组成、化学变化规律；正常人体的细胞、组织、器官、系统等组成成分及各种生命现象的基本活动规律、代谢机制；不同细胞、组织、器官、系统之间的关系及相互作用；正常人体遗传信息的传递及表达等。《正常人体功能》（第 3 版）的创新之处是打破了传统的按学科编写《生理学》《生物化学》的常规框架，探索按人的整体功能编写教材，按照"生命整体"的理念进行内容整合，使宏观的整体功能和微观的功能分析相结合，体现生理功能和物质代谢的紧密联系，减少内容的交叉与重复，突出知识的实用性，为探索高职高专医药类专业基础课教材的改革迈出了新的一步。在编写过程中，我们遵循"三基"（基本理论、基本知识、基本技能）、"五性"（思想性、科学性、先进性、启发性、适用性）、"三特定"（特定对象、特定要求、特定限制）的原则，坚持"知识够用、教师好用、学生好学"的编写理念，增强教材的适用性和实用性。

本教材修订团队深入学习贯彻党的二十大精神，深刻理解党的二十大报告关于教育的新思想、新战略和新要求，教材在修订过程中，根据党的二十大精神，以习近平新时代中国特色社会主义思想为指导，全面推动习近平新时代中国特色社会主义思想进教材、进课堂、进头脑，贯通"课程思政"元素，将"立德树人、课程思政"有机融合到教材中。

坚持立德树人的根本任务，贯彻党的二十大报告对教育的核心要求，教材修订团队深入挖掘学科内容蕴含的思想政治教育资源，以思政案例和思政微课堂的形式，引用国家政策，剖析真实案例，引导学生重视素养，启发学生"三省吾身"，发现自身素养方面存在的问题，鼓励学生、在"学、做"中加强修养，激发学生"爱国、爱乡、爱岗"的"三爱"情怀，培养学生爱国、励志、求真、力行的价值观和医者团队合作、无私奉献的职业责任感，培育学生成为"具有高尚的医德、为患者负责的精神、自主思考能力、根据实际情况具体分析和处理问题能力"的人民健康卫士。

来自全国 6 所高职高专院校的长期从事生理学和生物化学一线教学的 15 名教师在结合自身的教学经验并参考国内外著名的《生理学》《生物化学》教材和相关文献的基础上，共同完成了本教材的编写及修订工作。本教材在编写的过程中得到了各位编者所在院校的大力支持，同时得到了西安交通大学出版社的鼎力支持，谨在此一并致谢。

　　由于我们水平有限，书中难免有不妥和遗漏之处，敬请同行专家和使用本教材的师生给予批评指正。

编　者

2023 年 6 月

目　录

第一章 绪 论

📝 **学习目标**

1. 掌握生命活动的基本特征、机体功能的调节方式和各自特点、阈值的概念。
2. 熟悉体液的组成、内环境和稳态的概念、正反馈和负反馈的不同。
3. 了解反应的形式、阈值与兴奋性的关系。

正常人体功能是研究机体分子结构与功能，物质代谢及正常的生命活动现象、规律、影响因素的一门医药类专业基础课程。机体是一切有生命个体的统称。

正常人体功能研究的内容具体包括以下几点。①人体的物质组成。生物大分子（如蛋白质、核酸等）是物质组成研究的重点。②物质代谢与调控。③物质结构、代谢与生理功能的关系。结构是功能的基础，不同的结构可体现不同的功能。④人体及其各组成部分所表现出的各种正常的生命现象、活动规律、产生机制，以及内、外环境变化对这些功能性活动的影响与机体所进行的相应调节。

第一节 生命活动的基本特征

生命现象是生物体所表现出来的自身繁殖、生长发育、新陈代谢、遗传变异以及对刺激产生反应等的复合现象。各类生物体在化学成分上存在高度的同一性，各种化学成分严整、有序地组成多层次的结构系统。每个层次中的各个结构单元有着特定的结构和功能，它们相互协调，构成了复杂的生命系统，表现出生命现象。人类生命活动的基本特征主要包括以下几个方面。

一、新陈代谢

生物体是开放系统，生物体与周围环境不断进行着物质交换和能量交换。机体不断自我更新，破坏和清除已经衰老的结构，重新构筑新结构的吐故纳新的过程，称为新陈代谢（metabolism）。新陈代谢包括两个相辅相成的过程：机体从环境中摄取营养物质、合成自身物质的过程称为合成代谢；机体分解自身成分并将其分解产物排出体外的过程称为分解代谢。物质合成需要摄取、利用能量，而物质分解又需要将蕴藏在化学键内的能量释放出来，用于维持体温和机体的各种生理活动。物质代谢和能量代谢是新陈代谢过程中两个密不可分的过程。

新陈代谢是一切生物体最基本的生命特征，是由一系列酶促反应所组成的反应网络。新陈代谢一旦停止，生命活动就会终止。

二、兴奋性

兴奋性(excitability)是指机体对刺激产生反应的能力或特性，包括感受刺激和做出反应两个过程。不同组织或同一组织在不同的功能状态下有不同的兴奋性。

生理学中将能够引起机体发生一定反应的内、外环境条件的变化称为刺激(stimulus)。按照性质的不同，可以将刺激分为以下几种。①物理刺激：如声、光、电、机械、温度等的刺激。②化学刺激：如酸、碱、盐等各种化学物质的刺激。③生物刺激：如细菌、病毒、病原微生物等的刺激。④社会心理性刺激：如情绪波动、战争、灾害以及社会变革等的刺激。生理学中将刺激引起的机体功能活动的变化称为反应(response)。机体的反应有两种表现形式，即兴奋和抑制。组织和细胞由相对静止状态转变为活动状态或活动状态加强称为兴奋(excitation)。组织和细胞由活动状态转变为相对静止状态或活动状态减弱称为抑制(inhibition)。

刺激引起机体反应需要具备三个基本条件，分别是刺激强度、刺激作用的时间及刺激强度－时间变化率。刺激必须达到一定的强度和时间才能引起组织或细胞的兴奋。除了刺激强度和刺激时间外，刺激强度－时间变化率也是引起组织兴奋必不可少的基本条件之一。

单位时间内，在刺激强度－时间变化率不变的条件下，引起组织、细胞产生反应的最小刺激强度称为阈强度，简称阈值(threshold)。

刺激强度等于阈值的刺激称为阈刺激，刺激强度高于阈值的刺激称为阈上刺激，刺激强度低于阈值的刺激称为阈下刺激。要引起组织做出反应，单次刺激的强度必须大于或等于该组织的阈值。

阈值的大小与组织兴奋性的高低呈反变关系。引起组织兴奋的阈值越大说明其兴奋性越低；相反，阈值越小说明该组织的兴奋性越高。神经组织、肌肉组织和腺体组织的兴奋性较高，对刺激产生的反应迅速而明显，生理学中习惯上将这些组织称为可兴奋组织。

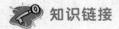 知识链接

应激性和适应性

应激性(irritability)指一切生物对外界各种刺激所产生的反应。

适应性(adaptation)指生物体与环境表现出相适应的现象。

自17世纪Glisson提出"应激性"概念、18世纪Brown提出"兴奋性"概念后，两者是同一的还是各自独立的可兴奋组织的特性，在生理学学界有很多不同看法。一般认为两者的概念界限不清，多不承认两者是各自独立的特性。

应激性在比较短的时间内完成，是先天就具备的。应激的结果是使生物"趋利避害"。适应环境是生物适应性的一种表现形式，是生物的普遍特性。适应性是生物通过长期的自然选择形成的，需要很长时间，比较稳定，不会因环境的改变而在短时间内发生改变。

应激性属于生理学范畴，适应性属于生态学范畴；应激性强调反应的过程，适

应性注重反应的结果。例如，母鸡在遇到危险时会发出"咯咯咯"的叫声，知了在温度降到 24 ℃ 以下时会停止鸣叫，含羞草的叶片受到触动会下垂，这些都属于应激性；北极熊具有白色的体毛、鲨鱼具有流线型体型、竹叶虫的形状与竹节相似则属于适应性。

三、生殖

生物体发育成熟后能生产出与自己相似的个体，这个过程称为生殖。生殖包括生长发育和繁殖两个方面。生物个体的生命是有限的，终究会消亡。只有通过生殖，生命才能得以延续，种族才能得以繁衍。因此，生殖是生命活动的基本特征之一。

知识链接

关于生命和生物

生殖为什么是生命活动的基本特征之一？没有生殖能力就不具有生命吗？骡子不能产生后代，它是生命吗？病毒、未受精和已受精的鸡蛋呢？不孕不育的人呢？

通常我们可以轻松区分什么是生物，什么是非生物，可是要给"生物"下个科学的定义是极其困难的。有人认为生物就是有生命的物体，那么反过来，有生命的物体是不是就是生物呢？答案是否定的。因为不仅生物具有生命，生物的一部分也可以具有生命，如人体中的白细胞、精子、卵细胞等。

第二节 人体与环境

人体生活在环境之中，当环境发生改变时，人体的功能活动会随之受到影响。人体生活的环境包括外环境和内环境。

一、人体与外环境

外环境是指人体生活的自然环境和社会环境。人体所处的外环境不断变化着，如光照、气压、温度、湿度等的变化，变化形成刺激，不断作用于人体，引起人体做出适应性反应，以维持正常的生命活动。

二、内环境与稳态

(一)内环境

组成人体的细胞，绝大多数并不直接与外界环境接触，而是存在于细胞外液之中。机体细胞所直接生存的环境——细胞外液，称为内环境(internal environment)。细胞外液主要包括组织液、血浆。分布在细胞内的液体称为细胞内液。细胞外液与细胞内液共同组成体液。体液的总量约占成人体重的 60%。

内环境是细胞直接进行新陈代谢的场所，既能为细胞代谢提供所需要的氧和营养物质，又可接受细胞代谢产生的二氧化碳等代谢产物。代谢产物通过血液的运输，由排泄器官排出体外。因此，内环境对细胞生存和正常生理功能的维持起着十分重要的作用。

（二）稳态

内环境与外环境明显不同的是机体内环境的各项物理、化学因素（如温度、酸碱度、渗透压、各种离子和营养成分的浓度等）在一个非常小的范围内波动，我们把内环境的理化性质保持相对稳定的状态称为内环境稳态（homeostasis）。

内环境稳态一方面是指细胞外液的理化特性在一定范围内保持相对稳定，不随外环境的变化而发生明显的改变；另一方面，内环境稳态并不是说内环境的理化因素完全静止不变，相反，细胞在时刻不停地进行着新陈代谢，不断与内环境进行着物质交换，破坏或打乱内环境稳态。此外，外环境的变化也会干扰内环境稳态。例如，气温升高或降低会影响内环境的温度。机体会通过改变内部功能活动、调整产热和散热来维持体温。再如，改变呼吸活动可以调节氧气的吸入和二氧化碳的排出，维持细胞外液中氧和二氧化碳的相对恒定；通过肾的排泄，进入机体的药物、毒素和各种代谢产物会被排出体外，以维持细胞外液营养物质和代谢产物浓度的相对恒定等。因此，内环境的理化性质保持相对稳定的状态是通过机体各器官、系统、组织的功能活动调节来实现的，人体的生命活动就是在内环境稳态不断被破坏和恢复的动态平衡中进行的。

细胞的各种代谢活动都是酶促反应，因此，细胞外液中温度、酸碱度、离子浓度和渗透压的变化等都可以改变酶的活性，进而影响机体生理活动的正常进行。如果内环境稳态遭到破坏，超过机体的调节能力，会引发疾病甚至危及生命。因此，内环境稳态是细胞进行正常生命活动的必要条件。

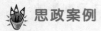 **思政案例**

绿水青山就是金山银山

2013年9月7日，习近平总书记在哈萨克斯坦纳扎尔巴耶夫大学发表演讲并回答学生们提出的问题，在谈到环境保护问题时，他指出："我们既要绿水青山，也要金山银山。宁要绿水青山，不要金山银山，而且绿水青山就是金山银山。"这生动形象地表达了我们党和政府大力推进生态文明建设的鲜明态度和坚定决心。要按照尊重自然、顺应自然、保护自然的理念，贯彻节约资源和保护环境的基本国策，把生态文明建设融入经济建设、政治建设、文化建设、社会建设的各方面和全过程，建设美丽中国，努力走向社会主义生态文明新时代。

案例内涵

将"机体与环境，机体的内环境，内环境稳态"融入习近平总书记在哈萨克斯坦纳扎尔巴耶夫大学发表演讲谈到的环境保护问题，培养学生保护环境、文明行为的思想意识，使其树立"绿水青山就是金山银山"的理念，强化其"责任"信念。

第三节　人体生理功能的调节

内、外环境发生改变时，机体通过各种功能活动发生相应变化来维持内环境的相对稳定的过程，称为人体生理功能的调节。

一、人体生理功能的调节方式

人体生理功能调节的方式有 3 种，分别为神经调节、体液调节和自身调节。

(一)神经调节

神经调节(neuroregulation)是指由神经系统对机体的功能活动所实现的调节。它是人体最主要的调节方式。神经调节的基本方式是反射(reflex)。反射是指在中枢神经系统的参与下，机体对内、外环境刺激产生的规律性应答反应。反射的结构基础是反射弧，它由感受器、传入神经、神经中枢、传出神经和效应器 5 个部分组成(图 1 - 1)。感受器感受内、外环境的刺激，并将各种刺激的能量转化为神经冲动，神经冲动沿传入神经传向神经中枢。神经中枢是反射弧的整合部分，对传入的神经冲动进行分析、处理、综合，并传出信号，信号沿传出神经到达效应器，改变效应器的功能状态。例如，当肢体皮肤受到外界的伤害性刺激时，皮肤感受器将信息通过传入神经传达到神经中枢，神经中枢经过综合、分析和整合后发出神经冲动，神经冲动沿传出神经到达效应器(即相关肌群)，使屈肌收缩并产生逃避反应。因此，只有保证反射弧各部分结构和功能的完整性，反射活动才能完成。反射弧任何一个部分的结构或功能受到破坏，反射活动都不能进行。

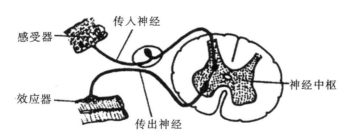

图 1 - 1　反射弧模式图

反射分为条件反射和非条件反射两类，两者的联系和各自的意义将在后面的神经系统章节进行详细讨论。

神经调节的特点：反应迅速、精确，作用短暂。

(二)体液调节

机体的某些细胞所产生的一些特殊的化学物质(如激素等)，通过体液被运送到全身各处，调节机体的新陈代谢、生长、发育、生殖等生理功能，这种调节方式称为体液调节(humoral regulation)。

体液调节的特点：反应速度较慢，作用广泛而持久。

神经调节和体液调节这两种调节方式很难被截然分开，因为人体的内分泌腺大多数是直接或间接接受神经系统支配，所以从某种意义上讲，体液调节实际上成为神经调节的一部分，是反射传出通路的延长。这种以神经调节为主导、有体液调节参加的复合调节方式称为神经 - 体液调节（neuro-humoral regulation）（图 1 - 2）。人体内的生理功能调节大多数是这种复合式调节。如肾上腺髓质受交感神经节前纤维的支配，当交感神经兴奋时，可引起肾上腺髓质释放肾上腺素和去甲肾上腺素。由此可见，神经系统与体液因素共同参与了机体生理功能的调节。

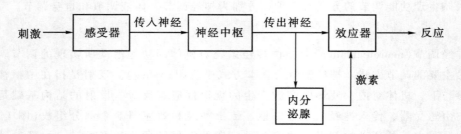

图 1-2　神经 - 体液调节示意图

（三）自身调节

自身调节是指细胞、组织及器官不依赖于神经因素、体液因素的作用，只靠自身特性对刺激产生适应性反应的过程。这种调节方式目前只在为数不多的细胞、组织及器官内被发现。例如，在一定范围内增加骨骼肌的初长度可增加肌肉的收缩张力；当动脉血压在一定范围内变动时，脑血管会发生收缩或舒张，以保证脑血流量的相对稳定。

自身调节的特点：调节幅度小、灵敏度低、范围局限。

二、人体生理功能调节的反馈控制

人体的各种功能调节系统可被看作是一个"自动反馈控制"系统。控制系统由控制部分和受控部分组成。该系统的基本特点是控制部分与受控部分之间存在着往返的双向联系，形成一个闭环（图 1 - 3）。由控制部分发送到受控部分的信息称为控制信息；由受控部分发送到控制部分的信息称为反馈信息。对机体而言，可将反射中枢或内分泌腺看作控制部分，将其支配的效应器或靶器官看作受控部分。生理学中把受控部分发出信息影响并调节控制部分功能活动的过程称为反馈（feedback）。

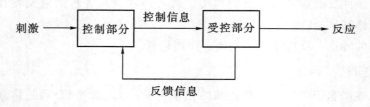

图 1-3　反馈调节示意图

根据反馈信息作用效果的不同，可将反馈分为负反馈和正反馈两类。

(一)负反馈

负反馈(negative feedback)是指从受控部分发出的反馈信息抑制或削弱了控制部分的活动。如人体在受到刺激后会出现血压升高，血压升高的信息通过反馈回路传至心血管中枢，然后由心血管中枢发出指令调节心脏和血管的功能，使心跳减慢减弱、血管舒张，进而使升高的血压逐渐降低，恢复到变化前的正常水平；相反，当动脉血压降低时，又可通过负反馈增强心血管活动，使血压升高，从而维持血压的稳定。

负反馈的生理意义在于使机体的某种生理功能不发生过大波动，从而维持机体的稳态。在机体生理功能的调节中，负反馈最为多见。

(二)正反馈

正反馈(positive feedback)是指从受控部分发出的反馈信息，促进与加强控制部分的活动。正反馈的生理意义在于使机体的某种生理功能逐步加强并迅速完成。正反馈在体内生理调节的过程中比较少见，仅存在于血液凝固、排便、射精、分娩、细胞膜钠通道激活与开放等少数几个过程中。

📖 本章小结

一、本章提要

通过对本章的学习，可使同学们了解生命活动的基本特征、人体与环境的关系、人体生理功能的调节。本章具体包括以下内容。

1. 掌握　生命活动的基本特征、兴奋性的概念、阈值的概念、机体生理功能的调节方式和各自特点、稳态的概念。

2. 熟悉　反应的类型、内环境的概念、体液的组成、反射弧的组成、反馈的类型。能够运用反射弧结构组成的基本知识，在教师的指导下完成两栖类动物实验，并对实验结果进行相应的分析。

3. 了解　正、负反馈的特点及各自意义。

二、本章重、难点

1. 重点　生命活动的基本特征、人体生理功能的调节方式和各自特点、兴奋性的概念、阈值的概念、体液的组成。

2. 难点　兴奋性与阈值的关系、人体生理功能的调节方式和各自特点。

📜 课后习题

一、名词解释

1. 兴奋性　2. 内环境　3. 稳态　4. 阈值

二、选择题

1. 神经调节的基本方式是(　　)

    A. 反射　　　　　　　B. 反应　　　　　　　C. 反馈

    D. 兴奋　　　　　　　E. 抑制

2. 阈值越大，组织的兴奋性（　　）

 A. 越低   B. 越高   C. 不变

 D. 将无限大   E. 将消失

3. 可兴奋组织包括（　　）

 A. 神经、肌肉、腺体   B. 骨骼、内脏   C. 神经、骨骼肌

 D. 皮肤   E. 毛发

4. 内环境是指（　　）

 A. 细胞内液   B. 细胞外液   C. 血液

 D. 组织液   E. 淋巴液

5. 下列属于生命活动最基本特征之一的是（　　）

 A. 呼吸   B. 心跳   C. 脉搏

 D. 新陈代谢   E. 生殖

三、问答题

1. 人体生理功能调节方式的区别有哪些？

2. 正、负反馈的生理意义有哪些？

（谢晓丽，韩玉霞）

第二章　细胞的基本功能

✒ 学习目标

1. 掌握细胞膜的物质转运方式，静息电位、动作电位的概念，受体的概念。

2. 熟悉静息电位、动作电位产生的原理，受体的功能，兴奋－收缩耦联的概念，神经－肌接头的兴奋传递过程。

3. 了解细胞膜的分子结构模式、细胞的信号转导功能、骨骼肌的收缩机制及形式。

细胞是构成人体的最基本的结构单位和功能单位。细胞活动是人体生命活动的基础，因此，了解细胞的基本功能，有助于深刻认识和理解机体各系统、各器官活动的规律，对于学习机体各系统的生理功能有着重要的意义。人体细胞数量极多，其形态、结构和功能差异甚大，但在细胞和分子水平实现的基本生命过程及其原理，却具有高度的一致性。本章将重点介绍细胞膜的基本结构和物质转运功能、细胞膜的信号转导功能、细胞的生物电现象及肌细胞的收缩功能等。

第一节　细胞膜的基本结构和物质转运功能

细胞膜是一种具有特殊结构和功能的生物膜，可将细胞内外的成分分隔开来，使细胞成为相对独立的功能单位。

一、细胞膜的基本结构

细胞膜主要由蛋白质、脂质和糖类等物质组成，其中以蛋白质和脂质为主，糖类只占少数。这几种物质分子在细胞膜中的排列、存在形式，是决定细胞膜的基本生物学特性的重要因素。细胞膜以液态的脂质双分子层为基架，其中镶嵌着具有不同生理功能的蛋白质（图 2－1）。细胞膜的脂质以磷脂为主，这些磷脂以双层形式整齐排列。每个磷脂分子的一端由磷酸和碱基构成亲水性极性基团，细胞膜的两侧均为水溶液，亲水性极性基团与水相吸引，它朝向细胞膜的外表面和内表面；磷脂的另一端由两条较长的脂肪酸烃链构成疏水性非极性基团，它们在细胞膜的内部两两相对排列。这样的结构极为稳定。另外，脂质的熔点较低，细胞膜中的脂质在一般体温条件下是液态，可使细胞膜具有一定程度的流动性，这就让细胞可以承受较大的压力而不致破裂，即使细胞膜发生一些较小的断裂，也易于自动融合和修复。因为细胞膜是以脂质双分子层为基架，所以水溶性物质和离子一般不能自由通过。

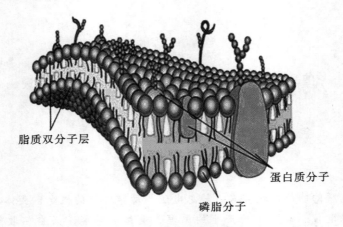

脂质双分子层

蛋白质分子

磷脂分子

图 2-1　细胞膜的液态镶嵌模型示意图

二、细胞膜的物质转运功能

　　细胞的新陈代谢需要多种营养物质，同时也会产生许多代谢产物。细胞外营养物质的进入以及细胞内代谢产物的排出，都要经过细胞膜的物质转运才能实现。细胞膜的特殊结构决定了它对物质的通过有严格的选择性，以保持细胞正常代谢所需的理化环境的相对稳定。因为细胞膜的基架是脂质双分子层，所以脂溶性的物质可以直接通过细胞膜，而水溶性物质则不能直接通过细胞膜，它们必须依赖细胞膜上某些物质的帮助才能通过，其中细胞膜结构中具有特殊功能的蛋白质起着关键性作用。

　　现将几种常见的跨膜物质转运形式分述如下。

（一）单纯扩散

　　单纯扩散（simple diffusion）是指小分子脂溶性物质通过细胞膜由高浓度一侧向低浓度一侧扩散的过程。人体体液中的脂溶性物质（如氧气、二氧化碳、氮气等）可以单纯依靠浓度差进行跨细胞膜转运。跨膜转运物质的多少以扩散量表示，其大小取决于两方面的因素：①该物质在细胞膜两侧的浓度差，它是物质扩散的动力，浓度差越大，扩散量也越大；②该物质通过细胞膜的难易程度，即通透性的大小，当细胞膜对该物质的通透性减小时，扩散量也减小。

（二）易化扩散

　　带电离子和分子量稍大的水溶性分子，其跨膜转运需要由膜蛋白的介导才能完成。体内不溶于脂质或脂溶性低的物质，在细胞膜上某些蛋白质的帮助下，由细胞膜的高浓度一侧向低浓度一侧扩散的过程，称为易化扩散（facilitated diffusion）。根据借助膜蛋白质的不同，可将易化扩散分为载体转运和通道转运两种类型。

　　1. 载体转运（carrier transporation）　载体是一些贯穿脂质双分子层的整合蛋白，它与物质的结合位点随构象的改变而交替暴露于膜的两侧。当它在溶质浓度高的一侧与物质结合后，即引起细胞膜蛋白质的构象变化，把物质转运到浓度低的另一侧，然后与物质分离。在转运中载体蛋白并未被消耗，可以反复使用。载体转运具有以下特性：①结构特异性，即某种载体只选择性地与某种物质分子进行特异性结合，以葡萄糖为例，右旋葡萄糖的跨膜通量超过左旋葡萄糖，木糖不能被运载；②饱和现象，即当被转运物质在细胞膜两侧的浓度差超过一定程度时，扩散量保持恒定，这是由载体蛋白质分子的数目（或与物质结合的位点的数目）固定，出现了饱和造成的；③竞争性抑制，如果一个载体可以同时运载 A 和 B 两种物质，而且物质通过细胞膜的总量是一定的，那么当 A 物质的扩散量增多时，B 物质的扩散量必然会减少，这是由量多的 A 物质占用了更多的载体造成的。

许多重要的营养物质（如葡萄糖、氨基酸、核苷酸等）都是以载体转运的方式进行转运的（图 2 – 2）。

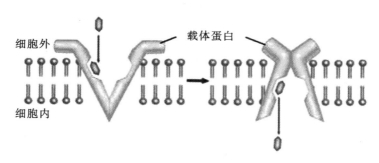

图 2 – 2　载体转运示意图

2. **通道转运**（channel transporation）　通道转运是在镶嵌于细胞膜上的通道蛋白的帮助下完成的。通道蛋白贯穿细胞膜，各种离子（如 K^+、Na^+、Ca^{2+}、Cl^- 等）主要是通过这种方式进出细胞的。当通道蛋白受到某种刺激而发生构象改变时，分子内部便形成允许某种离子通过的孔道，即通道开放，相应的离子可以通过通道，由细胞膜高浓度的一侧转移到低浓度的一侧（图 2 – 3）。细胞膜上有 20～40 种离子通道。

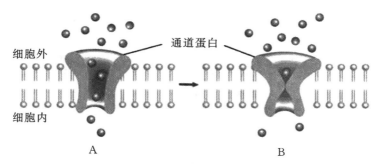

A. 通道开放；B. 通道关闭。

图 2 – 3　通道转运示意图

根据通道开放所需要条件的不同，可将通道分为化学依从性通道（化学门控通道）和电压依从性通道（电压门控通道）等。化学依从性通道的开闭取决于某种化学物质的存在，例如 N_2 型乙酰胆碱（acetylcholine，ACh）通道；电压依从性通道的开闭取决于膜两侧的电位差，例如钠通道、钙通道（详见本章第二节）。

在单纯扩散和易化扩散中，物质分子或离子移动的动力是膜两侧的浓度差或电位差形成的势能，扩散的过程不需要细胞另外提供能量，因此，单纯扩散和易化扩散都属于被动转运。

（三）主动转运

与被动转运完全不同，主动转运（active transport）是通过细胞自身的耗能过程，将物质分子（或离子）由细胞膜低浓度的一侧向高浓度的一侧或从低电位的一侧向高电位的一侧转运的过程。它是通过生物泵的活动来完成的。

生物泵是一种镶嵌在细胞膜中的特殊蛋白质。当生物泵活动时，细胞要为生物泵的运转提供能量，而能量来源于细胞的代谢过程，因此它与细胞代谢紧密相关。如果细胞代谢发生障碍，生物泵的功能就会受到影响。生物泵转运物质分子（或离子）是逆浓度差或电位差进行的，即把物质分子（或离子）从低浓度的一侧"泵"到高浓度的一侧，这一过程就像水泵把水从低处泵到高处一样，必须另外提供能量来推动才能实现物质转运。生物泵有多种，常以其所转运的物质来命名，如转运 Na^+ 和 K^+ 的钠钾泵、转运 Ca^{2+} 的钙泵等。在各种生物泵中，以钠钾泵的作用最重要，分布最广泛，对它的研究也最充分。

钠钾泵可简称为钠泵，是镶嵌在细胞膜中对 Na^+ 和 K^+ 进行跨膜转运的特殊蛋白质。它具有 ATP 酶的活性，可以分解 ATP，使之释放能量，并利用此能量进行 Na^+ 和 K^+ 逆浓度差的转运。因此，钠泵就是一种被称为 Na^+ – K^+ 依赖式 ATP 酶的蛋白质。近年来的研究发现，钠泵是由 α 亚单位和 β 亚单位组成的二聚体蛋白质，转运 Na^+、K^+ 和促使 ATP 分解的功能主要由 α 亚单位完成。钠泵的活性可被细胞内 Na^+ 的增加和细胞外 K^+ 的增加所激活。当钠泵活动时，它泵出 Na^+ 和泵入 K^+ 的这两个过程是同时进行的。在一般生理情况下，每分解 1 个 ATP 分子可以使 3 个 Na^+ 移出细胞膜外，同时使 2 个 K^+ 移入细胞膜内（图 2 – 4）。

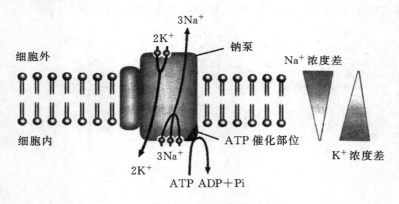

图 2 – 4　钠泵主动转运示意图

钠泵活动的意义主要是保持 K^+、Na^+ 在细胞内外的浓度差。以神经细胞为例，在正常状态下，细胞内 K^+ 的浓度比细胞外约高 28 倍，细胞外的 Na^+ 浓度比细胞内约高 13 倍。这种 K^+、Na^+ 在细胞内外分布不均匀的现象是依靠钠泵的作用来保持的，而 K^+、Na^+ 在细胞内外的浓度差形成的势能贮备（细胞内的 K^+ 有顺浓度差向细胞外扩散的趋势，细胞外的 Na^+ 有顺浓度差向细胞内扩散的趋势），是一些重要生理功能（如生物电产生）发挥作用的物质基础。钠泵活动造成的势能贮备，还可以促使某些物质进行逆浓度差的跨膜转运。例如，小肠内的葡萄糖，能够逆浓度差由肠腔内进入小肠上皮细胞，就是因为钠泵的持续活动，形成了细胞膜外 Na^+ 的高势能。当 Na^+ 顺浓度差进入细胞膜内时，所释放的势能可用于葡萄糖分子的逆浓度差转运。因为葡萄糖主动转运所需的能量间接来自钠泵活动时 ATP 的分解所释放的能量，所以这种类型的转运称继发性主动转运或联合转运。

（四）入胞和出胞

1. 入胞　细胞外的大分子物质或物质团块进入细胞内的过程称为入胞（endocytosis）。液体物质进入细胞称为吞饮，固体物质进入细胞称为吞噬。如白细胞吞噬细菌就属于入胞。当入胞时，首先是被吞噬的物质与细胞膜接触，该处的细胞膜发生内陷或伸出伪足，然后包裹被吞噬的物质，再出现细胞膜结构的断离。被吞噬的物质连同包裹在外面的细胞膜一同进入细胞质，形成吞噬小泡。吞噬小泡与细胞质中的溶酶体融合后，吞入的物质可被溶酶体中的蛋白水解酶消化分解（图 2-5）。

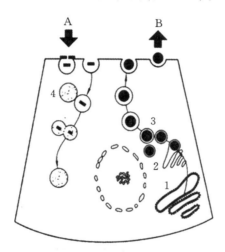

A. 入胞；B. 出胞。

1—粗面内质网；2—高尔基复合体；3—分泌颗粒；4—溶酶体。

图 2-5　入胞与出胞示意图

2. 出胞　细胞内的大分子物质或物质团块被排出细胞的过程称为出胞（exocytosis）。出胞主要见于腺细胞的分泌以及神经末梢递质的释放等。这类物质在细胞内形成后，被一层膜性结构包裹，形成囊泡。囊泡向细胞膜移动，然后与细胞膜融合，融合部位破裂，囊泡内的物质一次性全部被排出细胞外（图 2-5）。

综上所述，物质跨细胞膜的转运是人体内普遍存在的重要活动。单纯扩散和易化扩散是顺浓度差进行的，其扩散的动力来源于物质的浓度差或电位差形成的势能，并不需要细胞提供能量，故可称为被动转运。主动转运则是逆浓度差或电位差进行的，必须由细胞代谢提供能量。入胞和出胞主要依靠细胞本身的活动来完成，需要细胞代谢提供能量。

第二节 细胞膜的信号转导功能

机体各器官、各组织和各细胞的活动，通过神经、体液的联系构成一个有机的整体，它们相对独立又密切联系，相互配合，相互协调，以适应内外环境的变化。但无论是神经调节还是体液调节，都要求细胞间有完善的信息联系。在细胞间传递信息的物质有数百种之多，如神经递质、激素等。由各种信号引发细胞分子活性的依次变化，以改变细胞功能的过程称为信号转导（signal transduction）。主要的信号转导方式有由通道蛋白完成的跨膜信号转导、由受体完成的跨膜信号转导两种。

一、由通道蛋白完成的跨膜信号转导

前文已述，通道蛋白对离子的转运是一种跨膜物质转运，其实这种物质转运的过程也正是一种跨膜信号转导的过程。由通道蛋白介导的跨膜信号转导有多种类型。根据控制通道开放因素的不同，可将跨膜信号转导通道分为化学门控通道、电压门控通道和机械门控通道等。

（一）化学门控通道

化学门控通道是指由某种特定的化学物质决定其开放与否的通道。这类通道蛋白裸露于细胞膜外，存在着能与某种特定化学物质发生特异性结合的位点。一旦某种特定化学物质与之相结合，即能引起通道蛋白质分子发生构型改变，导致通道开放而允许某些离子进出。因为离子带有一定的电荷，所以它能引起跨膜电位的改变，并引发细胞功能状态的改变。例如，神经兴奋引起肌肉收缩，就是由神经末梢释放的 ACh 与终板膜上的离子通道蛋白结合，引起终板膜化学门控 Na^+ 通道开放，最终导致骨骼肌细胞的兴奋与收缩。

除终板膜外，中枢神经系统内的一些氨基酸类递质，如谷氨酸、门冬氨酸、γ-氨基丁酸和甘氨酸等，也是通过类似的化学门控通道进行跨膜信号转导的。

（二）电压门控通道

电压门控通道是由所在细胞膜两侧的跨膜电位的改变来决定其开放与否的通道。在此类通道蛋白的分子结构中，有一些对细胞膜两侧的跨膜电位改变敏感的基团或亚单位，由于自身的带电性质，在跨膜电位改变时，产生蛋白质分子的改变，由此而诱发通道蛋白的开放，导致细胞膜两侧相应离子的流动，然后引起细胞功能的改变。神经元细胞的细胞膜上存在的某些钠通道和钾通道就属于这一类通道。

（三）机械门控通道

有的细胞存在一种能感受机械性刺激并引起细胞功能改变的通道样结构，这类通道样结构称为机械门控通道。例如，内耳毛细胞顶部膜中的听毛受到外力的作用而弯曲，进而引起听毛根部细胞膜的变形，从而激活了细胞膜中的机械门控通道，出现离子跨膜流动，产生感受器电位，实现了由机械刺激完成的跨膜信号转导，这是听觉产生的重要前提。此外，肌梭的牵张感受器上也有机械门控通道。

二、由受体完成的跨膜信号转导

受体（receptor）是细胞的特殊部分，它能与某种化学分子特异性结合，引发特定的生理效应。例如，一些神经递质、激素、药物一般是通过与受体结合才发挥作用的。存在于细胞膜表面的受体称膜受体。一般情况下，我们所说的受体就是指膜受体。细胞胞浆和细胞核内也有受体，其分别称为胞浆受体和核受体。受体的化学本质是大分子复合蛋白质，亦是细胞膜中的一种镶嵌蛋白质。

受体具有以下三个特征。①特异性：某种受体只能与它对应的特定物质结合，产生特定的生理效应。也就是说，受体具有识别功能。虽然细胞外液中存在多种化学物质，但是对某种受体来说，只能与特定的化学物质结合。这就为细胞反应的特定性和准确性奠定了物质基础。②饱和性：细胞膜中某种受体的数量与结合能力是有限的，因此它结合某种化学分子的数量也有一定的限度。③可逆性：指化学分子与受体既可以结合，又可以分离。

依据所引起效应的不同，可将能与受体结合的化学物质分为两类：一类在与受体结合后可引发特定的生理效应，称为该受体的激动剂；另一类虽然能与受体结合，但不能引发特定的生理效应或可使这种效应减弱，称为该受体的阻断剂。

第三节　细胞的生物电现象

细胞在生命过程中始终伴有电现象，称为生物电现象。例如，心电图、脑电图分别是心肌、大脑皮质活动时所记录出的生物电变化。生物电现象是一种非常普遍的生理现象。它主要包括静息电位和动作电位两部分内容。现以单个神经细胞为例加以阐述。

一、静息电位

(一)静息电位的概念

静息电位（resting potential，RP）是指细胞安静时存在于细胞膜两侧的电位差（图2-6）。由于这一电位差存在于安静细胞膜的两侧，又称跨膜静息电位（简称膜电位）。大多数细胞的静息电位都表现为膜内电位低于膜外电位。生理学上把膜外电位规定为零，膜内电位即为负值，静息电位用膜内电位表示。大多数细胞的静息电位都在 $-100 \sim -50$ mV。例如，哺乳动物骨骼肌细胞的静息电位为 -90 mV，神经细胞的静息电位为 -70 mV，红细胞的静息电位为 -10 mV，心室肌细胞的静息电位为 -90 mV。

当静息电位存在时，细胞膜内、外两侧所保持的外正内负状态，称为膜的极化（polarization）；静息电位增大的过程或状态，称为超极化（hyperpolarization）；静息电位减小的过程或状态，称为去极化（depolarization）；细胞膜去极化后再向静息电位恢复的过程，称为复极化（repolarization）。静息电位与极化是一个现象的两种表达方式，它们都是细胞处于静息状态的标志。极化反映的是细胞膜两侧电荷分布的情况，静息电位反映的是细胞膜两侧电位差的情况。

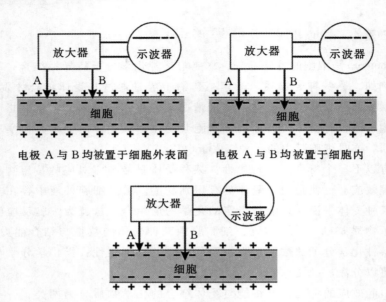

电极 A 与 B 均被置于细胞外表面　　电极 A 与 B 均被置于细胞内

电极 A 被置于细胞外表面，电极 B 被置于细胞内

图 2-6　测定静息电位存在的实验示意图

（二）静息电位产生的机制

1. **产生条件**　静息电位的产生有以下两个前提条件。①细胞内外某些离子的浓度和分布不均衡，细胞内的正电荷主要是 K^+，细胞内 K^+ 的浓度比细胞外 K^+ 的浓度高 30 倍左右；细胞内的负电荷主要是蛋白质的有机负离子 A^-。②细胞膜在安静状态下对 K^+ 的通透性较大（钾通道开放），对其他离子的通透性很小，甚至没有通透性。这为安静时 K^+ 向细胞外扩散提供了有利条件。

2. **形成过程**　由于在安静状态下细胞膜主要对 K^+ 有通透性，并且细胞内的 K^+ 浓度远远高于细胞膜外的 K^+ 浓度，K^+ 在浓度差的驱动下从细胞内向细胞外扩散（K^+ 外流）。此时，细胞内的 A^- 在 K^+ 的吸引下也有外流的趋势，但因细胞膜对其几乎没有通透性而被阻隔在细胞膜的内表面，并牵制细胞外的 K^+ 不能远离细胞膜。K^+ 和 A^- 隔膜相对，K^+ 带正电，使膜外电位升高；A^- 带负电，使膜内电位下降，由此使细胞膜两侧产生了电位差，该电位差对 K^+ 的继续外流构成阻力（细胞膜内负电场吸引 K^+，细胞膜外正电场排斥 K^+）。随着 K^+ 的外流，细胞膜两侧的 K^+ 浓度差（动力）逐渐减小，电位差（阻力）逐渐增大。当促使 K^+ 外流的浓度差与阻止 K^+ 外流的电位差相互拮抗的力量达到平衡时，K^+ 净外流停止，细胞膜两侧的电位差不再继续增大，而是稳定在一定数值，这一稳定的电位差称为 K^+ 平衡电位（即静息电位）。简言之，静息电位主要是 K^+ 外流形成的电化学平衡电位。

二、动作电位

（一）动作电位的概念

细胞接受有效刺激时，在静息电位的基础上产生的快速、可扩布的电位变化称为动作电位(action potential，AP)。下文将以神经细胞为例，讨论动作电位的一些基本问题。

在神经轴突上记录到的动作电位波形由锋电位和后电位两部分组成(图2-7)。当神经细胞受到刺激兴奋时，细胞膜膜内电位由-70 mV迅速升高到0 mV(去极化)，进而由0 mV升高到+30 mV(反极化)，细胞膜的带电状态由"内负外正"变为"内正外负"，构成动作电位的上升支。细胞膜膜内电位升高到+30 mV以后快速下降，由+30 mV回到-70 mV(复极化)，细胞膜的带电状态由"内正外负"又变为"内负外正"，构成动作电位的下降支。神经细胞动作电位快速的去极化和复极化表现为短促而尖锐的脉冲变化，这称为锋电位(spike potential)。

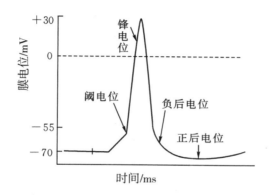

图2-7　神经细胞动作电位示意图

锋电位之后，细胞膜的膜电位还要经历微小而缓慢的波动，称为后电位(after potential)。后电位包括到达静息电位水平以前的负后电位(又称去极化后电位)和到达静息电位后膜电位继续下降和再回升到静息水平的正后电位(又称超极化后电位)。只有在后电位结束之后细胞内的电位才完全恢复到静息电位的水平。

从时间上看，细胞动作电位的变化过程与细胞的兴奋性变化之间有一定的对应关系(图2-8)。锋电位相当于细胞兴奋性变化的绝对不应期，负后电位的前段相当于相对不应期，负后电位的后段相当于超常期，正后电位相当于低常期。

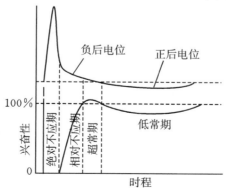

图2-8　动作电位与细胞兴奋性变化的时间关系

动作电位的特点具体如下。①"全或无"（all-or-none）现象：动作电位一旦产生就达到最大值，其变化幅度不会因刺激的加强而增大，也就是说，动作电位要么不产生（无），一旦产生就达到最大值（全）。②不衰减性传导：动作电位一旦在细胞膜的某一部位产生，就会立即向整个细胞膜传导，而且它的幅度不会因为传导距离的增加而减小。③脉冲式：由于不应期的存在，动作电位不可能重合，动作电位之间总有一定的时间间隔。

（二）动作电位产生的机制

动作电位产生的机制可用离子流学说来解释。在细胞安静时，细胞膜上的钠通道多数处于关闭状态（备用状态），细胞膜对 Na^+ 相对不通透，当细胞膜受到刺激时，钠通道的构型发生改变，细胞膜对 Na^+ 的通透性开始增大，有少量 Na^+ 内流，使膜电位减小，当膜电位减小到一定水平（阈电位）时，细胞膜上的钠通道突然大量开放（激活），膜外的 Na^+ 借其浓度差及细胞膜内负电位的引力作用迅速内流。Na^+ 的内流使细胞膜内的负电位迅速消失，继而出现正电位，细胞膜内电位升高，形成锋电位陡峭的上升支，这就是去极化时相。当大量内流的 Na^+ 形成的电场力足以阻止 Na^+ 继续内流时，Na^+ 内流的净通量为零，即达到了 Na^+ 的平衡电位，也就达到了动作电位上升支的顶点，去极化结束。在这个过程中，大量钠通道又迅速失活而关闭，钾通道则被激活而开放，导致 Na^+ 内流停止及 K^+ 的快速外流，细胞膜内的电位迅速下降，又恢复到负电位状态，成为锋电位的下降支，这就是复极化时相。这时细胞膜内外的电位基本恢复，但离子分布状态并未恢复，这是去极化进入细胞的 Na^+ 和复极化流出细胞的 K^+ 并未各回原位的缘故。这时，通过钠泵的活动，可将流入细胞的 Na^+ 泵出，将流出的 K^+ 泵入，继续维持兴奋前细胞膜两侧 Na^+、K^+ 的不均衡分布，钠通道也进入备用状态，为下一次兴奋做准备。

概而言之，锋电位的上升支主要是 Na^+ 大量、快速内流形成 Na^+ 平衡电位的结果，锋电位的下降支主要是 K^+ 快速外流的结果。

（三）动作电位产生的条件

1. 阈电位　当静息电位减小到某一临界值时，引起细胞膜上大量钠通道的开放，引发动作电位。这种能引发动作电位的临界膜电位的数值称为阈电位（threshold potential，TP）。从静息电位去极化达到阈电位是产生动作电位的必要条件。阈电位的数值比静息电位的绝对值小 10～20 mV。

若刺激能使膜电位上升到阈电位水平，就能引发动作电位。阈强度或阈值就是使细胞膜的静息电位去极化到阈电位的刺激强度。刺激引起细胞膜去极化，只是使膜电位从静息电位达到阈电位的水平，而动作电位的爆发则是膜电位达到阈电位后其本身进一步去极化的结果，与所施加刺激的强度无关。

2. 局部反应　刺激强度低于阈强度的阈下刺激虽不能引发动作电位，但它也会引起少量的 Na^+ 内流，从而产生较弱的去极化，只不过这种去极化的幅度不足以使膜电位达到阈电位的水平，而只限于受刺激的局部。这种产生于细胞膜的局部、低于阈电位值的去极化反应称为局部反应。局部反应的特点：①电位变化幅度小且呈衰减性传导，传播到很小距离即消失（即呈电紧张扩布）；②非"全或无"式，局部反应可随阈下刺激强度的增强而增大；③总和效应，一次阈下刺激引起的一个局部反应虽然不能引发动作电位，但局部反应没有不应期，如果多个阈下刺激引起的多个局部反应在时间上（多个刺激在同一部位连续给予）或在空间上（多个刺激同时在相邻的部位给予）叠加起来，就可能使细胞膜的去极化达到阈电位，从而引发动作电位（图2-9）。

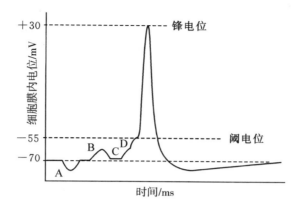

A. 刺激引起细胞膜超极化与阈电位的距离加大；B. 阈下刺激引起的局部反应达不到阈电位，不引发动作电位；C和D均为阈下刺激，但D在C引起的局部反应的基础上给予，产生总和效应，达到阈电位，引发动作电位。

图2-9　刺激引起细胞膜超极化、局部反应及其在时间上的总和效应

　　综上所述，阈刺激或阈上刺激能使静息电位去极化，达到阈电位，从而引发动作电位（即产生兴奋）。单个阈下刺激虽不能引发动作电位，但却能使受刺激部位的细胞膜的静息电位发生轻度去极化，几个阈下刺激引起的局部兴奋叠加起来，也可使细胞膜的静息电位发生去极化，达到阈电位水平并产生兴奋。

（四）动作电位的传导

　　动作电位在同一细胞上的扩布称为传导（conduction）。神经纤维根据有无髓鞘可分为有髓纤维和无髓纤维两类。当无髓纤维某一处受刺激兴奋时，兴奋部位的反极化状态与邻近未兴奋部位的极化状态之间就会产生电位差。因为细胞膜两侧的溶液均为导电溶液，所以在兴奋部位与未兴奋部位之间将产生电荷移动，形成局部电流（图2-10A、B）。在细胞膜内侧，局部电流由兴奋部位流向未兴奋部位；在细胞膜外侧，局部电流由未兴奋部位流向兴奋部位。局部电流形成对未兴奋部位的有效刺激，使未兴奋部位发生去极化，当去极化达到阈电位水平时，引发新的动作电位的产生，这样就使未兴奋部位转变为新的兴奋部位。局部电流由近及远依次向周围扩布，就会使动作电位从受刺激的局部迅速沿着整个细胞膜扩布，直到整个细胞膜都产生动作电位。动作电位在其他可兴奋细胞膜上的传导机制与无髓纤维的兴奋传导机制基本相同。

　　有髓纤维对兴奋的传导比较特殊，因为有髓纤维的轴突外包有一层不导电的髓鞘，在髓鞘间断的朗飞结处，轴突膜与细胞外液直接接触，加上轴突膜上有密集的钠通道、钾通道，因而有兴奋能力，所以，当有髓纤维受到刺激时，动作电位只能在朗飞结处产生，兴奋传导时的局部电流也只能发生在相邻的朗飞结之间。局部电流对相邻的朗飞结起着刺激作用，使之兴奋，然后又以相同的方式使下一个朗飞结兴奋，使兴奋继续传导下去。这样的传导方式称为跳跃式传导（图2-10C、D）。由于两个朗飞结之间

距离较大，故其传导速度远大于无髓纤维。在神经纤维上传导的动作电位称为神经冲动（nerve impulse）。

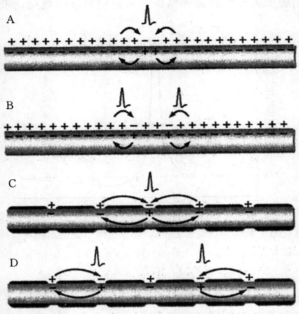

A 和 B 反映的是动作电位在无髓纤维上的传导；C 和 D 反映的是动作电位在有髓纤维上的跳跃式传导。

图2–10　动作电位在神经纤维上的传导

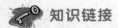 知识链接

生物电的临床应用

人体的生物电是一切活细胞普遍存在又十分重要的生命现象。人体的许多生理活动都与生物电的变化有密切关系。器官结构和功能的改变可通过其生物电反映出来。临床上的心电图、脑电图、胃电图、肌电图等检查，就是借助于不同的仪器记录的器官电变化波形。它们对相关疾病的诊断、进程观察与治疗效果的评估有着重要的意义。

另外，通过对生物电的干预还能起到一定的治疗作用，如电击除颤对心脏骤停患者的抢救、在残疾肢体特定部位埋藏电子芯片对促进患者的功能康复等，都已经获得了成功。甚至人的思维活动也会通过脑神经细胞的电活动表现出来，这对于探索人的心理变化有着重要的实用价值。

第四节　肌细胞的收缩功能

人体各种形式的运动，主要是通过肌肉组织的活动来实现的。如躯体运动和呼吸运动由骨骼肌的收缩来完成；心脏的射血活动由心肌的收缩来完成；一些中空器官（如

胃、肠道、膀胱、子宫和血管等内脏器官）的运动则由平滑肌的收缩来完成。虽然不同肌肉组织在功能上各有特点，但是收缩的基本形式和原理是相似的。因为骨骼肌是人体最多的组织，对它的研究也比较充分，所以本节将以骨骼肌细胞为代表，来说明肌细胞的收缩功能。

一、神经－肌接头处的兴奋传递

运动神经末梢和肌细胞膜相接触的部位称为神经－肌接头。

（一）神经－肌接头的结构

神经－肌接头由接头前膜、接头后膜和接头间隙三部分构成（图2－11）。

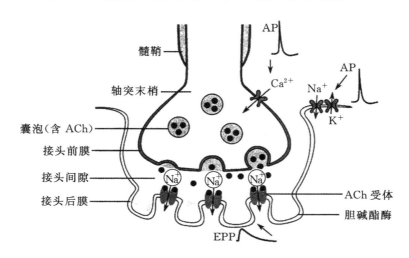

AP：动作电位。EPP：终板电位。

图2－11 神经－肌接头的结构示意图

1. 接头前膜 贴近肌细胞膜的运动神经末梢的膜称为接头前膜。在神经末梢中含有大量的囊泡，称为接头小泡。每个囊泡内约含有 10000 个 ACh 分子。ACh 是传递信息的化学物质。

2. 接头后膜 与接头前膜相对应的肌细胞膜为接头后膜，又称终板膜。接头后膜由肌细胞膜增厚并向细胞内凹陷而形成。在接头后膜上存在 ACh 受体及分解 ACh 的胆碱酯酶。

3. 接头间隙 接头前膜与接头后膜之间的窄小空隙称为接头间隙。接头间隙与细胞外液相通。

（二）神经－肌接头处兴奋传递的过程

当神经冲动沿神经纤维传到轴突末梢时，轴突末梢产生动作电位，在去极化的影响下，该处细胞膜上的电压门控式钙通道开放，细胞外液中的 Ca^{2+} 进入轴突末梢内，使得囊泡向接头前膜内侧面移动，并与接头前膜融合，进而破裂，这使得囊泡内的 ACh 分子以"倾囊"式释放入接头间隙。据估算，一次动作电位能使 200～300 个囊泡内的 ACh 全部被释放，约有 10^7 个 ACh 分子进入接头间隙。ACh 分子通过接头间隙到达接头后膜（终板膜）时，立即与终板膜上的 ACh 受体结合，使通道开放，引起 Na^+ 内流，同时有少量 K^+ 外流，其总的结果是使终板膜的静息电位减小，出现终板膜的局部去极化，这一局部去极化的电位变化称为终板电位。终板电位不是动作电位，属于局部反应，它的大小与接头前膜释放的 ACh 的量成正相关。终板电位以电紧张的形式向周围的细胞膜扩布，使邻近的肌细胞膜发生局部去极化。当终板电位总和的结果使周围肌细胞膜的电位达到阈电位水平时，就会产生动作电位。动作电位向整个肌细胞膜进行传导，并引起肌肉收缩，从而完成神经－肌接头处的兴奋传递。其实，在正常的生理状态下，接头前膜每次释放的递质 ACh 的量都足以引起终板电位达到阈电位的 3 ~ 4 倍，并引起周围的细胞膜兴奋。这保证了每次传来的神经冲动的有效性。与终板膜上的受体蛋白结合并发挥作用后的 ACh，以及接头间隙中大量多余的 ACh，都会迅速地被接头间隙中或终板膜上的胆碱酯酶分解、破坏。这有利于避免因骨骼肌细胞的持续兴奋和收缩而引发痉挛，保证一次神经冲动仅引起一次细胞兴奋和收缩。这表明兴奋与效应为一对一的关系。

（三）神经－肌接头处兴奋传递的特点

1. 化学传递 神经－肌接头处的兴奋传递是两种细胞间信息传递的典型例子，它是通过神经末梢释放 ACh 这种化学物质来进行的，因此是一种化学传递。整个化学传递的过程为电化学传递过程，即神经轴突末梢的动作电位引发化学物质 ACh 的释放，进而使骨骼肌细胞产生动作电位。

2. 单向传递 即兴奋只能由运动神经末梢传向肌肉，而不能反传，这是 ACh 存在于神经轴突囊泡中的缘故。

3. 时间延搁 兴奋通过神经－肌接头需要 0.5 ~ 1.0 ms，这比兴奋在同一细胞上传导同样距离的时间要长得多。接头处兴奋的传递过程包括 ACh 的释放、扩散以及与接头后膜上通道蛋白分子的结合等，这些均需花费时间。据测定，终板电位的出现比神经冲动抵达接头前膜处晚 0.5 ~ 1.0 ms。

4. 易受内环境因素变化的影响 细胞外液的 pH、温度、药物和细菌毒素等都可影响兴奋传递过程。这一特点具有重要的临床意义。人们可以通过调控这一过程的任一环节来治疗骨骼肌的疾病或研究它的功能。例如，使用 Ca^{2+} 能通过促使 ACh 的释放来加强兴奋传递的过程；筒箭毒碱能与 ACh 争夺终板膜的通道蛋白，使之不能引发终板电位，可起到抑制肌细胞兴奋、使肌肉松弛的作用；有机磷酯能与 ACh 结合而使其失效，从而使得 ACh 在运动终板膜处堆积，导致骨骼肌持续兴奋和收缩，故发生有机磷农药中毒时可出现肌肉震颤。解磷定能复活 ACh，因而能治疗有机磷农药中毒。

二、骨骼肌的结构特征

骨骼肌是人体内数量最多的组织，它由大量的肌纤维（肌细胞）组成。每根肌纤维由肌膜包裹，其中含有大量的肌原纤维和丰富的肌管系统。这些结构排列规则、有序，具有功能上的意义。

（一）肌原纤维和肌小节

在光学显微镜下可发现肌原纤维上有规则的明暗相间的节段，这些明暗相间的节段分别称为明带和暗带。暗带的中央有一条横线，称为 M 线。明带的中央也有一条横线，称为 Z 线。两条相邻 Z 线之间的节段称为肌小节（图 2 – 12）。每一个肌小节由两侧的各 1/2 明带和中间的暗带组成。肌小节是肌肉进行收缩和舒张的最基本的功能单位。

电子显微镜下进一步的观察结果表明，肌小节的明带和暗带由粗细不同的肌丝构成。暗带中主要含有粗肌丝，其长度与暗带相同，粗肌丝的中央固定于 M 线，两端游离伸向 Z 线。明带中的肌丝较细，称为细肌丝，细肌丝一端固定于 Z 线，游离端部分伸入暗带中间与粗肌丝重叠，因此暗带中央仅有粗肌丝，透光度相对较好，这称为 H 带（图2 – 12）。

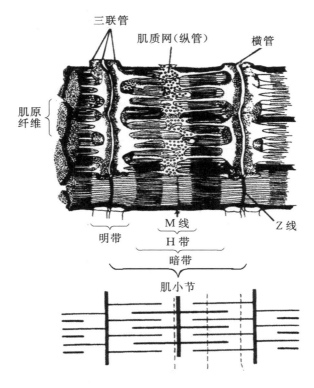

图 2 – 12　骨骼肌细胞肌原纤维和肌管系统模式图

（二）肌丝的分子结构

1. 粗肌丝　粗肌丝由肌球蛋白（肌凝蛋白）组成，一条粗肌丝含有 200～300 个肌球蛋白分子。肌球蛋白呈豆芽状，分为两个豆瓣状的头部和一个长的杆部。许多肌球蛋白杆部朝向 M 线聚合成束，形成粗肌丝的主干，头部有规律地裸露于主干表面，形成横桥（图 2 – 13），头和杆的连接处类似关节，可以活动。当肌肉安静时，横桥与主干垂直。横桥有两个特性：①在一定条件下可以和细肌丝上的肌动蛋白分子可逆性地结合；②具有 ATP 酶的作用，可分解 ATP 并提供能量，引起横桥向 M 线方向扭动，牵引细肌丝向 M 线方向滑行。

2. 细肌丝　细肌丝由以下 3 种蛋白质分子组成。①肌动蛋白（肌纤蛋白）：占

60%，其单体呈球形，许多肌动蛋白分子聚合成两条链形，呈双螺旋状，构成细肌丝的主干，直接参与肌丝滑行，故生理学中把肌球蛋白和肌动蛋白称为收缩蛋白。在肌动蛋白分子上有与横桥结合的位点。②原肌球蛋白（原肌凝蛋白）：呈长杆状，分子首尾相接，也聚合成双螺旋结构，与肌动蛋白的双螺旋结构并行。当肌肉舒张时，原肌球蛋白的位置正好介于肌动蛋白和横桥之间，遮盖肌动蛋白上与横桥结合的位点，阻碍横桥与肌动蛋白结合。③肌钙蛋白：呈球形，以一定的间隔分布在原肌球蛋白的双螺旋结构上，对原肌球蛋白起固定作用，从而阻止肌动蛋白与横桥的结合。肌钙蛋白与 Ca^{2+} 有很强的亲和力，当肌钙蛋白与 Ca^{2+} 结合后，其构型发生改变，原肌球蛋白发生位移，暴露出肌动蛋白分子上与横桥结合的位点，使横桥与肌动蛋白上的位点结合。因为原肌球蛋白、肌钙蛋白不直接参与肌丝间的相互作用，但可以影响和控制收缩蛋白之间的相互作用，所以被称为调节蛋白。

肌丝分子结构见图 2-13。

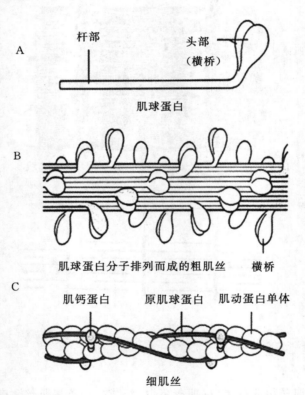

A. 肌球蛋白；B. 粗肌丝（肌球蛋白在其中的排列）；C. 细肌丝及其组成。

图 2-13　肌丝分子结构示意图

（三）肌管系统

肌管系统是指包绕在肌原纤维周围的膜性囊管状结构，它由横管和纵管两个独立的系统组成（图 2-12）。

1. 横管系统　横管与肌原纤维垂直，是由肌细胞膜在 Z 线部位向内凹陷而成。动作电位在沿着肌细胞膜扩布时，还可沿着横管传导到肌细胞的内部。

2. 纵管系统 纵管与肌原纤维平行，也称肌浆网。在靠近横管处，纵管管腔膨大，这称为终池。终池内有大量的 Ca^{2+}，又称钙池。横管膜的动作电位可使钙池释放 Ca^{2+}；终池膜上大量的钙泵，则能将肌浆中的 Ca^{2+} 泵入终池。

横管与两侧的终池共同构成的结构称三联管。三联管是把肌细胞膜的电位变化和细胞内的收缩过程耦联起来的关键部位。

三、细肌丝滑行的基本过程

当肌细胞膜上的动作电位引起肌浆中的 Ca^{2+} 浓度升高时（$\geq 10^{-5}$ mol/L），Ca^{2+} 与肌钙蛋白相结合，使肌钙蛋白分子构型改变，这种改变又传递给原肌球蛋白，使原肌球蛋白的构型也发生改变，从而暴露出肌动蛋白上的横桥结合点。横桥与肌动蛋白的结合可产生两种作用：①激活横桥 ATP 酶，分解 ATP，释放出能量，用于细肌丝的滑行；②激发横桥，使其做同方向连续的摆动，拉动细肌丝向 M 线方向滑行，其结果是肌小节缩短、肌细胞收缩（图 2 - 14A）。当肌浆中的 Ca^{2+} 浓度因肌浆网对 Ca^{2+} 的回收作用而降低时（$< 10^{-5}$ mol/L），横桥与肌动蛋白分离、摆动停止，横桥复位，细肌丝恢复到收缩前的位置，其结果是肌小节变长、肌细胞舒张（图 2 - 14B）。在一定的肌小节长度内，细肌丝滑动的距离越大，肌张力就越大；活动的横桥数目越多，细肌丝收缩的程度就越大，收缩力就越强。因此，活化的横桥数和肌球蛋白的 ATP 酶活性是控制细肌丝收缩力的主要因素。而一定浓度的 Ca^{2+} 的存在在细肌丝滑行中起着重要的触发作用。

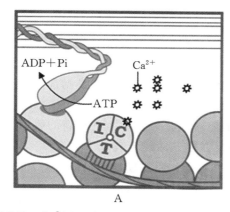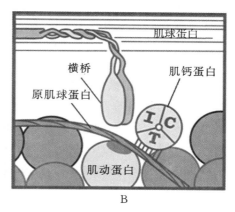

A. 肌收缩：Ca^{2+} 与肌钙蛋白结合，使原肌球蛋白发生构象改变，解除位阻效应，横桥与位点结合，拉动细肌丝滑行。B. 肌舒张：原肌球蛋白掩盖肌动蛋白上的结合位点，产生位阻效应，横桥不能与之结合。

图 2 - 14 细肌丝滑行原理示意图

四、骨骼肌的兴奋 - 收缩耦联

肌细胞兴奋时，首先在肌细胞膜上产生动作电位，然后才出现肌细胞的收缩反应。将肌细胞兴奋的电位变化与肌细胞收缩的机械变化联系起来的中间过程称为兴奋 - 收缩耦联（excitation-contraction coupling）。

兴奋-收缩耦联的过程有三个主要步骤：①动作电位经横管传导到肌细胞内部；②三联管的信息传递，纵管终池膜上的钙通道开放；③终池释放 Ca^{2+}，启动细肌丝滑行，触发肌肉收缩。由上可知，兴奋-收缩耦联的结构基础是三联管，起关键作用的物质是 Ca^{2+}。

五、骨骼肌的收缩形式

骨骼肌的收缩可表现为肌肉的长度或张力的变化，这两种收缩形式的产生，取决于外界刺激的条件和收缩时所遇到的负荷的大小，以及肌肉本身的功能状态。

（一）等张收缩和等长收缩

当骨骼肌受到刺激发生收缩时，可发生长度和张力的变化，其具体表现取决于肌肉是否能自由地缩短。等张收缩（isotonic contraction）是指肌肉收缩时，肌肉的长度缩短，而肌肉的张力不变的收缩。等长收缩（isometric contraction）是指肌肉收缩时，肌肉的长度保持不变，而其张力发生变化的收缩。在人体内，既有等张收缩，又有等长收缩，而且经常是两种收缩形式不同程度地复合存在。例如，肢体的自由运动和屈曲主要为等张收缩，而在做臂力测验时的肌肉活动则主要是等长收缩。

（二）单收缩和强直收缩

整块骨骼肌或单个肌细胞受到一次短促的刺激，发生一次机械收缩，称为单收缩。单收缩的过程可以分为收缩期和舒张期，收缩期持续时间较舒张期短。整个单收缩的时间因肌肉的不同会有显著差异，如人的眼外肌，一个单收缩的时间不超过 10 ms，而腓肠肌一个单收缩的时间可达 100 ms 以上。

如果给肌肉连续的刺激，肌肉收缩的情况随刺激的频率不同，会出现不同的收缩形式。当刺激频率较低时，每一个刺激都落在前一次单收缩过程（包括收缩期和舒张期）之后，于是每一个刺激都会引起一个独立的单收缩。如果刺激频率增加，每一个新刺激都落在前一次收缩的舒张期内，则每次新的收缩都发生在前次收缩的舒张期内。这时，肌肉还未完全舒张，尚处于一定程度的缩短或张力基础上进行新的收缩，发生了收缩的复合，肌肉表现为不完全的强直收缩（在描记曲线上表现为锯齿形）。如果刺激频率继续增加，那么，肌肉就有可能在前一次收缩的收缩期结束以前开始新的收缩，于是各次收缩的张力变化或长度缩短可以完全融合而叠加起来，使描记曲线上的锯齿形消失，这就是完全强直收缩（图2-15）。不完全强直收缩和完全强直收缩均为强直收缩。骨骼肌每次受刺激兴奋时，其绝对不应期甚短（0.5~2.0 ms），故能接受较高频率的刺激而连续兴奋，这是强直收缩产生的基础。

在正常人体内，因为运动神经传至骨骼肌的兴奋都是连续的，所以体内骨骼肌的收缩几乎都属于完全强直收缩。强直收缩的持续时间可长可短。此外，强直收缩较单收缩能产生更大幅度的张力和缩短，完全强直收缩所产生的最大张力可达单收缩的3~4倍。

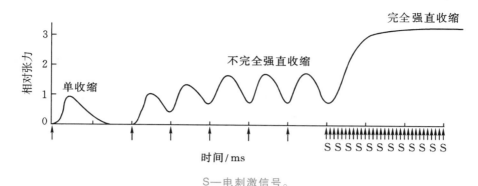

S—电刺激信号。

图 2 - 15 单收缩和强直收缩示意图

六、影响肌肉收缩的因素

（一）前负荷

肌肉收缩之前（即舒张时）所承受的负荷称为前负荷（preload）。肌肉收缩之前的长度称为初长度。前负荷使肌肉在收缩前就处于被拉长的状态，进而使肌肉的初长度增加。在一定范围内初长度增加，可使肌肉收缩力增强；但超过一定范围，肌肉收缩力反而会减弱。这是因为肌肉初长度适当增加，可使横桥与细肌丝结合的数目增多，进而使肌肉收缩力增强；但初长度过长时，细肌丝从粗肌丝之间滑出，横桥与细肌丝的结合数目反而减少，就会导致肌肉收缩力减弱。

（二）后负荷

肌肉收缩过程中所承受的负荷称为后负荷（afterload），后负荷是肌肉收缩时遇到的阻力。因为后负荷会阻碍肌肉缩短，所以肌肉收缩首先表现为增加张力，以克服负荷，即首先进行等长收缩。当肌张力超过后负荷时，肌肉便开始缩短，而肌张力不再增加。因此，肌肉在有后负荷的条件下收缩时，总是张力变化在前，长度缩短在后。增加后负荷，可使肌肉开始缩短的时间推迟，缩短的速度减慢，肌肉缩短的长度也减小。如后负荷过大，超过最大的肌张力，则肌肉只能进行等长收缩。

（三）肌肉收缩能力

肌肉收缩能力（contractility）是指与前后负荷无关的、肌肉内在的收缩特性。在其他条件不变的情况下，肌肉收缩能力增强，可使肌肉收缩产生的张力增加，收缩速度加快，做功效率增加。肌肉收缩能力受神经因素、体液因素、化学物质及机体代谢状况的影响。如缺氧、酸中毒、低钙、能量供应不足、机械损伤等可使肌肉收缩能力下降；咖啡因、Ca^{2+}、肾上腺素等可使肌肉收缩能力增强。此外，体育锻炼能够增强肌肉收缩能力。

肌肉收缩能力主要取决于兴奋 - 收缩耦联中胞浆内的 Ca^{2+} 水平和横桥的 ATP 酶活性。许多神经递质、体液因子、病理因素和某些药物等都可以通过这两条途径影响肌肉收缩能力。

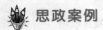

思政案例

"糖丸爷爷"——顾方舟

一粒小小的糖丸，承载的是许多人童年里的甜蜜记忆。但不为人知的是，这粒糖丸背后，有一位"糖丸爷爷"为抗击脊髓灰质炎而无私奉献的艰辛故事。

脊髓灰质炎，又称小儿麻痹症，1955年在我国集中暴发。脊髓灰质炎患者多是7岁以下儿童，感染病毒后，会发生肢体残疾、瘫痪甚至死亡。1957年，中国医学科学院病毒研究所31岁的顾方舟临危受命，带领同事们全身心地投入脊髓灰质炎的研究工作中。经过不懈的努力，1959年底，第一批脊髓灰质炎减毒活疫苗诞生，经过动物试验和人体试验，疫苗成功了。而不敢想象的是，这些疫苗一期人体试验，竟然是在顾方舟和同事们以及自己的孩子身上进行的。1960年12月，首批500万人份脊髓灰质炎减毒活疫苗生产成功，在北京、上海等11个城市推广，投放脊髓灰质炎减毒活疫苗的城市，疫情流行高峰迅速减弱。1962年，顾方舟从滚元宵中获得灵感，研发出方便在全国推广的口服脊髓灰质炎减毒活疫苗，也就是糖丸。我国自1965年起，开始在全国范围内接种口服脊髓灰质炎减毒活疫苗。

案例内涵

带领学生体会顾方舟研发疫苗过程的艰辛，感悟顾方舟精神，努力拼搏，不惧险阻，将自我奉献于医疗科研工作，造福于人民，贡献于社会，领悟为民无私的奉献精神以及刻苦钻研的进取精神。

本章小结

一、本章提要

通过对本章的学习，可使同学们了解细胞膜的物质转运、细胞膜的信号转导、细胞的生物电和肌细胞的收缩功能等细胞的基本功能。本章具体包括以下内容。

1. 掌握　细胞膜的单纯扩散、易化扩散和主动转运等物质转运功能及特点，静息电位、动作电位、极化、超极化、去极化、锋电位、阈电位、阈下刺激与局部反应的概念，局部反应的特点。

2. 熟悉　细胞膜的跨膜信号转导方式、动作电位的特点、静息电位和动作电位的产生机制、兴奋在同一细胞上的传导机制及传导特点、神经－肌接头处兴奋传递的过程及特点、骨骼肌的兴奋－收缩耦联等。具有分析细胞膜物质转运的方式及其意义、运用生物电的知识解释生命活动的基本现象的能力，能够运用理论知识在教师的指导下设计两栖类动物实验，完成不同强度和频率的刺激对肌肉收缩的影响等。

3. 了解　入胞和出胞的作用、细肌丝滑行的基本过程、骨骼肌的收缩形式及影响因素、平滑肌细胞的结构和功能特点。

二、本章重、难点

1. 重点　细胞膜的物质转运功能及特点、动作电位的特点、静息电位和动作电位的产生机制，兴奋在同一细胞上的传导机制及传导特点。

2. 难点　静息电位和动作电位的产生机制，神经－肌接头处兴奋传递的过程及骨骼肌的兴奋－收缩耦联。

课后习题

一、名词解释

1. 单纯扩散　2. 易化扩散　3. 主动转运　4. 静息电位　5. 极化　6. 动作电位

7. 阈电位　8. 兴奋 – 收缩耦联

二、选择题

1. 神经 – 肌接头处的化学递质是（　）

   A. 乙酰胆碱　　　　　　B. 胆碱酯酶　　　　　　C. 肾上腺素

   D. 去甲肾上腺素　　　　E. 多巴胺

2. 细胞内外正常的 Na^+ 和 K^+ 浓度差的形成和维持是由于（　）

   A. 细胞膜在安静时对 K^+ 的通透性增大

   B. 细胞膜在兴奋时对 Na^+ 的通透性增大

   C. 细胞膜上 ATP 的作用

   D. 细胞膜上钠泵的作用

   E. 细胞膜上钙泵的作用

3. 大多数的可兴奋细胞接受刺激后发生反应的共有表现是产生（　）

   A. 神经冲动　　　　　　B. 收缩　　　　　　　　C. 分泌

   D. 动作电位　　　　　　E. 阈电位

4. 安静时膜电位处于内负外正的状态，这称为（　）

   A. 极化　　　　　　　　B. 去极化　　　　　　　C. 复极化

   D. 超极化　　　　　　　E. 反极化

5. 刺激引起兴奋的基本条件是使跨膜电位达到（　）

   A. 局部电位　　　　　　B. 阈电位　　　　　　　C. 锋电位

   D. 后电位　　　　　　　E. 动作电位

三、问答题

1. 细胞膜转运物质的常见形式有几种？各有什么特点？

2. 神经 – 肌接头兴奋传递的特征有哪些？

四、案例分析

某患者，男，40 岁，数小时前因使用有机磷农药而出现呕吐、腹痛、腹泻、流涎、多汗、视物模糊、瞳孔缩小、肌束颤动及肌痉挛等表现。查体发现双下肢肌肉震颤、四肢肌张力增高；实验室检查发现血胆碱酯酶活性下降。该患者被诊断为急性有机磷农药中毒。

思考问题：

结合神经 – 肌接头的兴奋传递的有关知识，分析本案例中患者出现肌束颤动、肌痉挛、肌肉震颤和四肢肌张力增高的原因。

（谢晓丽，韩玉霞）

第三章　生物大分子的结构与功能

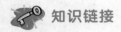

学习目标

1. 掌握蛋白质的生物学功能、酶的反应特点。

2. 熟悉蛋白质的分子组成、理化性质，核酸的生物学功能、分类、分子结构，影响酶促反应速度的因素。

3. 了解蛋白质的分子结构，核酸的分子组成、理化性质，酶的结构与功能。

第一节　蛋白质

蛋白质（protein）是由许多氨基酸通过肽键连接形成的高分子含氮化合物。无论是最简单的病毒还是人类，一切生物体都含有蛋白质。蛋白质是最主要的生命活动的载体，是机体功能的执行者。随着各种蛋白质分析技术的创立，蛋白质结构与功能的研究得以迅速发展，尤其是功能基因组与蛋白质组计划的开展，使蛋白质结构与功能的研究达到了新的高峰。

知识链接

蛋白质的多样性决定了其重要性

19世纪中期，荷兰化学家穆尔德（Mulder）从动物组织中和植物体液中提取出一种共同的物质，他认为这种物质存在于有机界的一切物质中。1838年，他根据瑞典著名化学家贝采里乌斯（Berzelius）的提议，引用"protein"（源自希腊字 proteios，意思是 primary）一词来表示这类分子，并认为 protein 是构成所有生命组织中复杂物质的第一重要元素。

蛋白质是生物体中含量最丰富、分布最广泛的生物大分子，构成蛋白质的氨基酸共有20种，二肽有 $20^2 = 400$ 种组合的可能，三肽有 $20^3 = 8000$ 种组合的可能，每多一个氨基酸，肽的多样性就增加19倍。通常大小的蛋白质至少由100个氨基酸构成，蛋白质的种类理论上是无限多的。一个真核细胞可有成千上万种蛋白质，这些蛋白质各自具有特殊的结构和功能。分子的结构决定其功能，蛋白质种类的多样性决定了其功能的多样性，多样的生物学功能决定了其具有不可替代的重要性。

一、蛋白质的生物学功能

蛋白质普遍存在于生物界，是生命活动的物质基础，生物体结构越复杂，其蛋白质的种类和功能就越多。具有复杂空间结构的蛋白质在生物体内承担着重要的生物学功能。体内蛋白质的主要生物学功能包括：①蛋白质是构成组织细胞的基本成分，具有保护和支持的功能；②蛋白质可以维持组织的生长、更新和修复，参与体内重要的生理活动，如催化功能、调节功能、运输功能、免疫功能、收缩和运动功能、防御功能、识别功能、凝血功能、信息传递功能及基因表达调控功能等；③蛋白质具有储存功能和营养功能，在细胞内可以通过氧化分解供能。

二、蛋白质的分子组成

蛋白质分布广泛，几乎所有的器官、组织都含有蛋白质，它约占人体固体成分的45%，而在细胞中可达细胞干重的70%以上。

(一)蛋白质的元素组成

尽管蛋白质种类繁多，结构各异，但其元素组成基本相似。经元素分析表明，所有的蛋白质分子都含有碳（50%～55%）、氢（6%～7%）、氧（19%～24%）、氮（13%～19%）、硫（0%～4%）。某些蛋白质还含有少量的磷、硒，或金属元素铁、铜、锌、钼、锰、钴等，个别蛋白质还含有碘。各种蛋白质的含氮量很接近，平均为16%。因为生物样品中蛋白质是主要的含氮物，所以测定生物样品的含氮量可推得蛋白质的大致含量。公式如下。

$$每克样品含氮克数 \times 6.25 \times 100 = 100\ g\ 样品中的蛋白质含量（g\%）$$

(二)蛋白质的基本组成单位——氨基酸

人体内所有的蛋白质都是由氨基酸（amino acid）组成的多聚体，氨基酸是蛋白质的基本组成单位，不同蛋白质的各种氨基酸的含量和排列顺序不同。自然界中存在的氨基酸有300余种，而组成人体蛋白质的氨基酸仅有20种。蛋白质可受酸、碱或蛋白酶的作用而水解产生游离氨基酸。

1.氨基酸的结构特点　组成人体蛋白质的20种氨基酸，具有相似的结构特点，具体如下。

(1)构成人体蛋白质的20种氨基酸都是α－氨基酸。蛋白质水解所得的氨基酸产物（除脯氨酸外）均为α－氨基酸（脯氨酸是α－亚氨基酸），表现为连接羧基的α－碳原子上还连接着1个氨基。此外，α－碳原子还连接着1个氢原子和1个侧链基团，不同氨基酸的结构差异主要体现在α－碳原子连接的侧链基团的不同。图3－1为α－氨基酸的结构通式，其中R表示氨基酸的侧链基团。

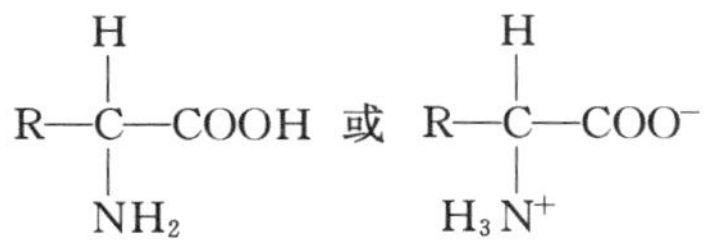

$$
\begin{array}{ccc}
& H & \\
& | & \\
R\!-\!C\!-\!COOH & 或 & R\!-\!C\!-\!COO^- \\
& | & \\
& NH_2 & H_3N^+
\end{array}
$$

图3－1　α－氨基酸的结构通式

（2）除甘氨酸外，其余的氨基酸都是 L-氨基酸。因为不同氨基酸的 R 侧链基团不同，氨基酸分子中与 α-碳原子连接的 4 个基团各不相同（甘氨酸除外），所以 α-碳原子为手性碳原子。此类氨基酸具有旋光异构现象，即存在 D-型和 L-型两种异构体。生物界中组成蛋白质的氨基酸均为 L-型。D-型氨基酸大都存在于某些细胞产生的抗生素以及个别植物的生物碱分子中，哺乳动物组织中也存在游离 D-型氨基酸。D-型氨基酸不参与任何蛋白质的组成。

2. **氨基酸的分类** 氨基酸的侧链基团在决定蛋白质性质、结构和功能上具有重要作用。根据其侧链基团结构和性质的差异，可将直接组成蛋白质的 20 种氨基酸分为 4 类（表 3-1）。

（1）非极性疏水性氨基酸：这类氨基酸在水中的溶解度小于极性中性氨基酸，其侧链基团主要为烃基、吲哚环、甲硫基等非极性疏水性基团。这类氨基酸主要包括丙氨酸、缬氨酸、亮氨酸、异亮氨酸、苯丙氨酸、脯氨酸、色氨酸和蛋氨酸等 8 种氨基酸。

（2）极性中性氨基酸：与非极性疏水性氨基酸相比，极性中性氨基酸的侧链基团主要是亲水性的羟基、巯基或酰胺基等极性基团，因此更易溶解于水。这类氨基酸主要包括甘氨酸、丝氨酸、酪氨酸、半胱氨酸、天冬酰胺、谷氨酰胺、苏氨酸等 7 种氨基酸。

（3）酸性氨基酸：酸性氨基酸的结构特征为侧链基团含有另外的羧基，在水溶液中能释放 H^+ 而带负电荷。这类氨基酸主要包括天冬氨酸和谷氨酸等 2 种氨基酸。

（4）碱性氨基酸：碱性氨基酸的侧链基团含有碱性的氨基、胍基或咪唑基，在水溶液中能结合 H^+ 而带正电荷。这类氨基酸主要包括赖氨酸、精氨酸和组氨酸等 3 种氨基酸。

表 3-1 氨基酸的分类

类型	结构式	中文名	英文名	三字符号	一字符号	等电点
非极性疏水性氨基酸	$CH_3-CHCOO^-$ $\;\;\;\;\;\;\;\;{}^+NH_3$	丙氨酸	alanine	Ala	A	6.00
	$CH_3-CH-CHCOO^-$ $\;\;\;\;\;CH_3\;\;{}^+NH_3$	缬氨酸	valine	Val	V	5.96
	$CH_3-CH-CH_2-CHCOO^-$ $\;\;\;\;\;CH_3\;\;\;\;\;\;\;{}^+NH_3$	亮氨酸	leucine	Leu	L	5.98
	$CH_3-CH_2-CH-CHCOO^-$ $\;\;\;\;\;\;\;\;\;\;\;CH_3\;\;{}^+NH_3$	异亮氨酸	isoleucine	Ile	I	6.02
	$\bigcirc-CH_2-CHCOO^-$ $\;\;\;\;\;\;\;\;\;\;\;\;{}^+NH_3$	苯丙氨酸	phenylalanine	Phe	F	5.48

续表

类型	结构式	中文名	英文名	三字符号	一字符号	等电点
非极性疏水性氨基酸		脯氨酸	proline	Pro	P	6.30
		色氨酸	tryptophan	Trp	W	5.89
	$CH_3SCH_2CH_2$—CHCOO⁻ $^+NH_3$	蛋氨酸	methionine	Met	M	5.74
极性中性氨基酸	H—CHCOO⁻ $^+NH_3$	甘氨酸	glycine	Gly	G	5.97
	HO—CH_2—CHCOO⁻ $^+NH_3$	丝氨酸	serine	Ser	S	5.68
	HO—〈〉—CH_2—CHCOO⁻ $^+NH_3$	酪氨酸	tyrosine	Tyr	Y	5.66
	HS—CH_2—CHCOO⁻ $^+NH_3$	半胱氨酸	cysteine	Cys	C	5.07
	H_2N—C(=O)—CH_2—CHCOO⁻ $^+NH_3$	天冬酰胺	asparagine	Asn	N	5.41
	H_2N—C(=O)CH_2CH_2—CHCOO⁻ $^+NH_3$	谷氨酰胺	glutamine	Gln	Q	5.65
	CH_3 HO—CH—CHCOO⁻ $^+NH_3$	苏氨酸	threonine	Thr	T	5.60

类型	结构式	中文名	英文名	三字符号	一字符号	等电点
酸性氨基酸	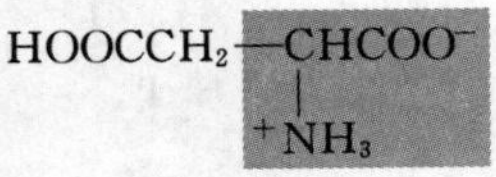 HOOCCH$_2$—CHCOO$^-$ $^+$NH$_3$	天冬氨酸	aspartic acid	Asp	D	2.97
	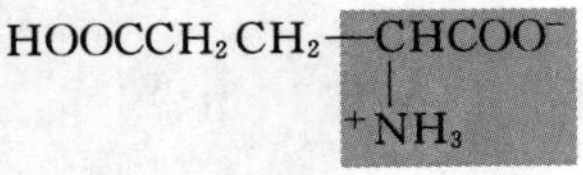 HOOCCH$_2$CH$_2$—CHCOO$^-$ $^+$NH$_3$	谷氨酸	glutamic acid	Glu	E	3.22
碱性氨基酸	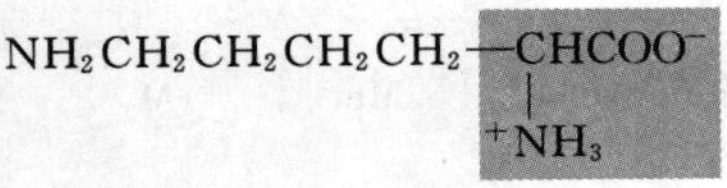 NH$_2$CH$_2$CH$_2$CH$_2$CH$_2$—CHCOO$^-$ $^+$NH$_3$	赖氨酸	lysine	Lys	K	9.74
	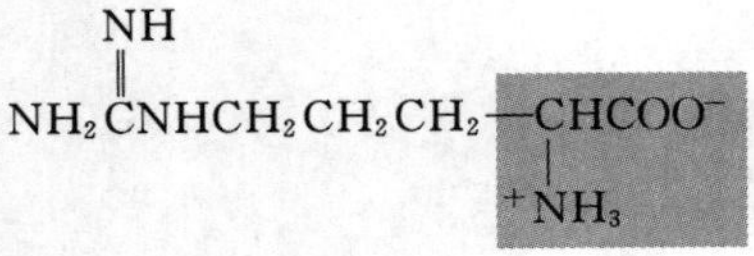 NH$_2$CNHCH$_2$CH$_2$CH$_2$—CHCOO$^-$ $\overset{\Vert}{NH}$ $\quad$ $^+$NH$_3$	精氨酸	arginine	Arg	R	10.76
	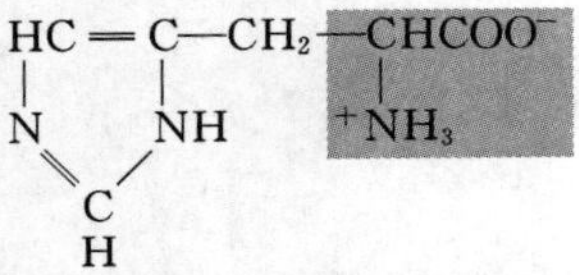 HC=C-CH$_2$—CHCOO$^-$ N NH $^+$NH$_3$ C H	组氨酸	histidine	His	H	7.59

上述 20 种氨基酸都具有特异的遗传密码，故称为编码氨基酸。除编码氨基酸外，有些氨基酸是在蛋白质合成后经过加工修饰而成的。如胶原蛋白中的羟脯氨酸和羟赖氨酸，分别是由脯氨酸和赖氨酸经羟化而成的。在蛋白质分子中，有时两个半胱氨酸残基上的疏基可以脱氢，以二硫键（disulfide bond）相连，形成胱氨酸（图 3－2）。

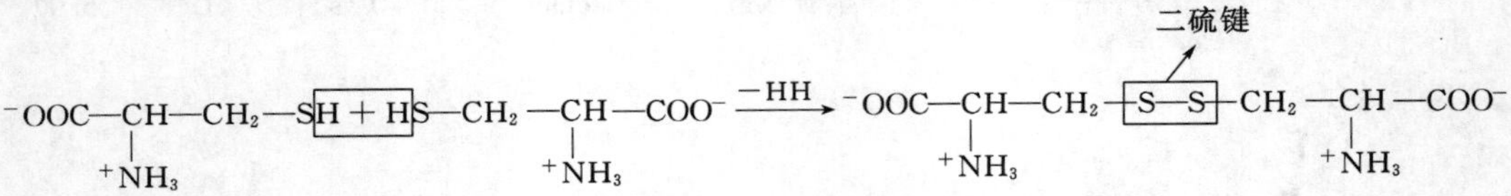

$^-$OOC—CH—CH$_2$—$\boxed{\text{SH}+\text{HS}}$—CH$_2$—CH—COO$^-$ $\xrightarrow{-\text{HH}}$ $^-$OOC—CH—CH$_2$—$\boxed{\text{S}-\text{S}}$—CH$_2$—CH—COO$^-$ 二硫键
$\quad\quad$ $^+$NH$_3$ $\quad\quad\quad\quad\quad\quad\quad$ $^+$NH$_3$ $\quad\quad\quad\quad$ $^+$NH$_3$ $\quad\quad\quad\quad\quad\quad\quad$ $^+$NH$_3$

图 3－2　胱氨酸与二硫键

3.20 种氨基酸具有共同或特异的理化性质

（1）20 种氨基酸具有两性解离的性质：由于所有的氨基酸都含有碱性的 α－氨基和酸性的 α－羧基，在酸性溶液中与质子（H$^+$）结合成带正电的阳离子（—NH^{3+}），也可在碱性溶液中与 OH$^-$ 结合，失去质子变成带负电荷的阴离子（—COO$^-$），因此，氨基酸是一种两性电解质，具有两性解离的特性。氨基酸的解离方式取决于其所处溶液的酸碱度。在某一 pH 值的溶液中，氨基酸解离成阳离子和阴离子的趋势及程度相等，成为兼性离子，呈电中性，此时溶液的 pH 值称为该氨基酸的等电点（isoelectric point，pI）（表 3－1）。等电点是氨基酸的特征性常数，不同氨基酸具有不同的等电点。

（2）含有共轭双键的氨基酸具有紫外吸收性质：根据氨基酸的吸收光谱，含有共轭双键的色氨酸、酪氨酸的最大吸收峰在 280 nm 波长附近，由于大多数蛋白质含有酪氨酸和色氨酸残基，氨基酸的紫外吸收特性常被用于氨基酸溶液或蛋白质溶液含量的快速测定。

（3）氨基酸和茚三酮的显色反应：氨基酸和茚三酮水合物共同加热时，氨基酸被氧化脱氨、脱羧，而茚三酮水合物被还原，其还原物可与氨基酸加热分解产生的氨结合，再与另外 1 分子的茚三酮缩合成蓝紫色的化合物。此化合物的最大吸收峰在 570 nm 波长处。因为此吸收峰值的大小与氨基酸释放出的氨量成正比，所以可以将茚三酮显色反应作为氨基酸的定量分析方法。在法医学上，使用茚三酮显色反应可采集到嫌疑犯在犯罪现场留下来的指纹，这是因为指纹中的汁液内含有多种氨基酸，遇茚三酮后可引起显色反应。

4. 氨基酸的连接方式

（1）氨基酸通过肽键连接而形成肽：一个氨基酸的氨基与另一个氨基酸的羧基脱水缩合形成的酰胺键称肽键（peptide bond）（图 3-3）。肽键是构成蛋白质分子的基本化学键，其键长为 0.132 nm，介于 C—N 的单键（0.149 nm）和双键（0.127 nm）之间，因此肽键具有部分双键的性质，不能自由旋转，并且肽键中的 C、O、N、H 4 个原子和与它们相连的 2 个 α-碳原子共同处于一个平面上，这个平面称为肽平面。氨基酸通过肽键连接形成的化合物称作肽（peptide）。

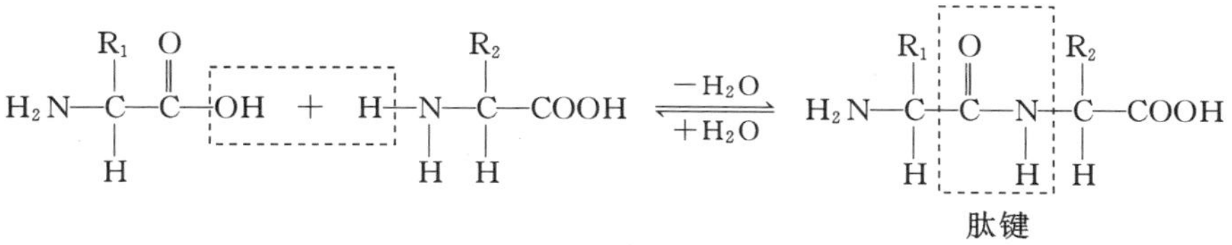

图 3-3 肽与肽键

如甘氨酸和丙氨酸可以脱水缩合形成甘氨酰丙氨酸，这种由 2 个氨基酸通过 1 个肽键连接形成的肽称为二肽，3 个氨基酸可缩合成三肽，其余以此类推。一般十肽以下的肽称为寡肽，十肽以上的肽称为多肽。多肽分子由氨基酸相互连接形成的长链称为肽链（peptide chain）。肽链中的氨基酸分子因脱水缩合而失去某些基团，称为氨基酸残基（amino acid residue）。

多肽链的主键是肽键，由肽键连接各氨基酸残基形成的长链骨架称为多肽链的主链，连接于各 α-碳原子上的侧链基团统称为多肽链的侧链。肽的命名依据的是多肽主链，从肽分子具有游离的 α-NH$_2$ 的末端（称为氨基末端、N 末端或 N 端）指向肽链具有游离的 α-COOH 的末端（称为羧基末端、C 末端或 C 端）。书写某肽时，氨基末端在左，羧基末端在右，从左至右依次列出各氨基酸的中文或英文缩写符号。

蛋白质就是由许多氨基酸残基组成的多肽链。一般而论，蛋白质通常含有 50 个以上的氨基酸残基，多肽则含有 50 个以下氨基酸残基。多肽和蛋白质没有本质区别，两者主要的不同在于分子大小的差异及蛋白质生物大分子所具有的较为固定的空间构象。

（2）生物体内存在多种重要的生物活性肽：氨基酸通过肽键能形成一些具有生物调节活性的小分子肽，称为生物活性肽，有的仅为三肽，有的属寡肽或多肽。生物活性肽广泛参与对细胞生长、发育、繁殖、应激反应等生命活动的调节。随着科学技术的发展，许多通过化学合成或者基因工程生产的肽类药物已经广泛应用于疾病的预防和治疗，并取得了显著成效。

谷胱甘肽（glutathione，GSH，SH 表示的是分子中的自由巯基）属于不典型的三肽，从氨基末端至羧基末端依次是谷氨酸、半胱氨酸、甘氨酸。因为谷氨酸是通过 γ-羧基与半胱氨酸的 α-氨基形成了肽键，所以称为 γ-谷胱甘肽（图 3-4）。GSH 通过功能基团巯基（—SH）参与细胞的氧化还原作用，消除氧化剂，具有保护某些蛋白质的活性巯基以使其不被氧化的作用。

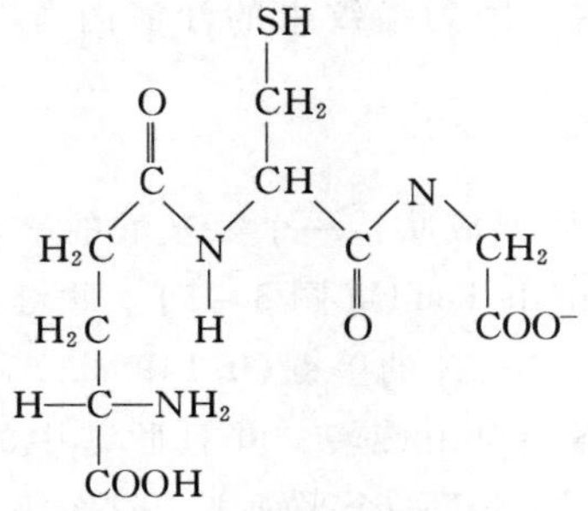

图 3-4 谷胱甘肽的分子组成

人体内的许多激素属于寡肽或多肽，如催产素（九肽）、加压素（九肽）、促肾上腺皮质激素（三十九肽）及抗利尿激素（九肽）等。神经肽包括脑啡肽（五肽）、强啡肽（十七肽）、神经肽 Y（三十六肽）、P 物质（十肽）等，其作为神经递质、神经调质、生长因子等广泛参与在调节体内的应激、免疫、认知、睡眠等过程中。

三、蛋白质的分子结构

具有生理功能的蛋白质都是有序结构，每一种蛋白质都有其特定的氨基酸组成、排列顺序及空间排布。这是蛋白质发挥其生理功能的基础。蛋白质本身的分子量很大，组成人体蛋白质的 20 种氨基酸的排列顺序千变万化，为人体数以万计的蛋白质分子提供了不同的序列和空间结构，同时赋予蛋白质分子以不同的生物学功能。

蛋白质的分子结构分为四个层次：一级结构、二级结构、三级结构和四级结构（图 3-5）。一级结构是蛋白质分子的基本结构，后三者统称为蛋白质分子的高级结构或空间结构。空间结构又称为构象（conformation）。一级结构决定空间结构。蛋白质的空间结构涵盖了蛋白质分子中的每一个原子在三维空间的相对位置，它们是蛋白质特定性质和功能的结构基础。

（一）蛋白质的一级结构

在蛋白质分子中，从 N 端到 C 端氨基酸的排列顺序称为蛋白质的一级结构（primary structure），其包括氨基酸的种类、数量和排列顺序。蛋白质的一级结构是决定蛋白质结构、作用机制及与其同源蛋白质的生理功能的基础。维持一级结构稳定的化学键主要为肽键。某些蛋白质分子的一级结构中还含有由 2 个半胱氨酸残基的巯基脱氢氧化生成的二硫键，蛋白质分子中二硫键的位置和数量也属于一级结构的范畴。

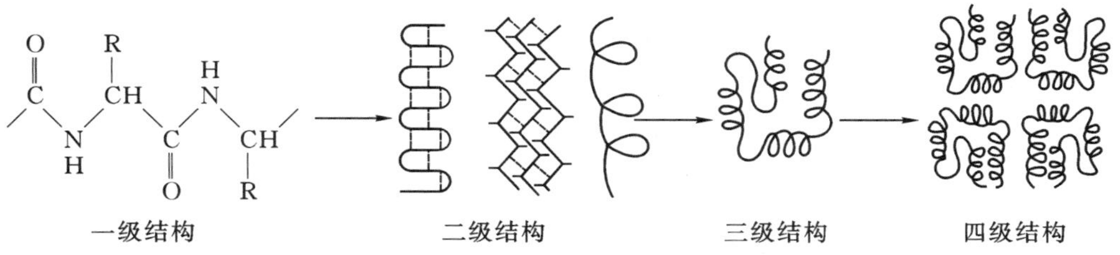

图 3-5　蛋白质的各级结构

一级结构　　　　　二级结构　　　　　三级结构　　　　　四级结构

1953 年，英国生物化学家 F. 桑格（F. Sanger）报道了胰岛素（insulin）的氨基酸排列顺序，这是第一个被确定一级结构的蛋白质。他因此获得了 1958 年的诺贝尔化学奖。人胰岛素由胰岛 β 细胞分泌，分子量为 5.773 kD，由 A、B 两条肽链组成，A 肽链含有 21 个氨基酸残基，B 肽链含有 30 个氨基酸残基。除肽键外，维持胰岛素分子的化学键还包括 2 个链间形成的二硫键和存在于 A 链的 1 个链内二硫键（图 3-6）。

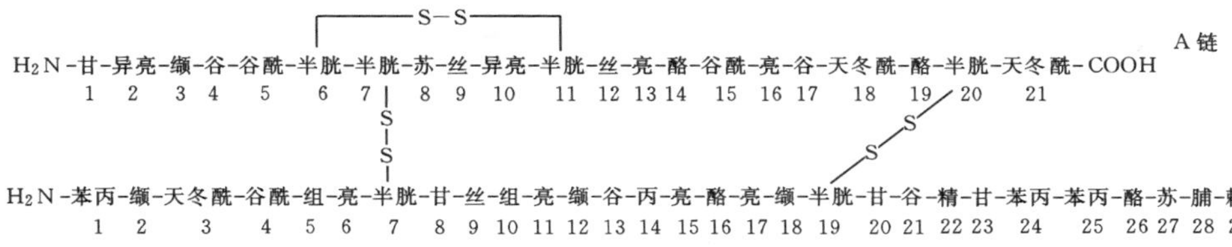

图 3-6　人胰岛素的一级结构

目前已有逾 10 万种蛋白质的氨基酸序列被测定出来，其中分子量最大的是肌巨蛋白，它由一条肽链构成，包括 2.7 万个氨基酸残基，分子量约为 3000 kD。由于所含的氨基酸总数、各种氨基酸所占比例、肽链中氨基酸的排列顺序不同，不同蛋白质的结构多样、功能各异。蛋白质一级结构的研究对揭示某些疾病的发病机制、指导疾病治疗等具有重要的意义。

（二）蛋白质的空间结构

蛋白质分子并非线性分子，在一级结构的基础上，多肽链盘曲、折叠形成特定的空间结构。蛋白质的空间结构就是指蛋白质分子内各原子围绕某些共价键旋转而形成的各种空间排布及相互关系，这种空间结构称为蛋白质的构象。蛋白质的特定构象决定了蛋白质的分子形状、理化性质和生物学功能。

1. 蛋白质的二级结构

（1）形成二级结构的基础：蛋白质的二级结构（secondary structure）是指多肽链主链的局部空间结构，不包括氨基酸侧链的构象。氢键是维持蛋白质二级结构稳定的主要因素。

（2）蛋白质二级结构的基本形式：多肽链中氨基酸残基上的 α-碳原子所连的两个单键可以自由旋转，使得其两侧的肽平面可形成若干个不同的空间排布位置，因此产生了不同的二级结构。二级结构是肽链主链各种构象的结构基础。蛋白质的二级结构主要包括 α-螺旋、β-折叠、β-转角和无规卷曲。

1）α-螺旋：α-螺旋是蛋白质二级结构中最常见的存在形式。多肽链的主链原子围绕中心轴做有规律的螺旋式上升，其走向为顺时针方向，也称为右手螺旋（图3-7）。

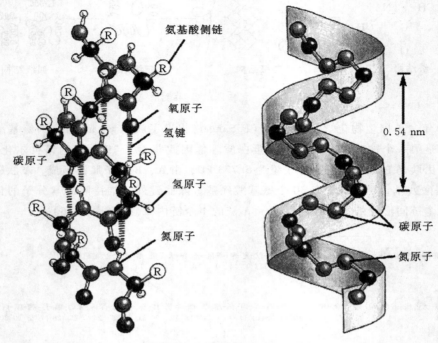

氨基酸侧链

氧原子

氢键

碳原子

氢原子

氮原子

0.54 nm

碳原子

氮原子

图3-7　α-螺旋的结构示意图

α-螺旋的结构特征如下：①多肽链以酰胺平面为单位，通过α-碳原子的旋转，沿长轴方向盘旋而形成紧密稳定的右手螺旋；②肽链呈螺旋上升，每3.6个氨基酸残基上升1圈，相当于0.54 nm（螺距）；③肽键平面与螺旋长轴平行，相邻两圈螺旋之间借肽键羰基中的氢形成链内氢键，链内氢键是维持α-螺旋稳定的主要因素；④肽链中氨基酸残基侧链基团分布在螺旋外侧，其形状、大小及所带电荷对α-螺旋的形成及稳定都有影响。

2）β-折叠：在β-折叠中，多肽链的主链走向呈折纸状，以α-碳原子为旋转点，相邻的肽键平面依次折叠成折纸状结构（图3-8）。

β-折叠的结构特征具体有以下几点：①肽链呈伸展状态，肽键平面之间折叠成锯齿状；②依靠2条肽链或1条肽链内的两段之间形成氢键，使构象得以稳定；③2条肽链可以是顺向平行，也可以是逆向平行，顺向平行是指2条肽链的轴向都是从N端到C端，是同方向的，而逆向平行是指2条肽链的方向相反；④氨基酸残基的侧链基团交错伸向折叠片层的上、下方。

β-折叠大量存在于丝心蛋白和β-角蛋白中。在一些球形蛋白分子（如溶酶体、羧肽酶A、胰岛素等）中，也存在有少量的β-折叠。

3）β-转角和无规卷曲：多肽链的主链也可以出现180°转折，形成β-转角结构；没有确定规律性的局部肽链结构被称为无规卷曲。

蛋白质的二级结构是以一级结构为基础的。研究结果表明，一种蛋白质的二级结

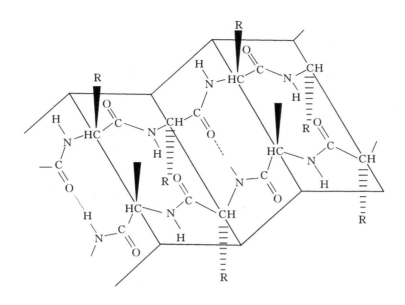

图 3 - 8　β - 折叠的结构示意图

构并非单纯的 α - 螺旋、β - 折叠、β - 转角和无规卷曲，而是这些不同类型构象的组合，只是在不同的蛋白质分子中，上述类型的构象所占比例不同。

4）模体是具有特殊功能的超二级结构：在许多蛋白质分子中，可发现 2 个或 2 个以上具有二级结构的肽段，这些肽段在空间上相互接近，形成一个有规则的二级结构的组合，称为超二级结构。1973 年，M. G. 罗斯曼（M. G. Rossman）首次提出此概念。目前已知的超二级结构主要包括 αα、βαβ、βββ。近年来研究发现，超二级结构具有重要的生理功能，可参与对基因表达的调控。

2. 蛋白质的三级结构　多肽链中所有原子在三维空间的排布位置称为蛋白质的三级结构（tertiary structure）。三维结构是在二级结构的基础上，通过侧链基团间的相互作用，进一步盘曲、折叠而形成的特定立体构象。

肌红蛋白是由 153 个氨基酸残基构成的单条肽链的蛋白质，含有 1 个血红素辅基（图 3 - 9）。肌红蛋白中 α - 螺旋占 75%，构成 8 个螺旋区，2 个相邻的螺旋区之间有一段无规卷曲，整条肽链折叠成球状分子。亲水侧链主要分布于分子表面。疏水侧链主要分布于分子内部。

三级结构的形成和稳定依靠的是氨基酸侧链基团之间的相互作用形成的非共价键。这些非共价键主要包括氢键、疏水键、离子键等（图 3 - 10）。这些非共价键在稳定蛋白质的三级结构中起着至关重要的作用，其中以疏水键最为重要。肽链中的半胱氨酸之间形成的二硫键也参与了对蛋白质三级结构稳定的维持。

蛋白质的三级结构有球状、棒状、椭圆状、纤维状等，其特点是亲水氨基酸残基大多分布于分子表面，形成亲水面，而疏水氨基酸残基大多埋在分子内部，形成疏水核，少数也可存在于分子表面，形成疏水面。在球状分子的表面，常常会出现一个内陷（凹陷、裂缝）的洞穴，此洞穴往往是疏水区，这里常常是蛋白质功能活性部位的所

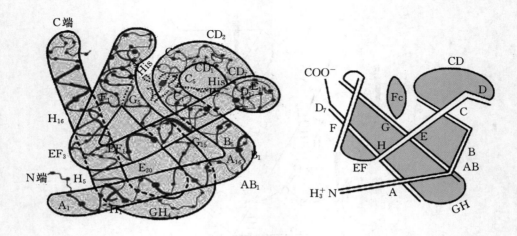

图 3 - 9　肌红蛋白的三级结构

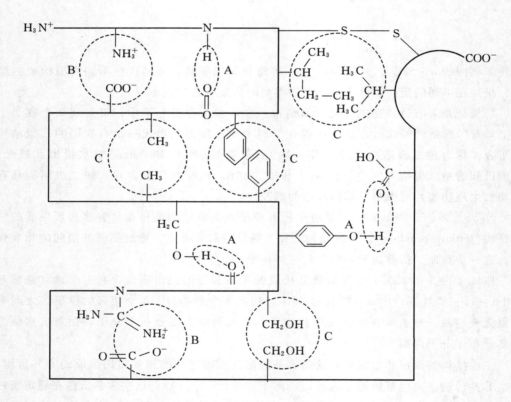

A. 氢键；B. 离子键；C. 疏水键。

图 3 - 10　蛋白质分子三级结构的维持作用力

在区域，如酶分子的内陷区域往往是酶的活性中心，可容纳进入的底物并使其在此转换为产物。

　　蛋白质的一级结构决定着蛋白质的三级结构。每种蛋白质的一级结构都有自己特定的氨基酸组成及排列顺序，并构成其固有的、独特的三级结构。由 1 条肽链组成的蛋白质，其三级结构的完整性是其行使生物学功能的基础。若蛋白质严密、有序的三级结构遭到破坏，则其生物学功能便会丧失。

分子量较大的蛋白质常可以折叠成多个结构比较紧密的区域，并各自行使其功能，这些区域称为结构域（domain）。结构域是三级结构层次上的局部折叠区，有较为独立的三维结构。实际上，并非所有蛋白质的结构域都明显可分。

3. 蛋白质的四级结构 在体内，有许多蛋白质必须含有 2 条或 2 条以上的肽链，才能全面地行使其功能。每一条肽链都具有完整的三级结构，这称为亚基（subunit）。亚基单独存在，没有生物学功能，必须具有完整的四级结构才有生物学功能。亚基和亚基之间呈现出特定的三维空间排布，并以非共价键相连。这种蛋白质分子中亚基的空间排布及亚基接触部位的布局和相互作用，称为蛋白质的四级结构（quaternary structure）。

在蛋白质的四级结构中，各亚基间的结合主要依靠的是氢键和离子键。在蛋白质的四级结构中，若亚基的分子结构相同，则称为同聚体蛋白；若亚基的分子结构不同，则称为异聚体蛋白。血红蛋白是典型的具有四级结构的寡聚蛋白，是由 2 个 α 亚基和 2 个 β 亚基组成的四聚体，每个亚基都含有 1 个血红素辅基（图 3 - 11）。4 个亚基通过 8 个离子键相连，形成四聚体。四聚体具有运输氧气和二氧化碳的功能。每一个亚基单独存在时，虽然具有结合氧的功能，但在组织中很难释放氧，因此失去了血红蛋白原有的运输氧的功能。

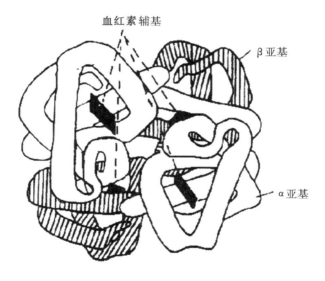

图 3 - 11 血红蛋白的四级结构

（三）蛋白质的结构与功能的关系

大量的有关蛋白质结构与功能关系的研究证实，蛋白质的结构与功能之间存在着密切的关联。蛋白质多种多样的生物学功能是由其特定的构象决定的，各种蛋白质特定的构象又取决于其一级结构。

1. 蛋白质的一级结构与功能的关系

（1）一级结构是空间结构的基础：蛋白质的一级结构决定了蛋白质形成空间结构的类型。氨基酸排列顺序的差别导致从多肽链骨架伸出的侧链的性质和序列不同、电荷差异，以及对水的亲和力的不同，因而使蛋白质的分子有不同的空间结构。一级结构相似的不同蛋白质，往往具有相似的空间结构和功能。

核糖核酸酶是由124个氨基酸残基组成的，包含4对二硫键（—S—S—）的单链蛋白（图3-12A）。经尿素和β-巯基乙醇处理后，次级键断裂，该酶的二级结构、三级结构被破坏，催化活性丧失。用透析的方法除去尿素和β-巯基乙醇，使松散的多肽链遵循其特定的氨基酸顺序，卷曲、折叠、恢复成其天然的空间构象，酶的催化活性也逐渐恢复（图3-12B）。研究结果表明，只要蛋白质的一级结构没有被破坏，就有可能恢复到原来的三级结构，其功能依然存在。

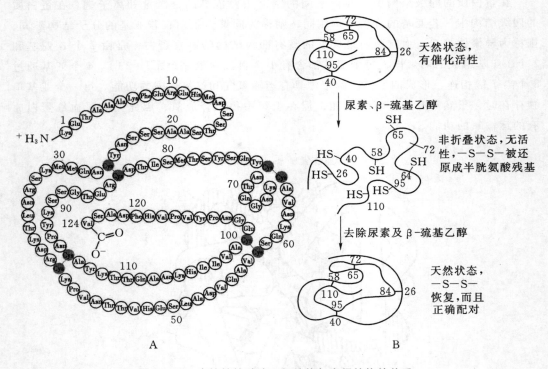

图3-12　牛核糖核酸酶一级结构与空间结构的关系

（2）一级结构与功能的关系：蛋白质一级结构的改变可使蛋白质的功能发生改变，严重时可导致疾病的发生。如正常人血红蛋白β亚基的第6位是酸性的谷氨酸残基，其若被中性的缬氨酸残基取代，则血红蛋白分子表面的负电荷减少、溶解度降低，易聚集成丝、相互黏着，使红细胞变成镰形而极易破碎、溶血，引起镰状细胞贫血症。这种由基因突变导致的蛋白质一级结构改变后表现出的生理功能异常所引起的疾病，称为分子病。

并非所有的一级结构中的每个氨基酸残基都很重要，某些氨基酸残基的改变或缺失不会影响蛋白质的功能，如胰岛素第28~30位氨基酸残基去除后，胰岛素仍维持着原来的 100% 的活性。

2. **蛋白质的空间结构与功能的关系**　蛋白质各种各样的生物学功能与其特定的构象密切相关。特定的构象是表达特定功能的基础，构象发生了变化，其功能也随之发生改变。在生物体内，某些蛋白质（主要是具有四级结构的蛋白质）可在一些因素的影响下发生微妙的构象变化，进而影响其功能，这种现象称为变构效应（也叫别构效应）。具有四级结构的蛋白质，其某一个亚基的构象改变会影响蛋白质分子中其他亚基的构象，进而影响其功能，这称为协同效应。如果某个亚基的构象变化促使其他亚基的构象和功能发生相应的变化，则称为正协同效应，反之称为负协同效应。

例如，血红蛋白是具有四级结构的寡聚蛋白，其主要功能是运输氧气。血红蛋白的每个亚基都包含有血红素辅基，血红素辅基中的亚铁是氧分子的结合部位。体内的血红蛋白有两种结构状态，即紧张态（tense state，T 态）和松弛态（relaxed state，R 态）。处于 T 态的血红蛋白亚基很难与氧分子结合。在脱氧状态下，血红蛋白四聚体几乎全都是 T 态，亚铁离子处于卟啉环平面的外部，氧分子与亚铁离子结合，亚铁离子移入血红素平面的中央，使得其所在的亚基结构变得松弛（图 3−13A）。血红蛋白每与 1 个氧分子结合，就会导致四聚体向 R 态转变的可能性增加一些，氧分子更容易与其他 3 个空余的结合位点结合，由此使蛋白质结合氧的能力大为提高。这种正协同效应可以从血红蛋白的氧结合曲线上得到证实：血红蛋白结合氧的能力可以用氧饱和度来表示。当血氧浓度低时，所有的蛋白质分子都处于 T 态，与氧的结合能力差，氧饱和度低；随着氧分压增加，当有一部分位点结合氧气后，导致蛋白质分子变成 R 态，血红蛋白结合氧分子的能力大为提高，表现为氧饱和度的迅速升高；当 R 态蛋白质的所有位点都结合了氧分子，不能再结合新的氧分子时，氧结合曲线则趋于平稳（图 3−13B），这些事件导致血红蛋白的氧结合曲线呈"S"形。蛋白质结合氧的这种特性使其能够有效地运输氧气。由于血红蛋白的氧结合位点具有协同性，使其运氧能力比肌红蛋白和非协同性蛋白（即使这种蛋白具有最佳的氧亲和性）的运氧能力更强。

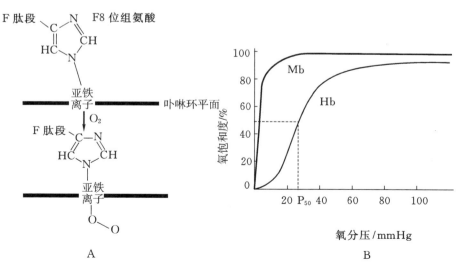

图 3−13　血红蛋白（Hb）和肌红蛋白（Mb）的氧结合曲线

四、蛋白质的理化性质

（一）蛋白质的两性解离和等电点

人体内的蛋白质由不同数量的 20 种氨基酸组成，其中一些氨基酸残基侧链含有酸性基团或碱性基团。此外，肽链的 N 端和 C 端分别含有游离氨基和游离羧基，因此，蛋白质可被解离成阴离子和阳离子，呈现出两性解离的性质。在特定 pH 的溶液中，某一种蛋白质解离成阴离子和阳离子的趋势相等，所带净电荷为零，成为兼性离子，这时溶液的 pH 值称为该蛋白质的等电点。此时蛋白质的溶解度最低。因为不同蛋白质所含有酸性或碱性氨基酸的数量不同、可解离的基团不同，所以不同蛋白质的等电点不同。当溶液的 pH 值高于等电点时，蛋白质进行酸式解离，成为阴离子；当溶液的 pH 值低于等电点时，蛋白质进行碱式解离，成为阳离子（图 3 – 14）。

$$\underset{\substack{\text{阳离子}\\ \text{pH<pI}}}{Pr{\diagup}^{COOH}_{\diagdown}NH_3^+} \quad \underset{+OH^+}{\overset{+OH^-}{\rightleftharpoons}} \quad \underset{\substack{\text{兼性离子}\\ \text{pH=pI}}}{Pr{\diagup}^{COO^-}_{\diagdown}NH_3^+} \quad \underset{+OH^+}{\overset{+OH^-}{\rightleftharpoons}} \quad \underset{\substack{\text{阴离子}\\ \text{pH>pI}}}{Pr{\diagup}^{COO^-}_{\diagdown}NH_2}$$

图 3 – 14 蛋白质的两性解离和等电点

人体各种蛋白质的等电点不同，但多在 5.0 左右，因此，在体液的 pH 值为 7.4 的内环境中，蛋白质多进行酸式解离，并在释放 H^+ 后变成阴离子。

蛋白质是两性解离物质。可用电泳的方法对蛋白质进行分离、纯化及鉴定。电泳（electrophoresis）是指带电离子在电场中向异性电极移动的现象。蛋白质在等电点以外的 pH 溶液中可解离成带电离子，能发生电泳。不同蛋白质的氨基酸组成不同，可解离的基团不同，在同一 pH 的溶液中，其解离性质、电荷量、分子大小及形状不同，则在同一电场中向异性电极移动的速度不同，因此，通过电泳可分离、纯化及鉴定蛋白质。

依据支撑物的不同，可将电泳分为薄膜电泳、凝胶电泳等。以醋酸纤维素薄膜作为支撑物对血清蛋白质进行电泳，可将其分为 5 条区带：清蛋白（A）、α_1 – 球蛋白、α_2 – 球蛋白、β – 球蛋白、γ – 球蛋白。对各区带进行分析，可帮助临床医生诊断疾病和观察病程。蛋白质组学是研究一个生物体系蛋白质的结构、功能和蛋白质群体的相互作用的科学，是后基因组时代研究的重要内容。双向凝胶电泳是蛋白质组学研究的重要技术之一。

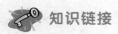 知识链接

蛋白质组学

蛋白质组（proteome）一词源于蛋白质（protein）与基因组（genome）两个词的组合，意指"一种基因组所表达的全套蛋白质"，即包括一种细胞乃至一种生物所表达的全部蛋白质。蛋白质组学本质上指的是在大规模水平上研究蛋白质的特征，包括蛋白质的表达水平、翻译后的修饰、蛋白质与蛋白质的相互作用等，由此获得蛋白质水平上的关于疾病发生、细胞代谢等过程的整体且全面的认识。蛋白质组这个概念最早是由 M. 威

尔金斯(M. Wilkins)在 1994 年提出的。

蛋白质组学的研究是生命科学进入后基因组时代的特征。蛋白质组的研究不仅能为生命活动的规律提供物质基础，也能为多种疾病机理的阐明及攻克提供理论依据和解决途径。通过对正常个体及病理个体间的蛋白质组进行比较分析，我们可以找到某些有"疾病特异性的蛋白质分子"，它们可成为新药物设计的分子靶点，或者会为疾病的早期诊断提供分子标志。事实上，那些在世界范围内广泛使用的药物本身就是蛋白质，或其作用靶点为某种蛋白质分子。因此，蛋白质组学的研究既能为探索生命的奥秘提供便利，也能为人类的健康事业带来巨大的利益。

(二)蛋白质的胶体性质

蛋白质是高分子化合物，其分子量在 10 kD 至 3000 kD 之间，分子直径为 1~100 nm，属于胶体颗粒。多肽链在经过折叠聚合形成三级结构或四级结构后，许多亲水基团(如羟基、氨基、羧基等)位于球形蛋白分子表面，可与水分子发生相互作用，在颗粒表面形成一层水化膜，阻止了蛋白颗粒之间的相互聚集，进一步防止了蛋白质从溶液中析出。水化膜和蛋白颗粒表面基团解离产生的表面电荷共同维持着蛋白质在溶液中的稳定性，如果去除蛋白质的表面电荷和(或)水化膜这两个稳定因素，蛋白质就容易从溶液中沉淀析出。

(三)蛋白质的变性、复性、沉淀与凝固

1. 蛋白质的变性与复性　　在某些理化因素的作用下，蛋白质的空间结构受到破坏，从而导致蛋白质的理化性质发生改变，失去原有的生物学活性，这称为蛋白质变性(protein denaturation)。蛋白质变性与水解不同，其本质是蛋白质的天然构象受到破坏(即二、三、四级结构的改变)，这种破坏主要是二硫键和各种次级键的破坏，不涉及肽键的破坏。变性后的蛋白质肽链松散，易被蛋白酶水解，内部的疏水基团暴露于分子表面，导致溶解度降低、因黏度增加而相互聚集、易于沉淀、蛋白质活性丧失。

引起蛋白质变性的因素有很多，常见的有高温、高压、紫外线、X 射线和超声波等物理因素，以及强酸、强碱、有机溶剂、重金属离子及生物碱试剂等化学因素。临床上常用煮沸、高压蒸汽、紫外线、乙醇等使菌体蛋白质变性，达到消毒、灭菌的目的，如手术器械的高温蒸汽灭菌、病房的紫外线照射消毒等。值得注意的是，在进行蛋白质分离、纯化或保存的过程中，应尽量避免蛋白质变性，如利用低温条件来有效保存蛋白质制剂(如疫苗、激素、酶类、抗体等)。

当蛋白质变性的程度较轻时，在消除导致蛋白质变性因素的条件下，变性的蛋白质可以部分或全部恢复其原有的构象和生物学活性，这称为复性(renaturation)。许多蛋白质变性后，由于空间结构严重破坏，不能发生复性，这称为不可逆变性。

2. 蛋白质的沉淀与凝固　　蛋白质分子从溶液中析出的现象称为蛋白质沉淀。变性的蛋白质易于沉淀，但沉淀的蛋白质未必都由变性所致，如用盐析的方法沉淀的蛋白质并未发生变性。沉淀蛋白质的主要方法及其原理如表 3-2 所示。

表 3 - 2　沉淀蛋白质的主要方法及其原理

方法	沉淀剂	原理	变性	应用
盐析法	硫酸铵、氯化钠等	脱水、中和电荷	无	分离制备蛋白质、酶等
重金属盐沉淀法	Cu^{2+}、Hg^{2+}、Pb^{2+}等	Pr—COO—Hg—OOC—Pr（当 pH 值 > pI 时）	有	误服重金属盐中毒后口服牛奶、蛋清抢救
有机溶剂沉淀法	乙醇、甲醇、丙酮等	脱水	有/无	消毒、灭菌
酸类沉淀法	苦味酸、磷钼酸、醋酸等	$Pr—NH_3^+X^-$（当 pH 值 < pI 时）	有	检查尿蛋白、制备无蛋白血滤液、去除蛋白质杂质
加热凝固沉淀法	—	蛋白质变性、凝固	有	消毒、灭菌

许多天然蛋白质经过高温后变成凝块，这称为蛋白质的凝固作用。蛋白质凝固是蛋白质变性进一步发展的结果，是不可逆的过程。变性的蛋白质不一定凝固，而凝固的蛋白质肯定经历了不可逆的变性过程。

（四）蛋白质的显色反应与紫外吸收特性

1. 蛋白质的显色反应

（1）茚三酮反应：蛋白质经水解后产生的氨基酸可发生茚三酮反应。此反应可用于蛋白质的定性与定量分析。

（2）双缩脲反应：在碱性条件下，蛋白质中的肽键可与 Cu^{2+} 作用，生成紫红色的内络盐，其最大吸收峰值在 540 nm 处，且与蛋白质的含量成正比，因此临床上用此反应对蛋白质进行定性分析与定量分析。由于氨基酸不发生此反应，当溶液中的蛋白质不断水解时，双缩脲反应的颜色逐渐减退，因此可将其用于检测蛋白质的水解程度。

（3）酚试剂反应：在碱性条件下，蛋白质分子中的色氨酸、酪氨酸可与酚试剂中的磷钨酸、磷钼酸发生反应，产生蓝色化合物，在 650 nm 处有最大吸收峰。蓝色的深浅与蛋白质的含量成正比，且灵敏度较双缩脲反应高 100 倍，因此临床上常将酚试剂用于蛋白质的定量分析。

2. 蛋白质的紫外吸收特性　因色氨酸和酪氨酸含有共轭双键，在波长 280 nm 处有最大吸收峰值，且蛋白质大多含有这两种氨基酸，可通过测定蛋白质溶液在 280 nm 处的光吸收值来进行蛋白质的定量测定，这是分析溶液中蛋白质含量的最简便、最快速的方法。

第二节　核　酸

生物大分子核酸（nucleic acid）是一类含磷量很高的酸性化合物，以核苷酸为基本单位，于 1868 年首次被发现，因其存在于细胞核中且具有酸性，故被称为核酸。

一、核酸的生物学功能与分类

核酸广泛存在于各种生物体内，可分为脱氧核糖核酸（deoxyribonucleic acid，DNA）和核糖核酸（ribonucleic acid，RNA）两类。

DNA 主要分布在细胞核内，在线粒体内也有分布，它储存着遗传信息，决定着人体的主要性状，是物种保持进化与世代繁衍的物质基础，与生物的遗传和变异密切相关。

RNA 主要分布在细胞质内，在细胞核内也有分布。参与蛋白质生物合成的 RNA 主要有三类：信使 RNA（messenger RNA，mRNA）、转移 RNA（transfer RNA，tRNA）、核糖体 RNA（ribosomal RNA，rRNA）。20 世纪末又发现许多新的具有特殊功能的 RNA，几乎涉及细胞功能的各个方面。

绝大多数的生物既含有 DNA，又含有 RNA，但病毒中只含有其中的一种，因此，病毒可被分为 DNA 病毒和 RNA 病毒两类。

二、核酸的分子组成

（一）核酸的元素组成

组成核酸的元素主要有 C、H、O、N、P 等，其中 P 的含量较恒定，占 9%～10%。P 含量的恒定成为核酸元素组成的特点，故可利用这一特点，通过测定生物样品中 P 的含量来推算其中核酸的含量。

（二）核苷酸——核酸的基本组成单位

用核酸酶、酸或碱水解核酸，可得到核酸的基本组成单位——核苷酸（nucleotide）。对核苷酸继续水解可得到核苷和磷酸，核苷进一步被水解可得到含氮的碱基（图 3－15、表 3－3）和戊糖。磷酸、碱基和戊糖被称为核酸的组成成分，是核酸水解的最终产物。

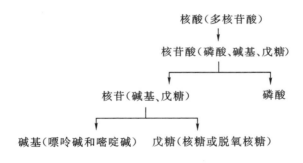

图 3－15　核酸的分子组成

表 3－3　核酸的分子组成

组成成分	碱基		戊糖	磷酸
	嘌呤碱	嘧啶碱		
DNA	腺嘌呤（A）	胞嘧啶（C）	D－2－脱氧核糖	磷酸
	鸟嘌呤（G）	胸腺嘧啶（T）		
RNA	腺嘌呤（A）	胞嘧啶（C）	D－核糖	磷酸
	鸟嘌呤（G）	尿嘧啶（U）		

1. 碱基　构成核酸的碱基是含氮的杂环化合物。碱基可分为嘌呤碱（purine）和嘧

啶碱（pyrimidine）两类。嘌呤碱和嘧啶碱分别是嘌呤和嘧啶的衍生物。嘌呤碱包括腺嘌呤（adenine，A）和鸟嘌呤（guanine，G）；嘧啶碱包括胞嘧啶（cytosine，C）、尿嘧啶（uracil，U）和胸腺嘧啶（thymine，T）。它们的化学结构见图 3-16。A、G 和 C 存在于 RNA 和 DNA 中，U 主要存在于 RNA 中，T 主要存在于 DNA 中。在某些 tRNA 分子中也有 T，少数几种噬菌体的 DNA 中含 U，而不含 T。这 5 种碱基可受介质 pH 的影响而出现酮式、烯醇式互变异构体。

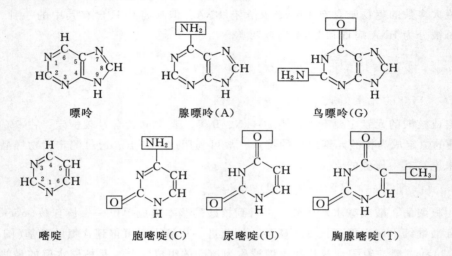

图 3-16　构成核苷酸的碱基的结构

　　另外，除 A、G、C、U 及 T 等碱基外，某些核酸（特别是 tRNA）中还含有一些含量甚少的稀有碱基（rare bases）。稀有碱基种类很多，如黄嘌呤、次黄嘌呤、二氢尿嘧啶和 5-甲基胞嘧啶等（图 3-17）。

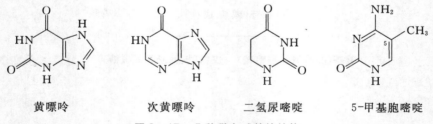

图 3-17　几种稀有碱基的结构

　　2. 戊糖　构成 DNA 和 RNA 的戊糖有 D-核糖和 D-2-脱氧核糖两种。D-核糖参与构成 RNA，D-2-脱氧核糖参与构成 DNA（图 3-18），这一差别使 DNA 在化学结构上比 RNA 要稳定得多。在核苷酸中，为了与碱基上的原子编号相区别，戊糖的碳原子编号都加有"'"，例如 C-2'表示戊糖的第二位碳原子。

　　3. 核苷　戊糖和碱基通过糖苷键（glycosidic bond）相连接而形成的化合物为核苷。根据核苷中戊糖的不同，可将核苷分为核糖核苷和脱氧核糖核苷两类。核苷的命名方式如鸟嘌呤核苷（简称鸟苷）、胸腺嘧啶脱氧核苷（简称脱氧胸苷）。糖苷键是由戊糖的 C'与嘧啶的 N（或嘌呤的 N_9 上的氢）脱水缩合而成的（图 3-19）。RNA 中含有稀有碱基，故存在异构化的核苷。常见的核苷与核苷酸见表 3 - 4。

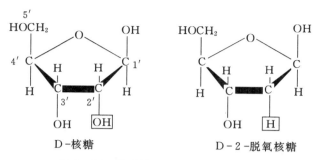

图 3 - 18　构成核酸的两种戊糖的结构

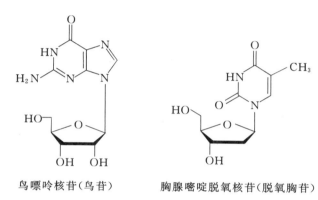

图 3 - 19　鸟苷和脱氧胸苷的结构

表 3 - 4　常见的核苷与核苷酸

碱基	核糖核苷	脱氧核糖核苷	核糖核苷酸	脱氧核糖核苷酸
A	腺苷（AR）	脱氧腺苷（dAR）	腺苷酸（AMP）	脱氧腺苷酸（dAMP）
G	鸟苷（GR）	脱氧鸟苷（dGR）	鸟苷酸（GMP）	脱氧鸟苷酸（dGMP）
C	胞苷（CR）	脱氧胞苷（dCR）	胞苷酸（CMP）	脱氧胞苷酸（dCMP）
U	尿苷（UR）	—	尿苷酸（UMP）	—
T	—	脱氧胸苷（dTR）	—	脱氧胸苷酸（dTMP）

4. 核苷酸

（1）参与构成核酸的核苷酸：核苷分子中戊糖上的羟基与磷酸通过磷酸酯键相连，得到的化合物称为核苷酸。根据其中戊糖的不同，可将核苷酸分为核糖核苷酸和脱氧核糖核苷酸。核糖核苷酸中的戊糖 $2'$、$3'$、$5'$ 位上有自由羟基，可分别形成 $2'$ - 核苷酸、$3'$ - 核苷酸及 $5'$ - 核苷酸；脱氧核糖核苷酸中的戊糖在 $3'$、$5'$ 位上有自由羟基，可形成 $3'$ - 脱氧核糖核苷酸和 $5'$ - 脱氧核糖核苷酸。生物体内游离存在的核苷酸大多为 $5'$ - 核苷酸，其命名方式如鸟嘌呤核糖核苷酸称鸟苷酸或鸟苷一磷酸（GMP），胞嘧啶脱氧核糖核苷酸称脱氧胞苷酸或脱氧胞苷一磷酸（dCMP）。核苷酸是核酸的基本组成单位，参与构成 DNA 或 RNA 的核苷酸只含有一个磷酸，又称为单核苷酸。RNA 的基本单位是核糖核苷酸，分别为 AMP、GMP、CMP、UMP；DNA 的基本单位是脱氧核糖核苷酸，分别为 dAMP、dGMP、dCMP、dTMP（表 3 - 4）。核苷酸的结构见图 3 - 20。

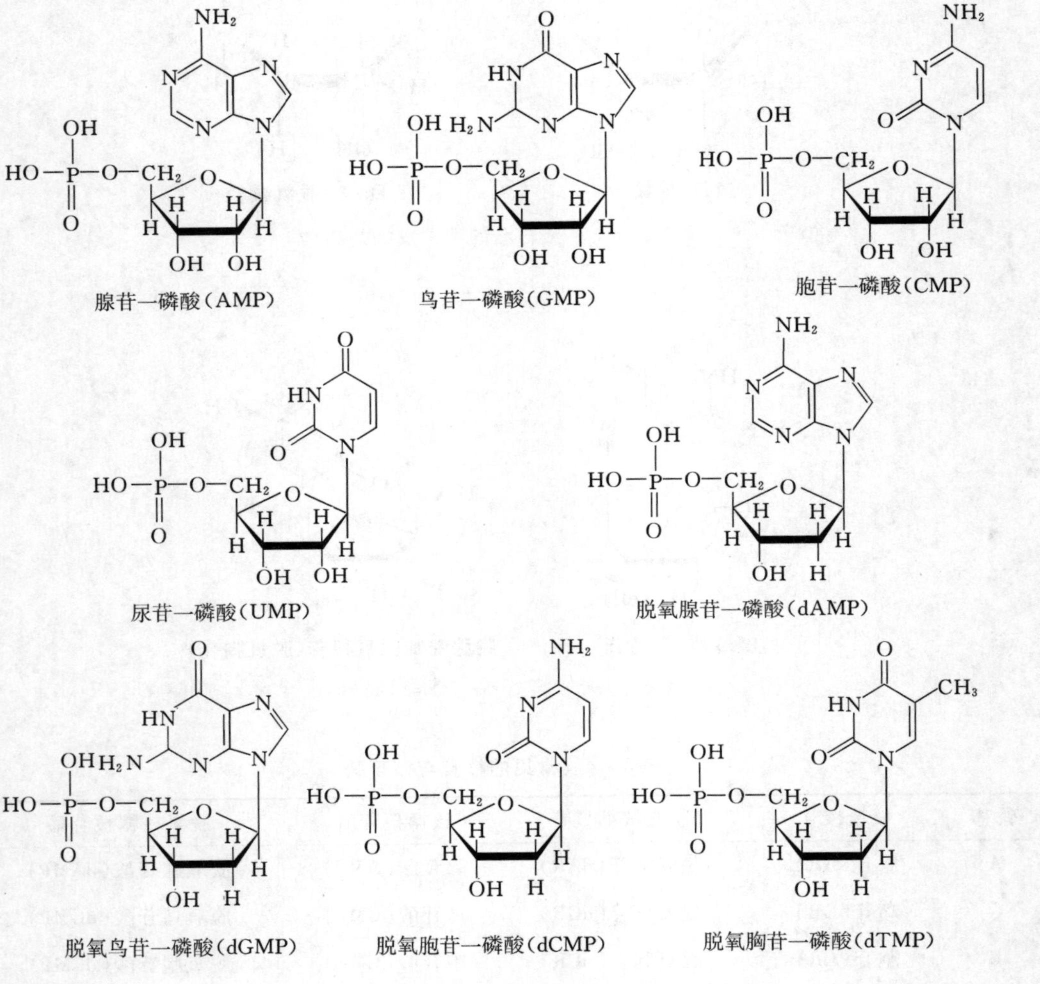

腺苷一磷酸（AMP）　　　　鸟苷一磷酸（GMP）　　　　胞苷一磷酸（CMP）

尿苷一磷酸（UMP）　　　　　　　脱氧腺苷一磷酸（dAMP）

脱氧鸟苷一磷酸（dGMP）　　　脱氧胞苷一磷酸（dCMP）　　　脱氧胸苷一磷酸（dTMP）

图 3 - 20　核苷酸的结构

　　（2）多磷酸核苷酸：构成核酸基本单位的核苷酸只含有 1 个磷酸基团，在此基础上再加 1 个或 2 个磷酸基团，就形成了多磷酸核苷酸。最常见的多磷酸核苷酸是由腺苷一磷酸（AMP）形成的腺苷二磷酸（ADP）和腺苷三磷酸（ATP）（图 3 - 21）。

　　在生物体内，多磷酸核苷酸具有非常重要的作用。ATP 在细胞的能量代谢中可以作为直接供能体；CTP、GTP、UTP 分别参与磷脂、蛋白质、糖原等物质的合成；4 种核苷三磷酸（ATP、UTP、GTP、CTP）和 4 种脱氧核苷三磷酸（dATP、dTTP、dGTP、dCTP）分别是合成 RNA 和 DNA 的原料。

　　（3）环核苷酸：核苷酸 C - 5′- 磷酸上的羟基与核苷酸 C - 3′- 磷酸上的羟基经脱水缩合形成酯键，成为内环结构，这个内环结构称为 3′,5′- 环核苷酸，如 3′,5′- 环腺苷酸（cAMP）、3′,5′- 环鸟苷酸（cGMP）（图 3 - 22）。环核苷酸在人体内含量甚微，但广泛存在于细胞中，在信息传递中作为第二信使起着重要作用。

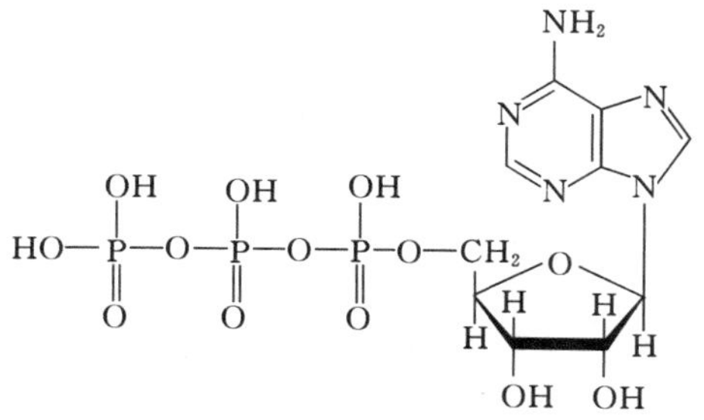

图 3-21　ATP 的结构

图 3-22　环核苷酸

3′,5′-环腺苷酸(cAMP)　　　　3′,5′-环鸟苷酸(cGMP)

（4）辅酶类核苷酸：有些辅酶或辅基中含有核苷酸，在生物氧化和物质代谢中起着重要作用。这些辅酶类核苷酸主要有辅酶 A（图 3-23）、烟酰胺腺嘌呤二核苷酸（nicotinamide adenine dinucleotide，NAD）、烟酰胺腺嘌呤二核苷酸磷酸（nicotinamide adenine dinucleotide phosphate，NADP）、黄素单核苷酸（flavin mononucleotide，FMN）、黄素腺嘌呤二核苷酸（favin adenine dinucleotide，FAD）等。

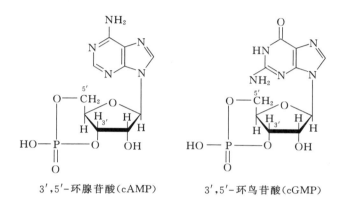

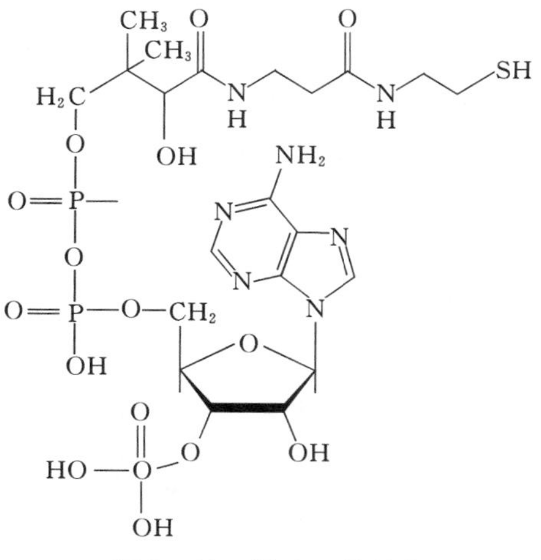

图 3-23　辅酶 A 的结构

三、核酸的分子结构

在核苷酸聚合成核酸大分子时，4 种核苷酸或脱氧核苷酸反复出现，按一定顺序排列起来，构成 RNA 序列或 DNA 序列。不同核苷酸之间的比例和排列顺序不同，这是核酸分子多样性的原因。

(一)核酸的一级结构

核酸由若干核苷酸共价相连，构成无分支结构的线性分子。核苷酸的连接方式见图3-24，前一个核苷酸的 C-3′-羟基和后一个核苷酸的 C-5′-磷酸形成 3′,5′-磷酸二酯键。核酸中的核苷酸称为核苷酸残基，两个末端分别是 5′-磷酸基团与 3′-羟基，因此核苷酸链具有方向性。核苷核的简化式见图3-24，习惯上将 5′末端写在左侧，将 3′末端写在右侧，即 5′→3′方向。核苷酸链中核苷酸的排列顺序构成了核酸的基本结构，也称为一级结构。

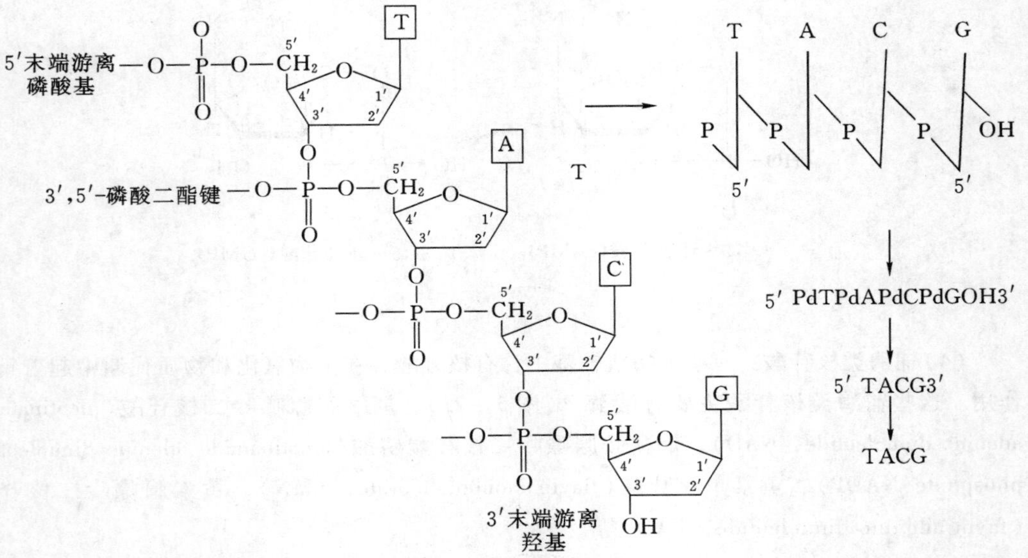

图3-24　核苷酸的连接方式及简化式

通常将少于 50 个核苷酸残基组成的核苷酸称为寡核苷酸(oligonucleotide)，将多于 50 个核苷酸残基组成的核苷酸称为多核苷酸(polynucleotide)。由于核苷酸序列间的差异主要是碱基不同，故核苷酸序列又称碱基序列。单链 DNA 和 RNA 分子的大小常用核苷酸(nucleotide,nt)的数目来表示，双链 DNA 的大小则用碱基对(base pair，bp)或千碱基对(kilobase pair，kbp)的数目来表示。

(二)DNA 的空间结构

1. DNA 的二级结构　DNA 的二级结构为双螺旋结构(double helix structure)(图3-25)，其特点如下：①两条脱氧核苷酸链反向平行，围绕一个共同的中心轴以右手螺旋的形式盘旋；②两条脱氧核苷酸链靠嘌呤与嘧啶碱基配对之间的氢键结合在一起，A 与 T 之间形成 2 个氢键(A=T)，G 与 C 之间形成 3 个氢键(G≡C)，故 G 与 C 之间的连接较为稳定。互补配对的两个碱基称为互补碱基。通过互补碱基结合的两条链彼此称为互补链(图 3-26);③脱氧核糖与磷酸相间连接形成的亲水骨架在螺旋外侧,疏水碱基对在螺旋内侧,碱基平面与螺旋轴垂直,旋转一周为 10 个碱基对,螺距为 3.4 nm,即相邻碱基平面的间隔为 0.34 nm,夹角为 36°,螺旋的直径为 2 nm;④DNA 双螺旋表面形成一个大沟(major groove)和一个小沟(minor groove),相关分子通过这两个沟识别碱基;⑤DNA 双螺旋结构比较稳定,主要靠碱基对之间的氢键维持横向稳定性,靠碱基平面间的疏水性堆砌力(stacking force)维持纵向稳定性。

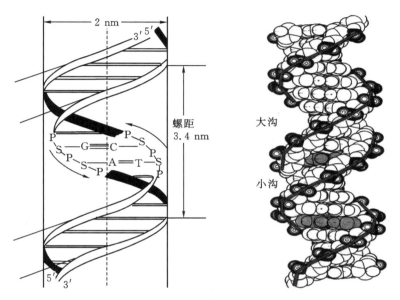

图 3-25 DNA 双螺旋结构示意图

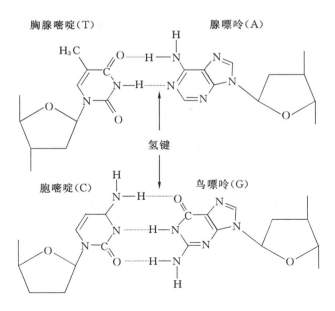

图 3-26 碱基互补配对

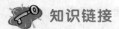 **知识链接**

开创历史的伟大发现

20 世纪 50 年代初，英国女生物学家 R. 富兰克琳（R. Franklin）和英国生物物理学家 M. 威尔金斯对 DNA 晶体做了 X 光衍射分析，奥地利裔美国生物化学家查加夫（Chargaff）等人对核酸中的 4 种碱基的含量重新进行了测定。1953 年，美国生物学家 J. 沃森（J. Watson）和英国生物物理学家 F. 克里克（F. Crick）在前人的成果及其他化学分析结果的基础上，构建出了 DNA 分子的双螺旋结构模型，揭示出遗传信息是储存在 DNA 分子中的，半保留复制机制使遗传信息能够稳定地在世代之间传递。这一成果标志着分子生物学成了一门独立的学科。J. 沃森、F. 克里克和 M. 威尔金斯共享了 1962 年的诺贝尔生理学或医学奖。

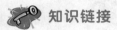 **知识链接**

DNA 双螺旋结构与致癌物

大量实验证实了 J. 沃森和 F. 克里克提出的 DNA 双螺旋结构模型，如 X 光衍射图就为其提供了直接证据。双螺旋结构模型为 B 型构象，是细胞内 DNA 的主要存在形式。当离子强度、相对湿度等条件改变时，DNA 双螺旋结构的深浅、螺距、旋转都会变化，呈现出不同的构型。已知的 DNA 构型有右手螺旋的 A－DNA、B－DNA、C－DNA、D－DNA、E－DNA 等，以及左手螺旋的 Z－DNA（图 3－27）。左手螺旋的 Z－DNA可能会参与基因表达调控。

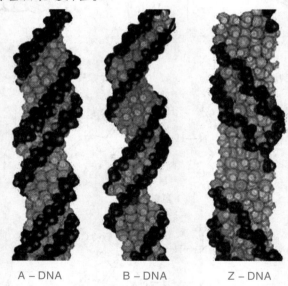

A－DNA　　　　B－DNA　　　　Z－DNA

图 3－27　DNA 双螺旋结构模型（部分）

B－DNA 和 Z－DNA 在生理盐水中可以互相转变，处于动态平衡。生理盐水的浓度会影响这种平衡点。此外，某些致癌物也会影响这种转变，破坏动态平衡，导致转录发生异常。例如，多数致癌物都能使腺嘌呤的 N－7 或胞嘧啶的 C－5 发生甲基化，促进 B - DNA 转变为 Z - DNA；黄曲霉素产生的肝癌诱发剂——黄曲霉素 B_1，可强烈阻碍 B - DNA 向 Z - DNA 转变；2 - 乙酰基氨基荧光素与腺嘌呤的 C - 8 结合，可促使 B - DNA 向 Z - DNA 转变；纺锤菌素、远霉素盐酸盐可使人工合成的 poly(dAdT)DNA 的左手螺旋结构转变为右手螺旋结构。

  2. DNA 的三级结构——超螺旋 原核生物、某些病毒、细菌质粒和真核生物线粒体、叶绿体的 DNA 是环状的，天然状态的环状 DNA 分子在 DNA 双螺旋结构的基础上，可进一步扭曲形成超螺旋(superhelix)(图 3 - 28)的三级结构。根据螺旋方向可将超螺旋分为正超螺旋和负超螺旋。正超螺旋可使双螺旋结构更紧密，双螺旋圈数增加；负超螺旋可减少双螺旋的圈数。几乎所有的天然 DNA 中都存在负超螺旋结构。

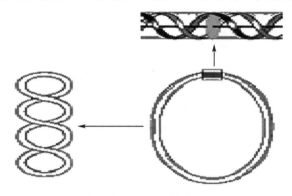

图 3 - 28 环状 DNA 与超螺旋

  3. DNA 的四级结构 真核生物的 DNA 通常与蛋白质结合，并经多层次折叠压缩近10000 倍，以染色体的形式存在于细胞核内。线性双螺旋 DNA 首先折叠形成核小体(nucleosome)，核小体串联形成念珠状结构(图 3 - 29)。核小体由尺寸为 11 nm × 6 nm 的组蛋白核心和盘绕其上的 DNA 构成。组蛋白核心由组蛋白 H2A、H2B、H3 和 H4 各两分子组成八聚体，146 bp 长的 DNA 以左手螺旋绕组蛋白核心 1.75 圈，形成核小体的

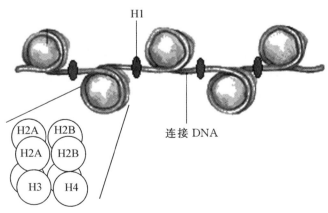

图 3 - 29 核小体串联形成念珠状结构

核心颗粒。核心颗粒之间的连接区由约 60 bp 的 DNA 双螺旋和 1 分子组蛋白 H1 构成。因此，平均每个核小体约占 200 bp 长度的 DNA。DNA 组装成核小体后，其长度约缩短 7 倍。在此基础上核小体又进一步盘绕、折叠，最后形成染色体（图 3 - 30）。

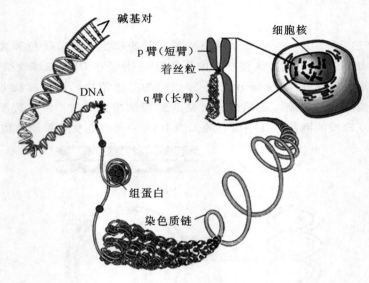

图 3 - 30　染色体的形成过程

（三）RNA 的结构

RNA 在生物体内具有重要功能，其大小从数十个核苷酸到数千个核苷酸，长度不等。RNA 的种类、结构多样，其主要类型及功能见表 3 - 5。mRNA、tRNA 和 rRNA 在蛋白质生物合成中参与了基因的表达与调控。

表 3 - 5　RNA 的类型及功能

类型	英文缩写	线粒体	功能
核糖体	rRNA	mt rRNA	为核糖体的组成成分
信使 RNA	mRNA	mt mRNA	为蛋白质的合成模板
转运 RNA	tRNA	mt tRNA	转运氨基酸
核内不均一 RNA	hnRNA	—	为成熟 mRNA 的前体
核小 RNA	snRNA	—	参与 hnRNA 的剪接、转运
核仁小 RNA	snoRNA	—	参与 rRNA 的加工、修饰
胞质小 RNA	scRNA	—	为蛋白质内质网定位合成的信号识别体的组分

RNA 大都是单链线状分子，但在某些区段可自身回折碱基，互补配对（A＝U，G≡C），形成局部双螺旋结构，与 A 型 DNA 的双螺旋结构相似；另外，还存在非标准配对，如 G 与 U 配对，在非互补区形成凸出（bulge）或环（loop），局部双螺旋结构与环状突起构成了发夹结构（hairpin structure）（图 3 - 31）。发夹结构是 RNA 中最常见的二

级结构形式，其进一步折叠可形成三级结构，成为活性分子。RNA能与蛋白质形成核蛋白复合物，即四级结构。

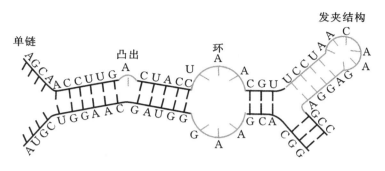

图 3-31 RNA 的局部双螺旋结构与发夹结构

1. mRNA 的结构 在生物体内，mRNA 占细胞总 RNA 的 2%～5%，种类最多，寿命最短，大小不一。原核生物 mRNA 转录后无须加工，可直接进行蛋白质翻译，即转录与翻译同步进行。真核细胞成熟的 mRNA 由其前体核内不均一 RNA（heterogeneous nuclear RNA，hnRNA）剪接、加工后形成，并在出核进入细胞质后参与蛋白质的生物合成。

（1）原核生物 mRNA 的结构：原核生物 mRNA 往往是多顺反子结构，即含有几个功能上相关的蛋白质的编码序列，可翻译出几种蛋白质。在各段编码序列之间有间隔序列，在 5′端与 3′端有与翻译起始、终止有关的非编码序列。因为原核生物 mRNA 不含有修饰碱基、5′端帽子结构及 3′端尾巴结构，所以原核生物 mRNA 的半衰期比真核生物 mRNA 的半衰期要短得多，一般认为它在转录后 1 min 就开始降解。

（2）真核生物 mRNA 的结构：真核生物 mRNA 是单顺反子结构，即 1 个 mRNA 分子只包含 1 条多肽链信息。在真核生物成熟的 mRNA 中，5′端有 m7GpppN 帽子结构（图 3-32），可保护 mRNA 不被核酸外切酶水解，并能与帽结合蛋白结合，识别并结合核糖体，参与翻译的起始过程。3′端有长度为 20～250 个腺苷酸的 poly A 尾巴（polyadenylate tail），它与 mRNA 的稳定性有关。

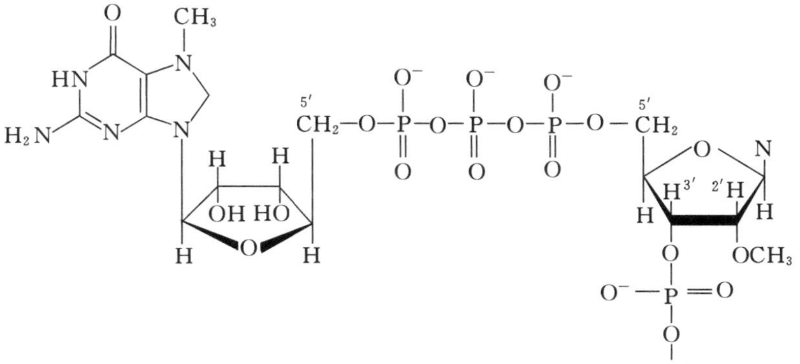

图 3-32 真核生物 mRNA 5′端 m7GpppN 帽子结构

2. tRNA 的结构　　tRNA 占细胞总 RNA 的 15%，已知的 tRNA 都是由 74~95 个核苷酸组成的，沉降系数为 4 S。tRNA 中一般含有 10%~20% 的稀有碱基，如假尿嘧啶、次黄嘌呤、二氢尿嘧啶、甲基鸟嘌呤等（图 3−33）。

假尿嘧啶　　　　　　甲基鸟嘌呤

图 3−33　稀有碱基（部分）的结构

　　tRNA 的一级结构中大约 30% 的碱基是不变的，3′端为 CCA—OH，5′端多为 ᵖG。tRNA 的二级结构为三叶草形（图 3−34），由 4 臂 4 环组成。①氨基酸臂包括 7 对碱基和 3′末端的 4 碱基单链区—NCCA—OH，3′末端腺苷酸残基的羟基可与氨基酸的 α−羧基共价结合，携带氨基酸；②二氢尿嘧啶环（D 环）因含有 2 个稀有碱基二氢尿嘧啶而得名，它大小不恒定。不同的 tRNA 一般含有 8~14 个碱基；③二氢尿嘧啶臂一般由 3 或 4 对碱基组成；④反密码子环由 7 个碱基组成，大小相对恒定，底部反密码子（anticodon）由 3 个核苷酸组成，可与 mRNA 上相应的密码子配对；⑤反密码子臂由 5 对碱基组成；⑥额外环又称可变环，在不同的 tRNA 分子中变化较大，它含有 4~21 个碱基，其大小往往是 tRNA 分类的重要指标；⑦TψC 环含有 7 个碱基，大小相对恒定，几乎所有的 tRNA 在此环中都含有 TψC 序列；⑧TψC 臂由 5 对碱基组成。

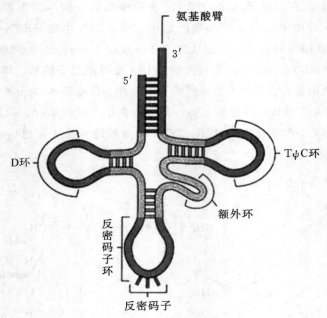

图 3−34　tRNA 的二级结构

　　tRNA 的三级结构呈倒 "L" 形（图 3−35）。其特点是氨基酸臂与 TψC 臂构成 "L" 的一横，3′末端在其端点上，二氢尿嘧啶臂与反密码子臂、反密码子环共同构成 "L" 的一竖，反密码子环在一竖的端点上，二氢尿嘧啶环与 TψC 环在"L"的拐角上。形成三级结构的很多氢键与 tRNA 中不变的核苷酸密切有关，这就使得各种 tRNA 的三级结构都呈相似的倒"L"形。tRNA 的构型主要依靠碱基的堆砌力来维持。

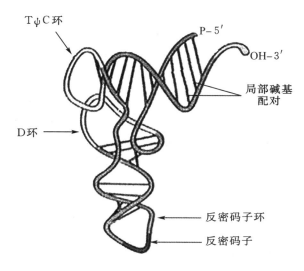

图 3 – 35 tRNA 的三级结构

3. rRNA 的结构 生物体的核糖体都由大小不同的两个亚基组成。rRNA 分子作为骨架，与多种核糖体蛋白(ribosomal protein)装配成核糖体。核糖体是蛋白质合成的场所。rRNA 占细胞总 RNA 的 80% 左右，它具有复杂的空间结构，如原核生物 16 S rRNA 的二级结构就较为复杂(图 3 – 36)。原核生物与真核生物的核糖体组成见表 3 – 6。

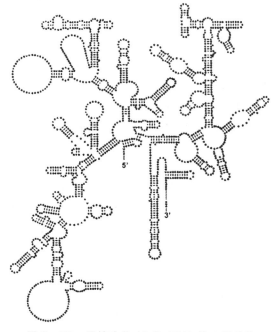

图 3 – 36 原核生物 16 S rRNA 的二级结构

表 3-6　原核生物与真核生物的核糖体组成

类型	核糖体	亚基	rRNA（长度）	蛋白质种类
原核生物 （以大肠杆菌为例）	核糖体（70 S）	50 S 大亚基	5 S（120 nt） 23 S（2904 nt）	34 种蛋白质
		30 S 小亚基	16 S（1542 nt）	21 种蛋白质
真核生物 （以小鼠肝为例）	核糖体（80 S）	60 S 大亚基	5 S（121 nt） 5.8 S（158 nt） 28 S（4718 nt）	49 种蛋白质
		40 S 小亚基	18 S（1874 nt）	33 种蛋白质

四、核酸的理化性质

（一）一般性质

因为核酸中既有酸性的磷酸基，又有碱性的碱基，所以核酸是两性电解质。但因磷酸的酸性较强，故核酸常表现为酸性。核酸微溶于水，不溶于乙醇、乙醚和氯仿等有机溶剂，因此常用乙醇等从溶液中沉淀核酸。当乙醇的浓度达 50% 时可将 DNA 沉淀出来，当乙醇的浓度达 75% 时可将 RNA 沉淀出来。

DNA 和 RNA 在细胞内常与蛋白质结合成核蛋白。DNA 核蛋白难溶于 0.14 mol/L 的 NaCl 溶液，可溶于 1~2 mol/L 的 NaCl 溶液；RNA 核蛋白易溶于 0.14 mol/L 的 NaCl 溶液。因此，常用不同浓度的 NaCl 溶液分离 DNA 核蛋白与 RNA 核蛋白。

（二）高分子性质

核酸是生物大分子，不同物种的 DNA 分子的大小相差较大，活体中 DNA 多为分子量很大的线性分子，如人二倍体细胞的 DNA 展开后长约 1.7 m，分子量为 3×10^9 kD。因为 DNA 分子极大，所以其溶液黏度很高。RNA 分子比 DNA 分子小得多，其黏度也小得多。核酸若发生变性或降解，其溶液的黏度会降低。

核酸分子的大小可用长度、核苷酸对（或碱基对）数目、沉降系数（S）及分子量等来表示。沉降系数是指不同种类的生物大分子由于分子量与分子形状的不同，在超速离心力的作用下表现出的不同的沉降行为。从总体上讲，分子量越大，沉降越慢，沉降时间越长，沉降系数越大；反之，分子量越小，沉降越快，沉降时间越短，沉降系数越小。常用的测定 DNA 分子大小的方法有凝胶电泳法、离心法。凝胶电泳法是当前研究核酸的最常用方法，其可分为琼脂糖凝胶电泳和聚丙烯酰胺凝胶电泳。

（三）紫外吸收性质

因为嘌呤碱和嘧啶碱都具有共轭双键，能强烈吸收紫外线，在 260 nm 处有最大吸收峰，所以可利用核酸紫外吸收值的大小对核酸进行定性、定量分析。因为蛋白质对紫外线的最大吸收峰在 280 nm 处，所以可以利用核酸与蛋白质的紫外吸收特性来鉴别核酸样品中有无蛋白质杂质。例如，可利用 260 nm 与 280 nm 的吸光度比值来判断核酸样品的纯度。DNA 纯品的这一比值为 1.8，RNA 纯品的这一比值为 2.0。DNA 与核苷酸的紫外吸收光谱见图 3－37。

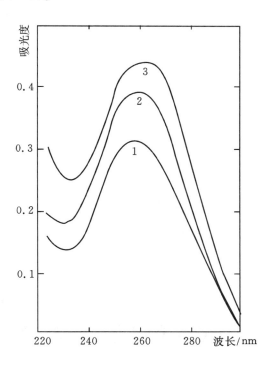

1—天然 DNA 的紫外吸收值；2—变性 DNA 的紫外吸收值；3—核苷酸的紫外吸收值。

图 3－37　DNA 与核苷酸的紫外吸收光谱

（四）变性、复性与分子杂交

1. **变性**　核酸的变性（denaturation）指某些物理或化学因素可以使核酸的空间结构发生改变，从而引起其理化性质的改变及生物活性的降低或丧失。引起核酸变性的因素有高温、强酸、强碱、乙醇、丙酮、尿素、甲酰胺及甲醛等。

DNA 的变性是 DNA 分子由双链解离为单链的现象。DNA 变性后，双螺旋结构松散，变成单链，共轭双键暴露出来，导致其在 260 nm 处的紫外吸收值上升，这种现象称为增色效应。增色效应常可用来衡量 DNA 变性的程度。另外，还可以通过黏度测定来检验 DNA 变性的程度，因为变性时 DNA 双螺旋结构解散，其黏度会降低。

DNA 热变性的实践意义最大，它只在很窄的温度范围内发生，是暴发式的。通常将 DNA 分子解链 50% 时的温度或紫外吸收值达到最大值一半时的温度称为 DNA 的熔点或熔解温度（T_m），也就是 DNA 的解链温度或变性温度（图 3－38）。不同的 DNA 有不同的 T_m，其大小与 DNA 分子中 G、C 的含量成正相关，这是因为使 G≡C 断裂比使 A＝T 断裂需要更多的能量。

2. **复性**　在一定的 NaCl 浓度条件下，缓慢冷却发生热变性的 DNA，其两条单链可以重新结合，恢复原来的双螺旋结构，这一过程称为 DNA 的复性（renaturation），又称退火（annealing）（图 3－39）。复性可使 DNA 的紫外吸收值降低，这称为减色效应。一般认为，DNA 复性的最佳温度比 T_m 值低 25 ℃。另外，DNA 复性时温度需缓慢降低，因为如果温度骤然降低，两条链的碱基来不及重新配对，就很难发生复性。DNA 复性后其理化性质和生物学活性可以得到恢复。

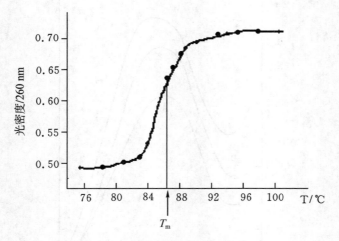

图 3-38　DNA 的解链温度（T_m）

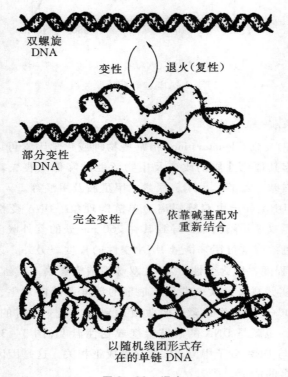

图 3-39　退火

3. 分子杂交　将不同来源的变性核酸混合在一起进行复性时，若其中的序列可以形成碱基互补配对，就可形成杂化双链，这一过程称为分子杂交（hybridization）。分子杂交可发生于 DNA 与 DNA 之间（图 3 - 40）、RNA 与 RNA 之间以及 RNA 与 DNA 之间。

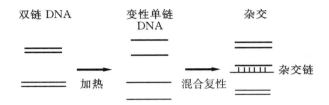

图 3 - 40 DNA 分子杂交

作为一种确定单链核酸碱基序列的技术，分子杂交是分子生物学的常用技术之一。常用的杂交方法有 DNA 印迹法（Southern blotting）、RNA 印迹法（Northern blotting）及原位杂交（in situ hybridization）等。分子杂交的基本原理是将已知序列的单链核酸（30 ~ 50 nt）作为探针，与待测单链核酸通过碱基配对，形成可检出的双螺旋片段，借此可对许多遗传性疾病进行产前筛查，可对乙型肝炎进行诊断，还可对其他病毒性疾病、癌基因等进行研究。

第三节 酶

酶（enzyme，E）是在活细胞内合成的生物催化剂。绝大部分酶的化学本质是蛋白质。在生物体内 37 ℃ 左右的温度、特定的 pH、水的基质中，每时每刻都在进行着各种各样的生物化学反应。如果没有酶的催化，绝大多数的生物化学反应将不会发生或只能以极其缓慢的速度进行。

酶催化的化学反应叫酶促反应，如葡萄糖激酶催化的反应（其表述式如下）。

$$葡萄糖 + ATP \xrightarrow{\text{葡萄糖激酶}} 6 - 磷酸葡萄糖 + ADP$$

受酶催化的物质称为底物（substrate，S）。上述反应中的葡萄糖和 ATP 即为底物。反应生成的物质叫产物（product，P）。上述反应生成的 6 - 磷酸葡萄糖和 ADP 即为产物。酶的作用底物非常广泛，如糖类、脂类、蛋白质、核酸及其他小分子有机化合物等。本教材主要介绍化学本质是蛋白质的酶。

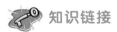 知识链接

酶的发现历史

1773 年，意大利科学家斯帕兰扎尼（Spallanzani）发现鹰的黄色胃液可以消化肉块。1777 年，苏格兰医生史蒂文斯（Stevens）将导管插入哺乳动物的胃里抽出了胃液，并发现胃液对食物有分解作用。1836 年，德国生理学家施旺（Schwann）在研究消化过程时，分离出了一种在胃内消化蛋白质的物质，并将其命名为胃蛋白酶。胃蛋白酶可用作消化药，是第一个从动物组织中提取到的酶。1857 年，法国科学家巴斯德（Pasteur）发现发酵与活细胞有关，起发酵作用的是整个酵母细胞。1878 年，德国化学家屈内（Cunel）

把一系列从有机物中分泌出来的有催化作用的物质称为"酶"。"enzyme"这个词来自拉丁文，意思是"在酵母中（in yeast）"。1896年，德国巴克纳（Buckner）兄弟在研究酵母时发现，酵母的无细胞抽提液能将糖发酵成酒精，他们把这种能发酵的蛋白质称为酒化酶（eymase），认为酶能以溶解状态、活性状态从破碎的细胞中被分离出来，而不是细胞本身。这个发现促进了酶的分离及对其理化性质的探讨。学术界一般认为酶学研究肇始于此。1926年，美国科学家萨姆纳（Sumner）从刀豆种子中提纯出了脲酶，并证明其化学本质是蛋白质。1981年至1982年，美国化学家切赫（Cech）和他的同事在研究四膜虫的26 S rRNA前体加工、去除基因内含子时，发现了rRNA具有自我催化的能力，切赫将具有酶活性的RNA命名为核酶（ribozyme），这一发现改变了酶都是蛋白质的传统观念。1983年，阿尔特曼（Altman）等发现核糖核酸酶P的RNA部分（M1RNA）具有核糖核酸酶P的催化活性。由于在阐明RNA的酶活性方面所作出的杰出贡献，切赫和阿尔特曼分享了1989年度的诺贝尔化学奖。1994年，乔伊斯（Choice）等报道了一个人工合成的35 bp的多聚脱氧核糖核苷酸，能够催化特定的核糖核苷酸或脱氧核糖核苷酸，形成磷酸二酯键，并将这一具有催化活性的DNA称为脱氧核酶。1995年，库努（Cuenoud）等在 Nature 上报道了一个具有连接酶活性的DNA，能够催化与它互补的两个DNA片断之间形成的磷酸二酯键。迄今科学界已经发现了数十种脱氧核酶。

一、酶的反应特点

作为催化剂，酶具有一般催化剂的共性。例如，酶在化学反应前后没有质和量的改变，只能催化热力学允许的化学反应，且只能加快反应的进程，而不改变反应的平衡点；酶对可逆反应的正、逆反应都有催化作用。作为生物催化剂，酶还具有一般催化剂所不具有的特性，这些特性主要包括高度的催化效率、高度的特异性、高度的不稳定性及酶促反应的可调节性。

（一）高度的催化效率

酶的催化效率极高，比一般催化剂高 $10^7 \sim 10^{13}$ 倍。例如，酵母蔗糖酶催化蔗糖水解的速度比 H^+ 催化蔗糖水解的速度快 2.5×10^{12} 倍。因此，尽管生物细胞内酶的含量很少，但仍能催化底物，使其快速地转化为产物。

在一个化学反应体系中，参与化学反应的每个分子所具有的能量不同。在反应的每一个瞬间，只有那些具有较高能量的活化分子才能发生反应。反应体系中的活化分子越多，反应速度就越快。非活化分子转变为活化分子所需要的能量称为活化能。活化能越高，活化分子就越少，反应速度就越慢；反之，活化能越低，活化分子就越多，反应速度就越快。

酶具有高度的催化效率，这是因为酶比一般催化剂能更显著地降低反应的活化能。在酶促反应体系中，酶能与含较低能量的底物分子结合，形成酶-底物复合物（enzyme-substrate complex，ES）。酶与底物通过相互接近、相互诱导、相互变形及相互适应实现了相互结合，这一过程称为酶-底物结合的诱导契合。

$$E + S \rightarrow ES \rightarrow E + P$$

在酶-底物复合物内部，酶使底物分子产生邻近效应和定向排列，一些基团作用于底物分子中的某些敏感键，使之紧张、扭曲，进而断裂、转变为产物。因此，酶-底物复合物的形成大大降低了反应的活化能，也就大大加快了反应速度。

（二）高度的特异性

酶对其催化的底物所具有的严格选择性称为酶的特异性或专一性。根据酶对底物选择的严格程度的不同，可将酶的特异性分为以下 3 种类型。

1. 绝对特异性　一种酶只作用于一种底物，只催化一种化学反应，并生成特定的产物，这种严格的特异性称为绝对特异性。如脲酶只能催化尿素，使尿素水解。

2. 相对特异性　有些酶可作用于某一类化合物或某一种化学键，这种不太严格的选择性称为相对特异性。如磷酸酶可催化磷酸酯，使磷酸酯水解，它对含有磷酸酯的甘油、一元醇或酚的磷酸酯都有水解作用。

3. 立体异构特异性　这类酶对作用的底物有立体构型的选择性，这称为立体异构特异性。如淀粉酶只能催化 $\alpha-1,4-$糖苷键的水解，不能催化 $\beta-1,4-$糖苷键的水解。纤维素是多个葡萄糖分子通过 $\beta-1,4-$糖苷键连接形成的多糖，因为人体内不含有水解该化学键的酶，所以不能分解和利用纤维素。纤维素一般体积较大，食用后会对肠道有刺激作用，能促进消化液分泌，增强胃肠道蠕动，有利于胃肠道健康。正是基于这一点，近年来人们将纤维素与蛋白质、糖类、脂肪、维生素、无机盐、水并称为七大营养素。

目前，已有两种模型可解释酶的特异性。1894 年，费希尔（Fischer）提出了"锁和钥匙模型"，该模型认为底物的形状与酶的活性部位彼此组合，这种组合是一种刚性且固定的组合。1958 年，柯施兰德（Koshland）提出了"诱导契合模型"，该模型认为酶与底物的作用是相互诱导、变形、适应的柔性过程（图 3-41）。

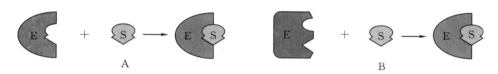

图 3-41　酶与底物结合的锁和钥匙模型（A）及诱导契合模型（B）

（三）高度的不稳定性

凡是能使蛋白质变性的因素（如强酸、强碱、X 射线、高温等），均能引起化学本质是蛋白质的酶发生变性并丧失催化活性。因此，大部分的酶都需要在比较温和的条件（如常温、常压、pH 接近中性等）中才能发挥作用。在保存酶制剂和临床测定酶的活性时应该避免上述因素的影响。

（四）酶促反应的可调节性

为适应机体内外环境的不断变化和生命活动的需要，酶促反应受多种因素的调控。其调控方式有：酶与代谢物在细胞液和亚细胞的隔离分布构成酶的区域化调节；改变酶的合成速度、降解速度可以调节酶的含量；代谢物浓度或产物浓度的变化可以抑制或激活酶的活性；激素与神经系统的信息通过对关键酶的变构调节、共价修饰来影响整个酶促反应的速度。因此，酶既是催化剂，又是代谢调节元件，酶水平的调节是代谢调控的基本方式。

二、酶的结构与功能

（一）酶的分子组成

1. 单体酶、寡聚酶、多酶复合体与多功能酶　根据酶分子结构的不同，可将酶分成单体酶、寡聚酶、多酶复合体及多功能酶。

（1）单体酶（monomeric enzyme）：由一条多肽链构成，如溶菌酶、胰蛋白酶等。其分子量比较小，通常在 13 k ~ 15 kD，具有完整的一、二、三级结构。

（2）寡聚酶（oligomeric enzyme）：由若干个亚基组成，亚基之间通过非共价键的相互作用维系在一起，形成完整的四级结构。由相同亚基组成的酶称为同聚体，由不同亚基聚合形成的酶称为异聚体。一般来讲，寡聚酶中的单个亚基没有催化活性，只有聚合形成完整的四级结构才有催化活性。寡聚酶是酶活性变构调节的基础。酶与小分子的调节剂结合可引起酶的构象变化，进而会引起酶活性的改变。

（3）多酶复合体（multienzyme complex）：又称多酶体系，是催化功能上相关的几种酶通过非共价键的相互作用彼此嵌合在一起形成的复合体。其中每个酶都有特定的催化活性及其相应的辅酶。多酶复合体的特点是其可以催化一个代谢途径中的一系列反应，进而使多个反应连续进行。前一个酶催化生成的产物直接作为后一个酶的催化底物，直到终产物生成后才从酶复合体上释放下来。如线粒体中的丙酮酸脱氢酶系，就是由 3 个酶和 5 个辅酶组成的多酶复合体。

（4）多功能酶（multifunctional enzyme）：指一条多肽链上具有几种酶的活性，这些酶的活性分布在肽链不同的结构区域，在催化的整个反应中，每一种酶的活性只能催化其中的一步。如真核生物的脂肪酸合成酶属于多功能酶，其每条多肽链上就含有7种酶的活性。

2. 单纯酶与结合酶　酶按其分子组成的不同可分为单纯酶与结合酶。单纯酶只含有蛋白质部分，如脲酶、脂肪酶、淀粉酶等。结合酶由蛋白质部分与非蛋白质部分组成。对结合酶而言，蛋白质部分称作酶蛋白，非蛋白质部分称作辅助因子。酶蛋白结合辅助因子后称为全酶。单独的酶蛋白或辅助因子都没有催化活性，只有全酶才具有催化活性。其中，酶蛋白决定了催化反应的特异性，而辅助因子则决定了催化反应的类型。一般而言，酶蛋白的种类很多，辅助因子的种类较少。一种酶蛋白只能与一种辅助因子结合，构成特异性的酶；一种辅助因子则可以与不同的酶蛋白结合，构成不同特异性的酶。

酶的辅助因子可以是金属离子或小分子有机化合物，其中以金属离子最多见。常见的由金属离子组成的辅助因子有 K^+、Na^+、Mg^{2+}、Zn^{2+}、Fe^{2+}（Fe^{3+}）、Cu^{2+}（Cu^+）、Mn^{2+} 等，它们的作用包括参与酶分子的活性构象的形成、传递电子、连接酶与底物、稳定酶的构象或降低反应的静电斥力等。小分子有机化合物是一些化学性质稳定的小分子物质，如维生素或维生素类物质。表 3 - 7 中列举了 B 族维生素与酶的辅助因子的关系。

表 3-7 B 族维生素与酶的辅助因子的关系

维生素	化学本质	辅助因子的形式	主要功能
维生素 B$_1$	硫胺素	焦磷酸硫胺素（TPP）	氨基酸脱羧
维生素 B$_2$	核黄素	黄素单核苷酸	递氢
		黄素腺嘌呤二核苷酸	递氢
维生素 B$_3$	烟酸	烟酰胺腺嘌呤二核苷酸	递氢
	烟酰胺	烟酰胺腺嘌呤二核苷酸磷酸	递氢
	吡哆醇	磷酸吡哆醛或磷酸吡哆胺	转移氨基
维生素 B$_6$	吡哆醛	磷酸吡哆醛或磷酸吡哆胺	氨基酸脱羧
	吡哆胺	磷酸吡哆醛或磷酸吡哆胺	—
泛酸	辅酶 A	—	转移酰基
生物素	生物素	—	羧化
叶酸	四氢叶酸（FH$_4$）	—	转移一碳单位
维生素 B$_{12}$	钴胺素	甲基 B$_{12}$	转移甲基

　　酶的辅助因子按其与酶蛋白结合的紧密程度的不同可分为辅基和辅酶。与酶蛋白结合紧密、不能通过透析或超滤等方法去除的辅助因子称辅基，如生物素、多数金属离子等；与酶蛋白结合疏松、可以用透析或超滤等方法去除的辅助因子称辅酶，如NAD、NADP 等许多小分子有机化合物。

（二）酶的活性中心

　　在酶分子中，与酶活性密切相关的基团称酶的必需基团（essential group）。这些必需基团在一级结构中可能相距很远，然而在形成空间结构时，它们却可以随肽链的盘曲、折叠和聚集而相互靠近，形成特殊的三维结构区域（形如裂缝或凹陷）。这个区域能结合底物并将底物转化为产物，故被称为酶的活性中心（active center）。辅酶或辅基参与了酶的活性中心的组成。如溶菌酶的活性中心是一裂隙，它可以容纳肽多糖的6个单糖基（A、B、C、D、E、F），并与之形成氢键和范德华力（图 3-42）。溶菌酶的催化基团是 Glu 35 和 Asp 52；溶菌酶的结合基团是 Asp 101 和 Trp 108。

　　酶与底物的结合通常局限于酶蛋白分子表面，即使是蛋白质和核酸等生物大分子作为酶的底物，酶与它们的结合范围也只是局部区域。任何酶发挥作用必须至少具有一个活性中心。如果没有活性中心或活性中心被掩盖，那么酶就不具有催化作用。酶活性中心的空间结构决定了酶对底物的专一性。

　　常见的酶的必需基团有组氨酸的咪唑基、丝氨酸的羟基、半胱氨酸的巯基等。按照必需基因存在部位的不同，可将其分为活性中心内的必需基团和活性中心外的必需基团（图 3-43）。酶活性中心内的必需基团按照其功能的不同，可分为结合基团和催化基团。前者的作用是与底物结合，生成酶-底物复合物；后者的作用是影响底物分子中某些化学键的稳定性，催化底物发生化学反应并促使底物转变成产物。有些酶的必需基团同时兼有结合和催化两种功能。酶活性中心外的必需基团虽然不直接参与催化作用，但是对维持酶的特定空间结构及促使其功能的发挥来说非常关键。

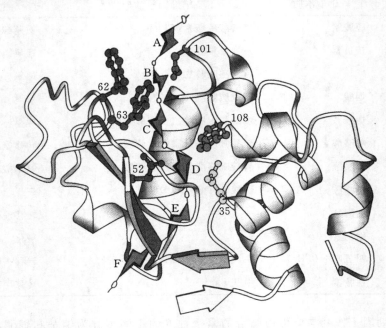

图 3-42 溶菌酶的活性中心

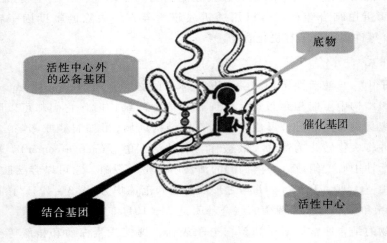

图 3-43 酶的活性中心示意图

（三）酶原及酶原的激活

有些酶在细胞内合成或初分泌时无活性，但到达特定部位或在特定条件下，通过水解一个或几个特定的肽键后，因构象发生改变而具有了特定的催化活性，这种无活性的酶的前体称酶原（zymogen）。如与食物消化、血液凝固、补体等有关的酶，在初合成或初分泌时均以酶原的形式存在。酶原没有催化活性的根本原因是其不具有活性中心或者是活性中心被掩盖。

在合适的条件下和特定的部位，酶原可以转变成具有催化活性的酶，这一转变过程称为酶原激活。酶原激活的本质是酶原分子在另一蛋白水解酶的催化下，切除部分氨基酸残基或肽段，改变一级结构，进而形成或暴露酶的活性中心。酶原的激活表明：①蛋白质的空间结构决定了酶的功能；②酶的结构改变是酶活性改变的基础。胰蛋白酶原的激活就可以说明这一点（图3-44）。

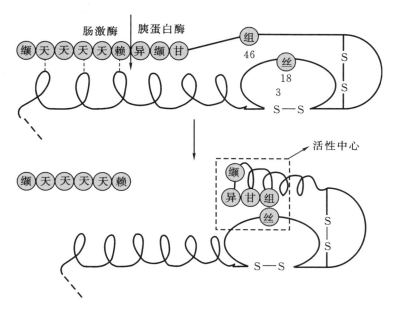

图3-44 胰蛋白酶原的激活过程

说明：图中以氨基酸名字的第一个字代表某种氨基酸。

胰蛋白酶属于蛋白水解酶类，它最初是在胰脏细胞中合成并以胰蛋白酶原的形式被分泌。当胰蛋白酶原进入小肠时，可被肠液中的肠激酶激活（激活后的胰蛋白酶可进一步激活胰蛋白酶原）。胰蛋白酶原在肠激酶的催化下，从N端水解下一个六肽，一级结构的改变引起整条肽链的空间结构发生改变，必需基团在空间上相互靠近，进而形成胰蛋白酶的活性中心，于是无活性的胰蛋白酶原经过酶原激活的过程转变成有催化活性的胰蛋白酶。

酶原的激活具有重要的生物学意义，如：①消化道蛋白酶以酶原的形式被分泌，能保护消化器官本身不受酶的水解破坏，同时保证酶能在特定部位、特定环境发挥催化作用；②酶原可被视为酶的储存形式，当机体需要时，酶原被激活后能够快速地提供给机体。如肝细胞合成、分泌的凝血因子及纤溶酶类，以酶原的形式被分泌入血，并在血液循环中运行，必要时可转化为有活性的酶，迅速发挥止血作用或纤溶作用，对机体起到保护作用。

（四）同工酶

同工酶（isozyme）是指可催化同一化学反应，但酶分子的结构、组成、理化性质甚至免疫学性质均不同的一组酶。同工酶可存在于同一种属或同一个体的不同组织中，或同一细胞的不同亚细胞结构中。这就使得同一个体的不同组织、器官和亚细胞结构具有了不同的代谢特征。同工酶可为临床上诊断不同器官的疾病提供理论依据。同工酶常由两个或两个以上的亚基聚合而成，具有四级结构。目前已发现的同工酶超过几百种，如乳酸脱氢酶（lactate dehydrogenase，LDH）、肌酸激酶（creatine kinase，CK）和碱性磷酸酶（alkaline phosphatase，ALP）等。

LDH 是第一个被发现的同工酶，它被发现于 1959 年。LDH 由两种不同类型的亚基（M 为骨骼肌型，H 为心肌型）组成四聚体，包括 5 种存在形式：$LDH_1（H_4）$、LDH_2（H_3M）、$LDH_3（H_2M_2）$、$LDH_4（HM_3）$、$LDH_5（M_4）$（图 3 - 45）。虽然 LDH 的 5 种存在形式在结构、对底物的亲和力、电泳行为及组织分布上各不相同，但它们均能催化丙酮酸与乳酸之间的可逆反应。如 LDH_1 主要分布于心肌细胞，它对 NAD 具有较高的亲和力，主要催化乳酸脱氢，生成丙酮酸，有利于心肌细胞发挥转化、氧化分解乳酸的功能；LDH_5 在肌细胞中含量丰富，其对 NAD 和乳酸的亲和力较低，而对 NADH 和丙酮酸的亲和力较高，主要是催化丙酮酸，生成乳酸。由此看见，尽管同工酶可催化同一反应，但其催化的性质存在着差别。

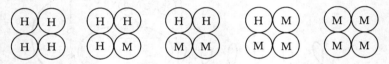

图 3 - 45　LDH 的存在形式

CK 在动物组织中以二聚体的形式存在，由两类不同的亚基组成：脑型（B 型）和骨骼肌型（M 型）。CK 共有 $CK_1（BB）$、$CK_2（BM）$、$CK_3（MM）$3 种存在形式（图 3 - 46）。CK_1 主要存在于脑组织；CK_2 主要存在于心肌组织；CK_3 主要存在于骨骼肌，其次是心肌。

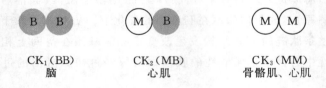

图 3 - 46　CK 的存在形式

当机体某组织发生病变时，存在于细胞内的同工酶分子可从病变组织细胞释放出来，进入血浆。因此，临床上针对血清同工酶总活性和同工酶谱的分析，有助于疾病的诊断、鉴别诊断及预后判断。如血清 CK 的活性在发生心肌梗死 3~6 h 后升高，24 h 达到峰值，3 d 内可恢复至正常水平，其峰值可达正常值的 6 倍左右。LDH 的活性则在病情发作 24~48 h 后逐渐升高，3~6 d 后达到峰值，8~14 d 后恢复至正常水平。其峰值活性可达正常值的 2 倍左右。此外，不同同工酶的活性变化亦有助于临床早期诊断。如在 LDH 总活性尚无明显变化时，LDH_1 和 LDH_2 的活性就明显升高，48 h 左右达到峰值；同样 CK_2 在心肌梗死 6~8 h 后就明显升高，在 24 h 左右达到峰值。

（五）酶的调节

在正常生理状态下，酶的调节主要包括酶活性的调节和酶量的调节这两个方面。酶的共价修饰、变构效应以及酶原激活都可以改变酶的活性，但不影响酶的总量。酶的总量调节主要通过酶蛋白的合成与降解来实现。酶的可调节性保证了在正常情况下体内各种生化反应可以有条不紊地协调进行，也保证了体内各种反应所需的原料和反应的产物不至于过度积蓄或严重缺乏，使之处于一种动态平衡中，进而保证了各种生命活动的需要。

1. 变构酶与变构调节　特异的代谢分子能够与酶的活性中心以外的一个或几个部位专一、非共价、可逆地结合，引起酶的构象变化，进而引起酶活性的改变的现象，称为变构调节或别构调节。能够发挥变构调节作用的小分子物质称为变构调节剂或变构效应剂。在其他因素（[E]和[S]）不变的情况下，能够增加酶活性的变构调节剂称为变构激活剂，能使酶活性降低的变构激活剂称为变构抑制剂。酶分子上结合变构调节剂的部位称为变构部位或调节部位，具有变构效应的酶称为变构酶（allosteric enzyme）。

变构酶通常为寡聚蛋白，具有四级结构，其亚基可以相同，也可以不同。能够与底物结合并发挥催化作用的亚基称为催化亚基，能够与变构调节剂结合的亚基称为调节亚基。变构调节剂可通过与酶的调节亚基结合来改变酶的空间构象，进一步影响酶的活性中心与底物的结合，从而改变酶的活性。变构调节剂可以是酶的底物、产物或其他小分子物质。它们的浓度变化可通过变构效应改变酶的活性，从而影响该酶所催化的生化反应的速率、代谢途径的方向。在变构调节剂存在的情况下，变构酶的酶促反应速度对[S]的曲线与一般酶的矩形双曲线不同，大多数可呈"S"形（图3-47）。如变构酶中的磷酸果糖激酶受ATP等变构抑制剂调节，当ATP的浓度处于较高水平时，该酶的酶促反应的速度对底物的浓度曲线呈"S"形。这表明该酶受ATP的变构抑制调节。

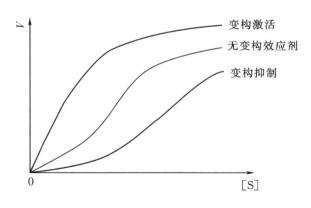

图3-47　变构酶的"S"形曲线

2. 酶的共价修饰调节　酶蛋白的某些基团可以在另外一种酶的催化下发生可逆的共价修饰，引起酶活性的变化，这一过程称为酶的共价修饰（covalent modification）或化学修饰。经过共价修饰后，酶的空间结构发生了变化，进而引起酶活性的改变，这再次验证了酶蛋白的结构改变是其功能（催化活性）改变的基础。酶的共价修饰包括磷酸化与去磷酸化、甲基化与去甲基化、羟基化与去羟基化及腺苷化与脱腺苷化等。其中最为常见的是酶的磷酸化与去磷酸化，其基本方式见图3-48。

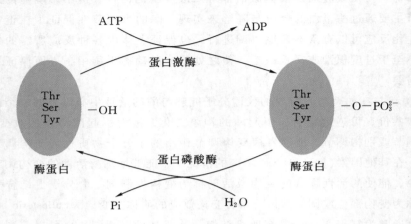

图 3-48 酶的磷酸化与去磷酸化共价修饰

蛋白激酶与蛋白磷酸酶分别催化酶蛋白的磷酸化与去磷酸化。在蛋白激酶的作用下，酶蛋白的氨基酸残基（主要包括丝氨酸、苏氨酸、酪氨酸等）侧链上的羟基通过酯键共价结合由 ATP 提供的磷酸基团，发生磷酸化。蛋白磷酸酶则水解磷酸酯键，这一过程称为去磷酸化。磷酸化与去磷酸化既可使酶活性从无（低）到有（高），也可使酶活性从有（高）到无（低）。不同酶经历相同的共价修饰，其酶活性的变化可能相反。如磷酸化酶和糖原合成酶，经过磷酸化共价修饰后呈现出了反向变化，前者有活性，而后者无活性。

酶的共价修饰具有以下特点：①在共价修饰的过程中，酶发生了有（高）活性与无（低）活性两种形式的互变；②存在级联放大效应（又称瀑布效应），如肾上腺素调节糖原分解时，体内微量的肾上腺素经过多级信号传导和层层共价修饰后，产生了瀑布效应，催化效率极高；③磷酸化修饰需要消耗 ATP，尽管如此，与酶蛋白的从头合成相比较，共价修饰调节消耗 ATP 要少得多，因此，酶的共价修饰调节是一种经济、有效且快速调节酶活性的方式。

3. 酶量的调节　细胞内各种酶的含量差异很大，但各种酶的合成与降解处于动态平衡中，酶量处于相对恒定的水平。任何影响酶蛋白基因表达或者改变酶蛋白的降解速度的因素均可以改变酶量。

（1）酶蛋白合成的诱导与阻遏：某些底物、产物、激素或药物等可以诱导或阻遏酶蛋白的基因表达。通常将能在转录水平上促进酶蛋白合成的物质称诱导剂，反之称阻遏剂。如乳糖可以诱导大肠杆菌乳糖操纵子中与乳糖代谢相关的三个酶的基因表达。因为诱导剂在诱导酶蛋白基因转录后，还需要经过翻译和翻译后加工等过程才能完成酶的生物合成过程，所以其效应出现缓慢，一般需要数小时以上。一旦酶被诱导合成后，即使去除诱导剂，酶活性仍存在。由此可见，酶的诱导作用与阻遏作用对代谢的调节是缓慢而长效的。

（2）酶蛋白降解的调节：酶蛋白的降解速率也可改变细胞内的酶量。某种酶蛋白的降解速度可用它的半衰期来表示。半衰期是指该酶降解50%所需要的时间。大部分在代谢调节中起重要作用的酶的半衰期都比较短，这些酶属于不稳定的酶。如细胞内高水平的胆固醇及其代谢产物可增加胆固醇合成限速酶降解的速度，从而控制细胞内胆固醇的合成，避免其过多累积。

三、影响酶促反应速度的因素

有关酶活性的研究，均以测定酶促反应速度（V）为主要依据。酶促反应速度常用单位时间里产物的生成量或底物的减少量来表示。许多因素会影响酶促反应速度，其中主要包括底物浓度（[S]）、酶浓度（[E]）、温度（T）、pH、激活剂及抑制剂等。因为大多数酶促反应是可逆的双向反应，且同时受多种因素影响，所以当研究某一因素对酶促反应速度的影响时，测定的是酶促反应的初速度，即反应体系中底物转化量小于5%时的反应速度，且必须使酶促反应体系中的其他因素保持不变，仅单独改变所要研究的因素。

（一）酶浓度的影响

要研究酶浓度对酶促反应速度的影响，必须满足一个前提，即反应体系中底物的浓度要远远大于酶的浓度，以保证在酶促反应过程中，随着酶浓度的增加，仍有足够的底物被其催化。此时，酶浓度的变化与酶促反应速度成正比（图3－49）。

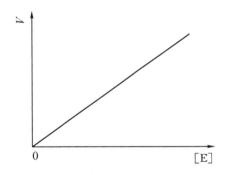

图3－49　酶浓度对酶促反应速度的影响

酶浓度与酶酶促反应速度的关系式为：

$$V = k[E]$$

式中 k 为速度常数。

[E]越高，反应体系中所含有的E分子越多，结合S而形成的ES就越多，V就越快。

（二）底物浓度的影响

1. 底物饱和现象　实验表明，在其他因素不变的情况下，以酶促反应体系中[S]为横坐标，V为纵坐标作图，得到矩形双曲线（图3－50）。从图中可以看出，在[S]较低时，V随着[S]的增加而升高，两者成正比；随着[S]的进一步增大，V也继续升高，但两者不再成正比，而是成正相关；当[S]增加到很高，远远高于[E]时，V不再随[S]的增加而上升，趋向于达到最大反应速度V_{max}（maximum velocity）。此时，反应体系中所有酶的活性中心都已与底物结合，此现象称为底物饱和现象。所有酶都有底物饱和现象，不同的是达到饱和时所需[S]的大小不同。

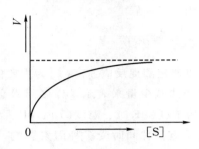

图3-50　底物浓度对酶促反应速度的影响

V和[S]的这种关系可以用"中间产物学说"加以解释。根据"中间产物学说"的理论，酶催化底物变成产物的前提是酶要和底物识别、结合，形成中间复合物（ES），再进一步分解成产物（P），因此反应速度（V）与反应体系的ES成正比。在[S]较低时，只有一部分E与S形成ES复合物，故V较慢；随着[S]的增加，底物分子与E结合，形成ES，成正比增加，V也随之成正比增加；当[S]增加到一定程度时，由于只有少数E未与S结合，此时若增加S，反应体系中只有一部分S能和E结合，故ES会有增加，但不再随[S]成正比增加；当[S]很大时，反应体系中的所有E均已与S结合，形成ES，即E已经被S饱和，此时再增加[S]，也没有E与之结合，原有的[ES]保持不变，此时的V达到最大反应速度（V_{max}），不再升高。

2. 米氏方程　为了更好地阐明酶促反应中底物浓度与反应速度的关系，L. 米凯利斯（L. Michaelis）和M. L. 门藤（M. L. Menten）于1913年提出了著名的米-曼氏方程（简称米氏方程），其表达式如下。

$$V = V_{max}[S]/(K_m + [S])$$

式中K_m为米氏方程特有的米氏常数（michaelis constant，K_m）。

当底物浓度很低（[S]远小于K_m）时，$V = V_{max}[S]/K_m$，V与[S]成正比，当底物浓度很高（[S]K_m）时，$V \cong V_{max}$，即反应速度最大，此时即使再增加底物的浓度，反应速度也不再受到影响。当$V = 1/2 V_{max}$时，代入米氏方程，则：

$$V_{max} = 2V_{max}[S]/(K_m + [S])$$

由此式可得$K_m = [S]$。因此，米氏常数等于酶促反应速度达到最大反应速度一半时底物的浓度。

3. 米氏常数的意义　K_m值是研究酶学很重要的一个参数，其意义表现在以下几个方面。

（1）K_m可以用来表示酶与底物的亲和力大小。K_m值越小，意味着酶与底物的亲和力越大，即不需要很高的底物浓度便可达到最大的反应速度。

（2）K_m是酶的特征常数之一，只与酶的结构、底物及反应环境（如温度、酸碱度、离子强度等）有关，与酶的浓度无关。各种酶的K_m值为$10^{-6} \sim 10^{-2}$ mol/L。对同一底物，

不同的酶有不同的 K_m 值；同一种酶催化不同的底物时具有不同的 K_m 值；各种同工酶的 K_m 值不相同。

（3）通过 K_m 值可以判断酶作用的最适底物，K_m 值最小的底物一般被认为是该酶的天然底物或最适底物。

（4）V_{max} 是酶完全被饱和时的反应速度，与［E］成正比。

（三）温度的影响

1. 温度对酶的双相作用 对一般的化学反应而言，升高温度可以使反应体系中的分子运动速度加快，这有利于分子之间的碰撞，反应速度也随之升高。但对酶促反应速度而言，温度的升高会产生效应相反的双向作用：一方面，在温度较低的一定范围内（40 ℃以内），酶促反应速度可随温度的升高而加快；另一方面，当温度较高时（40～50 ℃），如果继续升高温度，酶促反应速度不但不随之升高，反而会下降。其根本原因在于酶是蛋白质，过高的温度会使酶蛋白发生变性而丧失催化活性。当温度升高到一定程度（80 ℃以上）时，酶分子便完全变性，失去活性（图 3 –51）。

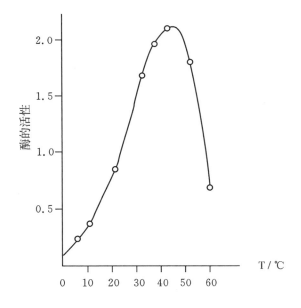

图 3 –51 温度对酶活性的影响（以唾液淀粉酶为例）

上述情况对一些生存在极端环境下的微生物例外，如在 PCR 技术中应用广泛的耐热 Taq DNA 聚合酶在 70～80 ℃时具有最大的催化活性，可在一定时间内耐受 100 ℃的高温而不变性。

2. 酶作用的最适温度 生物体内绝大部分的酶在 30～40 ℃具有最大的催化活性。一般把酶促反应速度达最大时所需的温度称作该酶的最适温度（optimum temperature）。最适温度不是酶的特征常数，它会随着酶作用时间的不同而发生变化。酶可以在短时间内耐受较高温度，但如果作用时间延长，酶的最适温度就会降低。由于温度对酶活性有较大的影响，临床上测定酶活性时，要注意控制反应的温度。

值得一提的是，低温时酶的催化活性会降低，甚至难以测定，但酶蛋白没有变性、失活，一旦温度回升，酶可以重新恢复活性。酶的这一特性常用于临床，如低温麻醉（应用氯丙嗪配合物理降温，可使体温降至 28~32 ℃）是利用低温降低酶的活性，进而降低机体的代谢率，以此提高机体对手术的耐受性；同样，临床上护理脑出血患者时，常用戴冰帽、冰袋的方法降低组织细胞的代谢速率，提高脑组织对氧和营养物质缺乏的耐受力。实验室中采用低温保存酶或蛋白质类的生物制剂，低温保存菌种、细胞株等也依据的是这一原理。

（四）pH 的影响

环境 pH 通过影响酶、辅酶、底物的解离状态来影响酶促反应速度。酶、辅酶、底物都含有许多极性基团，在不同的 pH 状态下解离状态不同，所带电荷的种类、数量也各不相同，从而影响酶与底物的结合，最终会影响酶促反应速度。如果以酶活性单位为纵坐标，反应体系的 pH 值为横坐标，可得到图 3-52 所示曲线。

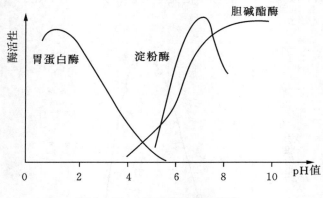

图 3-52 pH 对酶活性的影响

图 3-52 显示，每种酶只能在一定的 pH 范围内发挥催化活性，如果 pH 超过了这个范围，酶就会失去催化能力，其根本原因就是强酸、强碱环境会使酶蛋白发生变性。图 3-52 还显示，在某一 pH 条件下，酶促反应速度最快，此 pH 称为该酶的最适 pH。酶的最适 pH 不是酶的特征性常数，可因底物的种类、浓度，或所用的缓冲剂的不同而稍有改变。体内绝大部分酶的最适 pH 接近中性，但也有例外，如胃蛋白酶的最适 pH 值为 1.8，而肝精氨酸酶的最适 pH 值为 9.8。临床上胃蛋白酶合剂中含有一定量的盐酸，目的是使胃蛋白酶更好地发挥作用。

因为 pH 对酶活性有显著的影响，所以在测定酶活性时，应选择适宜的缓冲液，以保持酶的高活性和相对稳定性。

（五）激活剂的影响

使酶由无活性（低活性）变为有活性（高活性）的物质称为酶的激活剂。激活剂多是金属离子，如 Mg^{2+}、K^+、Mn^{2+} 等，少数为阴离子，也有的激活剂是有机化合物。大多数金属离子激活剂对酶促反应来说是必不可少的，这种激活剂称为必需激活剂。如 Mg^{2+} 为己糖激酶的必需激活剂。有些酶在没有激活剂时可表现出一定的催化活性，但加入激活剂后可使酶的催化活性增强，这类激活剂称为非必需激活剂，如 Cl⁻ 作为唾液淀粉酶的非必需激活剂，能增强其催化活性。需要激活剂的酶一般都是单纯酶。

（六）抑制剂的影响

酶的抑制剂是指能够使酶活性减弱但不引起酶蛋白变性的物质。某些理化因素（如强酸、强碱、高温等）可无选择性地使酶发生变性而导致酶活性下降，这种作用不属于酶的抑制作用。抑制剂多与酶的活性中心内、外必需基团结合，从而抑制酶的催化活性。根据抑制剂与酶结合的紧密程度的不同，可将酶的抑制作用分为不可逆性抑制和可逆性抑制。

1. 不可逆性抑制　抑制剂通过共价键与酶的活性中心上的必需基团牢固结合，从而影响 ES 复合物的生成，使酶活性受到抑制，这称为不可逆性抑制（irreversible inhibition）。此种抑制不能用透析、超滤等简单的物理方法消除而恢复活性。酶的不可逆抑制剂通常对人体是有毒的，如在重金属对巯基酶的抑制过程中和有机磷毒物对羟基酶的抑制过程中均发生了不可逆性抑制。

（1）巯基酶的抑制：巯基酶是指以巯基作为必需基团的一类酶。这类酶结构上的巯基很容易和某些重金属离子（如 Hg^{2+}、Ag^+、Pb^{2+} 等）及 As^{3+} 以共价键的形式不可逆性地结合，使酶的活性受到抑制。被结合的巯基不仅仅局限于必需基团上，一些非必需基团上的巯基也可以被结合，这种抑制称为非专一性抑制。

体内一些重要的巯基酶发生不可逆性抑制时可导致中毒，甚至死亡。化学毒气中的路易士气是一种含砷化合物，它可通过与巯基结合而抑制巯基酶的活性，导致人畜中毒。临床上常用一些含有活性巯基的化合物进行解毒。富含巯基的药物，如二巯丙醇（british anti‑Lewisite，BAL）（含有 2 个巯基），在体内达到一定浓度后，可与毒剂结合，使酶恢复活性，达到解毒的效果（图 3‑53）。

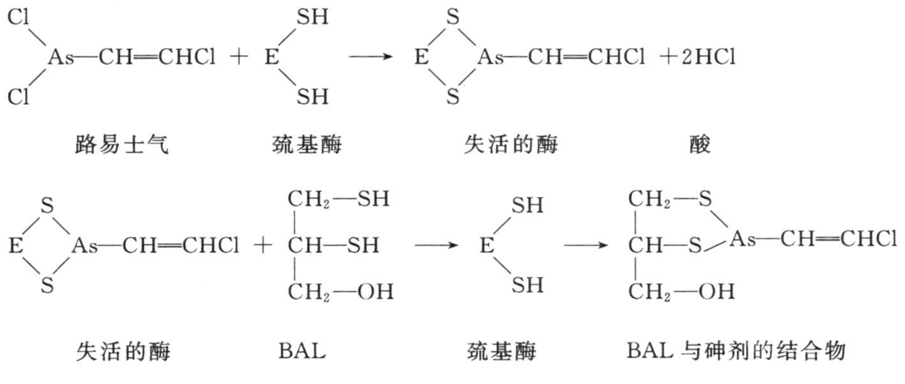

图 3‑53　巯基酶的抑制示意图

（2）羟基酶的抑制：羟基酶是指以丝氨酸残基侧链上的羟基为必需基团的一类酶。此类酶的活性中心上的羟基因与一些有机磷化合物（如敌百虫、敌敌畏、对硫磷等）共价结合而失去活性，引发中毒。

胆碱酯酶是羟基酶中的典型代表，胆碱酯酶能催化体内的神经递质乙酰胆碱，使之发生水解。当有机磷化合物进入机体时，胆碱酯酶与之共价结合，其活性受到抑制，造成体内乙酰胆碱堆积，引起胆碱能神经过度兴奋，产生一系列的中毒症状。有机磷农药中毒时可用解磷定治疗。这是因为解磷定能把已经与胆碱酯酶共价结合的有机磷解离出来而恢复酶的活性(图3-54)。

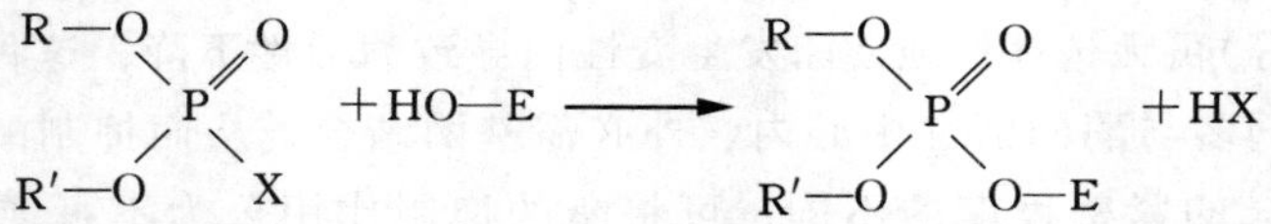

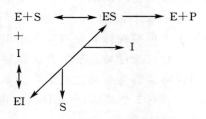

$$R-O \quad \diagdown \quad O \qquad \qquad R-O \quad \diagdown \quad O$$
$$\diagup P \diagdown \qquad +HO-E \longrightarrow \diagup P \diagdown \qquad +HX$$
$$R'-O \quad X \qquad \qquad R'-O \quad O-E$$

有机磷化合物　羟基酶　　　　　　失活的酶　　　酸

图3-54　羟基酶的抑制示意图

2. **可逆性抑制**　抑制剂与酶以非共价键可逆性结合而使酶活性降低或丧失者称可逆性抑制(reversible inhibition)。这种结合可通过用透析、超滤等简单的方法除去抑制剂而恢复酶的活性。根据抑制剂在酶分子上结合位置的不同，可将可逆性抑制分为竞争性抑制、非竞争性抑制与反竞争性抑制。

(1)竞争性抑制：抑制剂与底物的结构相似，可竞争性地与酶的活性中心结合，从而阻碍底物与酶的有效结合，使酶活性降低，这种抑制作用称为竞争性抑制(图3-55)。

$$E+S \longleftrightarrow ES \longrightarrow E+P$$
$$+$$
$$I \qquad\qquad\quad I$$
$$\updownarrow$$
$$EI \qquad S$$

图3-55　竞争性抑制示意图

因为底物、抑制剂与酶的结合均是可逆的，所以抑制剂的抑制强度取决于它与酶的相对亲和力的大小，以及抑制剂与底物浓度的相对比例。在抑制剂浓度不变的情况下，增加底物的浓度能减弱抑制剂的抑制作用。在底物浓度不变的情况下，抑制剂只有达到一定的浓度才起作用。

丙二酸对琥珀酸脱氢酶的抑制属于竞争性抑制的典型例子。丙二酸的结构与琥珀酸脱氢酶的底物琥珀酸类似，故能与琥珀酸竞争性地结合琥珀酸脱氢酶的活性中心，从而抑制该酶的活性(图3-56)。

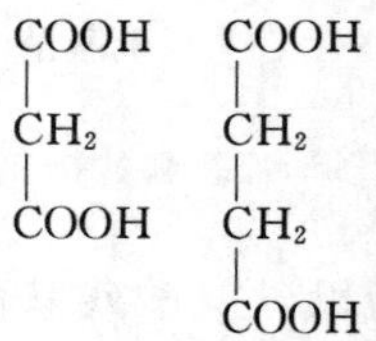

$$\begin{array}{cc} COOH & COOH \\ | & | \\ CH_2 & CH_2 \\ | & | \\ COOH & CH_2 \\ & | \\ & COOH \end{array}$$

丙二酸　琥珀酸

图3-56　丙二酸与琥珀酸的结构对比

临床上很多药物（如磺胺类抑菌药物和抑制肿瘤生长的抗代谢物）都是根据酶的竞争性抑制来设计的。磺胺类药物之所以能够抑制某些细菌的生长、繁殖，是因为这些细菌不能直接利用环境中的叶酸，在生长繁殖过程中需要利用对氨基苯甲酸、二氢蝶呤以及谷氨酸合成二氢叶酸（FH_2），进一步还原生成四氢叶酸（FH_4）。四氢叶酸是核苷酸合成过程中重要的辅酶之一。磺胺类药物的分子结构与 FH_2 的原料对氨基苯甲酸非常相似，因此可以竞争性地结合二氢叶酸并合成酶，从而抑制二氢叶酸的合成，进一步减少四氢叶酸的生成。四氢叶酸的合成缺乏可直接导致细菌核酸的合成出现障碍，致使细菌的生长、繁殖受到抑制。人体能直接利用食物中的叶酸，因此人体核酸的合成不受磺胺类药物的干扰。根据竞争性抑制的特点，在使用磺胺类药物时，应使血液中的药物迅速达到有效浓度，才能发挥抑菌作用（图 3 - 57）。

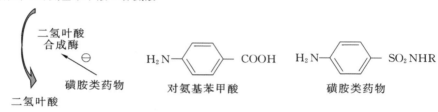

图 3 - 57　磺胺类药物的作用机制

许多治疗肿瘤的抗代谢类药物（如氨甲蝶呤、5 - 氟尿嘧啶、6 - 巯基嘌呤等）正是基于竞争性抑制的基本原理，针对特定的酶，干扰核酸的合成过程，从而抑制肿瘤细胞的分裂、增殖。

（2）非竞争性抑制：抑制剂与酶的活性中心以外的必需基团结合，从而抑制酶的活性。抑制剂与底物之间不存在竞争关系，即抑制剂与酶的结合不影响酶与底物的结合，反之亦然。在有抑制剂存在的情况下，生成的抑制剂酶 - 底物复合物不能进一步释放出产物，这种抑制作用称为非竞争性抑制作用。其作用过程如图 3 - 58 所示。

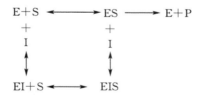

图 3 -58　非竞争性抑制示意图

例如，氰化物结合细胞色素氧化酶的辅基铁卟啉属于非竞争性抑制。临床上应用的喹巴因是细胞膜上钠钾 ATP 酶的强烈抑制剂，其可通过对该酶的非竞争性抑制来产生利尿、强心作用。

（3）反竞争性抑制：此类抑制剂不与酶结合，仅与酶和底物形成的中间产物（ES）结合成 ESI，使中间产物的量下降，这样既减少了从中间产物转化为产物的量，又减少了从中间产物解离出游离酶和底物的量。在反应体系中，反竞争性抑制不仅不排斥酶与底物的结合，反而可增加两者的亲和力，这与竞争性抑制作用相反，故称反竞争性抑制作用，其作用过程如图 3-59 所示。

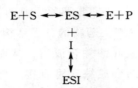

图 3-59 反竞争性抑制示意图

本章小结

一、本章提要

通过对本章的学习，可使同学们了解蛋白质、核酸和酶等生物大分子的结构，以及由其结构决定的生物学功能。本章具体包括以下内容。

1. 掌握 生物化学的基本概念，包括各类大分子物质及小分子物质的结构、功能、性质、特点等。

2. 熟悉 各类生物大分子的基本结构单位的相互连接方式、一级结构、空间结构、理化性质及功能特点等。

3. 了解 各类生物大分子与人体生理、生化现象的关系。

二、本章重、难点

1. 重点 氨基酸的结构、分类、性质；蛋白质的一级结构、空间结构；核酸的分类、功能；DNA 的一级结构、双螺旋结构；酶的反应特点、影响酶促反应速度的因素。

2. 难点 氨基酸的性质、蛋白质的空间结构、DNA 的双螺旋结构。

课后习题

一、名词解释

1. 蛋白质的等电点　2. 蛋白质变性　3. 核苷酸　4. DNA 的一级结构　5. 酶

二、选择题

1. 测得一蛋白质样品中的含氮量为 0.6 g，则该样品中含有的蛋白质的重量是（　）

　　A. 3.5 g 　　　　　　　　　　　　B. 3.65 g

　　C. 3.75 g 　　　　　　　　　　　D. 3.8 g

2. 下列关于肽键的叙述错误的是（　）

　　A. 可自由旋转 　　　　　　　　　B. 为蛋白质空间结构的基础

　　C. 为氨基酸之间的连接方式 　　　D. 不能自由旋转

3. 下列关于核苷酸之间的连接方式的说法正确的是（　）

　　A. 2′,5′磷酸二酯键 　　　　　　　B. 3′,5′磷酸二酯键

　　C. 肽键 　　　　　　　　　　　　D. 氢键

4. DNA 变性的主要特征是（　　）

    A. 螺旋松弛   B. 二硫键断开

    C. 氢键断开   D. 氢键断开

5. 酶原之所以没有活性是因为（　　）

    A. 酶蛋白的肽链合成不完全   B. 活性中心未形成或未暴露

    C. 酶原是普通的蛋白质   D. 缺乏辅酶或辅基

三、问答题

1. 蛋白质二级结构的形式有哪些？

2. DNA 二级结构的特点有哪些？

3. 酶促反应的特点有哪些？

四、案例分析

一位 15 岁少女来到急诊室就诊，其主诉为"臀部和双侧大腿疼痛 1 d，且不断加重，服用布洛芬后不能缓解"。患者否认最近有外伤和剧烈运动史，称最近感到疲劳，排小便时尿道有灼烧感。患者既往有类似症状，有时需要住院。检查发现其体温正常，没有急性疼痛，结膜和口腔黏膜稍微苍白，双侧大腿外观正常，但有非特异性的大腿前部疼痛，其他体征正常。患者的白细胞计数为 17×10^9/L，血红蛋白含量低，为 71 g/L。尿检发现尿液中的白细胞数量显著增加。其家族其他成员没有类似表现。初步诊断：镰状细胞贫血症。

思考问题：

镰状细胞贫血症的发病机制是什么？

（荆丽艳，毕智丽，张丽娟）

第四章 物质代谢

学习目标

1. 掌握糖的生理功能、消化、吸收及代谢概况，脂类的生理功能、消化、吸收，蛋白质的营养作用及消化、吸收。

2. 熟悉葡萄糖的分解代谢、糖原的合成与分解、血糖及临床常见糖代谢障碍、血脂与血浆脂蛋白、脂肪的中间代谢、磷脂与胆固醇代谢、氨基酸的一般代谢及个别代谢、三大营养物质代谢的联系、核苷酸的生理功能、核苷酸的消化与吸收、维生素的概念与分类、维生素的生理功能及缺乏症。

3. 了解糖异生，核苷酸的合成与分解代谢，钠、氯及钾的含量、分布、吸收与排泄。

生物体的基本特征是新陈代谢，每个个体不断地与外界环境进行物质交换，在摄取养料的同时排出废物，从而维持机体内环境的相对稳定，使生命得以延续。物质代谢是由一系列酶促反应所组成的各条代谢途径来完成的，包括合成代谢与分解代谢。物质代谢的同时会伴有能量的释放、储存、转移与利用，这称为能量代谢。正常的物质代谢都能按照一定的规律有条不紊地进行，是正常生命过程的必要条件，物质代谢紊乱则会导致疾病的发生。

第一节 糖的代谢

糖是食物中一大类重要的有机物，是人类生命活动不可缺少的营养物质之一，人体所需能量的 50%~70% 都由其提供，同时糖还作为机体主要的碳源参与氨基酸、脂肪、核苷酸等多种非糖物质的合成。食物中糖类的主要成分是淀粉，淀粉经消化、吸收后以葡萄糖的形式被吸收入血，构成血糖的主要来源，经血液循环送至细胞进行代谢。机体内糖的主要存在形式是葡萄糖和糖原，其中葡萄糖是机体内糖的运输形式，糖原为多糖，是机体内糖的储存形式。

一、糖的生理功能、消化、吸收及代谢概况

(一)糖的生理功能

1. 氧化供能 糖是人类食物的主要成分之一，提供能量是糖最主要的生理功能。1 mol葡萄糖分解可产生 2840 kJ(679 kcal)的能量，这些能量一部分用于维持体温的恒

定，另一部分转化成高能化合物（如 ATP 等），以供机体生命活动（如肌肉收缩、神经传导、胃肠蠕动、信息传递等）所需。

2. 储存能量，补充血糖 糖在机体内以糖原的形式将能量储存起来，当机体需要能量供应时，糖原可快速分解，释放入血，维持血糖的恒定。

3. 为其他物质合成提供原料 糖是人体重要的碳源，在体内分解代谢过程中产生的中间产物可作为其他物质合成的原料，如 5-磷酸核糖可用于核苷酸的合成、丙酮酸转变为丙氨酸后可用于蛋白质的合成、α-磷酸甘油可用于脂肪的合成等。

4. 参与组织细胞和某些生物活性物质的构成 糖是构成人体组织结构的重要成分，如糖蛋白参与生物膜和神经组织的构成，蛋白聚糖参与结缔组织、软骨的构成。另外，人体内还有一些具有特殊生理功能的糖蛋白，如免疫球蛋白、某些激素、某些酶、凝血因子等。

（二）糖的消化、吸收

人类从食物中摄取的糖主要是植物淀粉。植物淀粉是大分子的右旋糖酐 70，进入机体后必须在消化道水解酶的作用下水解为葡萄糖才能在小肠被吸收。唾液和胰液中都含有 α-淀粉酶，α-淀粉酶可水解淀粉分子中的 α-1,4-糖苷键。因为食物在口腔停留的时间很短，所以淀粉的消化主要在小肠内进行。在肠腔胰液 α-淀粉酶的催化下，淀粉被水解为麦芽糖、麦芽三糖、含有分支的异麦芽糖及 α-临界糊精（含有 4~9 个葡萄糖残基），然后这些糖的中间消化产物需要在小肠黏膜上皮细胞的刷状缘被 α-葡萄糖苷酶、麦芽糖酶、异麦芽糖酶、α-临界糊精酶进一步消化，直至被水解为葡萄糖。葡萄糖被小肠吸收后，经门静脉进入肝脏，其中一部分在肝脏储存、转化和利用，另一部分经肝静脉进入体循环，供机体各组织细胞代谢和利用。

（三）糖代谢的概况

机体摄入的糖，经消化、吸收后分解成单糖（主要是葡萄糖），然后入血，通过血液循环被运送至各组织细胞内。人体内的糖代谢途径主要包括葡萄糖的分解（无氧氧化、有氧氧化和磷酸戊糖途径）、糖原的合成与分解、糖异生等（图 4-1）。

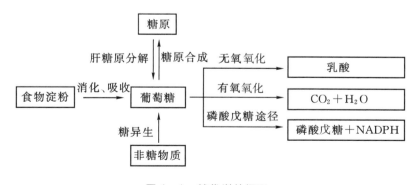

图 4-1 糖代谢的概况

二、葡萄糖的分解代谢

葡萄糖在机体内的分解代谢途径主要包括 3 条：无氧氧化（anaerobic oxidation）、有氧氧化（aerobic oxidation）和磷酸戊糖途径（pentose phosphate pathway）。

(一)糖的无氧氧化

1. 概念和部位　葡萄糖或糖原在机体缺氧或氧供给不足的条件下，经一系列酶促反应分解为乳酸，同时释放出少量能量的过程，称为糖的无氧氧化。此过程与酵母菌使糖生醇发酵的过程相似，故又称为糖酵解（glycolysis）。糖的无氧氧化过程所需要的酶均存在于细胞液中，因此无氧氧化的反应部位是细胞液。

2. 反应过程　糖无氧氧化的反应过程可分为 3 个阶段：第一阶段为耗能阶段，即葡萄糖分解为 2 个磷酸丙糖；第二阶段为产能阶段，即磷酸丙糖生成丙酮酸；第三阶段为还原阶段，即丙酮酸还原为乳酸。

(1)耗能阶段：具体如下。

1)葡萄糖磷酸化为 6 - 磷酸葡萄糖：葡萄糖进入细胞后，在己糖激酶的催化下由 ATP 提供磷酸基和能量，再加上 Mg^{2+}，最后生成 6 - 磷酸葡萄糖（图 4 - 2）。己糖激酶催化的反应不可逆，它是糖酵解的第一个关键酶。

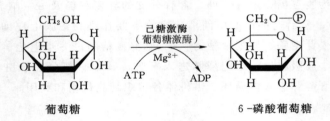

图 4 - 2　葡萄糖磷酸化为 6 - 磷酸葡萄糖

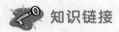 知识链接

己糖激酶

己糖激酶有 4 种同工酶，其中 Ⅰ、Ⅱ、Ⅲ 型主要存在于肝外组织中，对葡萄糖有较强的亲和力，肝中的己糖激酶为 Ⅳ 型同工酶，也称为葡萄糖激酶，它对葡萄糖的亲和力很低，在饱食后血糖浓度很高时，才能催化葡萄糖磷酸化。己糖激酶同工酶的这种分布特点与不同组织中葡萄糖的主要代谢途径相对应。

2)6 - 磷酸葡萄糖异构为 6 - 磷酸果糖：该反应由磷酸己糖异构酶催化完成，此反应可逆（图 4 - 3）。

3)6 磷酸果糖磷酸化为 1,6 - 二磷酸果糖：此反应不可逆，由 6 - 磷酸果糖激酶 - 1 催化完成，且消耗 1 分子 ATP。6 - 磷酸果糖激酶 - 1 是糖酵解的第二个关键酶（图 4 - 4）。

4)1,6 - 二磷酸果糖裂解为 2 分子的磷酸丙糖：此反应可逆，由醛缩酶催化生成

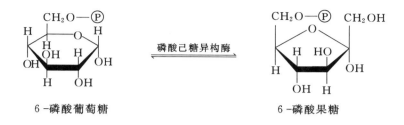

图 4 - 3 6 - 磷酸葡萄糖异构为 6 - 磷酸果糖

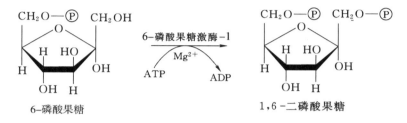

图 4 - 4 6 - 磷酸果糖磷酸化为 1,6 - 二磷酸果糖

2 分子的磷酸丙糖。2 分子的磷酸丙糖分别是 3 - 磷酸甘油醛和磷酸二羟丙酮,两者互为同分异构体,在磷酸丙糖异构酶的催化下可相互转化(图 4 - 5)。

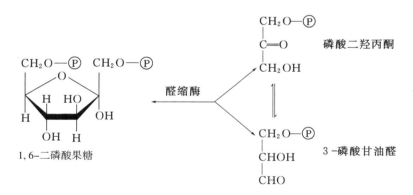

图 4 - 5 1,6 - 二磷酸果糖裂解为 2 分子的磷酸丙糖

上述 4 步反应中包括 2 次磷酸化,消耗了 2 分子 ATP,最终使葡萄糖分解为 2 分子的磷酸丙糖,完成了糖酵解反应的耗能阶段。

(2)产能阶段:具体如下。

1)3 - 磷酸甘油醛脱氢氧化为 1,3 - 二磷酸甘油酸:这一步是糖酵解途径中唯一的脱氢反应,由 3 - 磷酸甘油醛脱氢酶催化,脱下的 2 个氢由 NAD$^+$ 接受,生成 NADH + H$^+$。此反应可逆(图 4 - 6)。生成的 1,3 - 二磷酸甘油酸含有 1 个高能磷酸键,是高能化合物。

2)1,3 - 二磷酸甘油酸转变为 3 - 磷酸甘油酸:在磷酸甘油酸激酶的催化下,1,3 -

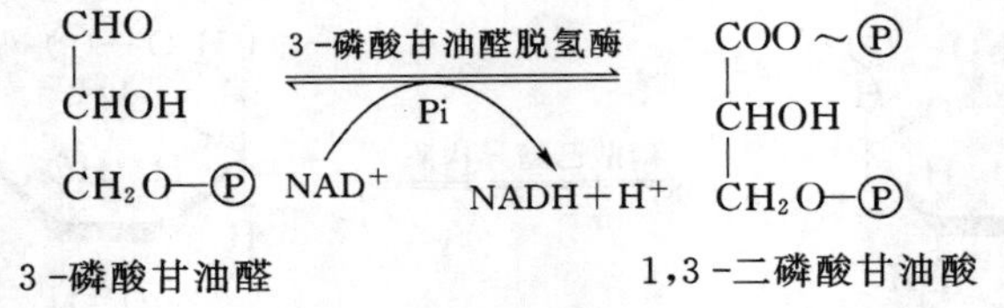

图 4-6　3-磷酸甘油醛脱氢氧化为1,3-二磷酸甘油酸

二磷酸甘油酸的高能键转移给 ADP，生成 ATP，这种 ATP 的生成方式属于底物水平磷酸化。此反应生成了1分子 ATP（图4-7）。

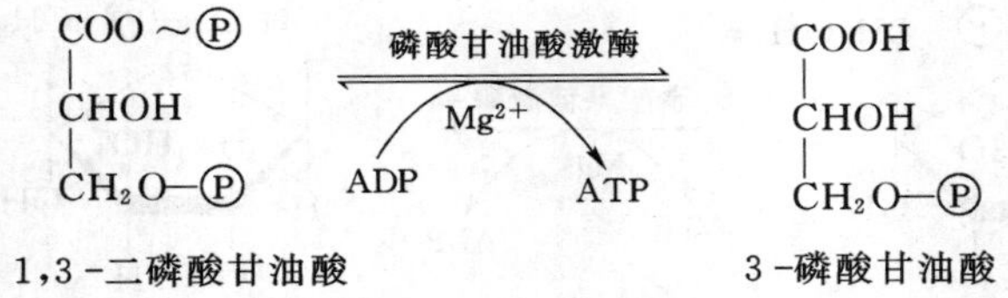

图 4-7　1,3-二磷酸甘油酸转变为3-磷酸甘油酸

在红细胞中，1,3-二磷酸甘油酸还可以在磷酸甘油酸变位酶的催化下生成2,3-二磷酸甘油酸，后者在2,3-二磷酸甘油酸磷酸化酶的催化下生成3-磷酸甘油酸，这条途径称为2,3-二磷酸甘油酸支路，对红细胞中血红蛋白的运氧功能的发挥具有重要作用。

3）3-磷酸甘油酸转变为2-磷酸甘油酸：此反应可逆，由磷酸甘油酸变位酶催化（图4-8）。

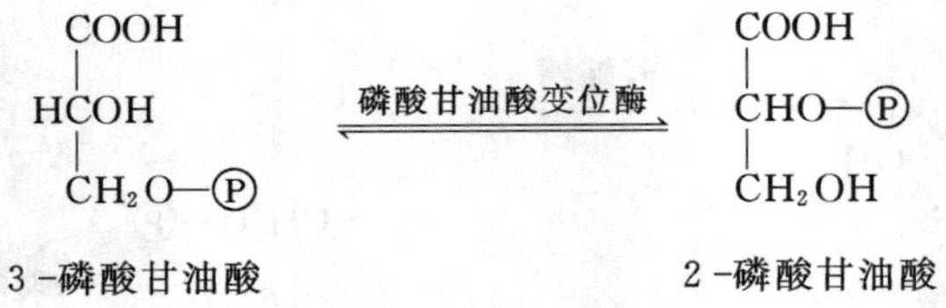

图 4-8　3-磷酸甘油酸转变为2-磷酸甘油酸

4）2-磷酸甘油酸生成磷酸烯醇式丙酮酸：此反应可逆，由烯醇化酶催化，生成的磷酸烯醇式丙酮酸中含有高能键，是高能化合物（图4-9）。

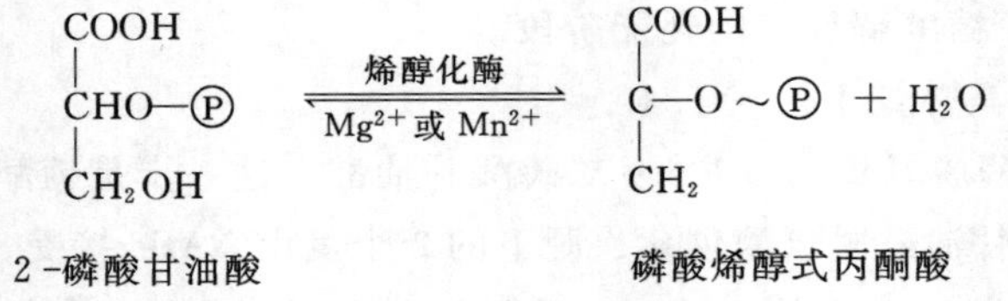

图 4-9　2-磷酸甘油酸生成磷酸烯醇式丙酮酸

5）磷酸烯醇式丙酮酸生成丙酮酸：磷酸烯醇式丙酮酸由丙酮酸激酶催化，将其中

的高能键转移给 ADP，生成 ATP 和烯醇式丙酮酸，烯醇式丙酮酸不稳定，会自动转变为丙酮酸，这个 ATP 的生成同样属于底物水平磷酸化。此反应不可逆。丙酮酸激酶是糖酵解过程的第三个关键酶（图 4-10）。

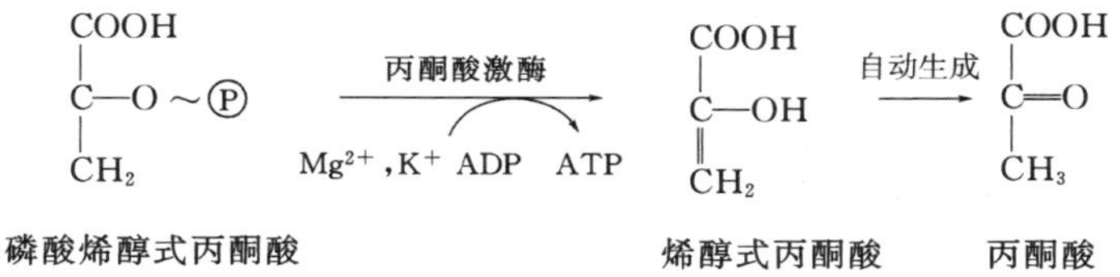

COOH
C—O～Ⓟ   丙酮酸激酶   COOH   自动生成   COOH
CH₂   Mg²⁺,K⁺ ADP ATP   C—OH   C=O
磷酸烯醇式丙酮酸   CH₂   CH₃
                           烯醇式丙酮酸   丙酮酸

图 4-10 磷酸烯醇式丙酮酸生成丙酮酸

通过上述 5 步反应，1 分子磷酸丙糖转变为丙酮酸，经过两次底物水平磷酸化，生成 2 分子 ATP，完成糖酵解的产能阶段。因 1 分子葡萄糖裂解为 2 分子磷酸丙糖，故产能阶段可产生 4 分子 ATP。

（3）还原阶段：丙酮酸在乳酸脱氢酶的催化下，由 3-磷酸甘油醛氧化生成的 NADH＋H⁺ 提供氢，还原生成乳酸。此反应可逆（图 4-11）。

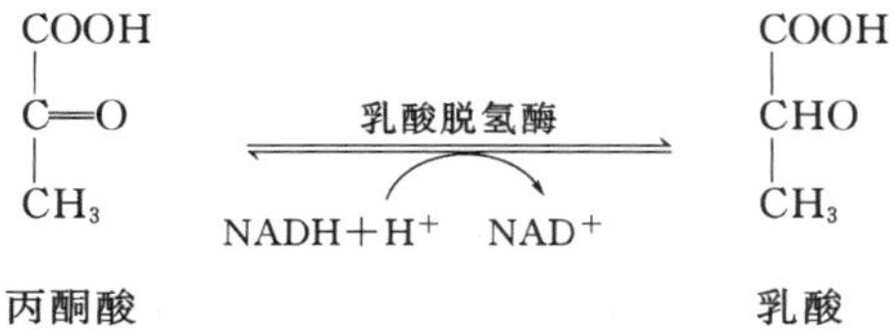

COOH
C=O   乳酸脱氢酶   COOH
CH₃   NADH+H⁺ NAD⁺ CHO
丙酮酸   CH₃
                     乳酸

图 4-11 还原阶段示意图

糖酵解反应的全过程见图 4-12。

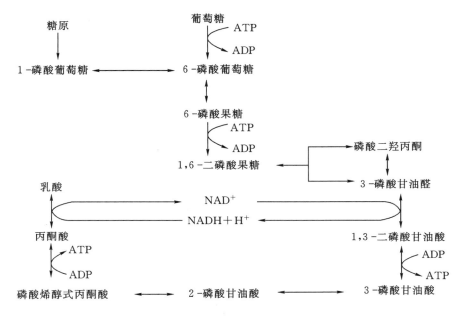

图 4-12 糖酵解反应的全过程

3. 反应特点

（1）无氧氧化反应的全过程没有氧的参与，产能阶段生成的 $NADH + H^+$ 只能将 2H 加到丙酮酸上，并使之生成糖无氧氧化的最终产物——乳酸。

（2）糖酵解的全过程均在细胞液中进行，其中包括 3 步不可逆反应。催化 3 步不可逆反应的己糖激酶（葡萄糖激酶）、6 - 磷酸果糖激酶 - 1 和丙酮酸激酶是糖酵解的关键酶。

（3）1 分子葡萄糖经无氧氧化，耗能阶段消耗 2 分子 ATP，产能阶段产生 4 分子 ATP，故净产生 2 分子 ATP。糖原进行无氧氧化时，因少消耗 1 分子 ATP，故可净产生 3 分子 ATP。

4. 生理意义

（1）糖酵解是机体在缺氧时迅速获得能量的主要方式：在生理性缺氧的情况下（如剧烈运动时），能量需求增加，糖酵解可迅速为肌肉收缩提供急需的能量；在病理性缺氧的情况下（如呼吸功能障碍造成机体缺氧时），组织细胞内的糖酵解会加强，这时体内乳酸生成增多，有可能出现乳酸酸中毒。

（2）糖酵解是成熟红细胞获得能量的唯一途径：成熟的红细胞因没有线粒体，故只能靠糖酵解获取能量。

（3）机体少数代谢比较活跃的组织，如视网膜、睾丸、肾髓质等，即使在有氧条件下，仍需通过糖酵解获得部分能量。

（二）糖的有氧氧化

1. 概念与部位　葡萄糖或糖原在机体氧供给充足的条件下彻底氧化分解，生成 CO_2 和 H_2O，同时释放大量能量的过程，称为糖的有氧氧化。有氧氧化是糖分解的主要途径。绝大多数组织细胞通过有氧氧化途径获得能量。有氧氧化先在细胞液中进行，然后进入线粒体中进行。

2. 反应过程　糖有氧氧化的反应过程可分为 3 个阶段（图 4 - 13）。第一阶段：葡

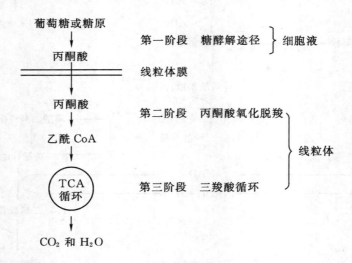

图 4 - 13　糖有氧氧化的三个阶段

萄糖经糖酵解途径分解为丙酮酸，这一阶段在细胞液中进行。第二阶段：丙酮酸进入线粒体，经氧化脱羧生成乙酰 CoA。第三阶段：乙酰 CoA 经三羧酸循环（tricarboxylic acid cycle，TCA 循环）后彻底氧化。后两个阶段在线粒体内进行。

（1）葡萄糖分解为丙酮酸：此阶段的反应步骤与糖酵解途径相同。在有氧条件下，1 分子葡萄糖经糖酵解途径分解为 2 分子丙酮酸，在此过程中消耗 2 分子 ATP，经底物水平磷酸化生成 4 分子 ATP，同时 3 - 磷酸甘油醛脱下的氢被 2 分子 NAD^+ 接受，生成 2 分子 $NADH + H^+$，$NADH + H^+$ 通过穿梭机制进入线粒体，经氧化磷酸化生成 ATP，因穿梭方式不同，通过氧化磷酸化生成 3 分子或 5 分子 ATP，加上底物水平磷酸化产生的 ATP，减去消耗的 ATP，此阶段净产生 5 分子或 7 分子 ATP。

（2）丙酮酸进入线粒体，生成乙酰 CoA：在第一阶段中，葡萄糖生成的 2 分子丙酮酸进入线粒体，在丙酮酸脱氢酶复合体的催化下氧化脱羧，生成 2 分子乙酰 CoA 和 2 分子 $NADH + H^+$。此反应不可逆。此阶段脱下的氢经氧化磷酸化后产生 5 分子 ATP（图 4 - 14）。

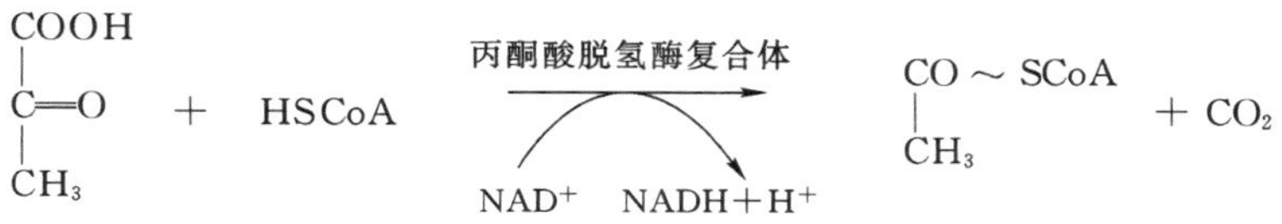

$$\underset{\text{丙酮酸}}{\overset{\displaystyle COOH}{\underset{\displaystyle CH_3}{\overset{\displaystyle |}{\underset{\displaystyle |}{C=O}}}}} + \underset{\text{CoA}}{HSCoA} \xrightarrow[\substack{NAD^+ \quad NADH+H^+}]{\text{丙酮酸脱氢酶复合体}} \underset{\text{乙酰CoA}}{\overset{\displaystyle CO \sim SCoA}{\underset{\displaystyle CH_3}{\overset{\displaystyle |}{|}}}} + CO_2$$

图 4 - 14　丙酮酸进入线粒体，生成乙酰 CoA

丙酮酸脱氢酶复合体由 3 种酶和 5 种辅助因子组成（表 4 - 1）。

表 4 - 1　丙酮酸脱氢酶复合体的组成

酶	辅助因子	所含维生素
丙酮酸脱氢酶	TPP	维生素 B_1
二氢硫辛酰胺转乙酰酶	硫辛酸、CoA	泛酸
二氢硫辛酰胺脱氢酶	FAD、NAD^+	维生素 B_2、维生素 B_3

因为有多种 B 族维生素参与丙酮酸脱氢酶复合体的组成，所以当 B 族维生素缺乏时，会使糖代谢发生障碍。例如，当维生素 B_1 缺乏时，体内 TPP 不足，丙酮酸氧化分解受阻，能量生成减少，丙酮酸堆积，可发生多发性神经末梢炎，当维生素 B_1 严重缺乏时，可导致心脏肥大和心排血量降低，出现脚气病等临床表现。

（3）三羧酸循环：三羧酸循环是由乙酰 CoA 与草酰乙酸缩合生成柠檬酸开始，经一系列酶促反应，又生成草酰乙酸的过程，因第一个反应生成的柠檬酸中含有 3 个羧基，故称为三羧酸循环（又称柠檬酸循环）。因为这个循环是 Krebs 提出的，三羟酸循环又被称为 Krebs 循环。三羧酸循环的过程如下。

1）乙酰 CoA 与草酰乙酸缩合生成柠檬酸：此反应由柠檬酸合酶催化，不可逆（图 4 - 15）。柠檬酸合酶是三羧酸循环的第一个关键酶。

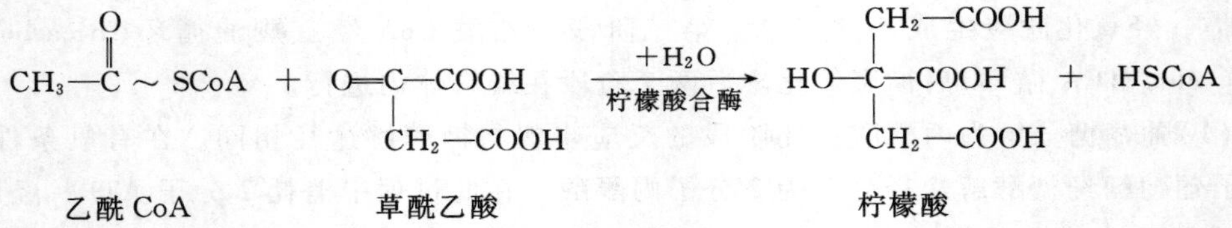

图 4–15　乙酰 CoA 与草酰乙酸缩合生成柠檬酸

2）柠檬酸异构生成异柠檬酸：在顺乌头酸酶的催化下，柠檬酸通过脱水和水合生成异柠檬酸（图 4–16）。

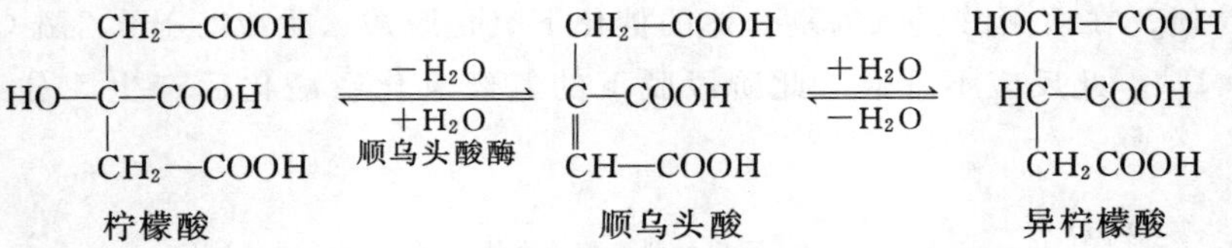

图 4–16　柠檬酸异构生成异柠檬酸

3）异柠檬酸氧化脱羧生成 α–酮戊二酸：在异柠檬酸脱氢酶的催化下，异柠檬酸氧化脱羧生成 α–酮戊二酸和 CO_2，脱下的氢由 NAD^+ 接受，生成 $NADH + H^+$，H^+ 经呼吸链传递给氧，生成 H_2O（图 4–17）。此反应可产生 2.5 分子 ATP。此反应不可逆。异柠檬酸脱氢酶是三羧酸循环的第二个关键酶。

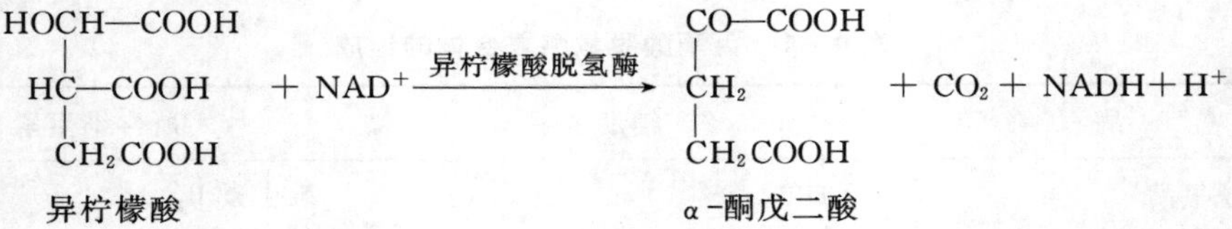

图 4–17　异柠檬酸氧化脱羧生成 α–酮戊二酸

4）α–酮戊二酸氧化脱羧生成琥珀酰 CoA：在 α–酮戊二酸脱氢酶复合体的催化下，α–酮戊二酸氧化脱羧生成琥珀酰 CoA 和 CO_2。此反应释放的自由能较多，自由能在琥珀酰 CoA 分子中形成一个高能键（图 4–18）。此反应脱下的氢由 NAD^+ 接受，生成 $NADH + H^+$，H^+ 经呼吸链传递给氧，生成 H_2O。此反应可产生 2.5 分子 ATP。此反应不可逆。α–酮戊二酸脱氢酶复合体是三羧酸循环的第三个关键酶。

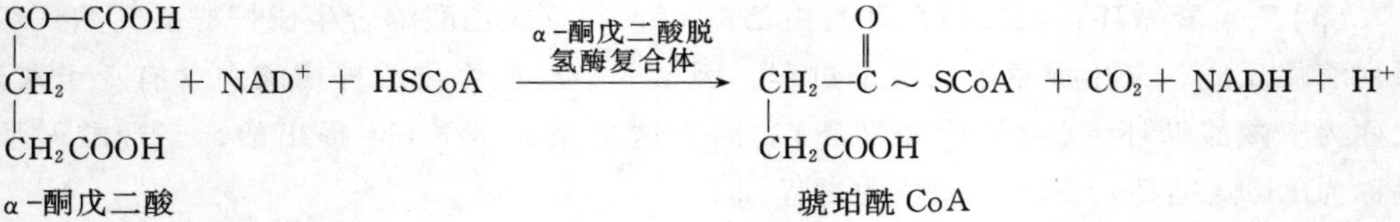

图 4–18　α–酮戊二酸氧化脱羧生成琥珀酰 CoA

5)琥珀酰 CoA 生成琥珀酸：琥珀酰 CoA 是高能化合物，在琥珀酰 CoA 合成酶的催化下，其分子中的高能键水解，释放能量，能量转移给 GDP，使之磷酸化并生成 GTP。琥珀酰 CoA 生成琥珀酸是三羧酸循环中唯一的底物水平磷酸化反应，生成的 GTP 可被直接利用，其高能磷酸基团也可被转移给 ADP 而生成 ATP(图 4－19)。

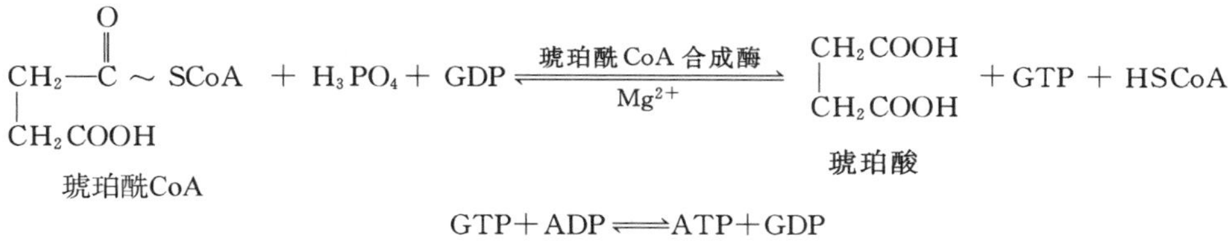

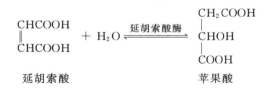

O
CH₂—C ~ SCoA + H₃PO₄ + GDP
CH₂COOH
琥珀酰CoA
琥珀酰CoA合成酶
Mg²⁺
CH₂COOH
CH₂COOH
+ GTP + HSCoA
琥珀酸
GTP + ADP ⇌ ATP + GDP

图 4－19 琥珀酰 CoA 生成琥珀酸

6)琥珀酸脱氢生成延胡索酸：琥珀酸在琥珀酸脱氢酶的催化下，脱氢生成延胡索酸，脱下的氢由 FAD 接受，H^+经呼吸链传递给氧，两者生成 H_2O。此反应可产生 1.5 分子 ATP(图 4－20)。

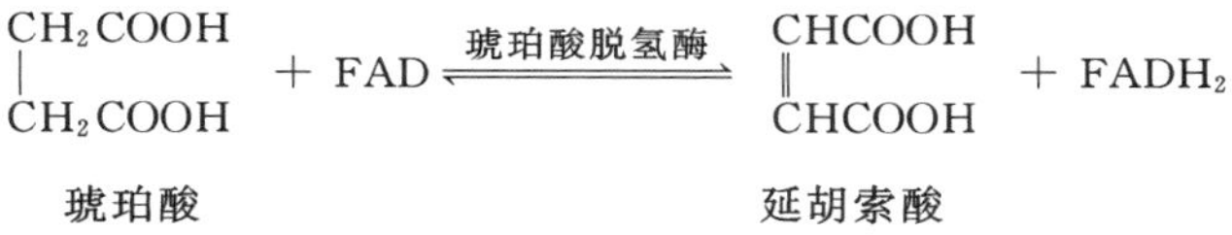

CH₂COOH
CH₂COOH
+ FAD
琥珀酸脱氢酶
CHCOOH
CHCOOH
+ FADH₂
琥珀酸
延胡索酸

图 4－20 琥珀酸脱氢生成延胡索酸

7)延胡索酸水合生成苹果酸：此反应由延胡索酸酶催化(图 4－21)。

CHCOOH
CHCOOH
+ H₂O
延胡索酸酶
CH₂COOH
CHOH
COOH
延胡索酸
苹果酸

图 4－21 延胡索酸加水生成苹果酸

8)苹果酸脱氢生成草酰乙酸：在苹果酸脱氢酶的催化下，苹果酸脱氢生成草酰乙酸，脱下的氢由 NAD^+接受，生成 $NADH + H^+$，H^+经呼吸链传递给氧，两者生成 H_2O。此反应可产生 2.5 分子 ATP。草酰乙酸可再次携带乙酰 CoA 进入三羧酸循环。

3. 反应特点 三羧酸循环的全过程(图 4－22)有 3 个关键酶，这 3 个关键酶催化的 3 步反应是单向的、不可逆的，因此整个循环不可逆。这 3 个关键酶分别是柠檬酸合酶、异柠檬酸脱氢酶和 α－酮戊二酸脱氢酶复合体。该循环中共有 4 次脱氢、2 次脱羧。4 次脱氢共生成 3 分子 $NADH + H^+$和 1 分子 $FADH_2$，H^+经呼吸链传递给氧后生成 4 分子 H_2O。2 次脱羧产生 2 分子 CO_2，这是机体产生 CO_2的主要方式。三羧酸循环是体内产生能量的主要途径，1 分子乙酰 CoA 经三羧酸循环可生成 10 分子 ATP。

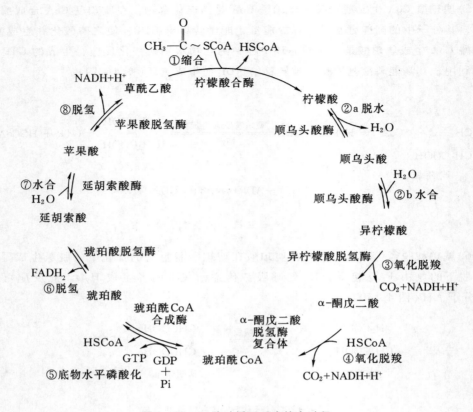

图 4-22 三羧酸循环反应的全过程

知识链接

回补反应

人体内各代谢途径是相互联系和相互转化的，三羧酸循环的中间产物经常移出循环参与其他途径的代谢，如草酰乙酸可转变为天冬氨酸而参与蛋白质的代谢，α-酮戊二酸可转变为谷氨酸等。为了维持三羧酸循环中间产物一定的浓度，保证循环正常进行，就必须不断补充被消耗的中间产物。这些由其他物质转变为三羧酸循环中间产物的反应称为回补反应（anaplerotic reaction）。草酰乙酸是三羧酸循环的重要启动物质，是乙酰 CoA 进入三羧酸循环的重要载体，可直接影响整个循环的反应速度，这就使得丙酮酸羧化酶催化丙酮酸生成草酰乙酸成为最重要的回补反应。

4. 生理意义

（1）糖有氧氧化是机体大多数组织细胞获得能量的主要途径：1 分子葡萄糖经糖酵解可净产生 2 分子 ATP，而经有氧氧化可产生 30 分子或 32 分子 ATP（表 4-2），后者是前者的 15 或 16 倍。

表 4-2 葡萄糖有氧氧化生成的 ATP

阶段	反应	辅酶	ATP
第一阶段	葡萄糖→6-磷酸葡萄糖	—	-1
	6-磷酸葡萄糖→1,6-二磷酸果糖	—	-1
	2×3-磷酸甘油醛→2×1,3-二磷酸甘油酸	2NADH	3 或 5[①]
	2×1,3 二磷酸甘油酸→2×3-磷酸甘油酸	—	2
	2×磷酸烯醇式丙酮酸→2×丙酮酸	—	2
第二阶段	2×丙酮酸→2×乙酰 CoA	2NADH	5
第三阶段	2×异柠檬酸→2×α-酮戊二酸	2NADH	5
	2×α-酮戊二酸→2×琥珀酰 CoA	2NADH	5
	2×琥珀酰 CoA→2×琥珀酸	—	2
	2×琥珀酸→2×延胡索酸	2FADH$_2$	3
	2×苹果酸→2×草酰乙酸	2NADH	5
	1 分子葡萄糖彻底氧化净产生的 ATP 分子数	—	30 或 32

注：在细胞液中经糖酵解途径产生的 NADH + H$^+$，若经 α-磷酸甘油穿梭机制进入线粒体，通过氧化磷酸化产生 1.5 分子 ATP，若经苹果酸穿梭机制进入线粒体则产生 2.5 分子 ATP。

（2）三羧酸循环是三大营养物质的共同代谢途径：糖、脂肪、蛋白质在体内进行氧化均可分解为共同的中间产物乙酰 CoA，乙酰 CoA 进入三羧酸循环后被彻底氧化，最终生成 CO$_2$ 和 H$_2$O，同时释放出大量的能量，供机体所需。

（3）三羧酸循环是三大营养物质代谢相互联系的枢纽：三羧酸循环是一个开放的系统，它的许多中间产物与其他代谢途径相通。如谷氨酸先转变为 α-酮戊二酸，再经草酰乙酸异生为糖，α-酮戊二酸和草酰乙酸又可通过氨基化生成谷氨酸。

（三）磷酸戊糖途径

1. 概念和部位　在机体内，除糖酵解和有氧氧化代谢途径外，在某些代谢比较活跃的组织中，如肝脏组织、脂肪组织、肾上腺皮质等，还存在另一条代谢途径，葡萄糖经此途径能产生磷酸戊糖和还原型烟酰胺腺嘌呤二核苷酸磷酸（reduced nicotinamide adenine dinucleotide phosphate，NADPH），这条途径即为磷酸戊糖途径（pentose phosphate pathway，PPP）。

2. 反应过程　磷酸戊糖途径（在细胞液中进行）从 6-磷酸葡萄糖开始，经过氧化反应和基团转移反应两个阶段，生成糖酵解途径的中间产物。

（1）氧化反应阶段：6-磷酸葡萄糖首先在 6-磷酸葡萄糖脱氢酶的催化下，脱氢生成 6-磷酸葡萄糖酸；后者再次脱氢、脱羧，生成 5-磷酸核酮糖；5-磷酸核酮糖再经异构化反应生成 5-磷酸核糖。6-磷酸葡萄糖脱氢酶是磷酸戊糖途径的关键酶。

（2）基团转移反应阶段：5-磷酸核酮糖经一系列转酮基反应和转醛基反应，最后生成 3-磷酸甘油醛和 6-磷酸果糖，后两者进入糖酵解途经后被进一步分解。

磷酸戊糖途径的总反应过程见图4-23。

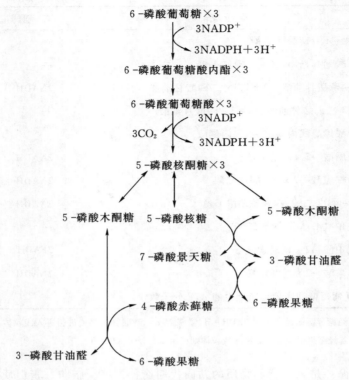

图4-23　磷酸戊糖途径的总反应过程

3. 生理意义

（1）磷酸戊糖途径可为核酸的生物合成提供5-磷酸核糖：磷酸戊糖途径是葡萄糖在体内生成5-磷酸核糖的唯一途径。5-磷酸核糖是核酸的组成成分，因此该途径在受损后修复再生的组织、更新旺盛的组织中比较活跃。

（2）磷酸戊糖途径可为多种代谢反应提供NADPH。

1）NADPH作为供氢体参与体内多种物质（如脂肪酸、胆固醇）的生物合成反应。

2）NADPH是谷胱甘肽还原酶的辅酶，它可使氧化型谷胱甘肽（GSSG）还原为还原型谷胱甘肽（GSH），对维持红细胞中的GSH含量起着重要作用（图4-24）。GSH是红细胞中重要的抗氧化物质，它可通过对抗氧化剂来保护红细胞中的含巯基酶和蛋白质免遭氧化破坏，从而维护细胞结构与功能的完整。

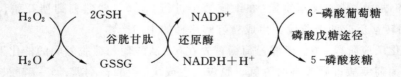

图4-24　谷胱甘肽的氧化还原反应

有6-磷酸葡萄糖脱氢酶先天性缺陷或活性低下者，其磷酸戊糖途径不能正常进行，NADPH 生成减少，GSSG 难以还原，使 GSH 含量减少，导致红细胞抗氧化能力下降。氧化剂极易使含巯基的酶类和蛋白质失活，引起红细胞破坏，发生急性溶血，临床上将此疾病称为蚕豆病。

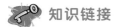 **知识链接**

蚕豆病

蚕豆病是由 6 - 磷酸葡萄糖脱氢酶缺乏导致的性染色体隐性遗传病，其致病基因位于 X 染色体上，因此患者男多于女（男女比约为 7∶1）。具有致病基因的人在食用新鲜蚕豆或接触蚕豆花粉等后可发病。蚕豆病的主要表现为急性溶血性贫血。目前认为，6 - 磷酸葡萄糖脱氢酶的缺乏，可使 NADPH 缺乏，使红细胞内 GSH 的浓度无法维持，使红细胞的细胞膜受蚕豆中的某些因子的诱发而氧化，进而使机体产生急性溶血反应。

3）NADPH 可参与肝的生物转化。肝细胞内质网中含有以 NADPH 为供氢体的单加氧酶，NADPH 可参与激素、药物及毒物的生物转化过程。

三、糖原的合成与分解

糖原（glycogen）是由葡萄糖聚合而成的具有多分支结构的大分子多糖，是动物体内糖的储存形式。糖原主要由葡萄糖通过 α - 1,4 - 糖苷键连接而成，其分支点处由 α - 1,6 - 糖苷键连接（图 4 - 25）。糖原主要储存于肌肉组织和肝中。由肌肉组织合成的糖原为肌糖原，肌糖原约占糖原总量的 2/3，主要用于肌肉收缩供能；由肝合成的糖原为

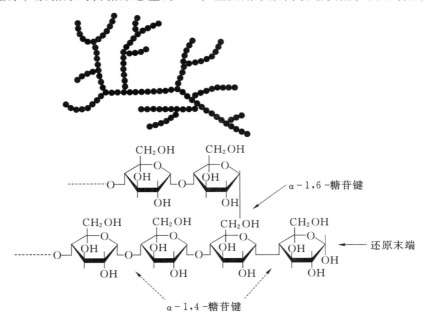

图 4 - 25　糖原的结构示意图

肝糖原，肝糖原约占糖原总量的1/3，主要用于调节血糖浓度。

(一)糖原的合成

1. 概念和部位　由单糖(主要是葡萄糖)合成糖原的过程称为糖原的合成。糖原的合成在细胞液中进行，这个过程需要消耗能量。

2. 反应过程

(1)葡萄糖生成6-磷酸葡萄糖：此反应与糖酵解的第一步反应相同，需消耗1分子ATP(图4-26)。

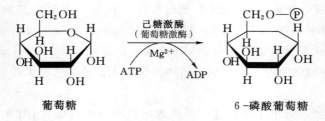

图4-26　葡萄糖生成6-磷酸葡萄糖

(2)6-磷酸葡萄糖生成1-磷酸葡萄糖：此反应在磷酸葡萄糖变位酶的催化下完成(图4-27)。

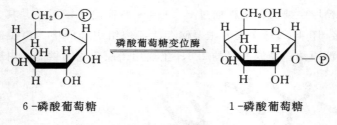

图4-27　6-磷酸葡萄糖生成1-磷酸葡萄糖

(3)1-磷酸葡萄糖生成尿苷二磷酸葡糖(uridine diphosphate glucose，UDPG)：在UDPG焦磷酸化酶的催化下，消耗1分子的UTP，1-磷酸葡萄糖生成UDPG。UDPG作为体内糖原合成的葡萄糖供体，被称为"活性葡萄糖"。

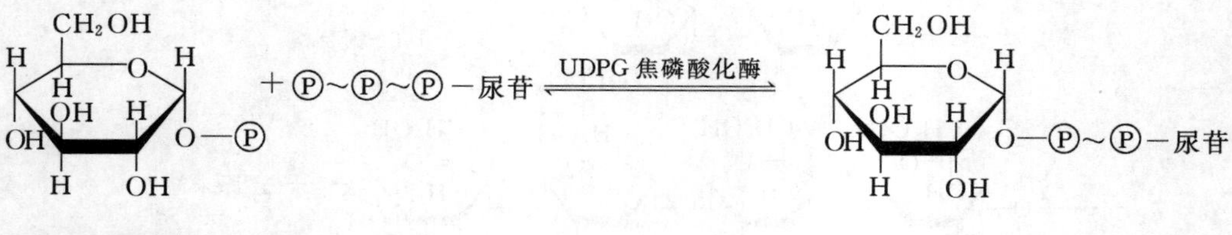

图4-28　1-磷酸葡萄糖生成UDPG

(4)由UDPG合成糖原：在糖原合成酶的作用下，UDPG将葡萄糖单位转移到糖原引物(G_n)上，并以 α-1,4-糖苷键连接，每反应1次，糖原引物上就会增加1个葡萄糖单位。

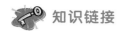 知识链接

引 物

所谓引物，是指在聚合反应中作为底物，引发产生聚合反应的分子。起糖原引物作用的是糖原引物蛋白，其分子中第 194 位酪氨酸残基的酚羟基被糖基化，形成寡糖链（至少含有 4 个葡萄糖残基），作为糖原合成时葡萄糖单位的接受体，即糖原引物。

（5）糖原分支的形成：因为糖原合成酶只能催化 $\alpha-1,4-$ 糖苷键的生成，所以它只能延长糖链，而不能促使糖原分支形成。糖原分支的形成需要分支酶的作用，当糖链长度达到 12～18 个葡萄糖单位时，分支酶可将一段糖链（6 或 7 个葡萄糖单位）转移到邻近的糖链上，并以 $\alpha-1,6-$ 糖苷键相连接，形成分支结构（图 4－29）。

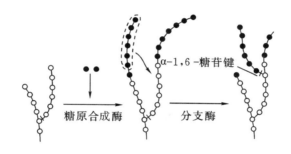

图 4－29 分支酶的作用

3. 糖原合成的特点

（1）糖原合成需要引物：糖原合成不能从头开始连接 2 个葡萄糖分子，而是需要将活化的葡萄糖连接到糖原引物上。

（2）糖原合成酶是糖原合成的关键酶。

（3）糖原合成是消耗能量的过程：每增加 1 个葡萄糖单位，需要消耗 2 个高能磷酸键。

（4）糖原分支的形成需要分支酶的催化。

（二）糖原的分解

1. 概念和部位　由肝糖原分解为葡萄糖的过程称为糖原的分解。糖原的分解主要是在肝细胞内进行。

2. 反应过程

（1）糖原分解为 1－磷酸葡萄糖：在糖原磷酸化酶的催化下，$\alpha-1,4-$糖苷键断裂，糖原分解出 1 个葡萄糖单位，生成 1－磷酸葡萄糖。糖原磷酸化酶是糖原分解的关键酶。

（2）1－磷酸葡萄糖生成 6－磷酸葡萄糖：此反应由磷酸葡萄糖变位酶催化（图 4－30）。

（3）6－磷酸葡萄糖脱磷酸生成葡萄糖：此反应由葡萄糖－6－磷酸酶催化，生成葡萄糖，葡萄糖进入血液，补充血糖（图 4－31）。葡萄糖－6－磷酸酶主要存在于肝细胞中，肌肉组织缺乏此酶，因此肌糖原不能直接被分解为葡萄糖，只能生成 6－磷酸葡萄糖，后者通过糖酵解或有氧氧化途径为肌肉收缩提供能量。

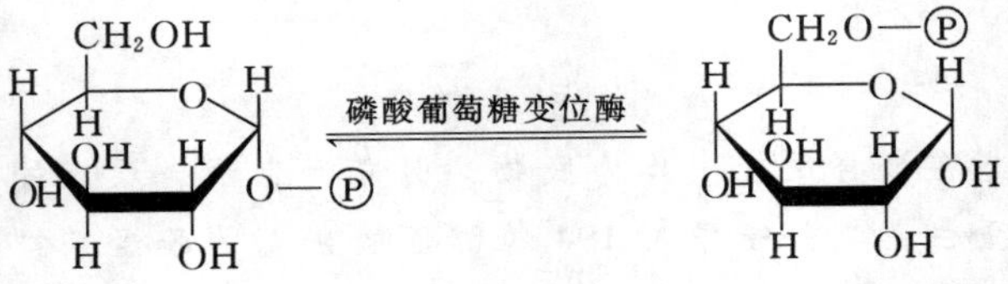

CH₂OH   磷酸葡萄糖变位酶   CH₂O—Ⓟ

1-磷酸葡萄糖   6-磷酸葡萄糖

图 4-30   1-磷酸葡萄糖生成 6-磷酸葡萄糖

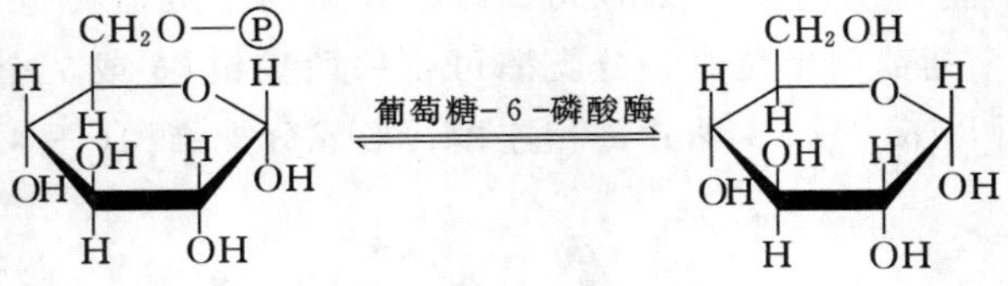

CH₂O—Ⓟ   葡萄糖-6-磷酸酶   CH₂OH

6-磷酸葡萄糖   葡萄糖

图 4-31   6-磷酸葡萄糖脱磷酸生成葡萄糖

（4）糖原分支的水解：糖原磷酸化酶只能催化 α-1,4-糖苷键的断裂过程，当其催化至距分支点 4 个葡萄糖单位时就不再发挥作用。这时需要脱支酶发挥作用。脱支酶先将糖原上的 4-葡聚糖分支链上的 3-葡聚糖基转移到邻近的糖链末端，以 α-1,4-糖苷键相连，然后水解分支点处剩余的单个葡萄糖单位，生成游离葡萄糖（图 4-32）。葡萄糖基转移酶和 α-1,6-葡萄糖苷酶是同一酶的两种活性，合称脱支酶。在糖原磷酸化酶和脱支酶的协同作用和反复作用下，糖原分支不断减少，分子逐渐缩小，最终完成糖原分解。

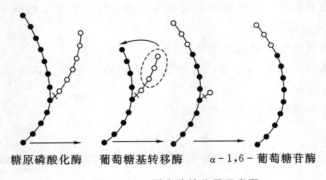

糖原磷酸化酶   葡萄糖基转移酶   α-1,6-葡萄糖苷酶

图 4-32   脱支酶的作用示意图

（三）糖原合成与分解的生理意义

糖原合成与分解对于维持血糖浓度的相对恒定具有重要的生理意义。当进食后血糖浓度升高时，肝组织和肌肉组织摄取血液中的葡萄糖并将其合成糖原，使血糖浓度不至于过高；当长期空腹或饥饿时，肝糖原分解为葡萄糖，葡萄糖进入血液，使血糖浓度不至于过低。

四、糖异生

(一)概念和部位

非糖类物质转变为葡萄糖或糖原的过程称为糖异生(gluconeogenesis)。能转变为糖的非糖物质主要有丙酮酸、甘油、乳酸和生糖氨基酸等。进行糖异生的主要器官是肝脏，其次是肾脏。

(二)糖异生途径

糖异生途径是指从丙酮酸生成葡萄糖的过程。此过程基本上是糖酵解的逆过程。不过，糖酵解途径是由己糖激酶、6-磷酸葡萄糖激酶和丙酮酸激酶催化的，这3个反应不可逆。要实现糖异生，必须由其他酶来催化其逆反应。这些酶是糖异生的关键酶，共有4个，分别是丙酮酸羧化酶、磷酸烯醇式丙酮酸羧激酶、果糖1,6-二磷酸酶及葡萄糖-6-磷酸酶。

1. 丙酮酸转变为磷酸烯醇式丙酮酸　此过程需要两步反应：①丙酮酸羧化酶催化丙酮酸，生成草酰乙酸；②草酰乙酸在磷酸烯醇式丙酮酸羧激酶的催化下生成磷酸烯醇式丙酮酸，此过程称为丙酮酸羧化支路(图4-33)。丙酮酸羧化酶仅存在于线粒体中，而磷酸烯醇式丙酮酸羧激酶在线粒体和细胞液中均存在。

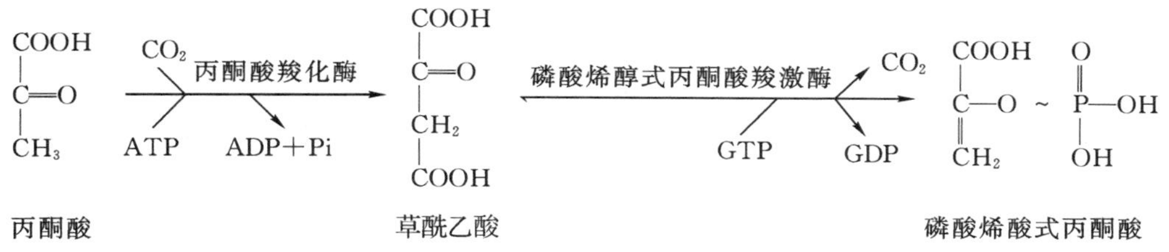

图4-33　丙酮酸羧化支路

2. 1,6-二磷酸果糖转变为6-磷酸果糖　此反应由果糖1,6-二磷酸酶催化完成。

$$1,6\text{-}二磷酸果糖 + H_2O \xrightarrow{\text{果糖}1,6\text{-}二磷酸酶} 6\text{-}磷酸果糖 + Pi$$

3. 6-磷酸葡萄糖水解为葡萄糖　此反应由葡萄糖-6-磷酸酶催化，最终6-磷酸葡萄糖水解生成葡萄糖。

$$6\text{-}磷酸葡萄糖 + H_2O \xrightarrow{\text{葡萄糖}-6\text{-}磷酸酶} 葡萄糖 + Pi$$

(三)糖异生的生理意义

1. 长期饥饿时，有利于维持血糖浓度相对恒定　当空腹或饥饿时，机体首先靠肝糖原分解补充血糖，但肝糖原的储存量有限，空腹8~12 h后，肝糖原就会消耗殆尽，这时糖异生就是补充血糖的重要来源。因此，糖异生对机体最主要的生理意义是在机体长期空腹或饥饿的状态下，可将体内的一些非糖类物质转变为葡萄糖来补充血糖，以维持血糖浓度的相对恒定。

2. 有利于乳酸再利用，防止发生乳酸酸中毒　在做剧烈运动或某些原因导致缺氧时，肌糖原酵解增强，产生大量的乳酸，这些乳酸的大部分随血液运输到肝，经糖异生为葡萄糖，以补充血糖，血糖可以被肌肉再利用，如此形成一个循环过程，称为乳酸循环（图4-34）。乳酸循环的意义在于促进乳酸再利用的同时，可防止因乳酸堆积而导致的乳酸酸中毒的发生。

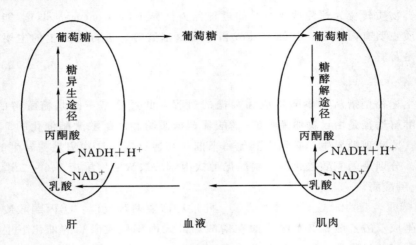

图4-34 乳酸循环

3. 有利于维持酸碱平衡　当长期饥饿时，肾内糖异生作用的增强有利于维持酸碱平衡。当肾内的糖异生作用增强时，肾内的 α-酮戊二酸因进行糖异生而含量减少，这可促使谷氨酰胺脱氨，生成谷氨酸，后者经脱氨生成 α-酮戊二酸，生成的氨被分泌入肾小管中，与原尿中的 H^+ 结合，降低了原尿中 H^+ 的浓度，有利于发挥保钠作用、防止酸中毒及维持酸碱平衡。

五、血糖的来源、去路与调节

血糖（blood glucose）是指血液中的葡萄糖。在正常情况下，血糖浓度相对恒定，维持在 3.89~6.11 mmol/L。血糖浓度的相对恒定，是机体对血糖的来源与去路进行精细调节，使之维持动态平衡的结果。

（一）血糖的来源与去路

1. 血糖的来源

（1）食物中糖的消化、吸收：这是机体血糖的主要来源。

（2）肝糖原分解：空腹8~12 h，肝糖原分解可以补充血糖。

（3）糖异生：当长期空腹或饥饿时，糖异生作用增强，可将体内的非糖类物质转化为糖，补充血糖。

2. 血糖的去路

（1）氧化供能：血糖的主要去路。

（2）合成糖原：当机体血糖供应充足时，葡萄糖进入肝、肌肉，然后合成肝糖原、肌糖原，被储存起来。

（3）转变为其他物质：血糖可以转变为脂肪、非必需氨基酸、其他糖类及其衍生物。

（4）随尿液排出：当血糖浓度高于 10.0 mmol/L（肾糖阈），超过了肾小管的最大吸收能力时，葡萄糖会随尿液排出，出现尿糖。

血糖的来源与去路见图 4-35。

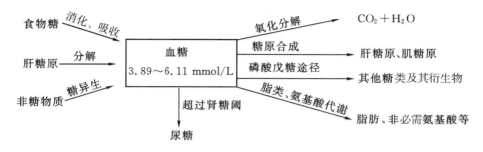

图 4-35 血糖的来源与去路

（二）血糖的调节

1. 肝对血糖的调节 肝是调节血糖浓度最主要的器官。当饱食后血糖浓度升高时，肝通过合成肝糖原可使血糖浓度降低；当空腹时，肝糖原可以分解为葡萄糖，葡萄糖进入血液，使血糖浓度升高；当长期饥饿时，肝可以利用非糖物质，通过糖异生生成葡萄糖，葡萄糖进入血液，可维持血糖浓度的相对恒定。

2. 激素对血糖的调节 根据激素对血糖的调节作用，可将调节血糖的激素分为两类：一类是降低血糖的激素，如胰岛素；另一类是升高血糖的激素，如胰高血糖素、糖皮质激素及肾上腺素等。两类不同作用的激素相互协调、相互制约，共同调节血糖的浓度，使其维持相对恒定（表 4-3）。

表 4-3 激素对血糖浓度的调节

降低血糖浓度的激素及其功能		升高血糖浓度的激素及其功能	
激素	功能	激素	功能
胰岛素	①促进肌肉、脂肪组织细胞膜葡萄糖载体增加，促进葡萄糖转运入细胞 ②加速糖原合成，抑制糖原分解 ③促进葡萄糖有氧氧化 ④促进糖转变为脂肪 ⑤抑制肝糖原分解 ⑥抑制糖异生 ⑦抑制激素敏感性脂肪酶，减少脂肪动员	胰高血糖素	①促进肝糖原分解，使血糖浓度升高 ②抑制糖酵解，促进糖异生 ③激活激素敏感性脂肪酶
		糖皮质激素	①促使由肌肉蛋白质分解产生的氨基酸转移到肝内并进行糖异生 ②协助促进脂肪动员
		肾上腺素	①加速肝糖原分解 ②促进肌糖原酵解成乳酸，促进乳酸转入肝内并异生成糖

（三）高血糖和低血糖

1. 高血糖　临床上将空腹血糖浓度高于 7.2 mmol/L 称为高血糖。引起高血糖的原因有两方面。一方面是生理性高血糖。如一次性进食或通过静脉输入大量葡萄糖时，糖来源增加，使血糖浓度急剧升高，可出现饮食性高血糖；而当情绪激动时，肾上腺素分泌增加，使血糖浓度增高，可出现情绪性高血糖。另一方面是病理性高血糖，它多见于糖尿病，也可见于脑垂体前叶增生、当脑垂体功能亢进时，生长素和促肾上腺皮质激素分泌过多，还可见于胰岛 α 细胞增生、胰高血糖素分泌过多等。

2. 低血糖　空腹血糖浓度低于 3.0 mmol/L 称为低血糖。引起低血糖的常见原因包括：在长期饥饿或不能进食时，糖来源不足；当胰岛 β 细胞增生时，胰岛素分泌过多；当患严重肝病时，肝功能出现障碍，肝不能及时有效地调节血糖浓度；当发生内分泌异常（垂体功能或肾上腺功能低下）时，升高血糖浓度的激素分泌减少；空腹饮酒等。

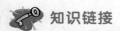 **知识链接**

空腹饮酒为什么会出现低血糖

由于乙醇在肝内氧化而使 NAD^+ 过多地转化为 $NADH + H^+$，进而过多地将丙酮酸还原为乳酸，这不仅会使乳酸浓度升高，而且会抑制糖异生作用，减少血糖的来源，引起低血糖。

第二节　脂类代谢

脂类（lipids）是脂肪和类脂的总称，是一类难溶于水而易溶于有机溶剂，并能为机体利用的有机化合物。脂肪由 1 分子甘油与 3 分子脂肪酸通过酯键结合而生成，故又称为甘油三酯（triglyceride，TG）或三酯酰甘油。类脂是某些物理性质与脂肪相似的物质，包括磷脂（phospholipid，PL）、糖脂（glycolipid，GL）、胆固醇（cholesterol，Ch）及胆固醇酯（cholesteryl ester，CE）。脂类代谢异常与临床上很多疾病的发生有关。

一、概述

（一）脂类的生理功能

1. 脂肪的功能

（1）储能供能：脂肪主要的生理功能是储能、供能。人体活动所需能量的 20%～30% 由脂肪提供。每氧化 1 g 脂肪可释放能量 38.94 kJ，这比同等重量的糖或蛋白质约多1倍。体内可储存大量脂肪，当机体需要时，可及时将脂肪动员出来分解，供给机体能量。当空腹或禁食时，因葡萄糖供给不足，脂肪就成为体内的主要能量来源。

（2）保温和保护内脏：分布在皮下的脂肪组织不导热，可防止热量散失而保持体温。内脏周围的脂肪组织还能缓冲外界的机械撞击，使内脏器官免受损伤。

（3）供给必需脂肪酸：多数不饱和脂肪酸在体内能合成，但亚油酸、亚麻酸、花生四烯酸等这些不能在体内合成、必须从食物摄取的脂肪酸,称为必需脂肪酸(essential fatty acid)。

2. 类脂的功能

(1)维持生物膜的结构和功能:类脂是生物膜的重要组成部分,其所具有的亲水头部和疏水尾部构成生物膜脂质双分子层结构的基本骨架,不仅构成了镶嵌膜蛋白的基质,而且为细胞提供了通透性屏障,有利于维持细胞正常的结构与功能。

(2)转变为多种重要的活性物质:胆固醇在体内可转变成胆汁酸、维生素 D_3、性激素及肾上腺皮质激素等具有重要功能的物质。

(二)脂类在体内的分布

1. 脂肪的分布 脂肪主要分布在脂肪组织中,以皮下、大网膜、肠系膜及肾周围等处最多。脂肪含量因人而异,成年男性的脂肪含量占体重的10%~20%,女性稍高。其含量多少会受到膳食、运动、营养状况等多种因素的影响,故称为可变脂。

2. 类脂的分布 类脂是生物膜结构的基本组成成分,广泛分布在机体的各个组织细胞内,其含量多少基本不受膳食、营养状况和机体活动的影响,故称为恒定脂。

(三)脂类的消化、吸收

1. 脂类的消化 食物中的脂类主要为脂肪,还有少量磷脂、胆固醇酯等。脂类难溶于水,必须在小肠内经胆汁酸盐乳化成微小颗粒并溶于消化液中才能被脂肪酶消化。小肠上段是脂肪消化的主要场所,脂肪在胰脂肪酶的作用下逐步水解,生成甘油、脂肪酸及少量的甘油一酯;磷脂在磷脂酶的作用下水解,生成脂肪酸和溶血磷脂;胆固醇酯在胆固醇酯酶的作用下生成游离脂肪酸和胆固醇。

2. 脂类的吸收 脂类的吸收主要在十二指肠下段和空肠上段进行。消化、吸收后的脂类大部分通过小肠绒毛的中央乳糜管,从淋巴进入血液;少量也可直接经门静脉入肝,再经肝进入血液并被运至全身各器官。

二、甘油三酯的代谢

(一)甘油三酯的分解代谢

1. 脂肪动员 储存在脂肪组织中的甘油三酯在一系列脂肪酶的作用下,逐步水解为甘油和脂肪酸并释放入血液,然后被其他组织细胞摄取、利用的过程,称为脂肪动员。

甘油三酯的氧化分解必须有充足的氧供应才能进行,体内各组织(除脑和成熟的红细胞外)几乎都有氧化脂肪及分解其产物的能力。催化脂肪水解的酶包括甘油三酯脂肪酶、甘油二酯脂肪酶和甘油一酯脂肪酶。其中甘油三酯脂肪酶活性最低,是脂肪动员的限速酶。该酶受到多种激素的调节,称为激素敏感性脂肪酶(hormone-sensitive lipase,HSL)。有些激素能使此酶的活性升高,促进脂肪动员,称为脂解激素,如肾上腺素、胰高血糖素、促肾上腺皮质激素及促甲状腺激素等。有些激素能使此酶的活性降低,抑制脂肪动员,称为抗脂解激素,如胰岛素、前列腺素 E_2 等。甘油三酯的水解过程如图 4-36 所示。

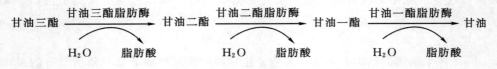

图 4-36　甘油三酯的水解过程

2. 甘油的代谢　脂肪动员产生的甘油，分子量小、极性大，可直接扩散入血，随血液循环运往肝、肾等组织而被摄取利用。甘油在甘油激酶的催化下消耗 1 分子 ATP，生成 α-磷酸甘油，后者在 α-磷酸甘油脱氢酶的催化下脱氢，转变为磷酸二羟丙酮，磷酸二羟丙酮是糖酵解途径的中间产物，可循糖酵解途径继续氧化，释放能量，也可在肝细胞中经糖异生途径生成葡萄糖或糖原。在脂肪细胞中没有甘油激酶，因此不能利用脂肪分解产生的甘油。甘油的代谢过程见图 4-37。

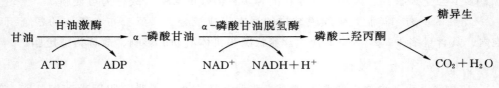

图 4-37　甘油的代谢过程

3. 脂肪酸的氧化　脂肪动员产生的脂肪酸难溶于水，入血后需与清蛋白结合，形成脂肪酸清蛋白复合体，然后被运输到全身各组织。脂肪酸是人体重要的能源物质，在氧供给充足的条件下可以彻底氧化生成 CO_2 和 H_2O 并释放出大量的能量，以 ATP 的形式供给机体利用。脂肪酸的氧化分解过程分为 4 个阶段：脂肪酸的活化、脂酰 CoA 进入线粒体、脂酰 CoA 的 β 氧化和乙酰 CoA 的彻底氧化。

（1）脂肪酸的活化：指脂肪酸在脂酰 CoA 合成酶催化下生成脂酰 CoA 的过程。此反应在细胞液中进行，由 ATP 供能，需要 HSCoA 和 Mg^{2+} 参与。

$$R—COOH + HSCoA + ATP \xrightarrow[Mg^{2+}]{\text{脂酰 CoA 合成酶}} R—CO \sim SCoA + AMP + PPi$$

活化后生成的脂酰 CoA 分子中含有高能硫酯键，且极性增强，有利于氧化。此反应是脂肪酸氧化过程中唯一消耗 ATP 的反应，反应过程中产生的焦磷酸（PPi）立即被细胞内的焦磷酸酶水解，阻止了逆向反应的进行。1 分子脂肪酸的活化，实际上消耗了 2 个高能磷酸键。

（2）脂酰 CoA 进入线粒体：脂肪酸活化在细胞液中进行，而催化脂酰 CoA 氧化的酶系分布在线粒体基质内，因此脂酰 CoA 必须进入线粒体内才能被氧化。长链脂酰 CoA 不能直接通过线粒体内膜，需通过肉碱（carnitine）的转运才能进入线粒体。

肉碱通过其羟基与脂肪酸连接，生成的脂酰肉碱很容易通过线粒体内膜。存在于线粒体外膜的肉毒碱脂酰转移酶 I（carnitine acyl-transferase I CAT I）催化脂酰 CoA 的脂酰基，使其转移至肉碱内并生成脂酰肉碱。脂酰肉碱随即可通过线粒体内膜，再在肉毒碱脂酰 CoA 转移酶 II（CAT II）的催化下脱去肉碱，将脂酰基转移至基质内的 CoA 分子上，重新形成脂酰 CoA，这样脂酰 CoA 就可以在线粒体的基质中进行 β 氧化（图 4-38）。

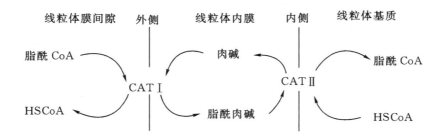

图 4 - 38　脂酰 CoA 进入线粒体内的过程

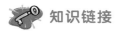 知识链接

左旋肉碱与减肥

　　左旋肉碱是一种促使脂肪转化为能量的类氨基酸。红肉类食物是左旋肉碱的主要来源，对人体无毒副作用。左旋肉碱是脂肪代谢过程中的一种载体，能促进脂肪酸进入线粒体内进行氧化分解。不过，左旋肉碱只是一种运载工具，至于到底消耗多少脂肪，并不取决于左旋肉碱的量的多少，而是取决于能量消耗的多少。因此，要想借助左旋肉碱减肥，就必须配合适当的运动，控制饮食。

　　（3）脂酰 CoA 的 β 氧化：脂酰 CoA 进入线粒体基质后，从脂酰基的 β - 碳原子开始，在脂肪酸氧化酶系的作用下进行脱氢、水合、再脱氢和硫解四步连续反应，脂酰键断裂后生成 1 分子乙酰 CoA 和比原来少 2 个碳原子的脂酰 CoA。

　　脂酰 CoA 的 β 氧化过程如下。①脱氢：脂酰 CoA 经脂酰 CoA 脱氢酶催化，α - 碳原子和 β - 碳原子上各脱去 1 个氢，生成 α,β - 烯酯酰 CoA，脱下的 2 个氢由辅酶 FAD 接受，生成 $FADH_2$。②水合：α,β - 烯酯酰 CoA 在 α,β - 烯酯酰 CoA 水化酶的催化下，双键加水生成 β - 羟脂酰 CoA。③再脱氢：β - 羟脂酰 CoA 在 β - 羟脂酰 CoA 脱氢酶的催化下脱去 β - 碳原子与羟基上的氢原子，生成 β - 酮脂酰 CoA，脱下的 2 个氢由辅酶 NAD^+ 接受，生成 $NADH + H^+$。④硫解：在 β - 酮脂酰 CoA 硫解酶的催化下，β - 酮脂酰 CoA 与 HSCoA 发生作用，硫解产生 1 分子乙酰 CoA 和比原来减少 2 个碳原子的脂酰 CoA。

　　1 分子脂酰 CoA 通过上述脱氢、加水、再脱氢和硫解四步连续反应后生成 1 分子乙酰 CoA 和比原来少 2 个碳原子的脂酰 CoA。新生成的脂酰 CoA 可继续重复上述四步反应，直至完全分解为乙酰 CoA（图 4 - 39）。

　　（4）乙酰 CoA 的彻底氧化：脂酰 CoA 氧化产生的乙酰 CoA 通过三羧酸循环和氧化磷酸化彻底氧化生成 CO_2 和 H_2O，并释放能量。

　　以软脂酸为例计算其彻底氧化生成 ATP 的分子数：软脂酸是 16 个碳原子的饱和脂肪酸，需要经 7 次 β 氧化循环，共生成 8 分子乙酰 CoA。1 次 β 氧化有 2 次脱氢反应，分别生成 $FADH_2$ 和 NADH，$FADH_2$ 经琥珀酸氧化呼吸链将 2 个氢传递给氧，生成水，并产生 1.5 分子 ATP，而 NADH 经 NADH 氧化呼吸链将 2 个氢传递给氧，生成水，并产生 2.5 分子 ATP，因此 1 次 β 氧化可产生 4 分子 ATP。每分子乙酰 CoA 经三羧酸循环可产生 10 分子 ATP。脂肪酸活化成脂酰 CoA 时消耗 2 个高能磷酸键，可视为消耗 2 分子 ATP，因此 1 分子软脂酸完全氧化生成 CO_2 和 H_2O 的过程中所生成 ATP 的分子数是：7 次 β 氧化，产生 $7 \times (1.5 + 2.5) = 28$ 分子 ATP；生成 8 分子乙酰 CoA，产生 $8 \times 10 = 80$ 分子 ATP；28 分子 ATP + 80 分子 ATP = 108 分子 ATP，减去开始活化时消耗的 2 分子 ATP，共净产生 106 分子 ATP。

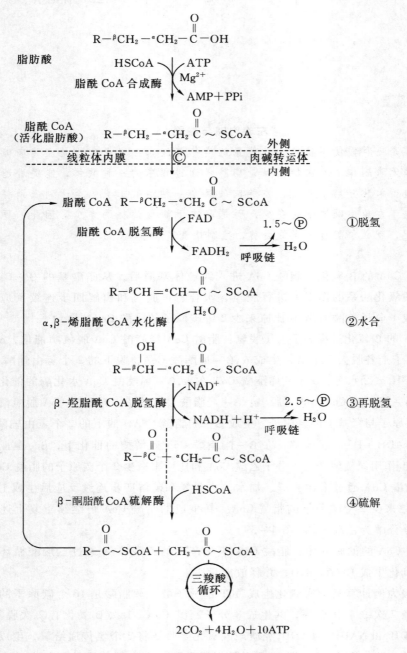

图 4-39 脂肪酸的 β 氧化过程

4. 酮体的生成和利用 在肌肉组织中，脂肪酸经 β 氧化生成的乙酰 CoA 能彻底氧化生成 CO_2 和 H_2O，但在肝中的脂肪酸经 β 氧化生成的乙酰 CoA 除进入三羧酸循环彻底氧化外，还能缩合生成乙酰乙酸、β – 羟丁酸和丙酮，三者统称为酮体（ketone body）。酮体是脂肪酸氧化分解的正常中间产物。

（1）酮体的生成：酮体在肝细胞的线粒体内合成。合成的原料是脂肪酸 β 氧化产生的乙酰 CoA，合成过程见图 4 – 40。

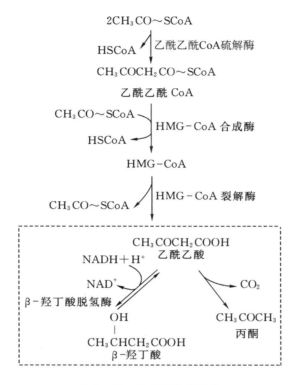

图 4 – 40 酮体的合成过程

具体为：①2 分子乙酰 CoA 在肝线粒体乙酰乙酰 CoA 硫解酶的催化下，缩合生成乙酰乙酰 CoA，并释放出 1 分子 HSCoA。②乙酰乙酰 CoA 在羟甲基戊二酸单酰 CoA（HMG – CoA）合成酶的催化下，再与 1 分子乙酰 CoA 缩合生成 HMG – CoA，并释放出 1 分子 CoA – SH。③HMG – CoA 在 HMG – CoA 裂解酶的催化下裂解生成乙酰乙酸和乙酰 CoA。乙酰乙酸在线粒体内膜 β – 羟丁酸脱氢酶的催化下，被还原成 β – 羟丁酸，此反应所需的氢由 $NADH/NAD^+$ 值决定。部分乙酰乙酸可在相关酶的催化下脱羧，生成丙酮。

肝线粒体含有各种合成酮体的酶类，尤其是 HMG – CoA 合成酶。此酶催化的反应是酮体生成的限速步骤。因为肝氧化酮体的酶类活性很差，所以肝不能利用酮体。由肝生成的酮体，透过细胞膜进入血液，然后被血液运输到肝外组织进行进一步氧化分解。

（2）酮体的利用：肝外组织（特别是肌肉、脑和肾等的组织）是利用酮体的最主要的组织或器官。这些组织或器官中具有活性较强的利用酮体的酶，如琥珀酰 CoA 转硫酶、乙酰乙酰 CoA 硫解酶及乙酰乙酸硫激酶，它们都可以催化酮体的代谢。酮体的利用：

首先要进行活化，乙酰乙酸在琥珀酰 CoA 转硫酶或乙酰乙酸硫激酶的催化下，转变为乙酰乙酰 CoA，乙酰乙酰 CoA 在硫解酶的催化下分解为 2 分子乙酰 CoA，后者进入三羧酸循环后彻底氧化成 CO_2 和 H_2O，同时释放出能量；β-羟丁酸可在 β-羟丁酸脱氢酶的催化下氧化生成乙酰乙酸，然后沿乙酰乙酸的分解途径氧化（图 4-41）。丙酮在酮体中占的比例甚微，主要随尿液排出，当血液中酮体的浓度显著升高时，丙酮也可从呼吸道直接呼出，使呼出的气体有烂苹果味。

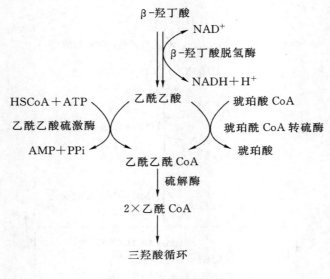

图 4-41　酮体的利用

　　总之，肝是生成酮体的器官，但不能利用酮体；肝外组织不能生成酮体，却可以利用酮体。肝内产生、肝外利用是酮体代谢的特点。

　　（3）酮体代谢的生理意义：酮体是脂肪酸在肝内生成的正常的中间产物，是肝输出脂肪类能源物质的一种形式。酮体分子小，溶于水，运输时不需要载体，能通过血脑屏障和毛细血管壁，是脑组织、肌肉组织等的重要能源。当长期饥饿、糖供给不足时，酮体可以替代葡萄糖成为脑组织和肌肉组织的主要能源。

　　正常人血液中酮体的浓度很低，为 $0.03 \sim 0.5\ mmol/L$，其中 β-羟丁酸约占酮体总量的 70%，乙酰乙酸约占酮体总量的 30%，丙酮的量甚微。但在饥饿、摄取低糖高脂膳食或患糖尿病时，由于机体不能充分地利用葡萄糖获取能量，致使脂肪动员的速度加快，酮体生成增多，当肝内酮体的生成量超过肝外组织的利用能力时，可使血液中酮体的浓度升高，这称为酮血症，如尿液中出现酮体则称为酮尿症。由于酮体中的乙酰乙酸和 β-羟丁酸是酸性物质，它们在血液中的浓度过高可使血液 pH 值下降，出现酮症酸中毒。

　　（二）甘油三酯的合成代谢

　　在人体的许多组织中都可以合成甘油三酯，其中脂肪组织和肝组织最为活跃。摄入的甘油三酯、由糖及蛋白质转变而来的甘油三酯都可以在脂肪组织中储存，以满足饥饿或禁食时的能量需要。在人体内，合成甘油三酯的原料是 α-磷酸甘油、脂肪酸和脂酰 CoA。在这里，主要介绍 α-磷酸甘油的来源和脂肪酸的合成。

1. α-磷酸甘油的来源　体内合成脂肪所需要的 α-磷酸甘油的来源有两条。一条是由糖酵解的中间产物磷酸二羟丙酮加氢还原而成，这是 α-磷酸甘油的主要来源。另一条是甘油在甘油磷酸激酶的催化下，消耗 ATP，生成 α-磷酸甘油。脂肪组织内因缺乏甘油磷酸激酶，因此不存在此途径。

$$磷酸二羟丙酮 + NADH + H^+ \xrightleftharpoons[]{\alpha-磷酸甘油脱氢酶} \alpha-磷酸甘油 + NAD^+$$

$$甘油 + ATP \xrightarrow{甘油磷酸激酶} \alpha-磷酸甘油 + ADP$$

2. 脂肪酸的合成

（1）合成部位：合成脂肪酸的酶系主要存在于肝、肾、脑、乳腺及脂肪等的组织中，其中肝组织是合成脂肪酸的主要场所。

（2）合成原料：乙酰 CoA 是合成脂肪酸的主要原料，主要来自葡萄糖的有氧氧化。细胞内的乙酰 CoA 全部在线粒体内生成，而合成脂肪酸的酶系存在于细胞液中。线粒体内的乙酰 CoA 必须进入细胞液才能用于脂肪酸的合成。实验证明，乙酰 CoA 不能透过线粒体内膜，主要通过柠檬酸-丙酮酸循环（citrate-pyruvate cycle）来完成（图 4-42）。在此循环中，乙酰 CoA 首先在线粒体内与草酰乙酸缩合生成柠檬酸，柠檬酸通过线粒体内膜上的载体转运进入细胞液，然后由细胞液中的柠檬酸裂解酶催化裂解，释放出草酰乙酸和乙酰 CoA。乙酰 CoA 用于脂肪酸的合成，而草酰乙酸则在苹果酸脱氢酶的作用下，还原成苹果酸。苹果酸经线粒体内膜的载体转运入线粒体内；苹果酸也可以在苹果酸酶的作用下分解为丙酮酸，丙酮酸被转运入线粒体。两种形式最终均形成线粒体内的草酰乙酸。草酰乙酸可参与转运乙酰 CoA。

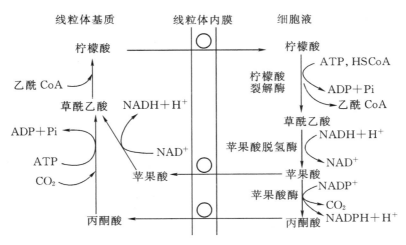

图 4-42　柠檬酸-丙酮酸循环

脂肪酸的合成除需要乙酰 CoA 外，还需要 ATP、NADPH、CO_2 及 Mn^{2+} 等。其中 NADPH 主要来自磷酸戊糖途径。

（3）合成过程：具体如下。

1）丙二酸单酰 CoA 的合成：乙酰 CoA 羧化生成丙二酸单酰 CoA 是脂肪酸合成的第一步，其由乙酰 CoA 羧化酶催化。乙酰 CoA 羧化酶是脂肪酸合成的限速酶。该酶存在于细胞液中，辅酶是生物素。该酶有两种存在形式：一种是无活性的单聚体；另一种是有活性的多聚体。柠檬酸、异柠檬酸可使该酶由无活性的单体聚合成有活性的多聚体，而软脂酰 CoA 及其他长链脂酰 CoA 能使多聚体分解成单体，以此抑制其活性。

$$CH_3CO\sim SCoA + HCO_3^- + ATP \xrightarrow[\text{生物素}]{\text{乙酰 CoA 羧化酶}} HOOC-CH_2-CO\sim SCoA + ADP + Pi$$

2）软脂酸的合成：软脂酸的合成过程是一个连续的酶促反应过程，它以 1 分子乙酰 CoA 和 7 分子丙二酸单酰 CoA 为原料，在脂肪酸合成酶系的催化下，由 NADPH 提供氢，合成软脂酸。在大肠杆菌的脂肪酸合成酶系中，酰基载体蛋白质（acyl carrier protein，ACP）、脂肪酸合成的各步反应均在 ACP 的辅基上进行。碳链每增加 2 个碳原子，都要重复进行缩合、加氢、脱水和再加氢的过程，经过 7 次循环后，生成含 16 个碳原子的软脂酰 ACP，最后软脂酰 ACP 经硫酯酶水解，释放出软脂酸。

软脂酸合成的总反应式为：

$$CH_3CO\sim SCoA + 7HOOC-CH_2-CO\sim SCoA \xrightarrow{\text{脂肪酸合成酶系}} CH_3(CH_2)_{14}COOH$$
$$14(NADPH+H^+) \quad 7CO_2 \quad 14NADP^+ + 8CoA\text{-}SH + 6H_2O$$

3. 甘油三酯的合成　肝细胞和脂肪细胞的内质网是合成甘油三酯的主要部位，小肠黏膜上皮细胞在吸收脂类后也可以合成大量的甘油三酯。小肠黏膜上皮细胞利用消化、吸收的甘油一酯为起始物，再加上 2 分子脂酰 CoA，合成甘油三酯。肝细胞和脂肪细胞主要通过甘油二酯途径合成甘油三酯，此途径是利用糖代谢生成的 α-磷酸甘油，在脂酰 CoA，转移酶的催化下，依次加上 2 分子脂酰 CoA，生成磷脂酸，磷脂酸在磷酸酶的催化下，水解脱去磷酸，生成 1,2-甘油二酯，然后 1,2-甘油二酯在脂酰 CoA 转移酶的催化下，再加上 1 分子脂酰 CoA 即生成甘油三酯。甘油三酯的合成过程见图 4-43。

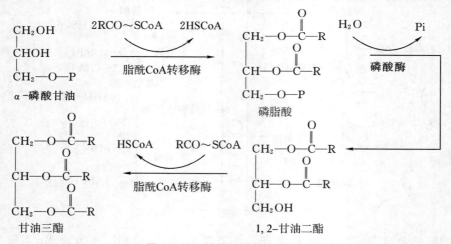

图 4-43　甘油三酯的合成过程

三、磷脂的代谢

含磷酸的脂类称为磷脂。按化学组成的不同可将磷脂分为甘油磷脂和鞘磷脂两类。

前者以甘油为基本骨架，后者以鞘氨醇为基本骨架。人体内含量最多的磷脂是甘油磷脂，其分布较为广泛；鞘磷脂则主要分布于大脑和神经髓鞘中。

（一）甘油磷脂的合成代谢

甘油磷脂由甘油、脂肪酸、磷酸及含氮化合物组成，其基本结构见图 4 - 44。

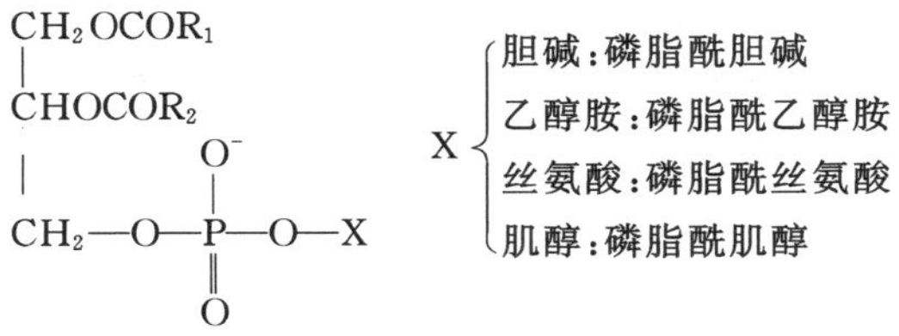

$$
\begin{array}{l}
CH_2OCOR_1 \\
|\\
CHOCOR_2 \\
|\quad\quad\quad O^- \\
|\quad\quad\quad | \\
CH_2-O-P-O-X \\
\quad\quad\quad\quad \| \\
\quad\quad\quad\quad O
\end{array}
\quad
X\begin{cases}
胆碱:磷脂酰胆碱 \\
乙醇胺:磷脂酰乙醇胺 \\
丝氨酸:磷脂酰丝氨酸 \\
肌醇:磷脂酰肌醇
\end{cases}
$$

图 4 - 44　甘油磷脂的结构

在甘油的 1 位羟基和 2 位羟基上各结合 1 分子脂肪酸，通常 2 位脂肪酸为花生四烯酸，在 3 位羟基再结合 1 分子磷酸，即为最简单的甘油磷脂。因磷酸羟基的取代基团不同，即 X 的不同，可将甘油磷脂分为磷脂酰胆碱（卵磷脂）、磷脂酰乙醇胺（脑磷脂）、磷脂酰丝氨酸及磷脂酰肌醇等（图 4 - 44）。

1. 合成部位　全身各组织的内质网中都含有合成甘油磷脂的酶，其中以肝组织、肾组织和小肠组织中的酶最为活跃。

2. 合成的原料及辅助因子　合成甘油磷脂的原料主要包括甘油、脂肪酸、磷酸盐、胆碱、丝氨酸、乙醇胺及肌醇等物质。甘油和脂肪酸主要由糖代谢转变而来，其 2 位碳上的不饱和脂肪酸必须从食物中摄取。胆碱和乙醇胺可由食物提供，也可由丝氨酸在人体内转变而来。合成甘油磷脂的反应除由 ATP 供能外，还需要 CTP 供能。

3. 合成过程　磷脂酰胆碱和磷脂酰乙醇胺这两类甘油磷脂在人体内含量最多，占组织和血液中甘油磷脂的 75% 以上。甘油二酯是合成甘油磷脂的重要中间物。磷脂酰胆碱可由磷脂酰乙醇胺从 S - 腺苷甲硫氨酸获得甲基来生成，通过这种方式合成的磷脂酰胆碱占组织和血液中甘油磷脂的 10%~15%。甘油磷脂的合成过程见图 4 - 45。

（二）甘油磷脂的分解代谢

人体内存在能使甘油磷脂水解的多种磷脂酶类，它们分别作用于甘油磷脂分子中不同的酯键。作用于 1、2 位酯键的酶分别为磷脂酶 A_1 和磷脂酶 A_2。其中，磷脂酶 A_2 可使甘油磷脂水解为溶血磷脂和多不饱和脂肪酸。溶血磷脂是一种较强的表面活性物质，能使红细胞的细胞膜和其他细胞的细胞膜破坏而引起溶血或细胞坏死。磷脂酶 A_2 存在于各组织细胞的细胞膜和线粒体内膜中。急性胰腺炎的发病就与胰腺细胞的细胞膜中的磷脂酶 A_2 被提前激活而导致胰腺细胞的细胞膜受损有关。某些毒蛇唾液中含有磷脂酶 A_2，故被毒蛇咬伤后，可出现溶血症状。

（三）甘油磷脂与脂肪肝

在肝内合成的甘油磷脂，除了作为质膜的组成成分外，还参与脂蛋白的合成。脂蛋白可通过极低密度脂蛋白（very low density lipoprotein，VLDL）的形式将肝合成的脂肪转运出去。正常成人肝中的脂肪含量约占肝重的 5%，其中甘油磷脂含量最多，约占

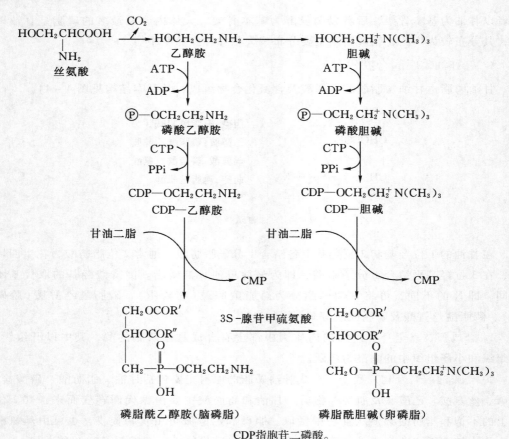

CDP指胞苷二磷酸。

图 4 - 45　甘油磷脂的合成过程

3%，甘油三酯约占 2%。如果肝中脂肪含量超过 10%，且主要是甘油三酯堆积，肝实质细胞中的脂肪超过 30%，即为脂肪肝。形成脂肪肝的常见原因有：甘油磷脂合成原料不足（如胆碱、丝氨酸、脂肪酸等缺乏），可导致甘油磷脂合成不足，引起 VLDL 合成障碍，致使肝内脂肪不能被运出，并以脂滴的形式聚集于肝细胞内而导致脂肪肝；肝细胞内甘油三酯的来源过多，如食用高脂、高糖食物或长期酗酒；肝功能出现障碍，影响 VLDL 的合成与释放。上述原因均可导致肝细胞内甘油三酯的堆积并形成脂肪肝，重度脂肪肝可导致肝硬化。甘油磷脂及其合成原料和有关辅助因子（如叶酸、维生素 B_{12}、CTP 等）在临床上常用于防治脂肪肝，就是因为它们能促进肝中甘油磷脂的合成及脂蛋白的合成，进而促进脂肪的转运。

四、胆固醇的代谢

胆固醇是最早从动物胆结石中分离出的具有羟基的固体醇类化合物，故被称为胆固醇（cholesterol）。胆固醇的结构见图 4 - 46。

胆固醇可分为内源性胆固醇和外源性胆固醇。内源性胆固醇是由机体自身合成的，占总胆固醇的 50% 以上；外源性胆固醇主要来自动物性食物，如蛋黄，动物的肉、肝和脑等。

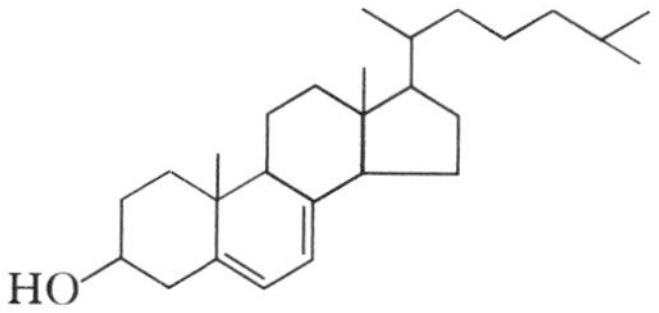

图 4 - 46 胆固醇的结构示意图

人体约含有胆固醇 140 g。胆固醇广泛分布于全身各组织中，其中大约 1/4 的胆固醇分布在脑及神经组织中，其含量约占组织重量的 2%。肝、肾、肠等内脏及皮肤、脂肪组织中亦含有较多的胆固醇，每 100 g 组织中含 200 ~ 500 mg 胆固醇，其中肝组织内含量最多，肌肉组织内含量较低。肾上腺、卵巢等合成类固醇激素的内分泌腺中胆固醇含量较高。

（一）胆固醇的合成代谢

1. 合成部位　除成年动物的脑组织及成熟红细胞外，几乎全身各组织均可合成胆固醇，每天合成 1 g 左右。其中肝合成胆固醇的能力最强。人体内 70% ~ 80% 的胆固醇由肝合成，10% 由小肠合成。胆固醇的合成部位主要是细胞液和内质网，这是因为胆固醇合成酶系存在于细胞液和内质网中。

2. 合成原料　乙酰 CoA 是合成胆固醇的原料。另外，合成胆固醇还需要 ATP 和 NADPH + H^+ 的参与。每合成 1 分子胆固醇需要 18 分子乙酰 CoA、36 分子 ATP 及 16 分子 NADPH + H^+。乙酰 CoA 和 ATP 大多数由糖的有氧氧化反应来提供，NADPH + H^+ 来自磷酸戊糖途径。因此，糖是胆固醇合成原料的主要来源。乙酰 CoA 在线粒体内生成，需要通过柠檬酸 - 丙酮酸循环转运到细胞液内才能合成胆固醇。

3. 合成的基本过程　胆固醇的合成过程复杂，有近 30 步反应，大致可分为 3 个阶段（图 4 - 47）。

（1）甲羟戊酸的合成：在细胞液中，2 分子乙酰 CoA 在乙酰硫解酶的催化下，缩合生成乙酰乙酰 CoA，然后乙酰乙酰 CoA 在 HMG - CoA 合成酶的催化下再与 1 分子乙酰 CoA 合成 HMG - CoA。HMG - CoA 是合成酮体和胆固醇重要的中间产物。在线粒体中，由 3 分子乙酰 CoA 合成的 HMG - CoA 裂解后生成酮体；在细胞液中生成的 HMG - CoA 在 HMG - CoA 还原酶的催化下，由 NADPH + H^+ 供氢，还原生成甲羟戊酸。

（2）鲨烯的合成：由 ATP 供能，甲羟戊酸经磷酸化、脱羧基、脱羟基等反应转变为异戊烯焦磷酸（5 碳），异戊烯焦磷酸经缩合生成鲨烯（30 碳）。

（3）胆固醇的合成：鲨烯在多种酶的催化下，经羟化、环化、脱甲基、还原等一系列反应，最后生成胆固醇。

4. 胆固醇合成的调节　HMG - CoA 还原酶是胆固醇合成的限速酶，各种因素通过影响此酶来调节胆固醇的合成。

（1）饥饿与饱食的调节：当饥饿或禁食时，糖供给不足，胆固醇合成所需的乙酰 CoA、ATP 及 NADPH + H^+ 不足，HMG - CoA 还原酶活性降低，会抑制胆固醇的合成；反之，当摄入高糖饮食后，HMG - CoA 还原酶活性增强，会加快胆固醇的合成。

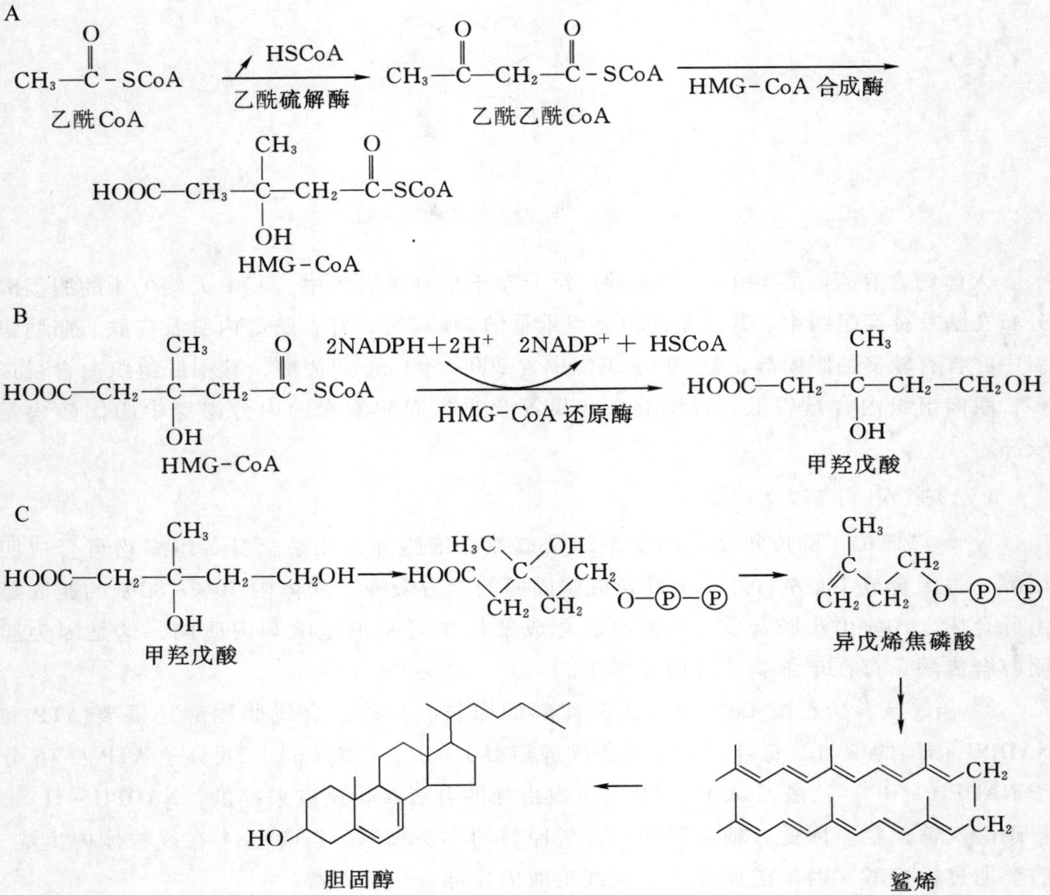

A

B

C

图 4 - 47　胆固醇的合成过程

（2）胆固醇的负反馈调节：当食物胆固醇及体内合成胆固醇的含量增加时，反过来会阻遏 HMG - CoA 还原酶合成胆固醇，使胆固醇的合成量减少；反之，通过解除对 HMG - CoA 还原酶的阻遏作用，可使胆固醇的合成增加。这种调节主要存在于肝细胞内，小肠黏膜细胞内的胆固醇合成不受这种反馈调节的影响。因此，单靠限制摄入食物胆固醇的量，对降低血液中胆固醇的含量的影响是有限的。

（3）激素的调节：胰岛素、甲状腺素能诱导 HMG - CoA 还原酶的合成，从而促进胆固醇的合成。甲状腺素还可以促进胆固醇向胆汁酸的转化，并且转化大于合成，因此，甲状腺功能亢进的患者，血液中的胆固醇含量反而会降低。胰高血糖素和糖皮质激素能抑制 HMG - CoA 还原酶发挥作用，进而可使胆固醇的合成量减少。

（二）胆固醇的酯化

血浆中和细胞液中的游离胆固醇都可以转化为胆固醇酯。不过，不同部位催化胆固醇酯化的酶及其反应过程是不同的。

1. 血浆内胆固醇的酯化　在血浆中，在卵磷脂 - 胆固醇脂酰转移酶（lecithin - cholesterol acyltransferase，LCAT）的催化下，卵磷脂 2 号碳位上的脂酰基转移至胆固醇 3 号碳位的羟基上，游离胆固醇就生成了胆固醇酯。

$$胆固醇 + 卵磷脂 \xrightarrow{LCAT} 胆固醇酯 + 溶血磷脂酰胆碱$$

LCAT 由肝实质细胞合成后分泌入血，在血浆中发挥催化作用。当肝实质细胞发生病变时，可使 LCAT 合成量减少，进而可引起血浆胆固醇酯化量的下降。

2. 细胞内胆固醇的酯化　在组织细胞内，游离胆固醇可在脂酰 CoA – 胆固醇脂酰转移酶（acyl coenzyme A – cholesterol acyl – transferase，ACAT）的催化下，接受脂酰 CoA 的脂酰基后生成胆固醇酯。

$$胆固醇 + 脂酰 CoA \xrightarrow{ACAT} 胆固醇酯 + HSCoA$$

（三）胆固醇的转化与排泄

胆固醇在体内不能彻底氧化分解为 CO_2 和 H_2O，因此不能作为能源物质。胆固醇的母核环戊烷多氢菲在体内不能被降解，但它的侧链可被氧化、还原或降解为其他具有环戊烷多氢菲母核的生理活性化合物，参与调节代谢，或被排出体外。

1. 转化为胆汁酸　胆固醇在肝中转化成胆汁酸是肝脏清除胆固醇的主要方式。胆汁酸主要通过胆道排入肠腔，促进脂类物质的消化、吸收。

2. 转化为类固醇激素　胆固醇是肾上腺皮质、睾丸、卵巢等内分泌腺合成类固醇激素的原料。肾上腺皮质中存在着大量的胆固醇酯，其中 90% 来自血液，10% 由自身合成。肾上腺皮质球状带、束状带和网状带细胞能以胆固醇为原料分别合成醛固酮、皮质醇及雄激素。睾丸间质细胞能以胆固醇为原料合成睾酮。卵巢的卵泡内膜细胞、黄体可合成及分泌雌二醇、孕酮。

3. 转化为维生素 D_3　胆固醇在皮肤、肝和小肠黏膜等部位被氧化成 7 – 脱氢胆固醇，7 – 脱氢胆固醇经紫外线照射后转化为维生素 D_3。维生素 D_3 在肝和肾内经羟化反应后生成 1,25 – 二羟维生素 D_3，从而促进钙、磷的吸收。

4. 胆固醇的排泄　人体内大部分胆固醇在肝内转化为胆汁酸，然后以胆汁酸盐的形式随胆汁排出。还有一部分胆固醇可直接随胆汁排出。排入肠道的胆固醇一部分经肠肝循环入血，另一部分受肠内细菌的作用转化为粪固醇，随粪便排出。

五、血脂与血浆脂蛋白

（一）血脂

血脂是血浆内所含脂类物质的总称，包括甘油三酯、磷脂、胆固醇、胆固醇酯及游离脂肪酸（free fatty acid，FFA）等。血脂的来源有二：一是外源性血脂，由从食物摄取的脂类经消化、吸收入血构成；二是内源性血脂，由机体自身组织细胞合成的脂类释放入血构成。血脂的去路主要有氧化分解供能、进入脂库储存、构成生物膜及转化为其他物质等（图 4 – 48）。

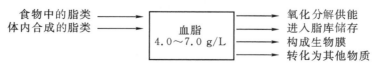

图 4 – 48　血脂的来源与去路

在正常情况下，血脂的来源与去路处于动态平衡中，血脂浓度相对稳定。当长期摄入高脂、高糖饮食后，可导致血脂浓度升高。此外，血脂浓度远不如血糖浓度恒定，易受年龄、性别、膳食、运动及代谢等多种因素的影响，波动范围较大。正常成年人空腹 12～14 h 血脂的组成和含量见表 4-4。

表 4-4　正常成人空腹 12～14 h 血脂的组成和含量

组成	浓度		空腹时的主要来源
	mg/dL	mmol/L	
脂类总量	400～700	6.7～12.22	—
甘油三酯	10～150	0.11～1.69	肝
总胆固醇	100～250	2.59～6.47	肝
胆固醇酯	70～250	1.81～5.17	—
游离胆固醇	40～70	1.03～1.81	—
总磷脂	150～250	48.44～80.73	肝
磷脂酰胆碱	50～200	16.1～64.6	肝
磷脂酰乙醇胺	15～35	4.8～13.0	肝
神经磷脂	50～130	16.1～42.0	肝
游离脂肪酸	5～20	0.5～0.7	脂肪组织

（二）血浆脂蛋白

血脂难溶于水。除游离脂肪酸与清蛋白结合外，其他血脂都与载脂蛋白结合，形成脂蛋白（lipoprotein），以脂蛋白的形式运输。因此，脂蛋白是脂类在血浆中的存在形式，也是脂类在血液中的运输形式及代谢形式。

1. 血浆脂蛋白的组成　血浆脂蛋白由血浆中的脂类和蛋白质组成。每一种脂蛋白中均含有相应的载脂蛋白。目前已发现的载脂蛋白有 10 多种，主要有载脂蛋白 A、B、C、D 及 E 五类。载脂蛋白是决定脂蛋白的结构、功能及代谢的主要因素。其主要功能有：构成并稳定血浆脂蛋白的结构，作为脂类的运输载体；可调节脂蛋白代谢关键酶的活性；可参与脂蛋白受体的识别、结合及其代谢过程。

各种血浆脂蛋白的分类、性质、组成、合成部位及生理功能见表 4-5。

表 4-5　血浆脂蛋白的分类、性质、组成、合成部位及生理功能

项目		分类（分别用超速离心法、电泳法获得）			
		乳糜微粒	极低密度脂蛋白/前β-脂蛋白	低密度脂蛋白/β-脂蛋白	高密度脂蛋白/α-脂蛋白
性质	电泳位置	原点	α_2-球蛋白	β-球蛋白	α_1-球蛋白
	密度	<0.95	0.95～1.006	1.006～1.063	1.063～1.210
	颗粒直径（nm）	80～500	25～80	20～25	5～17

项目	分类（分别用超速离心法、电泳法获得）			
	乳糜微粒	极低密度脂蛋白/前β-脂蛋白	低密度脂蛋白/β-脂蛋白	高密度脂蛋白/α-脂蛋白
组成（%）蛋白质	0.5~2	5~10	20~25	50
脂质	98~99	90~95	75~80	50
磷脂	5~7	15	20	25
甘油三酯	80~95	50~70	10	5
总胆固醇	1~4	15	45~50	20
游离胆固醇	1~2	5~7	8	5
胆固醇酯	3	10~12	40~42	15~17
合成部位 —	小肠黏膜细胞	肝细胞	血浆	肝、肠、血浆
生理功能 —	转运外源性甘油三酯及胆固醇	转运内源性甘油三酯及胆固醇	转运胆固醇出肝	逆向转运胆固醇回肝

2. 血浆脂蛋白的分类　各种血浆脂蛋白因所含有的脂类及蛋白质的量不同，其密度、颗粒大小、表面电荷、电泳行为及免疫性均有不同。用超速离心法和电泳法可将血浆脂蛋白分为四类。

（1）超速离心法：因为各种脂蛋白中脂类和蛋白质的量不同，所以它们的密度各不相同（脂类比例高的密度相对小）。将血浆置于一定密度的盐溶液中进行超速离心，脂蛋白因密度不同而漂浮或沉降，可分为密度不同的 4 个组分。这 4 个组分的密度由小到大依次为乳糜微粒（chylomicron，CM）、极低密度脂蛋白（very low density lipoprotein，VLDL）、低密度脂蛋白（low density lipoprotein，LDL）和高密度脂蛋白（high density lipoprotein，HDL）。

（2）电泳法：因为各种脂蛋白中的载脂蛋白和颗粒表面的电荷数量不同，所以其在电场中的移动速度就不同。经电泳后，用脂类染色剂染色，可将脂蛋白分为 4 个区带，移动由慢到快的顺序是乳糜微粒、β-脂蛋白、前β-脂蛋白和α-脂蛋白（图 4-49）。正常人电泳图谱上β-脂蛋白多于α-脂蛋白，而α-脂蛋白多于前β-脂蛋白。前β-脂蛋白含量少时一般在电泳图谱上不明显。乳糜微粒仅在进食后才有，空腹时难以检测出。

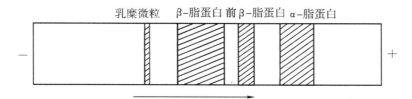

图 4-49　用电泳法将脂蛋白分离出的区带

（3）血浆脂蛋白（超速离心法）的生理功能：具体如下。

1）CM：CM 在小肠上皮细胞中合成，其特点是含有大量脂肪（脂肪约占其重量的90%）。肠黏膜上皮细胞利用由食物中消化、吸收的脂类合成脂肪，然后脂肪与蛋白质、磷脂、胆固醇等形成 CM。CM 中的脂肪来自食物，因此 CM 主要运输的是外源性脂肪。CM 经乳糜管、胸导管进入血液。因 CM 的颗粒很大，能使光散射而呈乳浊状，故人体在用餐后会出现血清浑浊的情况。

2）VLDL：VLDL 主要由肝实质细胞合成，其主要成分是脂肪，但其磷脂和胆固醇的含量比乳糜微粒高。因为 VLDL 的脂肪来源于肝自身合成的内源性脂肪，所以它的主要功能是运输内源性脂肪。当血液经过脂肪组织、肝组织、肌肉组织等的毛细血管时，管壁的脂蛋白酶可使 CM 和 VLDL 中的脂肪水解成脂肪酸和甘油，这些水解产物大部分进入细胞，被氧化或重新合成脂肪并储存起来。这种作用进行的速度很快，因此在正常人的空腹血浆中几乎检测不出 CM，且 VLDL 的含量也很少。

3）LDL：LDL 是血液中 VLDL 在水解掉部分脂肪及少量蛋白质后的残余部分。由于其中的脂肪已被水解掉一部分，LDL 中脂肪含量减少，而胆固醇和磷脂的含量则相对增高。因此，LDL 的主要功能是从肝运输胆固醇到全身各组织细胞。临床上对 LDL 含量的增多很重视，因为它的增多会导致胆固醇总量的增加。如果 LDL 结构不稳定，胆固醇很容易在血管壁沉着而形成斑块，这就是动脉粥样硬化的病理基础，由此会诱发一系列的心血管系统疾病。

4）HDL：HDL 主要在肝内生成。新生成的 HDL 以磷脂和载脂蛋白为主，形成圆盘状的磷脂双层结构，几乎不含有胆固醇，是外周游离胆固醇最好的接受体。肝合成的新生 HDL 入血后，在 LCAT 的作用下，将胆固醇转化为胆固醇酯，胆固醇酯转运蛋白将胆固醇酯转入 HDL 内核，HDL 内核中的胆固醇酯逐步增加，最终生成成熟的 HDL。成熟的 HDL 由肝细胞膜上的 HDL 受体识别后被摄取、降解、清除。HDL 的胆固醇逆向转运是将胆固醇转运至肝内并转化成胆汁酸盐，或通过胆汁直接排出体外的过程，从而促进外周组织内胆固醇的清除，减少外周组织内胆固醇的沉积，因此，HDL 具有抗动脉粥样硬化的作用。

（三）临床常见的血浆脂蛋白代谢异常

1. 高脂血症　高脂血症（hyperlipidemia）是指血浆中甘油三酯或胆固醇的浓度异常升高而引发的一系列异常状态。因为血脂在血液中以脂蛋白的形式运输，所以实际上高脂血症就是高脂蛋白血症（hyperlipoproteinemia，HLP）。目前临床上的高脂血症主要是指血浆中甘油三酯及胆固醇的含量超过正常范围的上限，称为高甘油三酯血症或高胆固醇血症。一般将成人空腹 12~14 h 后血浆中甘油三酯的浓度超过 2.26 mmol/L（200 mg/dL）、胆固醇浓度超过 6.21 mmol/L（240 mg/dL），儿童胆固醇超过 4.14 mmol/L（160 mg/dL）作为高脂血症的诊断标准。

世界卫生组织（WHO）建议将高脂血症分为五型六类，其分型及特点见表 4-6。

表 4 - 6 高脂血症的分型及特点

分型	脂蛋白变化	血脂变化	发病率
I	CM↑	TG↑↑↑	罕见
IIa	LDL↑	—	常见
IIb	VLDL 及 LDL↑	TG↑↑	常见
III	IDL↑	TG↑↑	罕见
IV	LDL↑	TG↑↑	常见
V	CM 及 VLDL↑	TG↑↑↑	较少

高脂血症分为原发性高脂血症和继发性高脂血症两类。原发性高脂血症与脂蛋白的组成，代谢过程中有关载脂蛋白、酶和受体等先天性缺陷有关；继发性高脂血症常继发于其他疾病，如糖尿病、肾病、肝病及甲状腺功能减退症等。除此之外，部分患者所伴有的遗传性代谢缺陷、家族史、肥胖、不良饮食和生活习惯、激素及神经调节异常亦是诱发高脂血症的重要原因。

2. 动脉粥样硬化 动脉粥样硬化主要是血浆中胆固醇含量过多，沉积于大、小动脉内膜上，形成粥样斑块，导致管腔狭窄甚至阻塞，从而影响了受累器官的血液供应。如冠状动脉粥样硬化，会引起心肌缺血，甚至心肌梗死，这称为冠状动脉粥样硬化性心脏病，简称冠心病。研究证实，粥样斑块中的胆固醇来自血浆 LDL。VLDL 是 LDL 的前体，因此，血液中 LDL 和 VLDL 增高的患者，其冠心病的发病率显著升高。近年来的研究表明，HDL 的水平与冠心病的发病率成负相关，HDL 具有抗动脉粥样硬化的作用。这是由于 HDL 主要通过参与胆固醇的逆向转运，既能清除外周组织的胆固醇、降低动脉壁上的胆固醇含量，又能抑制 LDL 的氧化作用，保护细胞膜不受 LDL 的损害。总之，凡能增加动脉壁胆固醇内流和沉积的脂蛋白（如 LDL、VLDL 等），均是导致动脉粥样硬化的因素；凡能促使胆固醇从血管壁向外运输的脂蛋白（如 HDL），均能抗动脉粥样硬化。因此，降低 LDL、VLDL 的水平，提高 HDL 的水平，是防治动脉粥样硬化、冠心病的基本原则。

第三节 蛋白质代谢

蛋白质是人体组织细胞的重要组成成分，是生命活动的物质基础，其重要作用是其他物质无法取代的。蛋白质的基本组成单位是氨基酸，在人体内，蛋白质首先分解为氨基酸，而后再进行代谢，因此，氨基酸代谢是蛋白质分解代谢的中心内容。人体内细胞不停地利用氨基酸合成蛋白质，并分解蛋白质为氨基酸。蛋白质的更新与氨基酸的分解需要食物蛋白质来补充。

一、蛋白质的营养作用

（一）蛋白质的生理功能

1. **构成组织细胞的成分**　蛋白质是构成组织细胞的重要成分，其最主要的功能是维持细胞的生长、更新和修复，这是蛋白质特有的功能，是糖和脂类所不能替代的。

2. **构成具有重要生理功能的物质**　蛋白质参与构成机体很多具有重要生理功能的物质，如酶、抗体、受体、血红蛋白等，参与机体的物质代谢、免疫、血液运输、肌肉收缩等几乎所有的生命活动。

3. **氧化供能**　蛋白质是能源物质，每克蛋白质在体内氧化分解可释放 17 kJ 能量（蛋白质的供能功能可由糖和脂肪代替）。在长期饥饿或禁食的情况下，蛋白质的氧化分解产能是体内能量的来源之一。

体内没有蛋白质或氨基酸的储存库，因此提供足够的食物蛋白质对正常代谢和各种生命活动的进行十分重要，对生长、发育的儿童和康复期的患者更为重要。

（二）蛋白质的需要量和营养价值

1. **氮平衡**　机体每天所摄入食物的含氮量（摄入氮）与随尿液和粪便排出去的含氮量（排出氮）的比例关系，称为氮平衡。通过测定氮平衡，可反映体内蛋白质的代谢情况。根据摄入和排出氮的比例关系的不同，可将氮平衡分为以下 3 种类型。

（1）氮总平衡：摄入氮 = 排出氮，表明体内蛋白质的合成与分解相当，主要见于健康的成年人。

（2）正氮平衡：摄入氮 > 排出氮，表明体内蛋白质的合成大于分解，主要见于生长发育期的儿童、孕妇或康复期的患者等。

（3）负氮平衡：摄入氮 < 排出氮，表明体内蛋白质的合成小于分解，主要见于长期饥饿、营养不良及患恶病质者等。

2. **蛋白质的需要量**　根据氮平衡实验计算，成人如进食不含蛋白质的食物，每日蛋白质的最低分解量约为 20 g。食物蛋白质与人体内的蛋白质有组成上的差异，不可能全部被利用，因此成人每日需要补充 35～45 g 蛋白质。为了长期保持氮总平衡，我国营养协会推荐成人每天蛋白质的需要量为 80 g 左右。

3. **蛋白质的营养价值**　在营养价值方面，不仅要注意膳食蛋白质的量，还必须注意膳食蛋白质的质。各种蛋白质所含有的氨基酸的种类、数量及比例不同，因此它们的质也不同。

组成人体蛋白质的氨基酸有 20 种，其中有 8 种人体不能合成。必须由食物提供的氨基酸，称为必需氨基酸（essential amino acid）。必需氨基酸包括缬氨酸、苯丙氨酸、蛋氨酸、赖氨酸、苏氨酸、色氨酸、亮氨酸、异亮氨酸。其余 12 种氨基酸在体内可以合成，不一定需要食物提供，称为非必需氨基酸（non - essential amino acid）。由于酪氨酸和半胱氨酸在体内可由苯丙氨酸和蛋氨酸转变而来，故称为半必需氨基酸。这两种氨基酸仅对新生儿属于必需氨基酸。组氨酸和精氨酸虽在人体内能合成，但合成量不足，若长期缺乏也能造成负氮平衡，因此有人将这两种氨基酸也归为必需氨基酸。

食物蛋白质中所含必需氨基酸的种类多、数量充足。各种必需氨基酸在蛋白质中的比例与人体所需要的接近，其营养价值高；反之，则营养价值低。一般来说，动物蛋白质的营养价值比植物蛋白质的营养价值高。

蛋白质的营养价值有高有低，将多种营养价值低的蛋白质食物混合食用，使其所缺少的必需氨基酸互相补充，从而提高食物中蛋白质的营养价值，称为食物蛋白质的营养互补作用。例如，谷类食物中含赖氨酸较少而含色氨酸较多，豆类食物中含赖氨酸较多而含色氨酸较少，两者混合食用，取长补短，可提高食物中蛋白质的营养价值。在患某些疾病的情况下，为保证氨基酸的需要，可输入氨基酸制剂，以防止病情恶化。

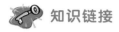 **知识链接**

氨基酸制剂

氨基酸制剂是人为地按物质含量和比例，以各种结晶氨基酸为原料配置而成的氨基酸混合液，其主要成分是必需氨基酸。临床上常用的氨基酸制剂有 14 氨基酸注射液－800（含14 种氨基酸）、凡命（含 17 种氨基酸）、复方结晶氨基酸注射液、复合氨基酸注射液（18F）、支链氨基酸 3H 注射液（含亮氨酸、异亮氨酸和缬氨酸）等。

（三）蛋白质的消化、吸收与腐败

1. **蛋白质的消化**　蛋白质的消化、吸收是人体氨基酸的主要来源。食物蛋白质需经消化道内一系列酶的消化，分解为氨基酸或小肽才能被吸收。同时，消化过程还可以消除食物蛋白质的特异性和抗原性，避免异体蛋白质对机体产生过敏反应和毒性反应。因唾液中不含有水解蛋白质的酶，故食物蛋白质的消化从胃开始，主要在小肠中进行。

（1）胃内的消化：胃黏膜主细胞所分泌的胃蛋白酶原在胃内经过胃酸或胃蛋白酶的激活而成为胃蛋白酶。胃蛋白酶的最适 pH 值为 1.5～2.5，对蛋白质肽键作用的特异性较差，产物为多肽和少量氨基酸。此外，胃蛋白酶还具有凝乳作用，可使乳汁中的蛋白质转化成凝块，使乳汁在胃中停留时间延长，有利于乳汁中蛋白质的充分消化。

（2）小肠内的消化：小肠是蛋白质消化的主要场所。在小肠内，蛋白质的消化产物及未被消化的蛋白质受胰液及肠黏膜细胞分泌的多种蛋白酶及肽酶的共同作用，进一步水解成氨基酸。小肠内蛋白质的消化主要依靠胰酶来完成，胰酶的最适 pH 值为 7.0 左右。胰液中的蛋白酶按水解肽键位置的不同可分为内肽酶与外肽酶。内肽酶可以水解蛋白质肽链内部的一些肽键，如胰蛋白酶、糜蛋白酶及弹性蛋白酶等。这些蛋白酶由胰腺细胞分泌，均以无活性的酶原进入十二指肠后才被激活，然后从多肽的内部水解特定的肽键。外肽酶主要有羧基肽酶 A 和羧基肽酶 B，它们自肽链的特定羧基末端水解肽键。蛋白质在胰酶的催化下，最终水解为氨基酸或一些寡肽。小肠黏膜细胞中存在寡肽酶、氨基肽酶及二肽酶。氨基肽酶从氨基末端逐步水解寡肽，生成二肽。二肽再经二肽酶的作用生成氨基酸。食物中的蛋白质经过上述酶的共同作用，最终水解成氨基酸后被吸收。

2. **氨基酸的吸收**　氨基酸的吸收主要在小肠内进行。小肠黏膜细胞的细胞膜上存在转运氨基酸的载体蛋白，它能与氨基酸、Na^+ 结合成三联体，使氨基酸、Na^+ 转入小

肠黏膜细胞，Na^+则借钠泵排出小肠黏膜细胞外，这个过程需消耗 ATP，是 Na^+ 的主动转运。因为氨基酸侧链结构差异较大，主动转运氨基酸的载体蛋白也不相同，所以小肠黏膜细胞上有多种氨基酸的转运载体参与不同侧链结构氨基酸的吸收。除此之外，小肠黏膜细胞上还存在吸收二肽或三肽的转运体系，这种转运也是一个耗能的主动转运过程。

3. 蛋白质的腐败作用　肠道细菌对部分未被消化的蛋白质及部分未被吸收的消化产物进行分解的过程称为腐败作用（putrefaction）。其作用的主要方式是脱羧基、脱氨基、水解、氧化、还原等。蛋白质的腐败产物大多数对机体有害，如胺类、酚、氨、吲哚及硫化氢等，也有少量可被机体利用，如有机酸和维生素。在腐败产物生成过多或肝功能低下时，则会对机体产生毒害作用，其中以胺类和氨的危害最大。

（1）胺类的生成：氨基酸脱羧基生成胺类化合物，如组氨酸脱羧基生成组胺，赖氨酸脱羧基生成尸胺，色氨酸脱羧基生成色胺，酪氨酸脱羧基生成酪胺，苯丙氨酸脱羧基生成苯乙胺等。其中组胺、尸胺有较强的降血压作用，酪胺和色胺具有较强的升血压作用。酪胺和苯乙胺可不经肝内分解便进入脑组织，分别羟化生成羟酪胺和苯乙醇胺。羟酪胺和苯乙醇胺的结构与神经递质儿茶酚胺相似，故两者又被称为假神经递质。如两者大量生成，可干扰正常神经递质的功能，使大脑发生异常抑制。这可能是肝性脑病的发生机制之一。

（2）氨的生成：肠道内氨的主要来源有两个。一是由未被吸收的氨基酸在肠道细菌的作用下脱氨基生成；二是血液中的尿素扩散到肠腔，在由肠道细菌产生的尿素酶的作用下水解生成。这些氨均可被吸收入血，经血液循环运送到肝内并合成尿素。因此，严重的肝病患者因其处理血氨的能力下降，可引起高血氨，严重时可发生昏迷，降低肠道内的 pH 值，进而可减少氨的吸收。

在正常情况下，上述有毒、有害的物质大部分会随粪便排出，只有小部分被吸收，经肝的代谢转变而解毒，故不会发生中毒现象。但长期出现便秘或肠梗阻时，肠道吸收的腐败产物增加，可引起头昏、头痛、血压波动等中毒症状。

二、氨基酸的一般代谢

食物中经消化、吸收的氨基酸，体内合成的非必需氨基酸及组织蛋白质降解生成的氨基酸在细胞内和体液中混为一体，构成氨基酸代谢库。这些氨基酸主要被用于合成组织蛋白质、多肽及其他含氮化合物。此外，一部分氨基酸可彻底氧化分解供能。各种氨基酸具有共同的结构特点，因此它们具有共同的代谢方式。但不同的氨基酸由于结构上的差异，在代谢方式上也有不同之处。人体内氨基酸的代谢概况见图 4-50。

（一）氨基酸的脱氨基作用

氨基酸在酶的催化下脱去氨基、生成 α-酮酸的过程称为脱氨基作用。它是体内氨基酸分解代谢的主要途径，在体内多数组织中均可进行。脱氨基的方式包括氧化脱氨基作用、转氨基作用、联合脱氨基作用和嘌呤核苷酸循环等，其中联合脱氨基作用是最主要的脱氨基方式。

1. 氧化脱氨基作用　氨基酸脱去氨基的同时伴有脱氢氧化反应的过程称为氧化脱

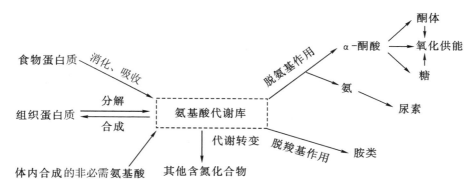

图 4-50　人体内氨基酸的代谢概况

氨基作用。催化氧化脱氨基作用的酶有 L-谷氨酸脱氢酶和氨基酸氧化酶，其中 L-谷氨酸脱氢酶最为重要。L-谷氨酸脱氢酶是以 NAD⁺（或 NADP）为辅酶的不需氧脱氢酶，主要分布在肝、肾、脑等的组织中，在骨骼肌和心肌中含量很低。它可催化 L-谷氨酸脱氨基生成亚谷氨酸、α-酮戊二酸（是 α-酮酸的一种）及氨（图 4-51）。

$$
\begin{array}{c}
\text{COOH}\\
|\\
(\text{CH}_2)_2\\
|\\
\text{CHNH}_2\\
|\\
\text{COOH}
\end{array}
\quad
\underset{\text{NAD}^+ \quad \text{NADH+H}^+}{\overset{\text{L-谷氨酸脱氢酶}}{\rightleftharpoons}}
\quad
\begin{array}{c}
\text{COOH}\\
|\\
\text{CH}_2\\
|\\
\text{CH}_2\\
|\\
\text{C=NH}\\
|\\
\text{COOH}
\end{array}
\quad
\underset{-\text{H}_2\text{O}}{\overset{+\text{H}_2\text{O}}{\rightleftharpoons}}
\quad
\begin{array}{c}
\text{COOH}\\
|\\
(\text{CH}_2)_2\\
|\\
\text{C=O}\\
|\\
\text{COOH}
\end{array}
\quad + \text{NH}_3
$$

L-谷氨酸　　　　　　　　　亚谷氨酸　　　α-酮戊二酸　　　　氨

图 4-51　人体内氧化脱氨基的过程

　　L-谷氨酸脱氢酶催化的反应是可逆的，α-酮戊二酸还原加氨可生成 L-谷氨酸。虽然 L-谷氨酸脱氢酶的专一性高，只能催化 L-谷氨酸的氧化脱氨基反应，但它可以与转氨酶联合作用，在氨基酸的分解、合成中发挥重要的作用。

　　2. 转氨基作用　　转氨基作用是指在转氨酶的催化下，α-氨基酸的氨基转移给 α-酮酸，生成相应的 α-酮酸，而原来的 α-酮酸则获得氨基，生成相应的氨基酸。转氨基作用的通式见图 4-52。

$$
\begin{array}{c}
\text{R}_1\\
|\\
\text{CHNH}_2\\
|\\
\text{COOH}
\end{array}
\quad + \quad
\begin{array}{c}
\text{R}_2\\
|\\
\text{C=O}\\
|\\
\text{COOH}
\end{array}
\quad
\overset{\text{转氨酶}}{\rightleftharpoons}
\quad
\begin{array}{c}
\text{R}_1\\
|\\
\text{C=O}\\
|\\
\text{COOH}
\end{array}
\quad + \quad
\begin{array}{c}
\text{R}_2\\
|\\
\text{CHNH}_2\\
|\\
\text{COOH}
\end{array}
$$

图 4-52　转氨基作用的通式

　　人体内大多数氨基酸（除甘氨酸、苏氨酸、赖氨酸、脯氨酸外）均可在相应转氨酶的作用下与 α-酮酸发生转氨基反应。转氨酶所催化的反应是可逆的，这个反应并没有脱下氨基，只是氨基发生转移而已。α-酮酸可通过转氨酶的作用接受氨基酸转来的氨基，进而生成相应的氨基酸。这是人体内合成非必需氨基酸的重要途径。

人体内存在着多种转氨酶。在各种转氨酶中，以丙氨酸转氨酶（alanine aminotransferase，ALT，又称谷丙转氨酶）和天冬氨酸转氨酶（aspartate aminotransferase，AST，又称谷草转氨酶）最为重要，它们在人体内广泛存在，但在各组织中含量不等。ALT在肝细胞中含量较高，AST在心肌细胞中含量较高（表4-7）。

表4-7　正常成人体内各组织中ALT和AST的含量（单位/克湿组织）

组织	AST	ALT	组织	AST	ALT
心	156000	7100	胰腺	28000	2000
肝	142000	44000	脾	14000	1200
骨骼肌	99000	4800	肺	10000	700
肾	91000	19000	血清	20	16

ALT和AST所催化的反应如下。

$$谷氨酸 + 丙酮酸 \underset{}{\overset{ALT}{\rightleftharpoons}} \alpha - 酮酸 + 丙氨酸$$

$$天冬氨酸 + \alpha - 酮酸 \underset{}{\overset{AST}{\rightleftharpoons}} + 草酰乙酸 + 谷氨酸$$

由表4-7可见，在正常情况下，上述转氨酶主要存在于细胞内，而在血清中的含量很低，各组织、器官中以心或肝内的含量为最高。当某种原因使细胞膜通透性增加、组织坏死或细胞膜破裂时，可使大量的转氨酶释放入血，导致血液中的转氨酶含量升高。如患急性肝炎时血清ALT含量会显著升高，患心肌梗死时AST含量会明显升高。因此，临床上血清ALT和AST含量的测定值可作为疾病诊断和预后的判断指标之一。

转氨酶是结合酶，其辅酶是维生素B_6的活化形式磷酸吡哆醛和磷酸吡哆胺，两者在转氨酶催化反应中可起到传递氨基的作用（图4-53）。

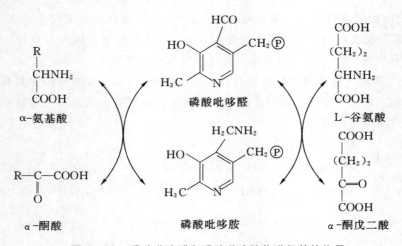

图4-53　磷酸吡哆醛和磷酸吡哆胺传递氨基的作用

3. 联合脱氨基作用　联合脱氨基作用是指转氨基作用和氧化脱氨基作用相偶联，使氨基酸脱去α-氨基并产生游离氨的过程（图4-54）。

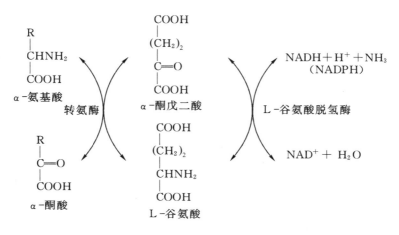

图 4 - 54　转氨酶和 L - 谷氨酸脱氢酶的联合脱氨基作用

　　经联合脱氨基作用，氨基酸可脱去氨基，生成 NH_3 和相应的 α - 酮酸。因为 α - 酮酸参加的转氨基作用在人体内普遍存在及 L - 谷氨酸脱氢酶在人体内分布广泛，所以联合脱氨基作用是脱氨基的主要方式。

　　4. 嘌呤核苷酸循环　在骨骼肌和心肌等组织中，L - 谷氨酸脱氢酶含量很低，因此氨基酸难以通过上述联合脱氨基作用脱氨基，而是通过嘌呤核苷酸循环（图 4 - 55）脱去氨基。氨基酸通过转氨基作用生成天冬氨酸，后者再和次黄嘌呤核苷酸（inosine monophosphate，IMP）反应生成腺苷酸代琥珀酸，然后腺苷酸代琥珀酸裂解出延胡索酸，同时生成腺嘌呤核苷酸（adenosine monophosphate，AMP），AMP 又在腺苷酸脱氨酶的催化下脱去氨基，最终完成氨基酸的脱氨基作用。IMP 可以再次参与循环。由此可见，嘌呤核苷酸循环实际上也可以被看成是另一种形式的联合脱氨基作用。此外，通过嘌呤核苷酸循环可把氨基酸代谢和核苷酸代谢联系起来。氨基酸脱去氨基生成 α - 酮酸和 NH_3，两者可沿不同途径进行进一步代谢。

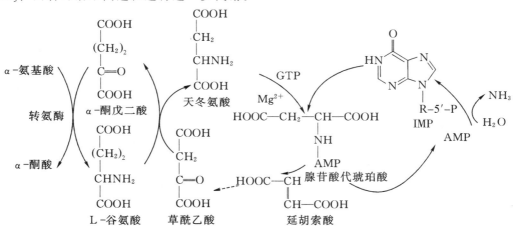

图 4 - 55　嘌呤核苷酸循环

（二）α-酮酸的代谢

氨基酸经脱氨基后生成的α-酮酸在人体内的代谢途径主要有以下3条。

1. **氧化供能** α-酮酸在人体内可通过三羧酸循环彻底氧化生成 CO_2 和 H_2O，同时释放出能量，供机体生命活动所需。

2. **经氨基化生成非必需氨基酸** α-酮酸可通过联合脱氨基作用的逆反应生成非必需氨基酸。

3. **转变为糖及脂类** 大多数氨基酸脱去氨基后生成的α-酮酸，可通过糖异生途径转变为糖，此类氨基酸被称为生糖氨基酸。有一些氨基酸脱去氨基生成的α-酮酸可转变为酮体，此类氨基酸被称为生酮氨基酸。还有一些氨基酸脱去氨基后生成的α-酮酸既能生成糖，又能生成酮体，此类氨基酸被称为生糖兼生酮氨基酸（表4-8）。

表4-8 氨基酸生糖及生酮性质的分类

类 别	氨基酸
生糖氨基酸	甘氨酸、丝氨酸、缬氨酸、精氨酸、半胱氨酸、脯氨酸、羟脯氨酸、丙氨酸、谷氨酸、谷氨酰胺、天冬氨酸、天冬酰胺、甲硫氨酸
生酮氨基酸	亮氨酸、赖氨酸
生糖兼生酮氨基酸	异亮氨酸、苯丙氨酸、酪氨酸、苏氨酸、色氨酸

（三）氨的代谢

氨是机体正常代谢的产物，是一种神经毒素，能透过细胞膜和血脑屏障。脑组织对氨特别敏感。正常人血氨浓度很低，一般不超过 $60\ \mu mol/L$。因为体内氨的来源与去路（图4-56）处于动态平衡中，所以血氨浓度能维持相对恒定。

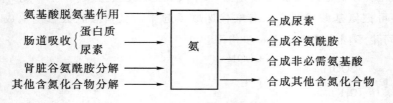

图4-56 血氨的来源与去路

1. **人体内氨的来源**

（1）氨基酸脱氨基作用：氨基酸脱氨基作用产生的氨是体内氨的主要来源。

（2）肠道吸收：肠道中产生氨的途径有两条。一是由食物蛋白质的腐败作用产生的氨；二是血液中的尿素扩散入肠道，在肠道细菌产生的尿素酶的作用下水解产生氨。氨比铵离子更易透过肠黏膜细胞被吸收入血。当肠道 pH 偏碱性时，铵离子偏向于转变为氨，因此在碱性环境中氨的吸收增加。临床上通常用弱酸性透析液对高血氨患者进行结肠透析，而禁止用碱性水灌肠，其目的就是减少肠道对氨的吸收。

（3）肾脏谷氨酰胺分解产氨：在肾远曲小管上皮细胞中的谷氨酰胺酶的催化下，谷氨酰胺可水解产生氨，然后氨被分泌到肾小管中与原尿中的 H^+ 结合，生成铵离子，以铵盐的形式排出体外。因此，酸性尿有利于肾小管细胞中的氨扩散入尿；相反，碱性尿不利于氨的排出。在碱性环境中，氨可被重吸收入血，使血氨浓度升高，故临床上对因肝硬化水肿而发生腹水的患者，不宜使用碱性利尿药，以防止血氨浓度升高。

（4）其他含氮化合物分解：其他含氮化合物（如胺、嘌呤、嘧啶等）分解时也可以产生少量的氨。

2. 人体内氨的转运　为避免氨对机体的毒性作用，各组织产生的氨以无毒的谷氨酰胺和丙氨酸的形式被运送到肝并合成尿素，或运送到肾并以铵盐的形式排出。

（1）谷氨酰胺转运氨：谷氨酰胺是脑、肌肉等的组织向肝或肾运输氨的主要形式。氨与 L-谷氨酸在谷氨酰胺合成酶的催化下，消耗 ATP（图 4-57），生成谷氨酰胺，谷氨酰胺通过血液循环被运送到肝或肾，并经谷氨酰胺酶水解生成谷氨酸和氨。氨在肝内被用于尿素的合成，在肾内以铵盐的形式随尿液排出。因此，谷氨酰胺既是氨的解毒形式，又是氨的储存形式和运输形式。

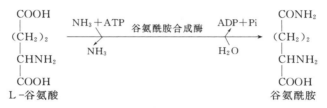

图 4-57　谷氨酰胺转运氨的过程

（2）丙氨酸转运氨：丙氨酸转运氨主要是通过葡萄糖-丙氨酸循环（图 4-58），将氨从肌肉运往肝。肌肉中的氨基酸经转氨基作用将氨基转移给丙酮酸，生成丙氨酸，丙氨酸进入血液，随血液循环运送至肝，在肝中通过联合脱氨基作用释放出氨，氨被用于合成尿素。丙氨酸脱氨后生成的丙酮酸经糖异生途径生成葡萄糖，葡萄糖进入血液，随血液循环被运送至肌肉，在肌肉中葡萄糖又可分解为丙酮酸，丙酮酸再次接受氨基，生成丙氨酸，由此形成葡萄糖-丙氨酸循环。

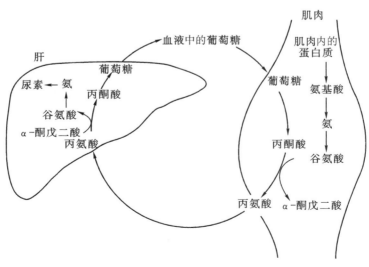

图 4-58　葡萄糖-丙氨酸循环

3. 人体内氨的去路

(1)合成尿素：在正常情况下，人体内氨的主要去路是在肝内合成尿素，尿素由肾排出。实验证明，将犬的肝切除后，则犬血液和尿液中的尿素含量减少，而血氨浓度会升高，结果导致氨中毒。临床上重症肝炎患者的血液及尿液中几乎不含尿素，而氨基酸的含量则较多。动物实验和临床观察都证实尿素主要在肝内合成，肾、脑等其他组织虽然也能合成尿素，但合成量甚微。

氨在肝脏合成尿素的途径是鸟氨酸循环，其过程分为以下4步。

1)氨基甲酰磷酸的合成：氨和二氧化碳在肝线粒体中氨基甲酰磷酸合成酶Ⅰ(carbamoyl phosphate synthetase Ⅰ, CPS Ⅰ)的催化下，合成氨基甲酰磷酸(图4－59)。其辅助因子有 Mg^{2+}、ATP及N－乙酰谷氨酸。此反应不可逆，需消耗2分子ATP。N－乙酰谷氨酸由乙酰CoA和谷氨酸合成，它是CPSⅠ的变构激活剂。

$$CO_2 + NH_3 + H_2O + 2ATP \xrightarrow[\text{N－乙酰谷氨酸、}Mg^{2+}]{\text{氨基甲酰磷酸合成酶 I}} H_2N-\overset{\overset{\large O}{\|}}{C}-O\sim PO_3^{2-} + 2ADP + Pi$$

图4－59　氨基甲酰磷酸的合成

2)瓜氨酸的合成：在鸟氨酸氨基甲酰转移酶的催化下，氨基甲酰磷酸上的氨基甲酰基转移到鸟氨酸上并生成瓜氨酸，此反应不可逆(图4－60)。

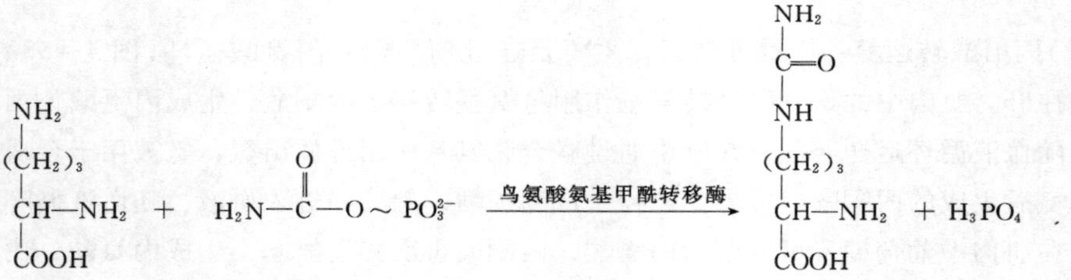

鸟氨酸　　氨基甲酰磷酸　　瓜氨酸

图4－60　瓜氨酸的合成

3)精氨酸的合成：在细胞液中，瓜氨酸与天冬氨酸在精氨酸代琥珀酸合成酶的催化下，由ATP提供能量，合成精氨酸代琥珀酸，后者在精氨酸代琥珀酸裂解酶的催化下，分解为精氨酸和延胡索酸(图4－61)。在上述反应中，天冬氨酸起着提供氨基的作

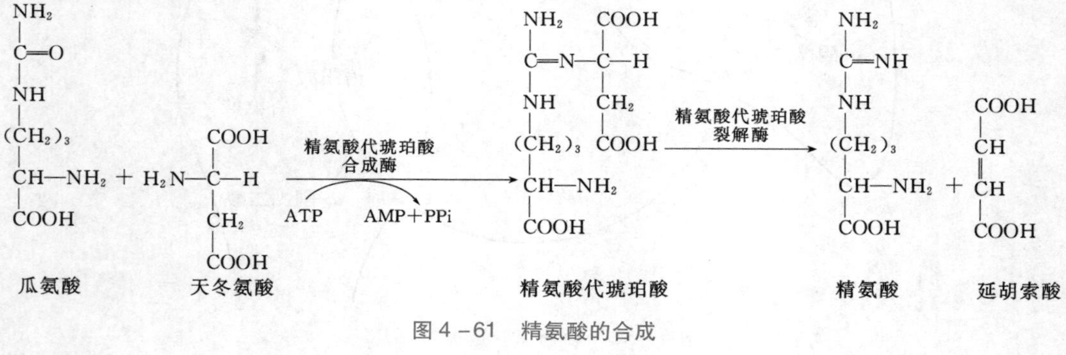

瓜氨酸　　天冬氨酸　　精氨酸代琥珀酸　　精氨酸　　延胡索酸

图4－61　精氨酸的合成

用。天冬氨酸可以由草酰乙酸与谷氨酸经过转氨基作用生成，而谷氨酸的氨基又可以来自体内的多种氨基酸。因此，多种氨基酸的氨基可以通过天冬氨酸的形式参与尿素的合成。在参与尿素合成的酶系中，精氨酸代琥珀酸合成酶活性最低，是尿素合成的限速酶。

4）精氨酸水解生成尿素：精氨酸在细胞液中精氨酸酶的催化下，水解生成尿素和鸟氨酸，鸟氨酸进入线粒体并参与瓜氨酸的合成，如此反复，不断地合成尿素（图4-62）。

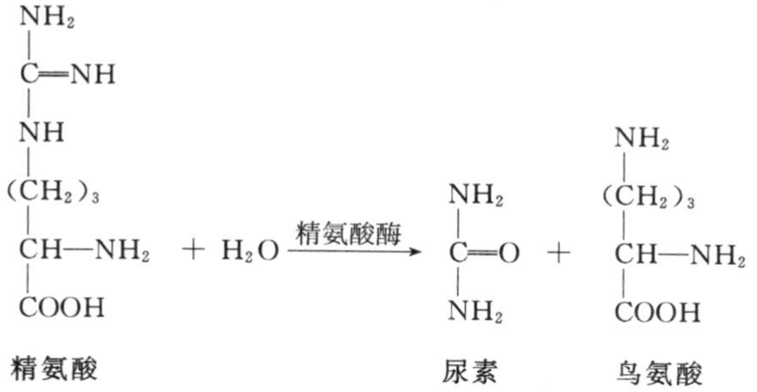

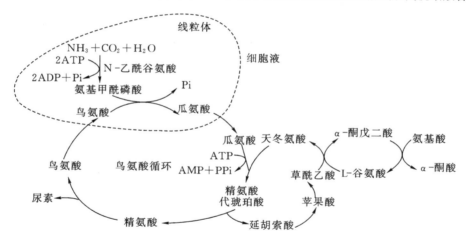

图4-62 精氨酸水解生成尿素

现将尿素合成的详细过程总结如图4-63。调节尿素合成速度的是精氨酸代琥珀酸合成酶。

图4-63 尿素的合成过程

从图4-62可见：尿素合成是在肝细胞线粒体内和细胞液内进行；合成尿素的2分子氨，1分子来自氨基酸脱氨基，另1分子则由天冬氨酸提供，而天冬氨酸又可由多种氨基酸通过转氨基作用生成；尿素的生成是个耗能的过程，每合成1分子尿素需要消耗3分子ATP。

（2）合成谷氨酰胺：在脑、肌肉等的组织中，有毒的氨可与L-谷氨酸结合，生成谷氨酰胺。因此，谷氨酰胺是体内储氨、运氨及解除氨毒的重要方式。

（3）其他代谢途径：氨可使α-酮戊二酸氨基化生成L-谷氨酸，L-谷氨酸再与其他α-酮酸完成转氨基作用的逆反应，合成非必需氨基酸。氨可为体内其他含氮化合物的生成提供氮源。

4. 高血氨与氨中毒　在正常的生理情况下，血氨的来源与去路处于动态平衡中，血氨的浓度处于较低水平。肝是合成尿素、消除氨毒的主要器官。当肝功能严重受损时，尿素合成出现障碍，血氨浓度升高，会引发高氨血症（hyperammonemia）。一般认为，在发生高血氨时，氨可扩散进入脑组织，与脑内的 α-酮戊二酸结合，生成 L-谷氨酸，后者再与氨结合消耗 ATP，生成谷氨酰胺。在发生高血氨时，脑中的氨浓度持续升高，可使 α-酮戊二酸含量减少，使三羧酸循环速度减慢，ATP 生成减少，进而使大脑能量供给不足，引起大脑功能障碍，严重时可引发昏迷，这称为肝昏迷或肝性脑病。

三、个别氨基酸代谢

除一般代谢外，有些氨基酸还有其特殊的代谢途径，通过特殊的代谢途径可生成某些具有重要生理功能的含氮化合物。

（一）氨基酸的脱羧基作用

在人体内，除上述的分解途径外，有些氨基酸还可以通过脱羧基作用生成相应的胺类，胺类具有重要的生理功能。催化氨基酸脱羧基反应的酶称为脱羧酶，脱羧酶的辅酶是含维生素 B_6 的磷酸吡哆醛。

下面举例介绍几种氨基酸脱羧基产生的重要胺类物质。

1. γ-氨基丁酸　L-谷氨酸在 L-谷氨酸脱羧酶的催化下，生成 γ-氨基丁酸（γ-aminobutyric acid，GABA），L-谷氨酸脱羧酶主要存在于脑、肾中，因而 γ-氨基丁酸在脑、肾中的含量较高（图 4-64）。GABA 是一种抑制性神经递质，对中枢神经具有抑制作用。临床上使用维生素 B_6 治疗妊娠呕吐及小儿惊厥，是因为磷酸吡哆醛作为 L-谷氨酸脱羧酶的辅酶，可增加 γ-氨基丁酸的生成量，从而使兴奋的中枢得到抑制并缓解相关症状。

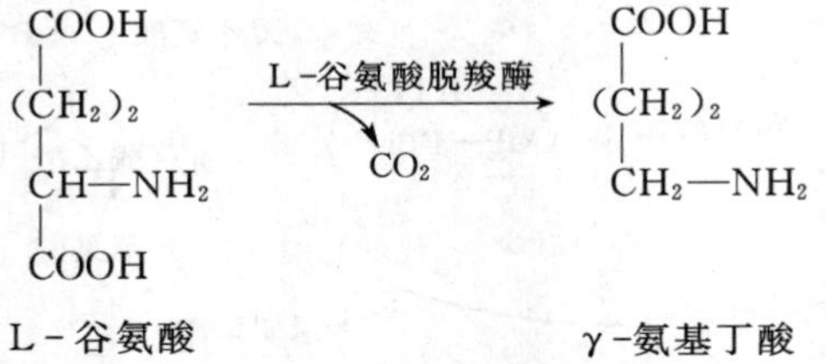

图 4-64　γ-氨基丁酸的生成

2. 组胺　组氨酸通过组氨酸脱羧酶的催化，生成组胺。组胺在人体内分布广泛，主要由肥大细胞产生，具有强烈的扩张小动脉、降低血压、增加毛细血管通透性及促进胃液分泌的作用（图 4-65）。

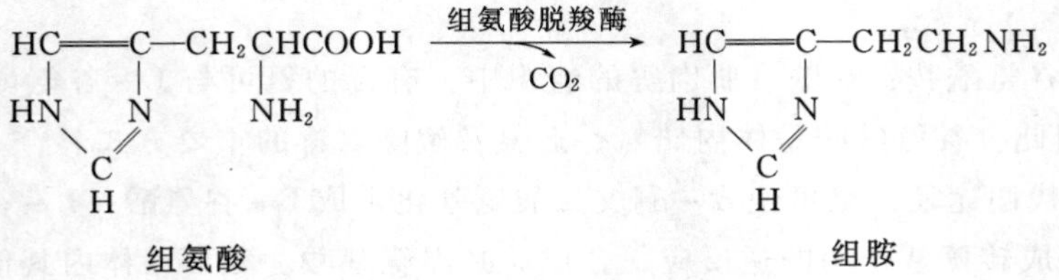

图 4-65　组胺的生成

3. 5 – 羟色胺 在脑组织中，色氨酸经色氨酸羟化酶的作用，生成 5 – 羟色胺酸，后者再脱羧生成 5 – 羟色胺（5 – hydroxy tryptamine，5 – HT）（图 4 – 66）。5 – HT 是一种抑制性神经递质，与睡眠、疼痛及体温等的调节有密切关系。在外周组织中，5 – HT 具有收缩血管的作用。

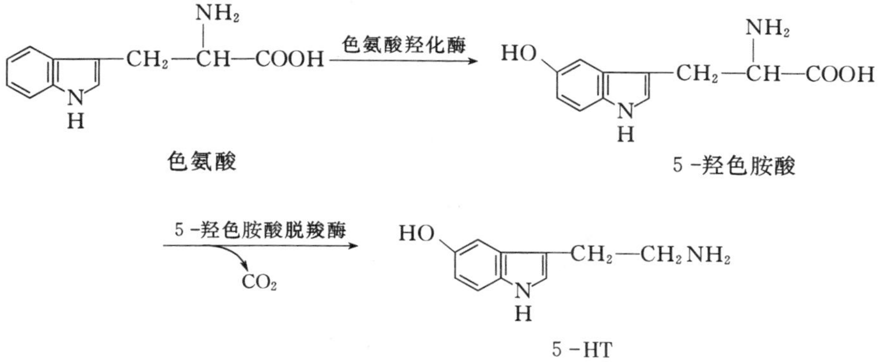

图 4 – 66 5 – HT 的生成

4. 牛磺酸 牛磺酸由半胱氨酸代谢转变而来。半胱氨酸首先氧化成磺酸丙氨酸，后者再脱去羧基生成牛磺酸（图 4 – 67）。生成牛磺酸的反应在肝细胞内进行，牛磺酸可结合胆汁酸。现已发现，脑组织中含有较多的牛磺酸，这表明它可能具有更为重要的生理功能。

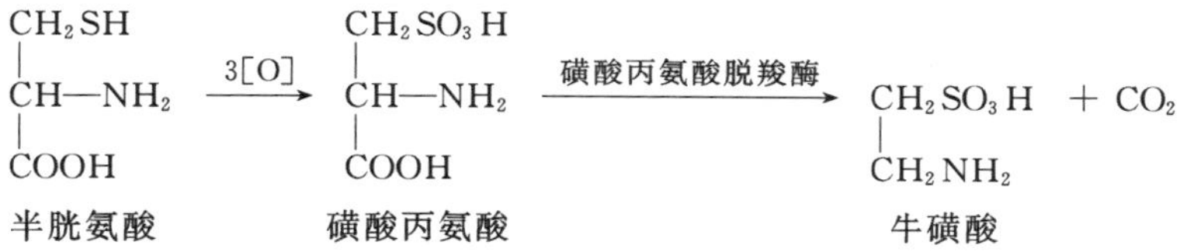

图 4 – 67 牛磺酸的生成

5. 多胺类物质 某些氨基酸的脱羧基作用可以产生多胺类物质，如鸟氨酸脱羧基可生成腐胺，然后腐胺再转变成精脒和精胺。具体反应如下。

$$鸟氨酸 \xrightarrow[\searrow CO_2]{鸟氨酸脱羧酶} 腐胺$$

$$S – 腺苷基甲硫氨酸（SAM）\xrightarrow[\searrow CO_2]{SAM 脱羧酶} 脱羧基 SAM$$

$$腐胺 + 脱羧基 SAM \xrightarrow[\searrow 腺苷—S—CH_3]{丙胺转移酶} 精脒$$

$$精脒 + 脱羧基 SAM \xrightarrow[\searrow 腺苷—S—CH_3]{丙胺转移酶} 精胺$$

多胺是调节细胞生长的重要物质，它具有促进核酸与蛋白质合成的作用，故可促进细胞分裂、增殖。凡生长旺盛的组织，如胚胎、再生肝、肿瘤组织等，其中的鸟氨酸脱羧酶（由多胺合成的限速酶）活性均较强，多胺的含量均较高。目前临床上将肿瘤患者血液、尿液中的多胺含量作为观察病情的指标之一。

（二）一碳单位的代谢

1. **一碳单位的概念** 某些氨基酸在分解代谢中产生的含有 1 个碳原子的有机基团，称为一碳单位（one carbon unit）。体内的一碳单位包括甲基（$—CH_3$）、亚甲基（$—CH_2—$）、次甲基（$—CH=$）、甲酰基（$—CHO$）及亚氨甲基（$—CH=NH$）等。CO_2、CO 不属于一碳单位。

2. **一碳单位的载体** 一碳单位性质活泼，不能单独存在，通常通过与四氢叶酸（tetrahydrofolic acid，FH_4）结合而转运或参与物质代谢。因此，FH_4 是一碳单位的载体。哺乳类动物体内的 FH_4 由叶酸经二氢叶酸还原酶催化，通过两步还原反应而生成（图 4-68）。

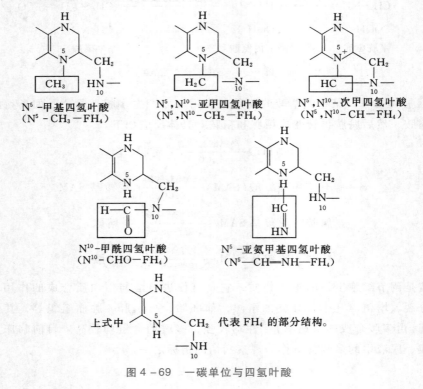

图 4-68 FH_4 的生成及结构式

一碳单位通常结合在 FH_4 分子的 N^5，N^{10} 位上。FH_4 携带一碳单位的形式及其化学结构如下，其中线框代表一碳单位（图 4-69）。

图 4-69 一碳单位与四氢叶酸

3. 一碳单位的来源及互变 一碳单位可由甘氨酸、丝氨酸、组氨酸和色氨酸代谢产生，其中丝氨酸是一碳单位的主要来源(图4-70)。

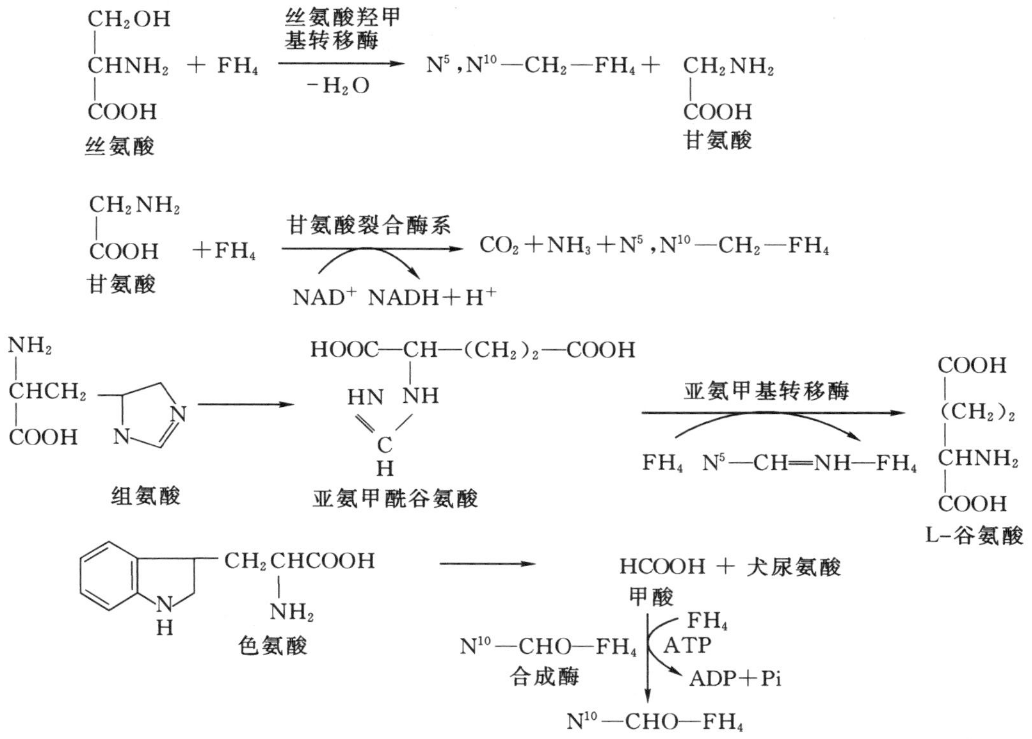

$$
\begin{array}{c}
CH_2OH \\
| \\
CHNH_2 \\
| \\
COOH
\end{array}
+ FH_4 \xrightarrow[-H_2O]{\text{丝氨酸羟甲基转移酶}}
N^5,N^{10}-CH_2-FH_4 +
\begin{array}{c}
CH_2NH_2 \\
| \\
COOH
\end{array}
$$

丝氨酸 　　　　　　　　　　　　　　　　　　　　甘氨酸

$$
\begin{array}{c}
CH_2NH_2 \\
| \\
COOH
\end{array}
+ FH_4 \xrightarrow[\text{NAD}^+ \quad \text{NADH+H}^+]{\text{甘氨酸裂合酶系}}
CO_2 + NH_3 + N^5,N^{10}-CH_2-FH_4
$$

甘氨酸

组氨酸 → 亚氨甲酰谷氨酸 $\xrightarrow[\text{FH}_4 \quad N^5-CH=NH-FH_4]{\text{亚氨甲基转移酶}}$ L-谷氨酸

色氨酸 → HCOOH + 犬尿氨酸
甲酸
$N^{10}-CHO-FH_4$ 合成酶 $\xrightarrow[\text{ATP} \quad \text{ADP+Pi}]{\text{FH}_4}$ $N^{10}-CHO-FH_4$

图4-70 一碳单位的来源

来自不同氨基酸的一碳单位与 FH_4 结合，在酶的催化下经过氧化、还原等反应，彼此之间可以相互转变(图4-71)。

4. 一碳单位的生理功能 一碳单位作为嘌呤及嘧啶的合成原料，在核酸的生物合成中起着重要的作用。一碳单位代谢异常可造成某些病理情况，如由于叶酸、维生素 B_{12} 缺乏造成一碳单位运输障碍，会直接影响造血细胞的 DNA 合成，引起巨幼红细胞贫血等。磺胺类药物及某些抗肿瘤药物(如甲氨蝶呤等)正是通过干扰细菌及恶性肿瘤细胞的叶酸、四氢叶酸的合成，进一步影响一碳单位代谢与核酸合成而发挥药理作用。

(三)含硫氨基酸的代谢

人体内的含硫氨基酸有3种：蛋氨酸、半胱氨酸和胱氨酸。这3种氨基酸的代谢是相互联系的，蛋氨酸可转变为半胱氨酸和胱氨酸，半胱氨酸和胱氨酸可以互变，但半胱氨酸和胱氨酸不能变为蛋氨酸。

1. 蛋氨酸的代谢

(1)蛋氨酸与转甲基作用：蛋氨酸分子中含有 S-甲基，通过各种转甲基作用可以生成多种含有甲基的重要生理活性物质，但是蛋氨酸在转甲基前，首先必须与 ATP 发生作用，生成 S-腺苷甲硫氨酸(s-adenosylme-thionine，SAM)(图4-72)。SAM 又称 S-腺苷蛋氨酸。此反应由蛋氨酸腺苷转移酶催化。SAM 为活性蛋氨酸。

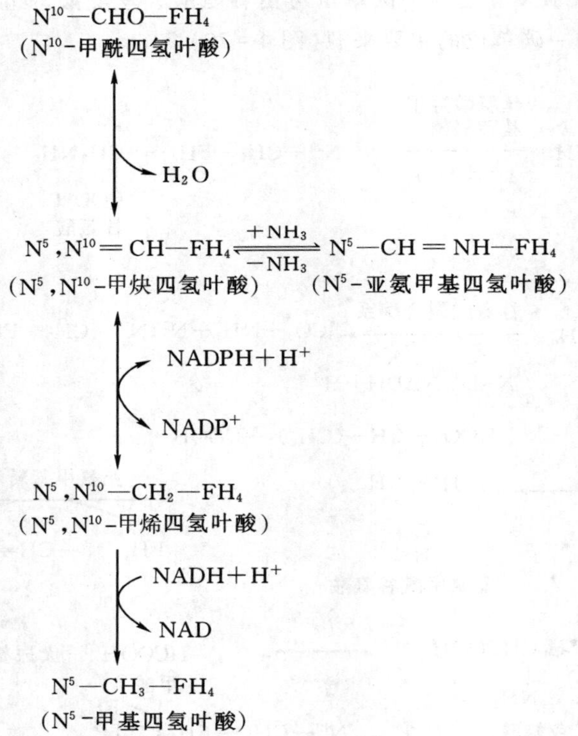
N10—CHO—FH4
(N10-甲酰四氢叶酸)
H2O
N5,N10＝CH—FH4
+NH3
−NH3
N5—CH＝NH—FH4
(N5,N10-甲炔四氢叶酸)
(N5-亚氨甲基四氢叶酸)
NADPH+H+
NADP+
N5,N10—CH2—FH4
(N5,N10-甲烯四氢叶酸)
NADH+H+
NAD
N5—CH3—FH4
(N5-甲基四氢叶酸)

图 4-71　一碳单位的相互转变

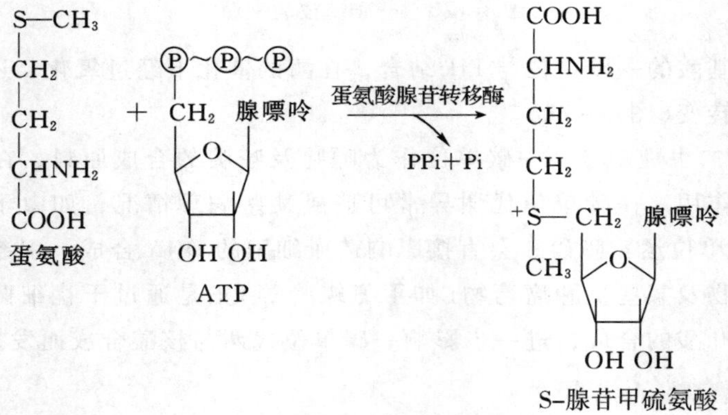
S—CH3
CH2
CH2
CHNH2
COOH
蛋氨酸
+
CH2
腺嘌呤
OH OH
ATP
蛋氨酸腺苷转移酶
PPi+Pi
COOH
CHNH2
CH2
CH2
+S— CH2
腺嘌呤
CH3
OH OH
S-腺苷甲硫氨酸

图 4-72　S-腺苷甲硫氨酸的生成

SAM 在甲基转移酶的作用下，可将甲基转移至另一种物质，生成甲基化合物，而 SAM 即变为 S-腺苷同型半胱氨酸，后者进一步脱去腺苷，生成同型半胱氨酸，同型半胱氨酸可以接受 N^5—甲基四氢叶酸提供的甲基，重新生成蛋氨酸，形成一个循环过程，这称为蛋氨酸循环(图 4-73)。

(2)蛋氨酸循环的生理意义：由 N^5—CH_3—FH_4 供给甲基合成蛋氨酸，再通过循环的 SAM 提供甲基，以进行体内广泛存在的甲基化反应。N^5—CH_3—FH_4是人体内甲基的

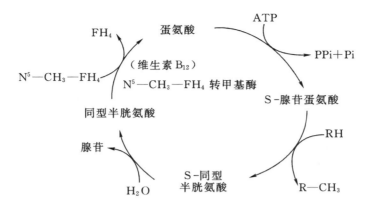

图 4-73 蛋氨酸循环

间接供体。据统计，人体内有 50 多种物质(如肾上腺素、肌酸、胆碱、肉碱等)的合成需要 SAM 提供甲基，生成甲基化合物。

N^5—CH_3—FH_4 转甲基酶的辅酶是维生素 B_{12}，当维生素 B_{12} 缺乏时，N^5—CH_3—FH_4 上的甲基不能转移给同型半胱氨酸，即影响了蛋氨酸的合成，降低了 FH_4 的利用率。此外，维生素 B_{12} 缺乏还会引起血液中同型半胱氨酸浓度升高。目前认为，高同型半胱氨酸血症可能是动脉粥样硬化发病的独立危险因子。

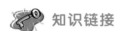 知识链接

同型半胱氨酸与心脑血管疾病

近年来，大量实验研究、临床资料和流行病学调查表明，血液中同型半胱氨酸浓度升高可以加速动脉粥样硬化及血栓的形成。科学家将同型半胱氨酸与胆固醇一起归为导致心血管疾病的独立危险因子。相关研究发现，遗传缺陷、B 族维生素(如叶酸、维生素 B_{12} 等)缺乏及雌激素缺乏等因素均可引起血液中同型半胱氨酸浓度升高。同型半胱氨酸可刺激血管平滑肌细胞增殖、损伤血管内皮细胞、促进血小板的激活、增强凝血功能，进而可导致心血管疾病的发生。

2. 半胱氨酸与胱氨酸的代谢

(1)半胱氨酸与胱氨酸的互变：半胱氨酸含有巯基(—SH)，胱氨酸含有二硫键(—S—S—)，两者可以相互转变(图 4-74)。

$$
\begin{array}{ccc}
\mathrm{CH_2SH} & \mathrm{CH_2-S-S-CH_2} \\
2\mathrm{CHNH_2} \overset{-2H}{\underset{+2H}{\rightleftharpoons}} & \mathrm{CHNH_2} \quad \mathrm{CHNH_2} \\
\mathrm{COOH} & \mathrm{COOH} \quad \mathrm{COOH} \\
\text{半胱氨酸} & \text{胱氨酸}
\end{array}
$$

图 4-74 半胱氨酸与胱氨酸的互变

蛋白质中两个半胱氨酸残基之间形成的二硫键，对维持蛋白质的空间结构具有重要作用。人体内许多重要的酶（如琥珀酸脱氢酶、乳酸脱氢酶等）的活性与半胱氨酸的巯基有关，故被称为巯基酶。有些毒物（如重金属盐、介子气等）能与酶分子中的巯基结合而抑制酶的活性。

（2）生成谷胱甘肽（glutathione，GSH）：GSH 是由谷氨酸、半胱氨酸和甘氨酸合成的三肽，其功能基团是半胱氨酸的巯基。GSH 的重要功能是保护某些蛋白质或酶分子中的巯基不被氧化，从而维持其生物活性。红细胞内 GSH 含量较多，它对于保护红细胞细胞膜的完整性及促使高铁血红蛋白转变为血红蛋白等均有重要的作用。

（3）硫酸根的代谢：含硫氨基酸经氧化分解均可以产生硫酸根，半胱氨酸是人体内硫酸根的主要来源。半胱氨酸脱去巯基和氨基，生成丙酮酸、NH_3 和 H_2S，H_2S 再经氧化生成 H_2SO_4。人体内的硫酸根一部分以无机盐的形式随尿液排出，另一部分经 ATP 活化生成活性硫酸根，即 3′-磷酸腺苷-5′-磷酸硫酸（3′-phospho-radenosine-5′-phospho-sulfate，PAPS）。生成 PAPS 的反应过程见图 4-75。

$$ATP + SO_4^{2-} \xrightarrow{\quad} \underset{PPi}{\quad} \underset{\text{腺苷-5′-磷酸硫酸}}{AMP - SO_3^-} \xrightarrow{+ATP} \underset{PAPS}{3 - PO_3H_2 - AMP - SO_3^-} + ADP$$

图 4-75　PAPS 的生成

PASA 性质活泼，可通过提供硫酸根使某些物质形成硫酸酯，如类固醇激素可通过形成硫酸酯而被灭活，一些外源性酚可通过形成硫酸酯而排出体外等，这些反应在肝生物转化中具有重要意义。

（四）芳香族氨基酸的代谢

芳香族氨基酸包括苯丙氨酸、酪氨酸和色氨酸。

1. 苯丙氨酸的代谢　在正常情况下，苯丙氨酸在苯丙氨酸羟化酶的催化下生成酪氨酸。当先天性苯丙氨酸羟化酶缺乏时，苯丙氨酸不能转变为酪氨酸，而是经转氨基反应生成苯丙酮酸，导致尿液中出现大量的苯丙酮酸，进而引发苯丙酮尿症（phenylketonuria，PKU）。堆积的苯丙酮酸对中枢神经系统有毒性作用，常可导致患者出现智力发育障碍。要防治苯丙酮尿症，应早期发现并控制膳食中苯丙氨酸的含量。

2. 酪氨酸的代谢

（1）合成甲状腺素：在甲状腺内酪氨酸逐步碘化，生成三碘甲状腺原氨酸（T_3）和四碘甲状腺原氨酸（T_4），两者合称甲状腺素，在机体代谢中起着重要的调节作用。临床上将 T_3、T_4 的检测结果作为诊断甲状腺疾病的主要指标。

（2）合成儿茶酚胺：儿茶酚胺是酪氨酸经羟化、脱羧后形成的一系列邻苯二酚胺类化合物的总称。它包括多巴胺、去甲肾上腺素和肾上腺素。儿茶酚胺属于神经递质或激素，是维持神经系统正常功能和正常代谢不可缺少的物质。

（3）合成黑色素：在黑色素细胞内，酪氨酸在酪氨酸酶的催化下，经羟化生成多巴醌，后者经氧化、脱羧生成黑色素。当先天性酪氨酸酶缺乏时，可导致黑色素合成障碍，皮肤、毛发等皆为白色，这称为白化病。

（4）酪氨酸的分解：酪氨酸在酪氨酸转氨酶的催化下，生成羟苯丙酮酸，后者经尿黑酸（受尿黑酸氧化酶催化）等中间产物进一步转变为延胡索酸和乙酰乙酸，两者分别参与糖和脂类的代谢。如果尿黑酸氧化酶缺乏，则尿黑酸不能氧化而随尿液排出，尿液与空气接触后呈黑色，这称为尿黑酸症。该病早期临床表现不明显，对中年患者来说，由于黑色素在结缔组织内堆积，可引起关节炎。

苯丙氨酸和酪氨酸的代谢途径见图 4-76。

3. 色氨酸的代谢　色氨酸除生成 5-HT 外，还可以分解代谢。在肝内，色氨酸在色氨酸加氧酶的作用下，生成一碳单位。色氨酸分解可产生丙酮酸和乙酰乙酰 CoA。因此，色氨酸是人体内的生糖兼生酮氨基酸。此外，色氨酸分解还可产生少量的烟酸，这是人体内合成维生素的特例，但其合成量很少，不能满足机体的需要。

四、糖代谢、脂类代谢、氨基酸代谢的联系

尽管糖、脂类与氨基酸在代谢途径上各不相同，但它们可以通过共同的中间代谢产物、三羧酸循环及生物氧化等相互联系，其中乙酰 CoA、三羧酸循环是氨基酸、糖与脂类代谢的重要枢纽。当其中某种物质代谢出现障碍时，也可引起其他物质代谢的紊乱。如当糖尿病患者出现糖代谢障碍时，可引起脂类代谢、氨基酸代谢甚至水盐代谢的紊乱。

（一）糖代谢与脂类代谢的联系

当摄入的糖超过机体的能量消耗时，除一部分以糖原的形式储存在肝脏和肌肉外，其余的则氧化生成柠檬酸和 ATP，变构激活乙酰 CoA 羧化酶，使由糖分解而来的乙酰 CoA 羧化生成丙二酸单酰 CoA，进而合成脂肪酸及脂肪，储存在脂肪组织中。此外，糖代谢的某些中间产物还是合成磷脂、胆固醇的原料。

不过，绝大部分的脂肪成分不能转变成糖，这是因为丙酮酸脱氢酶催化的反应是不可逆反应，当脂肪分解成乙酰 CoA 后，其无法转变成丙酮酸。脂肪分解代谢的产物之一——甘油可以在肝、肾及肠等组织中经甘油激酶活化为磷酸甘油，进而异生成糖，这只是机体处于饥饿状态时葡萄糖的来源之一。

此外，脂肪分解代谢的强度有赖于糖代谢的正常进行。当机体出现饥饿、糖供应不足或糖代谢障碍时，脂肪被大量动员，脂肪酸进入肝细胞氧化生成的酮体的量增加，超过肝外组织利用酮体的能力，可导致血中酮体含量超过正常含量，甚至出现尿酮症状。

（二）糖代谢与氨基酸代谢的联系

构成蛋白质的 20 种氨基酸，除了生酮氨基酸（如赖氨酸、亮氨酸等）外，都可通过脱氨基作用生成对应的 α-酮酸，沿糖异生途径转变为糖。如甘氨酸、丙氨酸、半胱氨酸、丝氨酸、苏氨酸可代谢为丙酮酸；组氨酸、精氨酸、脯氨酸可转变成谷氨酸，然后生成 α-酮戊二酸、天冬酰胺，天冬酰胺可转变成草酰乙酸，α-酮戊二酸经草酰乙酸转变成磷酸烯醇式丙酮酸，再异生成糖。

糖代谢的中间产物（如丙酮酸、α-酮戊二酸、草酰乙酸等）可转变成丙氨酸、谷氨酸、谷氨酰胺、天冬酰胺及天冬氨酸等非必需氨基酸。

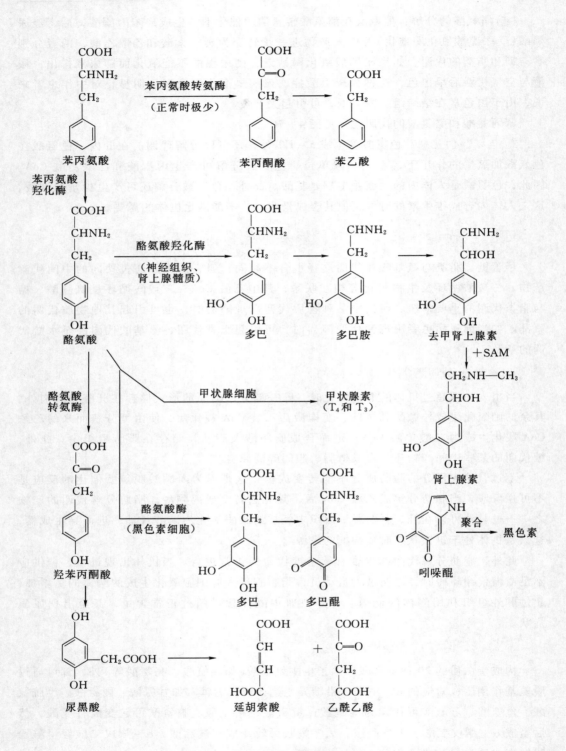

图 4-76　苯丙氨酸和酪氨酸的代谢途径

(三)脂类代谢与氨基酸代谢的联系

生糖氨基酸、生酮氨基酸或生糖兼生酮氨基酸分解后均生成乙酰 CoA。乙酰 CoA 经还原缩合反应后可合成脂肪酸，进而合成脂肪，即氨基酸可以转变成脂肪。乙酰 CoA 是合成胆固醇的原料之一。丝氨酸脱羧生成乙醇胺，乙醇胺经甲基化转变为胆碱。丝氨酸、乙醇胺、胆碱是合成磷脂的原料。因此，氨基酸可以转变成类脂。但是，一般来说，氨基酸转变为脂类不是一个主动的过程。

脂类不能直接转变为氨基酸。仅脂肪分解的中间产物——甘油可通过糖异生途径转变为糖，然后糖再转变成某些非必需氨基酸(图 4 – 77)。

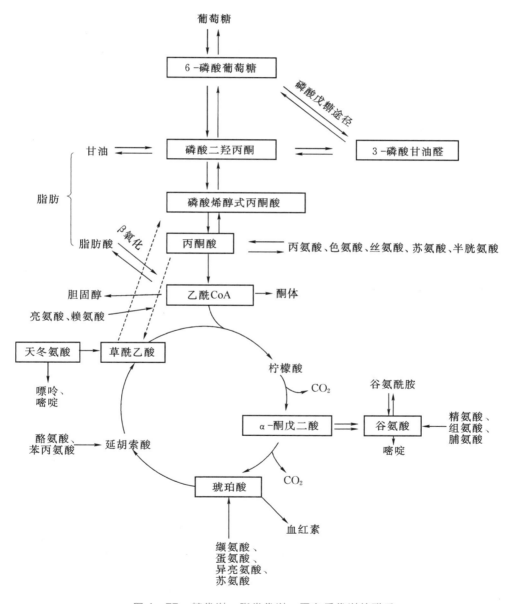

图 4 –77　糖代谢、脂类代谢、蛋白质代谢的联系

第四节　核苷酸代谢

核苷酸是核酸的基本组成单位，其主要功能是作为原料参与 DNA 和 RNA 的生物合成。人体内的核苷酸主要由机体自身细胞合成，食物中虽含有核苷酸，但很少能为机体所利用，故核苷酸不属于必需物质。

核苷酸在人体内分布广泛，主要以 5′ – 核苷酸的形式存在。5′ – 核苷酸中以 5′ – ATP 含量最多。核苷酸除了合成核酸外，还有以下重要的生物学功能：生成供能物质，如 ATP；其衍生物是许多物质代谢的活性中间物，如 UDPG、CDP – 胆碱等；组成辅酶，如 NAD、FAD 等；参与物质代谢调节，许多代谢过程受 ATP、ADP 或 AMP 水平的调节；cAMP 或 cGMP 作为多种激素作用的第二信使，参与细胞间的信号转导等。

临床上，很多遗传、代谢疾病（如痛风、Lesch – Nyhan 综合征、乳清酸尿症等）的发病都与核苷酸代谢障碍有关。此外，某些核苷酸组分的类似物作为抗代谢、抗肿瘤药物已被广泛应用于临床。

一、核苷酸的合成代谢

人体内嘌呤核苷酸、嘧啶核苷酸的合成途径有两条：一是利用磷酸核糖、氨基酸、一碳单位及 CO_2 等简单的物质原料，经一系列酶促反应合成核苷酸，这称为从头合成（de novo synthesis），此途径是人体内合成核苷酸的主要途径；二是以体内原有的游离碱基或核苷为原料，经简单的反应过程合成核苷酸，这称为补救途径（salvage pathway）合成。在脑、骨髓等少数组织内，因缺少从头合成的酶，只能进行补救途径合成。核苷酸合成所需要的 5 – 磷酸核糖由磷酸戊糖途径提供，故各种核苷酸的合成实际上就是嘌呤核苷酸和嘧啶核苷酸的合成。

（一）嘌呤核苷酸的合成

1. 嘌呤核苷酸的从头合成

（1）合成的原料与部位：人体内嘌呤核苷酸从头合成的原料有 5 – 磷酸核糖、氨基酸（如甘氨酸、天冬氨酸、谷氨酰胺等）、一碳单位及 CO_2（图 4 – 78）。肝是嘌呤核苷酸从头合成的主要部位，其次是小肠黏膜和胸腺。嘌呤核苷酸从头合成的反应过程在细胞液中进行。

（2）合成的过程：嘌呤核苷酸从头合成过程的特点是嘌呤环在 5 – 磷酸核糖的基础上逐渐合成，其合成过程分两个阶段，即首先合成 IMP，然后在 IMP 的基础上通过不同的途径分别合成 AMP 和 GMP。

1）IMP 的合成：IMP 是 AMP 和 GMP 合成的前体物质，其合成需经过 11 步反应（图 4 – 79）。

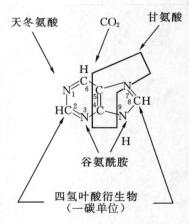

图 4 – 78　嘌呤核苷酸从头合成的原料来源

首先，5-磷酸核糖在磷酸核糖焦磷酸合成酶（PRPP 合成酶）的催化下被活化生成磷酸核糖焦磷酸（phosphoribosyl pyrophosphate，PRPP），PRPP 是 5-磷酸核糖参与人体内各种核苷酸合成的活化形式。

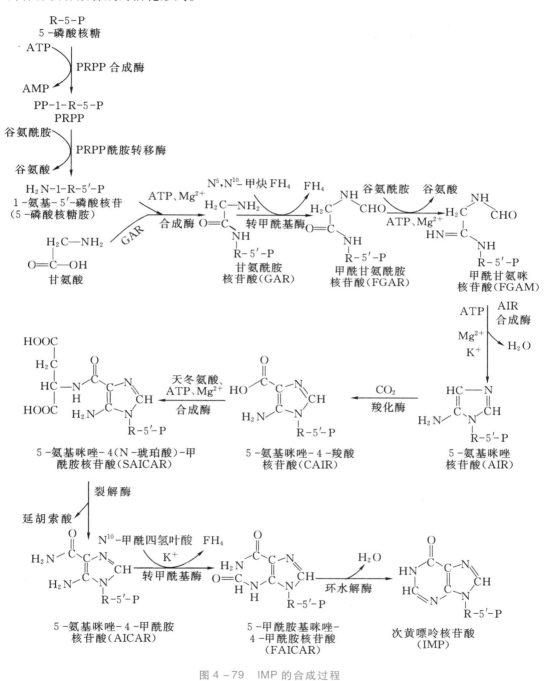

图 4-79　IMP 的合成过程

然后，在 PRPP 酰胺转移酶的催化下，PRPP 上的焦磷酸被谷氨酰胺的酰胺基取代，生成 5-磷酸核糖胺（PRA）。以上两个步骤是 IMP 合成的关键步骤，催化这两步反应的

PRPP 合成酶和 PRPP 酰胺转移酶是 IMP 合成的限速酶。在 PRA 的基础上，再经过 9 步连续的酶促反应，甘氨酸、N^{10}—CH_3—FH_4、谷氨酰胺、CO_2、天冬氨酸等依次参与，最终生成 IMP。

2）IMP 转变成 AMP 和 GMP：由 GTP 提供能量，天冬氨酸提供氨基，使 IMP 生成腺苷酸代琥珀酸，后者在裂解酶的作用下裂解成延胡索酸和 AMP；IMP 脱氢氧化生成黄嘌呤核苷酸（xanthine monophosphate，XMP），然后由 ATP 提供能量，谷氨酰胺提供氨基，XMP 被氨基化生成 GMP（图 4 - 80）。

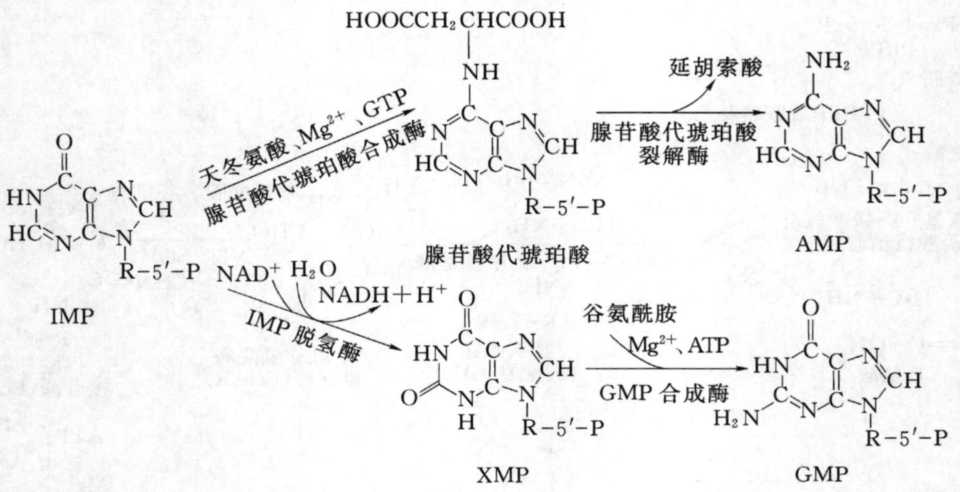

图 4 - 80　IMP 转变为 AMP 和 GMP 的过程

因为 AMP 的生成需要 GTP 参与，GMP 的生成需要 ATP 参与，所以 GTP 可以促进 AMP 的生成，ATP 可以促进 GMP 的生成，这种交叉调节作用对于维持 AMP 浓度和 GMP 浓度的平衡具有重要意义。

AMP 和 GMP 在激酶的连续作用下，分别生成 ATP 和 GTP，ATP 和 GTP 可进一步参与 RNA 的合成（图4 - 81）。

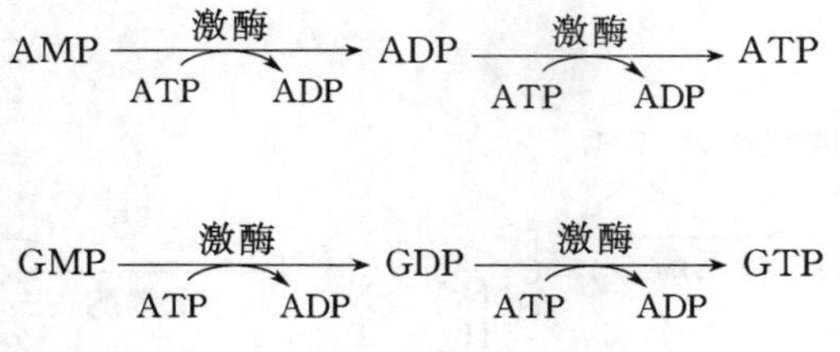

图 4 - 81　AMP 和 GMP 在激酶的作用下分别生成 ATP 和 GTP

2. 嘌呤核苷酸的补救途径合成　嘌呤核苷酸的补救途径合成是细胞利用嘌呤碱基或嘌呤核苷，经过简单的反应合成嘌呤核苷酸的过程。参与嘌呤核苷酸补救途径合成的酶主要有腺嘌呤磷酸核糖基转移酶（adenine phosphoribosyltransferase，APRT）、次黄嘌呤鸟嘌呤磷酸核糖基转移酶（hypoxanthine-guanine phosphoribosyltransferase，HGPRT）、腺苷激酶等。嘌呤核苷酸主要的补救途径合成反应如下。

$$腺嘌呤 + PRPP \xrightarrow{APRT} AMP + PPi$$

$$次黄嘌呤 + PRPP \xrightarrow{HGPRT} IMP + PPi$$

$$鸟嘌呤 + PRPP \xrightarrow{HGPRT} GMP + PPi$$

$$腺嘌呤核苷 + ATP \xrightarrow{腺苷激酶} AMP + ADP$$

嘌呤核苷酸补救途径合成的意义：简单，可以节省能量和氨基酸，是脑、骨髓等组织合成嘌呤核苷酸的主要途径。临床上的 Lesch - Nyhan 综合征，就是由先天基因缺陷导致 HGPRT 缺失所引起的一种遗传性代谢疾病。

(二)嘧啶核苷酸的合成

1. 嘧啶核苷酸的从头合成

(1)合成的原料与部位：嘧啶核苷酸从头合成的原料有天冬氨酸、谷氨酰胺、CO_2 和 5 - 磷酸核糖(图 4 - 82)。肝是嘧啶核苷酸从头合成的主要器官，嘧啶核苷酸从头合成的反应过程在细胞液中进行。

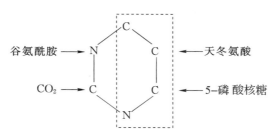

图 4 - 82　嘧啶核苷酸的各原料来源

(2)合成的过程：与嘌呤核苷酸的合成不同，嘧啶核苷酸从头合成的主要特点是先合成嘧啶环，再与磷酸核糖连接成嘧啶核苷酸。在这个过程中，首先合成 UMG，然后 UMG 接受来自谷氨酰胺的氨基生成 CTP，CTP 再经一系列反应后生成 dTMP。其具体过程如下。

1)UMP 的合成：首先，谷氨酰胺、CO_2 和 ATP 在氨基甲酰磷酸合成酶 Ⅱ 的催化下生成氨基甲酰磷酸，后者在天冬氨酸氨基甲酰基转移酶的催化下与天冬氨酸合成氨甲酰天冬氨酸，氨甲酰天冬氨酸在二氢乳清酸酶的催化下脱水生成二氢乳清酸，此时嘧啶环形成；二氢乳清酸脱氢生成乳清酸，后者在乳清酸磷酸核糖转移酶的作用下与 PRPP 化合，生成乳清酸核苷酸；乳清酸核苷酸脱羧生成 UMP(图 4 - 83)。

嘧啶核苷酸合成代谢障碍可引起遗传性代谢疾病，如乳清酸尿症就是由患者体内乳清酸磷酸核糖转移酶和乳清酸核苷酸脱羧酶的活性降低导致的一种隐性遗传性代谢疾病，其特征是由尿液排出的乳清酸增多。UMP 和 CTP 可以反馈性抑制乳清酸的生成，故临床上通过给该病患者服用酵母提取液中的 UMP 与 CTP 的混合液，来降低患者尿液中乳清酸的含量。

2)CTP 的合成：UMP 在激酶的连续作用下生成 UTP，后者在 CTP 合成酶的催化下，由谷氨酰胺提供氨基，经氨基化生成 CTP(图 4 - 84)。

3)dTMP 的合成：dTMP 是由 dUMP 经甲基化而生成的(图 4 - 85)。此反应由胸苷

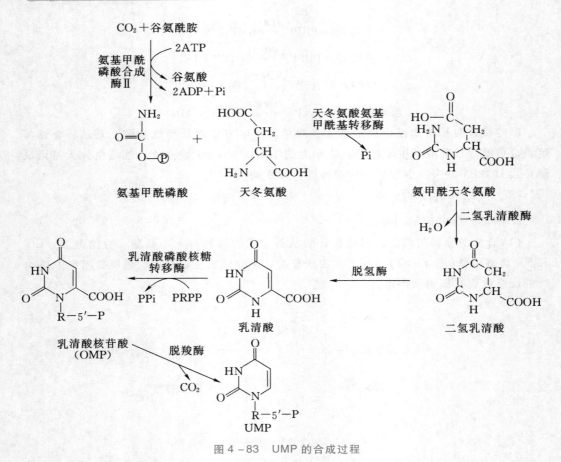

图 4-83 UMP 的合成过程

$$UMP \xrightarrow[\text{ATP} \quad \text{ADP}]{\text{激酶}} UDP \xrightarrow[\text{ATP} \quad \text{ADP}]{\text{激酶}} UTP \xrightarrow[\text{Gln+ATP} \quad \text{Gln+ADP+Pi}]{\text{CTP 合成酶}} CTP$$

图 4-84 CTP 的合成过程

酸合酶催化，由 N^5,N^{10}-亚甲四氢叶酸提供甲基。dUMP 可由 dUDP 水解生成，也可由 dGMP 脱氨生成，以后者为主。N^5,N^{10}-亚甲四氢叶酸在胸苷酸合酶、二氢叶酸还原酶的作用下重新生成四氢叶酸。胸苷酸合酶和二氢叶酸还原酶常被用于化疗的靶点。

2. 嘧啶核苷酸的补救途径合成　嘧啶磷酸核糖转移酶是嘧啶核苷酸补救途径合成的主要酶，此酶能将尿嘧啶、胸腺嘧啶和乳清酸作为底物，但对胞嘧啶不起作用。尿苷激酶和胸苷激酶也是催化补救途径合成的酶。嘧啶核苷酸补救途径合成的具体反应如下。

$$\text{嘧啶（除胞嘧啶外）} + PRPP \xrightarrow{\text{嘧啶磷酸核糖转移酶}} \text{嘧啶核苷酸} + PPi$$

$$\text{尿嘧啶核苷} + ATP \xrightarrow{\text{尿苷激酶}} UMP + ADP$$

$$\text{脱氧胸苷} + ATP \xrightarrow{\text{胸苷激酶}} dTMP + ADP$$

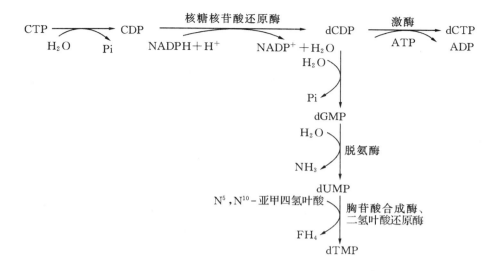

图 4 - 85　dTMP 的合成过程

(三)脱氧核糖核苷酸的合成

DNA 是由脱氧核糖核苷酸组成的,人体内的脱氧核糖核苷酸包括嘌呤脱氧核糖核苷酸和嘧啶脱氧核糖核苷酸。现已证实,除 dTMP 外,人体内的脱氧核糖核苷酸均由相应的核糖核苷酸直接还原而来,这种还原作用是在核苷二磷酸水平上进行的,催化该反应的酶是核糖核苷酸还原酶。其总体反应式见图 4 - 86。

$$\left.\begin{array}{l}\text{ADP}\\\text{GDP}\\\text{CDP}\\\text{UDP}\end{array}\right\} + \text{NADPH} + \text{H}^+ \xrightarrow{\text{核糖核苷酸还原酶}} \left\{\begin{array}{l}\text{dADP}\\\text{dGDP}\\\text{dCDP}\\\text{dUDP}\end{array}\right. + \text{NADP}^+ + \text{H}_2\text{O}$$

图 4 - 86　核糖核苷酸还原为脱氧核糖核苷酸的总体反应式

由上述反应生成的脱氧核苷二磷酸(dNDP),经激酶的作用再被磷酸化生成脱氧核苷三磷酸(dNTP)。dNTP 可参与 DNA 的生物合成。

(四)核苷酸抗代谢药物

1. 嘌呤核苷酸的抗代谢药物　嘌呤核苷酸的抗代谢药物主要是嘌呤、氨基酸及叶酸的类似物。它们主要以竞争性抑制的方式干扰或阻断嘌呤核苷酸的合成,从而阻止核糖和蛋白质的生物合成。因为肿瘤细胞的核酸和蛋白质的合成能力十分强大,所以这些嘌呤核苷酸的抗代谢药物具有抗肿瘤的作用。临床上常用的嘌呤核苷酸的抗代谢药物有 6 - 巯基嘌呤、6 - 巯基鸟嘌呤、氮杂丝氨酸、氨基蝶呤、氨甲蝶呤等。

2. 嘧啶核苷酸的抗代谢药物　嘧啶核苷酸的抗代谢药物也是一些嘧啶、氨基酸及叶酸的类似物。如 5 - 氟尿嘧啶、氮杂丝氨酸、氨基蝶呤、氨甲蝶呤及阿糖胞苷等。它们通过影响或阻断嘧啶核苷酸的合成而起到抗肿瘤的作用。

二、核苷酸的分解代谢

核苷酸首先由核苷酸酶催化水解成核苷，核苷进一步由核苷磷酸化酶催化，生成碱基和 1-磷酸核糖。各种碱基进一步分解可生成不同的产物。1-磷酸核糖可在转变为 5-磷酸核糖后被再利用，也可经磷酸戊糖途径氧化分解。

（一）嘌呤核苷酸的分解代谢

人体内嘌呤核苷酸分解代谢的终产物是尿酸，尿酸的排泄器官是肾脏。

正常人血浆中的尿酸浓度为 $0.12 \sim 0.36$ mmol/L。尿酸的水溶性较差，某些原因可使嘌呤核苷酸分解增强，使尿酸生成过多。当尿酸生成的量超过肾脏的排泄能力时，就会导致血液中尿酸含量增高。尿酸盐晶体可沉积于关节、软组织及肾等处，导致关节炎、尿路结石及肾脏疾病（如痛风）。临床上常用别嘌呤醇治疗痛风。别嘌呤醇与次黄嘌呤的结构类似，可竞争性抑制黄嘌呤氧化酶，进而抑制尿酸的生成。

（二）嘧啶核苷酸的分解代谢

嘧啶核苷酸的分解代谢主要在肝中进行。其过程为胞嘧啶脱氨转化为尿嘧啶，后者再还原成二氢尿嘧啶，并水解开环，最终生成 NH_3、CO_2 和 β-丙氨酸。β-丙氨酸可转变为乙酰 CoA，然后乙酰 CoA 进入三羧酸循环被彻底氧化分解。胸腺嘧啶降解可生成 β-氨基异丁酸，后者可转变为琥珀酰 CoA，同样进入三羧酸循环被彻底氧化。NH_3 和 CO_2 可合成尿素，并随尿液排出体外。

此外，一部分 β-氨基异丁酸还可以直接随尿液排出，其排泄量可反映细胞及其 DNA 的破坏程度。在白血病患者及接受放、化疗的癌症患者体内，由于 DNA 破坏过多，往往会导致尿液中 β-氨基异丁酸的排泄量增加。食用含 DNA 丰富的食物也可使 β-氨基异丁酸的排出量增加。

第五节　无机盐与维生素代谢

一、无机盐的代谢

无机盐在细胞内含量很少，约占细胞重量的 5%。人体内无机盐的种类很多，含量最多的无机盐是钙盐和磷盐，两者约占无机盐含量的 50%，主要沉积在骨骼和牙齿内。无机盐的另一半大多以水合离子的状态存在于体液中。

无机盐是机体新陈代谢的重要调节因素和参与因素。无机盐的种类多样，功能不一。总体来说，无机盐有如下功能。

（1）构成组织细胞成分：骨骼中的无机盐约占 1/3，有机物约占 2/3。存在于骨骼中的无机盐主要是钙盐和磷盐，有机物主要是蛋白质。有机物可使骨骼具有韧性，无机盐可使骨骼具有硬度。骨骼中的钙盐、磷盐是体液中钙盐、磷盐的储存场所（即钙库、磷库）。

（2）维持生命活动的正常生理环境：Na^+、Cl^-、K^+、HPO_4^{2-} 在维持细胞内、外液的容量方面起着重要的作用。人体内的各种酶发挥作用需要相对恒定的 pH，体液的缓冲系统由这些盐类构成，发挥着稳定氢离子浓度的功能。同样，无机盐对肌肉应激性的维持也有重要的作用。

（3）参与或调节新陈代谢：人体内的很多酶需要与离子结合才具有活性，一些离子可以增强或抑制酶的活性，另一些离子则具有参与物质转运、代谢反应、信息传递等多种功能。

（一）钾

人体内钾的含量为 $31 \sim 57$ mmol/kg（$1.1 \sim 2.2$ g/kg），体重 60 kg 者的总钾量约为 120 g。其中约98%的钾分布于细胞内液，仅约2%的钾存在于细胞外液。血清钾的浓度为 $3.5 \sim 5.5$ mmol/L，而细胞内液的钾浓度可高达 150 mmol/L。由此可见，钾是人类营养物质中的一种必要的微量元素，也是人类细胞中主要的阳离子，它在维持体液电解质的平衡上非常重要。

成人每天钾的需要量为 $2 \sim 3$ g。人体内的钾主要来自食物，蔬菜和肉类中均含有丰富的钾，故一般饮食即可满足机体对钾的生理需要。来自食物的钾90%被消化道吸收，其余未被吸收的部分则随粪便排出体外。80%~90%的钾经肾随尿液排出，肾对钾的排泄能力很强，特点是"多吃多排、少吃少排、不吃也排"。即使禁钾 $1 \sim 2$ 周，肾脏每天的排钾量仍可达 $5 \sim 10$ mmol，故禁食或大量输液者常常出现缺钾现象。此时应注意适当补钾。临床上给严重低血钾的患者进行静脉滴注补钾时，为防止发生高血钾，应坚持"不宜过快、不宜过浓、不宜过多、见尿补钾"的原则。

（二）钠和氯

人体内钠的含量为 $40 \sim 50$ mmol/kg（$0.9 \sim 1.1$ g/kg），体重 60 kg 者的总钠量约为 60 g。其中约40%的钠结合于骨骼的基质，约50%的钠存在于细胞外液中，约10%的钠存在于细胞内液中。血清钠浓度平均为 142 mmol/L。氯主要存在于细胞外液中，血清氯浓度平均为103 mmol/L。

人体内的钠和氯主要来自食盐（NaCl）。我国营养学会推荐 18 岁以上成年人每天的食盐摄入量以 2.2 g 为宜，老年人应坚持清淡饮食。Na^+、Cl^- 主要经肾随尿液排出，其尿液中的排泄量与摄入量几乎相等。肾对 Na^+ 的排出有很强的调控能力，即"多吃多排、少吃少排、不吃不排"，如果数天至数十天内摄入无盐饮食，则尿钠的排出量几乎为零。但在严重呕吐、腹泻、高温作业、剧烈运动等情况下，人体则会丢失大量的 Na^+、Cl^-，此时在补充水分的同时应适当补钠和氯。

（三）钙

钙是骨骼的重要组成部分。缺钙可导致骨软化病、骨质疏松症等。我国营养学会推荐 $18 \sim 50$ 岁成年人钙的每天适宜摄入量为 800 mg，50 岁以后的老年人钙的每天适宜摄入量为 1000 mg。常见含钙丰富的食物有牛奶、酸奶、燕麦片、海参、虾皮、小麦、豆制品等。

（四）磷

磷是构成骨骼及牙齿的重要组成成分。严重缺磷可导致厌食、贫血等。我国营养学会推荐 18 岁以上成年人磷的每天适宜摄入量为 700 mg。常见的含磷食物有瘦肉、蛋、奶、动物内脏、海带、花生、坚果、粗粮等。

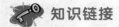 **知识链接**

科学补钙

安全有效的补钙方法是通过改善饮食结构，达到从天然食品中获取足量钙的目的。

在家庭日常的食物中，含钙较多的有牛奶、奶酪、鸡蛋、豆制品、海带、紫菜、虾皮、芝麻、山楂、海鱼、蔬菜等。特别是牛奶，每 100 g 鲜牛奶中含钙 120 mg。如果每人每天喝奶 250 g，则能提供 300 mg 的钙；如果每天喝牛奶 500 g，则能提供 600 mg 的钙。再加上膳食中其他食物供给的 300 mg 左右的钙，便能完全满足人体对钙的需要。值得注意的是，在食用这些含钙丰富的食物时，应避免过多食用含磷酸盐、草酸、蛋白质丰富的食物，以免影响人体对钙的吸收。

二、维生素的代谢

维生素是人体代谢中必不可少的有机化合物。人体犹如一座极为复杂的化工厂，不断地进行着各种生化反应。这些生化反应与酶的催化作用关系密切。已知许多维生素是酶的辅酶或是辅酶的组成分子，因此，维生素是维持和调节机体正常代谢的重要物质。

（一）维生素概述

维生素是指维持细胞正常功能所必需，但人体内不能合成或合成量不足，必须由食物提供的一类有机化合物。维生素在人体内的含量很少，但它在人体生长、代谢、发育的过程中却发挥着重要的作用。各种维生素的化学结构及性质虽然不同，但它们却有着以下共同点：①维生素均以维生素原（维生素前体）的形式存在于食物中；②维生素既不是构成机体组织和细胞的组成成分，也不会产生能量，它的作用主要是参与机体代谢的调节；③大多数的维生素，在人体内不能合成或合成量不足，不能满足机体的需要，必须从食物中获得；④虽然人体对维生素的需要量很小，日需要量常以毫克（mg）或微克（μg）计算，但是维生素一旦缺乏就会引发相应的维生素缺乏症，对人体健康造成损害。

1. **分类**　维生素通常按溶解性质的不同可分为脂溶性维生素和水溶性维生素两大类。脂溶性维生素包括维生素 A、维生素 D、维生素 E、维生素 K 四类；水溶性维生素包括 B 族维生素和维生素 C 两类。

2. **缺乏原因**　人体所需的维生素主要由食物供给。无论何种原因造成维生素缺乏都会导致人体内代谢异常而引发疾病。常见的维生素缺乏症的原因如下。

（1）摄入量不足：食物中供给的维生素不足或食物的烹饪方法、储存方法不当，都可以造成维生素大量破坏与丢失。如做饭时淘米过度、煮稀饭时加碱、加工米和面过细等都可以造成维生素 B_1 的缺乏；新鲜蔬菜、水果储存过久，或炒菜时先切后洗，均可造成维生素 C 的丢失和破坏。

（2）吸收障碍：患消化系统疾病者常伴有维生素吸收不良，如长期慢性腹泻可导致维生素吸收不良。由肝脏疾病引起的胆汁分泌障碍或胆道梗阻，可导致脂溶性维生素吸收障碍。胃大部分切除的患者，其内因子分泌的减少可影响人体对维生素 B_{12} 的吸收。

（3）需要量增加：生长发育期的儿童、孕妇、乳母等对维生素的需要量增加，从事重体力劳动、出现长期高热及患慢性消耗性疾病等时都需要较多的维生素，若未足量补充，轻者可引起维生素缺乏，重者引起维生素缺乏症。

（4）长期服用某些药物：在正常肠道中，细菌可以合成某些维生素（如维生素 B_1、维生素 B_2、维生素 B_3、维生素 B_6、叶酸等），这是人体内维生素的来源之一。若长期服用抗生素类药物，就会抑制消化道内细菌的生长，从而造成由肠道细菌合成的维生素的缺乏。

每种维生素缺乏症都有其特有的临床症状，在临床工作中应注意观察，尤其是遇到上述易引起维生素缺乏的情况时，更应根据缺乏症的表现给患者补充维生素，以免造成维生素的缺乏。

（二）脂溶性维生素的生理作用和缺乏症

维生素 A、维生素 D、维生素 E、维生素 K 不溶于水，易溶于脂类和有机溶剂中，因此被称为脂溶性维生素。食物中的脂溶性维生素常与脂类共存，故它们在肠道中的吸收与脂类的吸收密切相关。当脂类吸收出现障碍时，可影响脂溶性维生素的吸收，甚至引起维生素缺乏症。被吸收后的脂溶性维生素主要在肝内储存，若食入过量的脂溶性维生素可引起维生素中毒症。

1. 维生素 A　维生素 A 的化学本质是多不饱和的一元醇类。已知的维生素 A 有维生素 A_1 和维生素 A_2 两种。维生素 A_1 存在于动物肝脏、血液和眼球的视网膜中，又称为视黄醇，天然维生素 A 主要以此形式存在。维生素 A_2 主要存在于淡水鱼的肝脏中。维生素 A 分子中有不饱和键，化学性质活泼，在空气中易被氧化，或受紫外线照射破坏而失去生理作用，故维生素 A 的制剂应装在棕色瓶内，避光保存。β 胡萝卜素在人体内可转变为维生素 A，故称为维生素 A 原。β 胡萝卜素含有两个维生素 A_1 的环结构，转换率最高。动物的肝脏为储存维生素 A 的主要场所，当机体需要时，维生素 A 可被释放入血。

维生素 A 是机体必需的一种营养素，它以不同的方式几乎影响机体的一切组织细胞。维生素 A 的主要生理功能有以下几点。

（1）构成视觉细胞内的感光物质：人类感受暗光的物质是视紫红质，当维生素 A 缺乏时，视紫红质合成受阻，视网膜不能很好地感受弱光，暗适应能力下降，这种症状称为夜盲症。

（2）促进生长、发育：这一点与维生素对基因的调控有关。维生素具有相当于类固醇激素的作用，可促进糖蛋白的合成，促进人体的生长、发育，强壮骨骼，维护头发、牙齿和牙床的健康。

（3）维持上皮结构的完整与健全：维生素 A 可以调节上皮组织细胞的生长，维持上皮组织的正常形态与功能，保持皮肤湿润，防止皮肤黏膜干燥、角质化，使皮肤免受细菌伤害，有助于对粉刺、脓包、疖疮、皮肤表面溃疡等症状的治疗，有助于祛除老年斑，能保持组织或器官表层的健康。当缺乏维生素 A 时，会使上皮细胞的功能减退，导致皮肤弹性下降、干燥粗糙、失去光泽。

（4）抗癌作用：相关研究结果显示，皮肤癌、肺癌、喉癌、膀胱癌和食管癌都与维生素 A 的摄取量有关，不过这些结果仍有待临床更进一步的研究来证实其可靠性。

2. 维生素 D　维生素 D 是固醇类衍生物，其中最重要的是维生素 D_2（麦角钙化醇）和维生素 D_3（胆钙化醇）。维生素 D 有两个来源：从食物中获取；通过日光照射皮肤而产生。进入人体内的维生素 D_3 需要活化生成 $1,25(OH)_2D_3$ 后，才能够促进钙、磷的吸收，调节钙、磷代谢。其主要生理功能为促进儿童、青少年的骨骼生长，预防佝偻病，防止中老年人的骨质疏松。

3. 维生素 E　维生素 E 又称生育酚，具有延缓衰老及抗氧化的作用。相关的动物实验研究发现，缺乏维生素 E 可造成雄性白鼠生育能力下降，雌性白鼠易早产，因其对生殖能力的显著效果，故被命名为生育酚。维生素 E 有延缓衰老的作用。将人体细胞在体外进行培养，当有维生素 E 存在时，人体细胞的寿命翻了一番。维生素 E 还有抗氧化、清除自由基的作用，外用可滋润皮肤、清除色斑，口服可净化血液、保护血管、提高免疫力、增强抗病能力等。

4. 维生素 K　维生素 K 分为两大类：一类是脂溶性维生素（天然的），其中从绿色植物中提取的称维生素 K_1，由肠道细菌（如大肠杆菌）合成的称维生素 K_2；另一类是水溶性维生素，它由人工合成，如维生素 K_3 和维生素 K_4。维生素 K 的主要功能：促进肝脏合成凝血酶原，加速血液凝固；在凝血因子Ⅶ、凝血因子Ⅸ、凝血因子Ⅹ等的合成中起重要作用。缺乏维生素 K 可引起凝血受阻，长期服用抗生素也会导致维生素 K 缺乏。因此，维生素 K 又称凝血维生素。

（三）水溶性维生素的生理作用和缺乏症

水溶性维生素包括 B 族维生素和维生素 C，两者均溶于水。水溶性维生素在人体内储存量有限，其摄入量达饱和后，多余部分可随尿液排出。

1. B 族维生素

B 族维生素主要包括维生素 B_1、维生素 B_2、维生素 B_3、维生素 B_6、泛酸、生物素、叶酸、维生素 B_{12} 及硫辛酸等。B 族维生素在人体内大都以辅酶或辅基的形式参与物质代谢。B 族维生素对酸稳定，遇碱易被破坏。

（1）维生素 B_1：又名硫胺素，其在人体内的活性形式为硫胺素焦磷酸（thiamine pyrophosphate，TPP）。维生素 B_1 主要存在于种子外皮及胚芽中，在米糠、麦麸、黄豆、酵母、瘦肉等食物中含量最丰富。此外，白菜、芹菜及中药防风、车前子中也富含维生素 B_1。维生素 B_1 易溶于水，在清洗食物的过程中可随水大量流失，经熬煮后食物中的维生素 B_1 主要存在于汤中。如对食物加工过细、烹调不当或将食物制成罐头食品时，其内的维生素 B_1 会大量丢失或破坏。氧化剂及还原剂可使维生素 B_1 失去作用。TPP 是 α-酮酸氧化脱羧酶和转酮醇酶的辅酶，可抑制胆碱酯酶的活性，缺乏 TPP 时可引起脚气病和（或）末梢神经炎，因此，维生素 B_1 又称抗脚气病维生素。TPP 可参与糖代谢，因此，当缺乏维生素 B_1 时，糖在组织内的氧化会受到影响。维生素 B_1 还有抑制胆碱酯酶活性的作用，当缺乏维生素 B_1 时此酶活性过高，可大量破坏乙酰胆碱（神经递质之一），使神经传导活动受到影响，造成胃肠蠕动缓慢、消化酶分泌减少、食欲不振、消化不良等。

（2）维生素 B_2：又名核黄素，其在人体内的活性形式为黄素单核苷酸（flavin mononucleotide，FMN）和 FAD。维生素 B_2 大量存在于谷物、蔬菜、牛乳和鱼等食物中，其纯品为橙黄色针状晶体，味微苦，其水溶液有黄绿色荧光。维生素 B_2 在碱性环境中或光照条件下极易分解。熬粥不放碱就是这个道理。成年人每天应摄入 $2\sim4$ mg 的维生素 B_2，当缺乏维生素 B_2 时可引起口角炎、唇炎、阴囊炎、眼睑炎等。FMN 和 FAD 是人体内氧化还原酶的辅基，可参与人体内多种物质的脱氢反应与加氢反应。

（3）维生素 B_3：包括烟酸及烟酰胺，两者能在人体内相互转化。维生素 B_3 在人体内的活性形式包括 NAD 和 NADP。维生素 B_3 在酵母、花生、肝、鱼肉及瘦肉中含量丰富，也可人工合成。当缺乏维生素 B_3 时，主要表现为神经营养障碍，起初会出现全身乏力，之后在两手、两颊、左右额及其他裸露部位会出现对称性皮炎，这称为癞皮病。故维生素 B_3 又名抗癞皮病维生素。大剂量的烟酸能扩张小血管和降低血胆固醇的含量，临床上常用其治疗内耳眩晕症、外周血管病、高胆固醇血症、视神经萎缩等。色氨酸在肝内能转变成维生素 B_3。NAD 和 NADP 在人体内是多种不需氧脱氢酶的辅酶，糖、脂类及蛋白质的代谢过程均需要此类辅酶的参与。

抗结核药异烟肼与维生素 B_3 的结构相似，可对维生素 B_3 起拮抗作用，因此长期服用异烟肼者，应注意补充维生素 B_3。

（4）维生素 B_6：包括吡哆醇、吡哆醛及吡哆胺，其在人体内的活性形式为磷酸吡哆醛和磷酸吡哆胺。磷酸吡哆醛是氨基酸代谢中的转氨酶及脱羧酶的辅酶，也是 δ － 氨基 － γ － 酮戊酸（δ － aminolevulinic acid，ALA）合成酶的辅酶，故对氨基酸代谢十分重要。维生素 B_6 在酵母、肝、瘦肉、谷物及卷心菜等食物中含量丰富，亦可由肠道细菌合成，一般不易缺乏。维生素 B_6 易溶于水和酒精，可稍溶于脂肪溶剂，遇光和碱易被破坏，不耐高温。

临床上常用维生素 B_6 治疗婴儿惊厥和妊娠呕吐（详见氨基酸代谢部分内容）。维生素 B_6 具有促进发育等功能，缺乏时可引起抽筋等症状。

异烟肼可与吡哆醛结合，生成异烟腙，异烟腙可加速维生素 B_6 的排泄，因此长期服用异烟肼时，除应注意补充维生素 B_3 外，还应适当补充维生素 B_6。

（5）泛酸：广泛存在于生物界。生物体内的泛酸几乎全部用以构成辅酶 A。辅酶 A 由泛酸、巯基乙胺和 3′－磷酸腺苷 －5′－焦磷酸三部分构成，分子中的巯基为辅酶 A 的活性基团。辅酶 A 是酰基转移酶的辅酶，在代谢过程中起酰基载体的作用。

临床上常将辅酶 A、ATP 和细胞色素 C 合用，以活化细胞的代谢，作为心、肝、肾等疾病和白细胞减少症的辅助治疗药物。

（6）生物素：又称维生素 H。生物素的活性形式就是其本身。生物素是人体内多种羧化酶的辅酶。其主要作用是在生物合成中活化 CO_2，进行羧化反应。生物素在肠道中可以由细菌合成，因此很少有缺乏症。生蛋清中富含抗生物素蛋白，长期食用生蛋清可造成生物素缺乏。

（7）叶酸：其在人体内的活性形式是 FH_4。FH_4 是一碳单位的载体，也是一碳单位代谢的辅酶，主要参与一碳单位的代谢。人体内多种重要物质的生物合成过程与 FH_4 有关。叶酸在绿叶蔬菜中含量丰富，它能在人体肠道内合成，一般不易缺乏。当少数人体内缺乏叶酸时，会影响红细胞的成熟，引发巨幼红细胞贫血。

（8）维生素 B_{12}：又称为钴胺素，是唯一含金属的维生素。在人体内以多种活性形式存在，其中主要的活性形式是甲基钴胺素。甲基钴胺素作为转甲基酶的辅酶，参与甲基的形成与转移，与胆碱、蛋氨酸等的合成有关。缺乏维生素 B_{12} 时，可影响红细胞的分裂，引发巨幼红细胞贫血。

（9）硫辛酸：其活性形式为二氢硫辛酸。二氢硫辛酸作为硫辛酸乙酰转移酶的辅酶，可参与丙酮酸的氧化脱羧反应。目前在人类中没有发现硫辛酸缺乏症患者。

2. 维生素 C　维生素 C 又称抗坏血酸，是含 6 个碳原子的不饱和多羟基化合物，其分子中 C_2 位和 C_3 位的碳原子上的两个烯醇式羟基极易释放出 H^+，具有酸性。大多数动物体内可以利用葡萄糖合成维生素 C，但人体内不能合成，必须从食物中摄取。

维生素 C 的主要功能是在人体内多种羟化反应中起重要的辅助因子的作用。维生素 C 的功能：促进胶原蛋白的合成，参与胆固醇的转化，参与芳香族氨基酸的代谢，参与人体内的氧化还原反应：作为供氢体可保护巯基，使之处于还原状态；可使高价血红蛋白（MHb）还原为血红蛋白（Hb），恢复其运输氧的能力；可使三价铁（Fe^{3+}）还原为二价铁（Fe^{2+}），以被肠黏膜吸收；还能促使叶酸转化为具有生理活性的 FH_4；具有增强机体免疫力等功能。

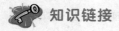 知识链接

维生素与美容护肤

多种维生素具有美容护肤的作用。

维生素 A 与皮肤的正常角化有关，缺乏时可出现皮肤干燥、角质层增厚、毛孔堵塞，严重时可影响皮脂分泌，因此，皮肤干燥、粗糙、无光泽、脱屑、有小角栓者服用维生素 A 有一定的疗效。

维生素 B_6 与氨基酸代谢密切相关，能促进氨基酸的代谢和蛋白质的合成，为细胞生长所必需，对脂类代谢亦有影响，与皮脂分泌紧密相关，因此，维生素 B_6 在临床上可用于治疗头皮溢脂、多屑等。

维生素 C 是强氧化剂，能够清除自由基，保护细胞膜，促进胶原蛋白的合成，有助于保持细胞间质的完整，并具有促进细胞分化的作用，因此，皮肤组织的完整、血管正常通透性的维持等都离不开维生素 C。

维生素 E 具有抗衰老的功效，能促进皮肤血液循环和肉芽组织生长，使皮肤光润、皱纹展平。

本章小结

一、本章提要

通过对本章的学习，可使同学们了解正常人体内物质代谢的过程，逐步树立代谢联系、整体统一的观点，学会用所学的知识解释临床常见的物质代谢异常疾病。本章具体包括以下内容。

1. 掌握 糖的生理功能、消化、吸收及代谢概况，脂类的生理功能、消化、吸收，蛋白质的营养作用及消化、吸收等。

2. 熟悉 维生素的概念与分类、维生素的生理功能及缺乏症。具有积极的学习态度、良好的沟通能力、团结协作及科学严谨的作风；初步具有"以人的健康为中心"的理念、良好的职业道德和社会责任感；能初步运用物质代谢的基本理论解释日常生活及临床中的实践问题；能够运用所学的维生素知识解释某些维生素缺乏时的症状；具有初步的自主学习新知识、新技能的能力等。

3. 了解 糖异生，核苷酸的合成与分解代谢，无机盐的概念，钠、氯和钾的含量、分布、吸收与排泄。

二、本章重、难点

1. 重点 糖的生理功能及代谢概况，糖代谢各条途径的生理意义；脂类的生理功能，血浆脂蛋白的分组、分类及生理功能，脂肪动员、脂肪酸的 β 氧化、酮体的生成和利用，脂肪酸和胆固醇合成的原料，胆固醇的转化、排泄；蛋白质的营养价值，氮平衡的意义，必需氨基酸的概念及种类，氨基酸的脱氨基方式，氨的来源与去路。

2. 难点 糖代谢的各条途径、脂肪的分解代谢、氨基酸的一般代谢。

课后习题

一、名词解释

1. 三羧酸循环 2. 血糖 3. 必需脂肪酸 4. 必需氨基酸 5. 蛋白质的营养互补作用

二、选择题

1. 下列关于糖酵解的叙述正确的是（ ）

　　A. 所有反应均可逆

　　B. 终产物是丙酮酸

　　C. 不消耗 ATP

　　D. 通过氧化磷酸化生成 ATP

　　E. 糖酵解途径中催化各反应的酶都存在于细胞液中

2. 下列不能作为糖异生原料的物质是（ ）

　　A. 甘油　　　　　　　B. 生糖氨基酸　　　　　　C. 丙酮酸

　　D. 乙酰 CoA　　　　　E. 甘氨酸

3. 下列属于抑制脂肪动员的激素的是（　　）

    A. 肾上腺素　　　　　　　B. 胰高血糖素　　　　　　C. 胰岛素

    D. 糖皮质激素　　　　　　E. 甲状腺素

4. 下列对高血氨患者的处理措施正确的是（　　）

    A. 用碱性肥皂水灌肠　　　B. 用酸性灌肠液灌肠　　　C. 给予碱性利尿药

    D. 给予高蛋白饮食　　　　E. 以上均不对

5. TPP 中含有的维生素是（　　）

    A. 维生素 A　　　　　　　B. 维生素 B_1　　　　　　C. 维生素 B_2

    D. 维生素 B_6　　　　　　E. 维生素 B_3

三、问答题

1. 血糖的来源与去路是什么？

2. 肝脏如何维持血糖的恒定？

3. 氨基酸的脱氨基作用有几种方式？

四、案例分析

患者，女，55 岁，因"烦渴、多饮、多尿、消瘦 10 年，咳嗽 3 d，伴意识模糊 1 d"入院。患者既往曾有糖尿病病史 10 年，血糖控制情况不详。3 d 前，患者因感冒出现咳嗽，未及时治疗。1 d 前，患者出现意识不清、呼吸急促，呼出气体的气味中伴有"烂苹果味"。通过体格检查、生化检查，该患者被诊断为糖尿病酮症酸中毒。

思考问题：

1. 用所学的生化知识，分析该患者确诊的主要依据有哪些？

2. 糖尿病酮症酸中毒的生化发生机制是什么？

（赵利娜，万云云）

第五章　生物氧化与能量代谢

✒ **学习目标**

1. 掌握基础代谢、正常体温及体温生理变化的知识。
2. 熟悉生物氧化中 CO_2、ATP 生成的方式，影响能量代谢的因素，机体的产热和散热。
3. 了解生物氧化的方式、特点，氧化磷酸化的概念，能量的来源和利用，体温调节。

一切生物都要依靠能量维持生存，大多数生物所需的能量主要来自糖、脂肪、蛋白质等营养物质的氧化。糖、脂肪、蛋白质等在生物体内经过一系列的氧化分解反应，最终生成 CO_2 和 H_2O，在这个过程中伴随着能量的释放、储存、转移和利用。

第一节　生物氧化概述

糖、脂肪、蛋白质等营养物质在生物体内经过一系列的氧化分解反应，最终生成 CO_2 和 H_2O 并释放能量的过程称为生物氧化（biological oxidation）。由于此过程是在组织细胞内进行的，伴随着氧的利用和 CO_2 的生成，与呼吸作用相似，故又称为细胞呼吸或组织呼吸。

一、生物氧化的方式和特点

（一）生物氧化的方式

生物体内物质氧化的方式和一般化学上的氧化反应完全相同，主要包括加氧、脱氢、失电子等，其中以脱氢和失电子为常见的生物氧化方式。

与氧化反应相反，脱氧、加氢和得电子属于还原反应。氧化反应和还原反应不能单独进行，而是在一个反应中同时进行，通常一种物质被氧化的同时另一种物质被还原。此氧化还原反应的基本原理是电子或氢的转移。失去电子或氢的物质被氧化，称为供电子体或供氢体；得到电子或氢的物质被还原，称为受电子体或受氢体；既可以接受电子或氢，又可以供给电子或氢的物质，具有传递电子或氢的作用，称为递电子体或递氢体。

$$R^{2+} + S^{3+} \longrightarrow R^{3+} + S^{2+}$$
$$供电子体 \qquad 受电子体$$
$$RH_2 + S \longrightarrow R + SH_2$$
$$供氢体 \qquad\qquad 受氢体$$

（二）生物氧化的特点

生物氧化与体外物质的氧化或燃烧的化学本质是相同的，消耗的氧量和最终产物

（CO_2 和 H_2O）、释放的总能量也相同。但是机体的生物氧化又有其特点：①反应条件温和。生物氧化是在体温、pH 近中性的体液环境中进行的酶促反应。②能量逐步释放。生物氧化所释放的能量一部分以化学能的形式储存在高能化合物（主要是 ATP）中，另一部分则以热能的形式散发，以维持体温。③有机酸脱羧生成 CO_2。生物氧化中产生的 CO_2，不是有机物中所含的碳与氧的直接化合，而是来自有机酸的脱羧基反应。④有机物脱氢，经呼吸链生成水。人体内物质的氧化主要以脱氢、脱电子的方式进行，物质代谢脱下的氢被呼吸链传递给氧后可生成 H_2O。

（三）生物氧化酶类

1. **氧化酶类**　氧化酶类均为结合酶，其辅基常含有铁、铜等离子，如细胞色素氧化酶、抗坏血酸氧化酶等。代谢物脱下的氢在氧化酶类的催化下与氧结合，生成 H_2O。

2. **需氧脱氢酶类**　需氧脱氢酶类是以 FAD 或 FMN 为辅基的一类黄素蛋白，如黄嘌呤氧化酶、L-氨基酸脱氢酶等。在需氧脱氢酶类的催化下，代谢物脱下的氢与氧结合，生成 H_2O_2。

3. **不需氧脱氢酶类**　不需氧脱氢酶类是人体内最重要的脱氢酶类，其直接受氢体不是氧，而是某些辅酶（NAD^+、$NADP^+$）或辅基（FAD、FMN），经过一系列递氢体或递电子体传递后，最终与氧生成 H_2O。根据酶的辅助因子的不同，可将不需氧脱氢酶类分为两类：一类是以 FAD 或 FMN 为辅基的不需氧脱氢酶，包括脂酰 CoA 脱氢酶、琥珀酸脱氢酶等；另一类是以 NAD^+、$NADP^+$ 为辅酶的不需氧脱氢酶，如乳酸脱氢酶、柠檬酸脱氢酶等。

二、生物氧化中 CO_2 的生成

生物氧化中 CO_2 的生成，主要来自糖、脂肪、蛋白质在体内代谢过程中产生的有机酸的脱羧基作用（图 5-1）。

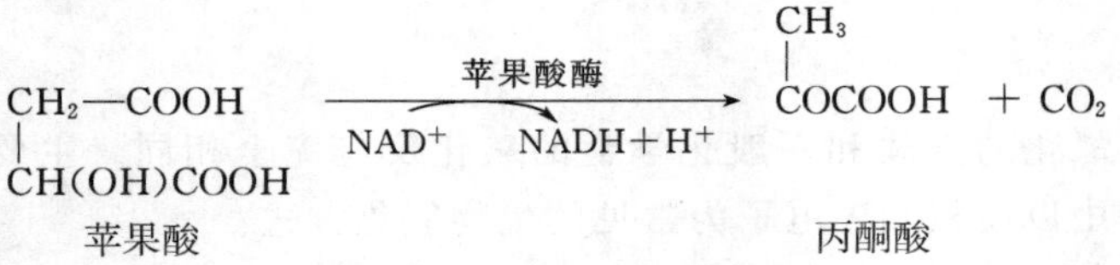

$$\text{CH}_2\text{—COOH} \atop \text{CH(OH)COOH} \xrightarrow[\text{NAD}^+ \quad \text{NADH+H}^+]{\text{苹果酸酶}} {\text{CH}_3 \atop \text{COCOOH}} + \text{CO}_2$$

苹果酸　　　　　　　　　　　　　　　　　　　丙酮酸

图 5-1　生物氧化中 CO_2 的生成

三、生物氧化过程中 H_2O 的生成

在生物氧化的过程中，代谢物脱下的成对氢原子（2H），通过一系列的递氢体和递电子体按一定的顺序排列所组成的连锁反应体系，逐步传递给氧，生成 H_2O。此连锁反应体系称为电子传递链。由于电子呼吸链与细胞呼吸有关，故又称为呼吸链（respiratory chain）。呼吸链主要分布在线粒体的内膜上，与细胞利用氧密切相关。

（一）呼吸链的组成及作用

1. **复合体 I（NADH 泛醌还原酶）**　由 NADH 脱氢酶和铁硫蛋白组成。复合体 I 从 NADH 得到两个电子，这两个电子经铁硫蛋白传递给泛醌。

2. 复合体 II (琥珀酸泛醌还原酶) 由琥珀酸脱氢酶和铁硫蛋白组成。复合体 II 可将从琥珀酸得到的电子传给泛醌。泛醌又称辅酶 Q (CoQ),是一种脂溶性醌类化合物,广泛存在于自然界,可将电子传递给细胞色素体系。

3. 复合体 III (泛醌细胞色素 c 还原酶) 是细胞色素 c (Cyt c) 和铁硫蛋白的复合体,可把来自泛醌的电子传递给 Cyt c。细胞色素 (cytochrome, Cyt) 是一类以铁卟啉为辅基的结合蛋白质,可将电子从泛醌传递给氧。根据其吸收光谱的不同,可将细胞色素分为 Cyt a、Cyt b、Cyt c 三类。构成呼吸链的细胞色素主要含有 Cyt b、Cyt c_1、Cyt c、Cyt a、Cyt a_3。在呼吸链中传递电子的顺序是 Cyt b→Cyt c_1→Cyt c→Cyt aa_3→氧。

4. 复合体 IV (Cyt c 氧化酶) Cyt c 氧化酶由 Cyt a 和 Cyt a_3 组成,可将电子从 Cyt c 直接传递给氧。因为 Cyt a 和 Cyt a_3 结合紧密,不易分开,所以被称为 Cyt aa_3。在呼吸链中只有 Cyt aa_3 可直接将电子传递给氧,使氧被激活为 O_2^-,因此 Cyt aa_3 又被称为细胞色素氧化酶。

(二)重要的氧化呼吸链及排列顺序

人体细胞的线粒体内有两条重要的呼吸链:NADH 氧化呼吸链和 $FADH_2$ 氧化呼吸链。

1. NADH 氧化呼吸链 它是细胞内最重要的一条呼吸链,由 NAD^+、复合体 I、CoQ、复合体 III、Cyt c 和复合体 IV 组成。人细胞内和动物细胞内的大多数代谢物(如丙酮酸、苹果酸等)脱下的氢经此呼吸链传递后生成 H_2O (图 5-2)。

2. $FADH_2$ 氧化呼吸链 它又称琥珀酸氧化呼吸链,由复合体 II、CoQ、复合体 III、Cyt c 和复合体 IV 组成。人体内的少数代谢物(如琥珀酸、脂酰 CoA 等)脱下的氢经此呼吸链传递后生成 H_2O (图 5-2)。

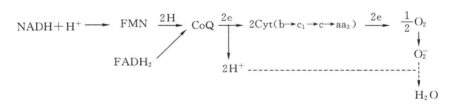

图 5-2 NADH 氧化呼吸链和 $FADH_2$ 氧化呼吸链

第二节 生成 ATP 的氧化体系

一、ATP

糖、脂肪和蛋白质等营养物质在生物氧化过程中释放能量,以维持生命活动。其中约 60% 的能量以热能的形式散发,以维持体温,约 40% 的能量以化学能的形式储存于高能化合物中,供机体利用。

含有高能键的化合物称为高能化合物。高能键是指水解时释放的能量大于 21 kJ/mol 的化学键,用"~"表示。体内的高能键主要是高能磷酸键(用"~P"表示),此外还有高能硫酯键等。人体内的高能化合物大多数是高能磷酸化合物,其中以 ATP 最为重要。ATP

又称腺苷三磷酸（adenosine triphosphate），是人体内各种生命活动所需能量的主要直接来源。

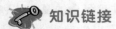 **知识链接**

ATP 针剂

ATP 针剂为临床常用的辅酶类药物，又叫腺苷三磷酸二钠注射液。实验证明：ATP 针剂可以抑制钙离子内流，阻滞或延缓房室结折返途径中的前向传导；大剂量使用 ATP 针剂能够阻断或者延缓旁路的前向或逆向传导；ATP 针剂还有短暂增强迷走神经兴奋的作用，能终止由房室结折返机制和旁路折返机制引起的心律失常。

ATP 针剂可用于心功能不全、心肌疾病、进行性肌萎缩、脑出血后遗症和肝炎的辅助治疗。

二、氧化磷酸化

人体内 ATP 的生成方式有两种：氧化磷酸化（oxidative phosphorylation）和底物水平磷酸化（substrate level phosphorylation）。其中以氧化磷酸化为主。

（一）氧化磷酸化

1. 概念　代谢物脱下的氢通过呼吸链传递给氧生成水、释放能量的同时，使 ADP 磷酸化生成 ATP 的过程，称为氧化磷酸化。氧化磷酸化反应是在线粒体中进行的，需要消耗氧气。

2. 氧化磷酸化偶联的部位　在氧化磷酸化的过程中氧化与磷酸化偶联进行，因此该过程中消耗氧的同时也消耗无机磷。P/O 值是指每消耗 1 mol 氧原子时所消耗的无机磷的摩尔数，也就是生成 ATP 的摩尔数。测定 P/O 值即可推断呼吸链存在几个偶联部位。

实验证明，呼吸链中可以使 ADP 磷酸化为 ATP 的偶联部位有 3 个，分别从 NADH 到 CoQ 之间、从 CoQ 到 Cyt c 之间、从 Cyt aa_3 到 O_2 之间（图 5-3）。近年来的相关实验证实，代谢物脱下的两个氢，经 NADH 氧化呼吸链传递生成水时的 P/O 值为 2.5，也就是生成 2.5 分子的 ATP，而经 $FADH_2$ 氧化呼吸链传递时的 P/O 值为 1.5，即生成 1.5 分子的 ATP。

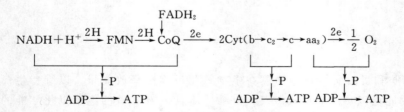

图 5-3　氧化磷酸化的偶联部位

3. 影响氧化磷酸化的因素

（1）ADP/ATP 值的调节：这是调节氧化磷酸化的主要因素。当机体利用 ATP 增多，

ADP 浓度升高时，ADP/ATP 值增高，氧化磷酸化的速度加快。反之，当 ADP 不足时，ADP/ATP 值下降，氧化磷酸化反应速度减慢。这种调节能够使机体能量的产生速度适应生理活动的需要。

（2）甲状腺激素的调节：甲状腺激素可以加速 ATP 水解，使 ADP 生成增多、ADP/ATP 值增高、氧化磷酸化的速度加快。甲状腺功能亢进的患者由于 ATP 的生成和分解均加快，机体的耗氧量和产热量均增加，基础代谢率增高，因此会出现怕热、易出汗的情况。

（3）呼吸链抑制剂的调节：呼吸链抑制剂的作用主要是抑制氢和电子的传递，使组织细胞不能有效利用氧，造成细胞内呼吸过程停止，严重时可引起机体的迅速死亡。常见的呼吸链抑制剂有鱼藤酮、粉蝶霉素 A、异戊巴比妥、一氧化碳、氰化物等。

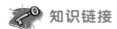 知识链接

氰化物中毒的机制

误食大量含氰化物的食物（如木薯、苦杏仁等）或吸入含氰化物的蒸汽会引起氰化物中毒。氰化物中毒的原理：细胞内的氰酸离子易与三价铁（Fe^{3+}）结合，不能与二价铁（Fe^{2+}）结合，当其被吸收入血后，因血红蛋白含二价铁，故不能与之结合。氰化物随血液循环至全身各组织细胞时，会很快与细胞色素氧化酶中的 Fe^{3+} 结合，生成氰化高铁细胞色素氧化酶，使细胞色素氧化酶失去传递电子的功能，造成组织严重缺氧，甚至危及生命。

进行氰化物中毒抢救时可让中毒者吸入亚硝酸异戊酯，并注射亚硝酸钠，以使部分血红蛋白氧化成高铁血红蛋白，高铁血红蛋白能夺取氰化高铁细胞色素氧化酶中的氰化物，生成氰化高铁血红蛋白，使细胞色素氧化酶恢复活性。但是氰化高铁血红蛋白性质不稳定，几分钟后又会分解成氰化物，故需注射硫代硫酸钠，以使氰化物生成毒性较小的硫氰酸盐并随尿液排出。

解偶联剂：这类物质可解除呼吸链中电子传递和磷酸化的偶联作用，即电子传递可以继续进行，而 ADP 不能磷酸化生成 ATP，在氧化过程中适当的能量会以热能的形式散失。新生儿棕色脂肪组织的线粒体内膜上有解偶联剂，新生儿可通过其发挥作用产生的热量来维持体温。新生儿硬肿症是由体内缺乏棕色脂肪组织，不能维持正常的体温而使皮下脂肪凝固所致。

氧化磷酸化抑制剂：这类物质（如寡霉素）既可抑制电子传递，又可抑制 ADP 磷酸化为 ATP。

（二）底物水平磷酸化

在代谢物分解的过程中，代谢物通过脱氢或脱水引起分子内部能量聚集而产生高能键，然后将此高能键直接转移给 ADP 生成 ATP 的方式，称为底物水平磷酸化。例如：

$$1,3-二磷酸甘油 + ADP \xrightarrow{磷酸甘油酸激酶} 3-磷酸甘油酸 + ATP$$

$$磷酸烯醇丙酮酸 + ADP \xrightarrow{磷酸烯醇丙酮酸羧化激酶} 丙酮酸 + ATP$$

$$琥珀酰\ CoA + GDP + Pi \xrightleftharpoons{琥珀酸硫激酶} 琥珀酸 + HSCoA + GTP$$
$$GTP + ADP \rightleftharpoons GDP + ATP$$

第三节　能量代谢

机体在进行新陈代谢的过程中，物质的转变与能量的转变是紧密相连的。人体所能利用的能量来源于营养物质（如糖、脂肪、蛋白质）中蕴藏的化学能。这些营养物质主要在线粒体内氧化分解，生成 CO_2 和 H_2O 并释放能量。在人体内物质代谢的过程中所伴随的能量释放、转移、储存和利用称为能量代谢（energy metabolism）。

一、机体能量的来源与利用

（一）机体能量的来源

机体一切生命活动所需的能量，主要来自糖和脂肪的氧化分解，其中 70% 以上的能量来自葡萄糖，其次是脂肪。在正常的生理状态下，蛋白质是机体细胞的重要组成成分，不作为供能物质。只有在某些特殊情况下，如长期不能进食，使体内的糖原和储存的脂肪大量消耗，机体能量极度缺乏时，才开始分解蛋白质，以满足生理活动所需。

（二）机体能量的利用

当机体组织细胞进行各种功能活动需要耗能时，ATP 的一个高能磷酸键断裂，变成 ADP，同时将大量的能量释放出来。据测定，在 1 mol 的 ATP 转变成 ADP 时，可释放出 33.5 kJ 的能量。因此，ATP 既是人体内重要的储能物质，又是直接的供能物质。不过，人体内以 ATP 形式的储能是有限的，在能量产生过剩时，ATP 可将其高能磷酸键转移给肌酸，形成磷酸肌酸（creatine phosphate，CP）。CP 只是储能形式，不能直接供能。当 ATP 消耗较快时，CP 可将高能磷酸键再转给 ADP，形成 ATP。机体细胞利用 ATP 分解所释放的能量，可以完成各种生理功能，如肌肉收缩、神经传导活动、各种生物活性物质的合成、物质转运、腺体分泌等。能量利用的最终结果是，一小部分转变为骨骼肌收缩时所完成的机械功，其他大部分则转化为热能，参与体温的维持（图5-4）。

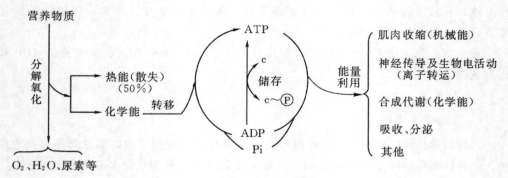

c 为肌酸，Pi 为无机磷酸，c~Ⓟ为磷酸肌酸。

图5-4　能量的释放、转移、储存和利用示意图

二、影响能量代谢的因素

（一）肌肉活动

肌肉活动对能量代谢的影响最为显著。机体任何轻微的活动都会提高能量代谢率。人在劳动或运动时的耗氧量可达安静时的 10~20 倍（表 5-1）。

表 5-1　劳动或运动时的能量代谢值[kJ/（m² · min）]

肌肉活动形式	平均产热量
静卧休息	2.73
出席会议	3.40
擦窗	8.30
洗衣物	9.89
扫地	11.36
打排球	17.04
踢足球	24.96

（二）环境温度

当环境温度为 20~30 ℃时，机体在安静状态下的能量代谢最为稳定，而当环境温度低于 20 ℃或高于 30 ℃时，能量代谢率则会增加。

（三）食物的特殊动力效应

进食之后，人体即使处于安静状态，其产热量也会比进食前有所增加。这种由食物引起人体额外产生热量的作用称为食物的特殊动力效应（food specific dynamic effect）。各种营养物质的特殊动力效应是不同的。食物的特殊动力效应大约在进食后 1 h 开始，持续 7~8 h。这种特殊动力效应产生的机制尚不十分清楚。目前认为，进食后的额外热量可能来源于肝脏处理蛋白质的分解产物，尤其是与肝脏中氨基酸的脱氨基作用以及尿素的形成有关。

（四）精神活动

当处于精神紧张状态时，由于骨骼肌紧张性的增加和交感肾上腺系统活动的加强，使机体的产热量增加。能量代谢率的高低还受到年龄、性别等因素的影响。

三、基础代谢

基础代谢是指人体处于基础状态下的能量代谢。单位时间内的基础代谢称为基础代谢率（basal metabolic rate，BMR）。基础状态指：①受试者空腹，排除食物的特殊动力效应的影响，一般要求在进食 12~14 h 后；②静卧一定时间后，使肌肉处于松弛状态，以排除肌肉活动的影响；③清晨、清醒、安静，尽量让受试者排除精神紧张、焦虑和恐惧等心理的影响；④将环境温度保持在 20~25 ℃。

此外，基础代谢率随年龄和性别的不同存在着生理变异，一般规律是年龄越大，基础代谢率越低，且同年龄段内男性的基础代谢率高于女性。我国正常人体基础代谢率的平均值如表 5-2 所示。

表 5-2　我国正常人体基础代谢率的平均值[kJ/(m²·h)]

性别	11～15 岁	16～17 岁	18～19 岁	20～30 岁	31～40 岁	41～50 岁	>51 岁
男	195.4	193.3	166.1	157.7	158.6	154.0	149.0
女	172.4	181.6	154.0	146.4	146.9	142.3	138.5

基础代谢率有实测值和相对值这两种表示法，实测值以 kJ/(m²·h)为单位，相对值以高于或低于正常平均值的百分数表示。临床工作中常用相对值，其计算公式如下。

基础代谢率相对值 =（实测值 - 正常平均值）÷ 正常平均值 ×100%

一般来说，实际测得的基础代谢率值与正常平均值比较，相差值在 ±10%～±15% 内属于正常范围。只有当相差值超过 ±20% 时，才认为可能是病理性的。在各种疾病中，甲状腺功能改变对基础代谢率的影响最为显著，如发生甲状腺功能减退时，基础代谢率将比正常值低 20%～40%；当发生甲状腺功能亢进时，基础代谢率可比正常值高 25%～80%。因此，基础代谢率的测定，是临床上诊断甲状腺疾病的重要辅助方法。此外，当肾上腺及脑垂体功能低下时，基础代谢率也可能会降低；当发热时，基础代谢率会升高。体温每升高 1 ℃，基础代谢率一般要增加 13%。

第四节　体温及其调节

机体的新陈代谢过程是以酶促反应为基础的，而酶必须在适宜的温度条件下才具备较高的活性。因此，人和高等动物的体温都是相对恒定的，这是内环境稳态的重要表现，是机体进行新陈代谢和正常生命活动的必要条件。

一、体温的正常值和生理变化

(一)体温的正常值

机体的温度可分为体表温度和体核温度。体表温度不稳定，各部位之间的差异较大。机体的深部温度称体核温度。体核温度比体表温度高，各部位的温度差异很小且比较稳定。生理学定义的体温（body temperature）是指机体深部的平均温度。人体深部的温度虽然是相对稳定的，但因为体内各器官的代谢水平不同，所以各内脏器官的温度也存在一定差别。因为人体深部（体核）温度（特别是血液温度）不易被测试，所以临床上通常用直肠、口腔和腋窝的温度来代表体温。

在正常情况下，直肠温度为 36.9～37.9 ℃，平均为 37 ℃；口腔（舌下）温度一般比直肠温度低，为 36.7～37.7 ℃；腋窝温度更低，为 36.0～37.4 ℃。直肠温度虽然更接近机体深部温度，但由于测试不便，其主要的适用对象是昏迷患者和 3 岁以下儿童。在临床工作中，一般测量腋窝温度或口腔温度。

(二)体温的生理变化

虽然体温是相对稳定的，但许多因素可以引起体温的生理性波动。其主要影响因素如下。

1. **昼夜变化** 正常人(新生儿除外)体温的昼夜变化呈周期性波动,清晨 2—6 时体温最低,午后 1—6 时体温最高。体温波动幅度一般不超过 1 ℃。体温的这种昼夜周期性波动称为昼夜节律或日节律(circadian rhythm)。这种现象与地球的自转周期相吻合,因此被认为与下丘脑的生物钟功能有关。

2. **年龄** 体温的高低与体内能量代谢有关,不同年龄的人能量代谢不同,体温也不同。儿童、青少年的体温较高,随着年龄的增长,儿童、青少年的体温逐渐接近成人体温。老年人的体温偏低。新生儿(尤其是早产儿)的体温调节中枢发育还不成熟,调节体温的能力差,体温易受环境温度变化的影响。在临床工作中,医护人员应注意老年人和新生儿的体温特点,使病房内保持适宜的温度。

3. **性别** 成年女性的体温平均比男性高 0.3 ℃,而且基础体温(指基础状态下的体温)随月经周期发生规律性变化(图 5 - 5):月经期到排卵日之前体温较低,排卵日体温最低,排卵后体温升高,并且维持在较高水平,直到下次月经期前。排卵后的体温升高,一般认为是由于孕激素的生热作用引起的。临床上通过测定女性月经周期中基础体温的变化,可以了解有无排卵及排卵的日期。

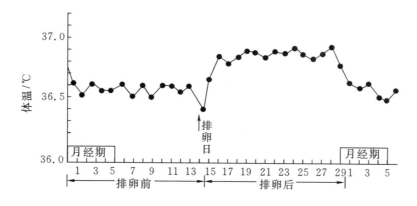

图 5-5 女性月经周期中基础体温的变化

4. **肌肉活动** 肌肉活动时代谢增强,产热量明显增加,可导致体温升高。因此,临床上测量体温时应先让受试者安静一段时间后再进行。测定小孩体温时应避免小孩哭闹。另外,麻醉药通常会影响机体的体温调节能力,同时扩张皮肤血管可使体热散发增加,因此对行麻醉手术的患者应注意术中及术后的保温护理。

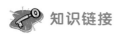 **知识链接**

环境温度与"黄金分割"

早在古希腊和古罗马时期,一些艺术家就发现,最能体现美的比例关系就是"黄金分割",即 1∶0.618。"黄金分割"这一数学定理与生命、生长、发育、健康、疾病、衰老和死亡等有着千丝万缕的联系,有时甚至是生命内在形式的基本规律。例如,人的正常体温是 37 ℃,在这一温度下,人体的各种生理功能才得以维持和正常发挥。但人类在什么样的环境温度下会感觉最舒服呢？根据"黄金分割"的原理，将人的正常体温乘以0.618. 则为22.87 ℃，这也是为什么人们总是感到平均温度在23 ℃的秋季是最好的季节的原因之一。相关实验也表明，人处于23 ℃的环境温度下，机体内的新陈代谢和各种生理功能处于最佳状态，比如各种酶的代谢、人的消化功能、人的免疫功能等都很好。

二、人体的产热和散热

正常机体温度之所以能维持相对稳定，是因为在体温调节机制的控制下，机体的产热(thermogenesis)和散热(thermolysis)过程保持动态平衡的结果。

(一)产热过程

机体产热的多少取决于代谢水平的高低。不同的组织、器官因代谢水平的不同，其产热量也不相同。机体在安静时，主要由内脏器官产热，其中肝脏的代谢最旺盛，产热量最高，其次是肾。骨骼肌占人体体重的40%~50%，进行剧烈活动时其产热量占总产热量的90%以上，比安静时高出10~15倍，因此，骨骼肌是运动时的主要产热器官(表5-3)。当机体处于寒冷环境中时，为防止体温下降，主要通过寒战来增加产热量。寒战是骨骼肌发生的不随意的节律性收缩，其特点是屈肌和伸肌同时收缩，产热量很高。当人体发生寒战时，基础代谢率可增加4~5倍。此外，凡能提高能量代谢的因素(如交感神经兴奋、甲状腺素、肾上腺素、去甲肾上腺素分泌增加等)，都能增加产热量。

表5-3 骨骼肌、内脏等的产热百分比

组织、器官	占体重的百分比/%	产热量/%	
		安静状况	劳动或运动
脑	2.5	16	1
内脏	34.0	56	8
骨骼肌	56.0	18	90
其他	7.5	10	1

(二)散热过程

人体散热的主要部位是皮肤，其次还可通过呼吸、排便及排尿过程散发少量的热量。常温下人体散热方式及其所占的百分比见表5-4。

表5-4 常温下人体散热方式及其所占的百分比

散热方式	散热量/kJ	所占百分比/%
辐射、对流、传导	8786.40	70.0
皮肤水分蒸发	1820.04	14.5
呼吸道水分蒸发	1004.16	8.0

续表

散热方式	散热量/kJ	所占百分比/%
呼出气	439.32	3.5
吸入气	313.80	2.5
粪、尿	188.28	1.5
合计	12552.00	100.0

1. 散热方式

(1)辐射(radiation)散热：指机体以发射红外线的形式将体热传给外界较冷物体的一种散热方式。在安静状态下，机体以此种方式散发的热量大约占总散热量的60%。辐射散热量的多少取决于皮肤与环境间的温度差，以及机体的有效辐射面积等因素。温差越大，或有效辐射面积越大，则辐射散热量越多。

(2)传导(conduction)散热：指机体的热量直接传给同它接触的较冷物体的一种散热方式。机体深部的热量以传导的方式传到皮肤，再由皮肤直接传给同它接触的物体。传导散热量的多少与所接触物体的面积、温差及接触物体的导热性能等有关。另外，人体脂肪是热的不良导体，肥胖者由深部向体表的传导散热量要少些，因此，身体较胖者在夏天较身体较瘦者怕热。水的导热性好、热容量大，因此，洗冷水浴可有效散热。临床上利用冰袋、冰帽等给高热患者降温，就是利用皮肤与冰袋间的巨大温差来增强传导散热的。

(3)对流(convection)散热：指通过气体的流动进行热量交换的一种散热方式。人体周围总是有一层同皮肤接触的空气，当人体的热量传给这一层空气后，受热的空气不断上升流走，再由较冷的空气下降到体表，与皮肤进行热量交换。这样周而复始，体热就会不断地发散到空间中。对流散热的多少受风速影响极大。风速越大，对流散热量越多。因此，夏天用扇，可感到凉爽；冬天刮风时，对流散热增加，人就会感到特别寒冷，需要增加衣服来保暖御寒。

(4)蒸发(evaporation)散热：指水分从体表吸收热量而发生气化时，将体热散发的一种方式。在正常的体温条件下，体表每蒸发1g水可带走2.43kJ热量。因此，蒸发散热是一种十分有效的散热方式。蒸发散热有不感蒸发和可感蒸发两种形式。

1)不感蒸发(insensible evaporation)指体液的水分在体表未聚成明显水滴之前的直接蒸发。不感蒸发不易被人察觉，且与汗腺活动无直接关系，不受生理性体温调节机制的控制，即使在寒冷的冬季也存在，故又被称为不显汗。当环境温度低于30℃时，人体一昼夜的不感蒸发量约为1000mL，其中通过皮肤蒸发的量约为600mL，通过呼吸道黏膜蒸发的量约为400mL。当环境温度升高、人体活动增加或发热时，不感蒸发量可以增加；当环境温度降低或患者休克时，不感蒸发量会减少。因此，给患者补液时，应当把由不感蒸发所丢失的这部分液体考虑补充进去。

2)可感蒸发(sensible evaperation)指汗腺分泌的汗液在皮肤表面以明显的汗滴形式蒸发的散热过程，也称发汗。人体皮肤上分布有大汗腺和小汗腺。大汗腺局限于腋窝和外阴等处，与体温调节无关；小汗腺分布于全身皮肤，在体温调节中起着重要的作用。因此，通常人们所说的汗腺是指小汗腺。

当环境温度等于或高于皮肤温度时，机体通过辐射、传导和对流的散热活动就会停止，此时发汗散热便成为机体唯一的散热方式。临床上对高热患者采用酒精擦浴，就是利用酒精的易蒸发性来增加蒸发散热量，进而达到降温的目的。

汗液中水分占99%以上，而固体成分则占不到1%。固体成分中以NaCl为主，同时还有少量的KCl、尿素等。刚从汗腺细胞分泌出来的汗液与血浆是等渗的，但在流经汗腺管腔时，在醛固酮的作用下，部分Na^+、Cl^-被重吸收，最后排出的汗液是低渗的（含0.3% NaCl）。因此，当机体大量出汗而造成脱水时，常导致高渗性脱水。若发汗速度过快，因为汗腺管来不及吸收NaCl，机体的水分和NaCl都会大量丢失，所以此时除要注意及时补充水分外，还应补充NaCl，否则会导致机体发生电解质紊乱。

2. 散热的调控　机体主要通过皮肤血流量的调节和发汗来调控散热。

（1）皮肤血流量的调节：皮肤血流量决定着皮肤的温度。机体通过交感神经控制皮肤血管的口径，改变皮肤的血流量和皮肤的温度，影响机体辐射、传导和对流的散热量。当环境温度升高时，交感神经紧张性降低，皮肤血管舒张，动静脉吻合支开放，皮肤血流量增加，皮肤的散热增加，以防止体温增高；而在寒冷的环境中，交感神经紧张性增加，皮肤血管收缩，动静脉吻合支关闭，皮肤血流量减少，散热减少。

（2）发汗的调节：小汗腺分布于全身皮肤，主要受交感胆碱能神经支配，其末梢释放递质为乙酰胆碱，故乙酰胆碱有促进汗腺分泌的作用，而阿托品可阻断汗液分泌。由温热刺激引起的汗腺分泌称为温热性发汗，温热性发汗可发生于机体的任何部位，参与体温调节过程。当个体精神紧张或情绪激动时，常出现手掌、足底、前额等局部汗腺的分泌，称为精神性发汗。精神性发汗在体温调节中的作用不大。

三、体温调节

要维持机体体温的相对稳定，有赖于自主性体温调节和行为性体温调节的共同参与，使机体的产热和散热过程处于动态平衡之中。自主性体温调节（automatic thermo-regulation）是在下丘脑体温调节中枢的控制下，随机体内外环境的温度变化增减皮肤的血流量、发汗、战栗等生理反应，调节体热的产生和释放，使体温保持恒定。行为性体温调节（behavioral thermoregulation）指机体通过一定的行为来保持体温的相对恒定。如动物避开过冷或过热的环境向适宜温度的环境靠近，或改变姿态（如蜷缩）来保暖，伸展肢体而散热，以及人类在寒冷时拱肩缩背、踏步跺脚以御寒等。行为性体温调节是以自主性体温调节为基础的，是对自主性体温调节的补充。其他人类活动，如生火取暖、衣服增减、人工御寒和防暑措施的采取等，均属于行为性体温调节。

（一）温度感受器

温度感受器是感受机体各个部位温度变化的特殊结构，按其分布位置的不同可分为外周温度感受器和中枢温度感受器两类。前者是游离的神经末梢，后者是神经元。

1. 外周温度感受器　此种感受器分布于皮肤、黏膜和内脏中，主要感受环境的冷热变化，并将信息传入体温调节中枢。

2. 中枢温度感受器　存在于中枢神经系统内的对温度变化敏感的神经元，称为中枢温度感受器。下丘脑、脑干网状结构、延髓和脊髓等部位都有对温度敏感的神经元。其中，有些神经元在局部组织温度升高时兴奋，称为热敏神经元；有些神经元在局部组织温度降低时兴奋，称为冷敏神经元。在视前区 – 下丘脑前部（preoptic anterior hypothalamus area，PO/AH），存在热敏神经元和冷敏神经元，它们可通过感受机体深部组织的温度变化来参与体温调节。

（二）体温调节中枢

调节体温的中枢存在于从脊髓到大脑皮质的整个中枢神经系统中。体温调节的基本中枢位于下丘脑。实验表明，PO/AH 是整合体温调节中枢的关键部位。

由 PO/AH 发出的指令性信号可通过不同途径调节效应器活动，以维持体温的稳定。其主要包括下述途径：①通过交感神经系统来调节皮肤、血管的舒缩反应和汗腺的分泌活动，改变机体的散热量；②由躯体神经调节骨骼肌活动（如战栗），调节机体的产热量；③通过改变激素（如甲状腺激素、肾上腺髓质激素等）的分泌，调节机体的代谢率，最终调节产热、散热过程。

（三）调定点学说

体温调定点（set point）学说认为，在 PO/AH 中设置了一个控制体温的调定点，即机体设置的温度值，如 37 ℃。当体温处于这个温度值时，热敏神经元和冷敏神经元的活动处于动态平衡状态，产热过程和散热过程处于平衡状态，因此，体温能维持在调定点设定的温度值水平。当体温高于调定点 37 ℃时，热敏神经元活动增强，散热增加；当温度低于 37 ℃时，冷敏神经元活动增强，产热增加。这样就会使体温维持在 37 ℃左右。此学说认为，细菌感染所致的发热，是致热原导致体温调定点上移，PO/AH 的热敏神经元对温度反应的阈值升高，而冷敏神经元的阈值降低，因此，体内的产热活动加强，散热活动减弱，于是体温升高，导致发热。

❈ 本章小结

一、本章提要

通过对本章的学习，可使同学们了解三大营养物质代谢过程中 H_2O、CO_2 的生成以及能量的产生、储存和利用。本章具体包括以下内容。

1. 掌握　基础代谢的概念、正常体温的范围及生理变动等。

2. 熟悉　物质代谢中代谢产物及能量产生的过程，能量代谢异常和机体产热、散热改变的原因等。

3. 了解　生物氧化的特点、氧化磷酸化的过程和影响因素、能量的来源和利用及影响体温调节的因素等。

二、本章重、难点

1. 重点　基础代谢的概念、各种测量方法测得的正常体温和体温生理变化区间。

2. 难点　呼吸链的组成和排列顺序、氧化磷酸化过程中 ATP 的产生及影响因素。

课后习题

一、名词解释

1. 生物氧化　2. 呼吸链　3. 体温　4. 基础代谢率

二、选择题

1. 生物氧化的特点不包括（　　）

  A. 逐步放能　　　　　　　B. 有酶催化　　　　　　　C. 常温、常压下进行

  D. 能量全部以热能形式释放　　　　　　　E. 可产生 ATP

2. 营养物质在人体内氧化所释放的能量主要储存在（　　）

  A. TTP 中　　　　　　　B. ATP 中　　　　　　　C. UTP 中

  D. CTP 中　　　　　　　E. GTP 中

3. ATP 的主要生成方式是（　　）

  A. 底物水平磷酸化　　　B. 氧化磷酸化　　　　　C. 脱羧基作用

  D. 脱氨基作用　　　　　E. 氧化脱氨基作用

4. 下列有关测定基础代谢率的条件的说法错误的是（　　）

  A. 清醒　　　　　　　　B. 室温 25 ℃　　　　　　C. 餐后 2 h

  D. 肌肉放松　　　　　　E. 静卧

5. 当环境温度高于或接近于皮肤表面温度时，机体唯一有效的散热方式是（　　）

  A. 辐射散热　　　　　　B. 传导散热　　　　　　　C. 对流散热

  D. 蒸发散热　　　　　　E. 辐射散热和对流散热

三、问答题

1. 生物氧化的特点有哪些？

2. 影响氧化磷酸化的因素有哪些？

3. 影响能量代谢的主要因素有哪些？

四、案例分析

患者，男，28 岁，建筑工人，以"头痛、头晕、全身乏力，伴恶心、呕吐，继之瘫软在地 2 h"入院。

5 h 前患者在酷暑环境下进行建筑作业时，突感头痛、头晕、胸闷、全身乏力，伴有大量出汗、恶心、呕吐，继之瘫软在地，并出现轻度意识障碍而被送到医院就诊。门诊体格检查：体温 41 ℃，脉搏 110 次/分，呼吸 19 次/分，血压 18.6/11 kPa，面色潮红，表情痛苦，有轻度意识障碍，瞳孔等大、等圆，对光反射正常，全身浅表淋巴结无肿大，心、肺正常，腹软、无压痛，肝、脾无肿大，无其他阳性体征。血常规检查：Hb 150 g/L，RBC 450×10^{12}/L，WBC 5×10^9/L，N 67%，L 30%，M 3%。

思考问题：

1. 结合散热的相关知识，你认为该患者出现体温升高甚至意识障碍的原因有哪些？

2. 对中暑患者应采取什么降温护理措施？

3. 对该患者应补充什么液体？

（许爱辉，韩玉霞，苏长昊）

第六章　遗传信息传递

学习目标

1. 掌握遗传信息传递的中心法则和 DNA 的复制、RNA 的转录及转录后加工。

2. 熟悉反转录，RNA 的转录体系，蛋白质生物合成的体系、过程及调控，聚合酶链反应技术。

3. 了解 DNA 的损伤与修复、转基因技术及克隆技术。

DNA 是遗传的主要物质基础。基因是具有遗传效应的 DNA 片段，是遗传的功能单位。

遗传信息的传递包括基因的传递与表达。基因的传递是亲代将遗传信息传递给子代（即复制）的过程。基因的表达包括转录和翻译的过程，是指 DNA 通过转录将遗传信息传递给 mRNA，mRNA 再通过翻译将遗传信息以蛋白质的形式表达出来的过程。

在遗传信息传递的过程中，遗传信息的流向是从 DNA 到 DNA（或从 DNA 到 RNA），再到蛋白质，这种遗传信息的传递规律称中心法则（图 6 - 1）。1970 年，特明（Temin）等在病毒体内发现了反转录酶，并证实一些病毒的 RNA 不仅能进行自我复制，而且在感染宿主细胞后，还能以病毒 RNA 为模板，指导宿主细胞合成一条与其互补的 DNA 链。

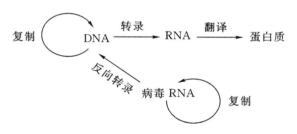

图 6 - 1　遗传信息传递的中心法则

第一节　DNA 的生物合成

一、DNA 的复制

当 DNA 进行复制时，亲代 DNA 双螺旋解开后形成的两条单链称为母链。以两条母链作为模板，以 dNTP 为原料，按碱基互补配对原则形成的与母链完全互补的新链，称为子链。一条母链与一条子链重新形成双螺旋结构，这样 1 分子亲代 DNA 就生成了 2 分子与其完全相同的子代 DNA，这个过程即 DNA 的复制。

DNA 复制形成的子代 DNA，有一条链来自亲代，另一条链是新合成的，子代 DNA 分子中保留一条来自亲代的 DNA 链，故称为半保留复制（图 6-2）。

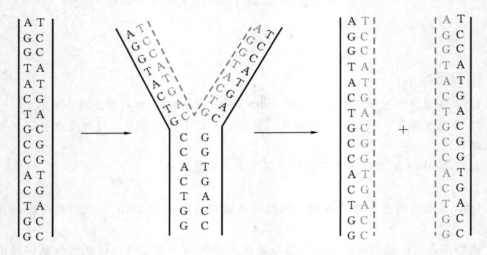

图 6-2 半保留复制

所有 DNA 聚合酶催化的反应都是在引物 3′-OH 末端上合成的，这些反应可使 DNA 链沿 5′→3′方向延长。DNA 的两条链反向平行，一条链的走向为 5′→3′，另一条链的走向为 3′→5′。以 3′→5′走向的链为模板的新链的合成方向为 5′→3′，与复制叉的移动方向一致，这称为前导链（领头链）；另一条以 5′→3′走向的链为模板的新链的合成方向与复制叉移动的方向相反，这称为随从链。随从链的合成是不连续的，先形成许多不连续的片断（冈崎片断），最后连成一条完整的 DNA 链。此即 DNA 合成的半不连续复制（图 6-3）。

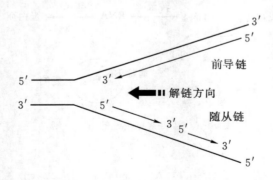

图 6-3 半不连续复制

（一）DNA 复制的体系

DNA 复制是核苷酸聚合的复杂酶促反应过程，需要原料、模板、引物、酶及蛋白质等多种物质共同参与，并由 ATP 和 GTP 提供能量。

1. 原料　DNA 合成的主要原料（底物）是 4 种脱氧核苷三磷酸（dNTP），即 dATP、

dTTP、dCTP、dGTP。DNA 的基本构成单位为脱氧核苷一磷酸(dNMP)，它每聚合 1 分子核苷酸需水解 1 分子的焦磷酸。DNA 的合成为耗能过程。

2. 模板　DNA 复制的模板是亲代 DNA 的两条单链。在 DNA 进行复制时，需以亲代双链 DNA 解开的 DNA 单链为模板，严格根据碱基配对原则指导 dNTP 逐一加入，合成子链 DNA。

3. 引物　DNA 聚合酶不能催化两个游离的 dNTP 直接进行聚合，新链的合成只能从已有的寡核苷酸链 3′-OH 末端开始。这种提供 3′-OH 末端的小分子寡核苷酸称为引物(primer)。通常作为引物的寡核苷酸为一段小分子的 RNA。

4. 主要的酶及蛋白质

(1)参与 DNA 解螺旋和解链的酶及蛋白因子：DNA 在核染色体中是以超螺旋状态存在的。进行复制时，DNA 必须首先解开超螺旋和双链，形成单链，才能作为复制的模板。拓扑异构酶和解链酶分别负责解开超螺旋和 DNA 双链。单链结合蛋白质负责稳定 DNA 解开的单链。

1)拓扑异构酶：该酶对 DNA 分子的作用是既能水解磷酸二酯键，又能连接磷酸二酯键，使 DNA 超螺旋松弛，克服扭结现象。拓扑异构酶主要有两种：拓扑异构酶Ⅰ(Topo Ⅰ)和拓扑异构酶Ⅱ(Topo Ⅱ)。Topo Ⅰ在 DNA 的一定部位将双链中的一条链切开，使链末端沿螺旋松解方向转动、松弛，然后将切口封闭，解开 DNA 的超螺旋结构，使 DNA 呈松弛状态。Topo Ⅱ能切开 DNA 双链中的两股断端，通过切口使分子去除超螺旋，变为松弛状态，然后利用 ATP 供能把断端连接起来，使松弛状态的 DNA 又进入负超螺旋状态(图 6-4)。

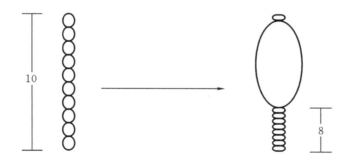

图 6-4　拓扑异构酶使 DNA 形成负超螺旋结构的过程

2)解链酶：又称解螺旋酶，它可使 DNA 双螺旋结构局部的双链解开，形成单链。

3)单链结合蛋白质：可与解开的单链牢固结合，防止两条单链再结合为双螺旋结构，稳定 DNA 解开的单链，使其保持在模板状态。

(2)引物酶：催化 RNA 引物合成的酶称为引物酶。当 DNA 进行复制时，需要先合成一小段 RNA 引物，然后在引物的 3′-OH 末端逐个加上脱氧核苷酸，合成 DNA 链。

(3)DNA 聚合酶：又称 DNA 指导的 DNA 聚合酶(DNA polymerase，DNA pol)。其作用为在 DNA 模板链的指导下，以 dNTP 为原料，按碱基配对原则，将 dNTP 逐个加在寡核苷酸片段的 3′-OH 末端上，形成磷酸二酯键，从而使新合成的 DNA 链沿 5′→3′

方向延长。DNA 复制过程中的脱氧核苷酸的聚合反应过程见图 6 - 5。

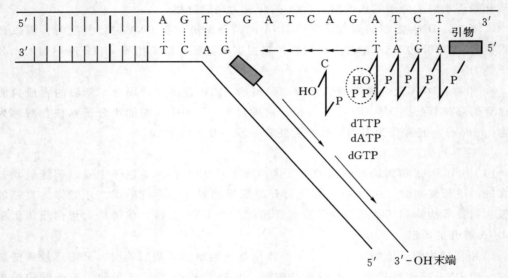

图 6 - 5　DNA 复制过程中的脱氧核苷酸的聚合反应过程

原核生物有 3 种 DNA pol（即 DNA pol Ⅰ、DNA pol Ⅱ、DNA pol Ⅲ），其中比较重要的是 DNA pol Ⅰ 和 DNA pol Ⅲ。DNA pol Ⅲ 是复制中起主要作用的酶，需 RNA 引物，大多数 DNA 链的合成都是由此酶来催化的。该酶还具有 3′→5′核酸外切酶的功能，可以切除 3′- OH 末端错配的 dNTP，发挥即时校读的功能。DNA pol Ⅰ 能将 DNA 链损伤的部分或两个 DNA 片段之间的引物切除，然后催化脱氧核苷酸聚合，填补间隙。另外，DNA pol Ⅰ 还具有核酸外切酶的功能。

真核生物有 5 种 DNA pol（DNA pol α、DNA pol β、DNA pol γ、DNA pol δ、DNA pol ε），其中在 DNA 复制中起主要作用的是 DNA pol α，它相当于原核生物的 DNA pol Ⅲ。

（4）DNA 连接酶：在 DNA 复制的过程中，一条子链是连续的，另一条子链是断续的 DNA 片段——冈崎片段。在 DNA 连接酶的催化下，冈崎片段之间形成 3′,5′-磷酸二酯链，3′,5′-磷酸二酯链可将相邻的两个片段连接起来（图 6 - 6）。

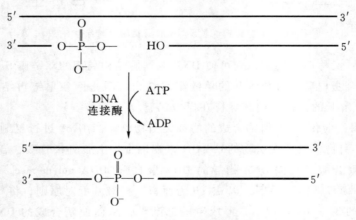

图 6 - 6　DNA 连接酶的作用

(二)DNA 复制的过程

　　真核生物 DNA 与原核生物 DNA 复制的过程都分为起始、延长和终止 3 个阶段，但是各个阶段会有一定的差别。在此主要介绍原核生物 DNA 复制的过程。

　　1. 复制的起始　　DNA 复制是在特定的起始部位开始的。原核生物细胞的环状 DNA 一般只有一个复制起始点，而真核生物细胞的线状 DNA 具有多个起始点。当复制开始时，DNA TopoⅡ、解链酶(DNA B)与 DNA 的复制起始部位结合，使该部位解螺旋、解链，从而解开双链。这个过程还需要辅助因子 DNA C 和引物酶 DNA G 的参与。单链结合蛋白质与解开的两条模板链牢固结合，使其保持单链状态。此时，复制起始点处的形状像叉形，这称为复制叉(图 6 - 7)。

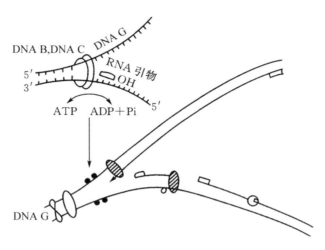

图 6 - 7　DNA 复制的起始及复制叉

　　引物酶 DNA G 可辨认复制起始点，在模板的指导下，按照 T—A、A—U、G—C 的配对原则，聚合 dNTP，形成 RNA 引物。

　　2. 复制的延长　　RNA 引物合成以后，在模板的指导下，DNA pol Ⅲ 催化 dNTP 按碱基配对原则逐个聚合，同时复制叉也不断向前推进，新合成的 DNA 链沿 5′→3′方向不断延伸。

　　子链 DNA 中前导链的延伸方向与复制叉的前进方向相同，随从链的延伸方向与复制叉的前进方向相反。因此，前导链的合成是连续的，而随从链是断续合成(形成多个冈崎片段)。当复制到一定程度后，DNA pol Ⅰ 将冈崎片段之间的 RNA 引物切除，并发挥 DNA 聚合酶的功能，催化冈崎片段的 3′- OH 末端延长，直到后一个冈崎片段的 5′末端。

　　3. 复制的终止　　当复制终止时，核酸外切酶将引物切除，由 DNA pol Ⅰ 催化填补空缺，然后由 DNA 连接酶连接两个相邻的冈崎片段，形成完整的长链，两条子链分别与两条亲链重新形成双螺旋结构(图 6 -8)。

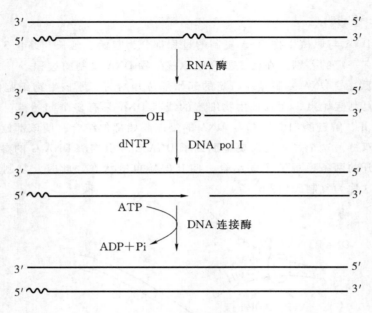

图 6-8　DNA 连接酶连接冈崎片段示意图

二、DNA 的逆转录合成

（一）逆转录的概念与逆转录酶

1. 逆转录的概念　逆转录又称反转录，是依赖 RNA 的 DNA 合成作用，以单链 RNA 为模板，由 dNTP 聚合成双链 DNA 分子。核酸合成（RNA→DNA）与转录（DNA→ RNA）过程中信息的流动方向是相反的。逆转录是某些生物特殊的复制方式。

2. 逆转录酶　逆转录酶也称反转录酶，是依赖 RNA 的 DNA 聚合酶，可参与催化逆转录反应。逆转录酶主要有以下 3 种功能。①DNA 聚合酶活性：在以 RNA 为模板催化 dNTP 聚合成 DNA 的过程中，需要 RNA 病毒中的 tRNA 作为引物提供 3′-OH 末端，沿 5′→3′方向合成 DNA。②RNA 酶活性：水解 RNA - DNA 杂化双链上的 RNA。③DNA 指导的 DNA 聚合酶活性：以逆转录合成的第一条 DNA 单链为模板，以 dNTP 为底物，再合成第二条 DNA 链。逆转录酶没有 3′→5′外切酶活性，因此，它没有校正功能，这就使得由逆转录酶催化合成的 DNA 的出错率比较高。

在 RNA 病毒感染宿主细胞后，逆转录酶以病毒的 RNA 为模板，以 dNTP 为原料，按 5′→3′方向合成一条与 RNA 模板互补的 DNA 单链（complementary DNA，cDNA），cDNA 与 RNA 模板形成 RNA - cDNA 杂化双链。随后 RNA - cDNA 在反转录酶的作用下，水解掉 RNA 链，再以 cDNA 为模板合成第二条 DNA 单链。至此，由 RNA 指导的 DNA 合成过程全部完成（图 6-9）。

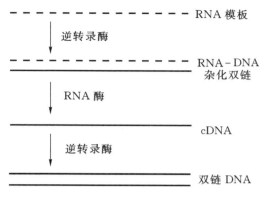

图 6-9　DNA 逆转录的过程

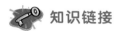 知识链接

HIV 与逆转录

艾滋病的病原体是人类免疫缺陷病毒（Human Immunodeficiency Virus，HIV）。HIV 分为两型，每一型又分为许多亚型。HIV 含 4 种重要的酶：逆转录酶、核糖核酸酶 H、整合酶和蛋白酶。这 4 种酶在病毒繁殖及感染中发挥着不同的作用。其中，逆转录酶能以病毒 RNA 为模板逆转录合成一条与模板 RNA 互补的 DNA（cDNA），并能以 cDNA 为模板合成另一条与其互补的 DNA 单链，形成双链 DNA 分子；核糖核酸酶 H 能从 RNA -DNA 杂化双链中分割出 DNA 单链；整合酶能将病毒 DNA 整合入宿主细胞基因内；蛋白酶则能促进 HIV 病毒颗粒在宿主细胞内成熟。

（二）逆转录的意义

1. **逆转录扩充了生物学的中心法则**　传统的中心法则认为，生物体的遗传物质是 DNA，生物遗传信息的传递与表达都是在 DNA 的基础上进行的。逆转录酶及逆转录现象的发现及研究证明，RNA 不仅具有基因表达的功能，而且能作为遗传物质反向复制产生 DNA，这使科学界认识到不仅 DNA 是遗传的物质基础，而且在某些生物中，RNA 也是遗传的物质基础，在生物遗传活动中发挥着重要作用。逆转录的存在进一步扩充和发展了生物学的中心法则。

2. **逆转录有助于深入研究病毒致癌、致病的分子机制**　目前，研究人员已从逆转录病毒中发现了数十种癌基因（oncogene），这些病毒癌基因可以整合到宿主细胞的染色体 DNA 中，使宿主细胞发生癌变。近年来，研究人员利用重组 DNA 技术和核酸探针技术发现，在正常的真核生物细胞（包括人的正常细胞）基因组中均含有与病毒癌基因相同的碱基序列，即原癌基因（protooncogene）。在正常状态下，原癌基因可能只是有限地表达，但在有化学致癌物存在时，这些基因的表达会加快。

3. **逆转录酶是分子生物学研究的重要工具酶之一**　将逆转录酶应用于分子生物学研究是基因工程中获取目的基因的重要方法之一。逆转录酶是不可替代、不可缺少的重要工具酶。人们利用逆转录和逆转录酶发现了很多蛋白质编码基因，并以此建立了多种不同种属和细胞来源的含有所有表达基因的 cDNA 文库，以方便从中获取目的基因。

三、DNA 的损伤与修复

DNA 分子中碱基序列的改变称为 DNA 损伤（damage）或 DNA 突变（mutation）。DNA 突变是生物界普遍存在的一种现象。由理化因素和外源 DNA 整合导致的突变为诱发突变（induced mutation）；在 DNA 复制过程中发生的突变为自发突变（spontaneous mutation），其发生频率约为 $1/10^{-9}$。纠正突变、恢复 DNA 正常碱基序列的过程称为 DNA 修复（DNA repairing）。

（一）DNA 损伤

1. 引起 DNA 损伤的因素

（1）诱发因素：具体如下。

1）物理因素：常见的物理因素为紫外线和电离辐射。

2）化学因素：常见的化学因素为化学诱变剂或致癌剂。

3）生物因素：主要是致癌病毒，如逆转录病毒感染后产生的双链 cDNA，可整合到宿主细胞的染色体 DNA 内，导致 DNA 碱基序列改变。

（2）自发因素：具体如下。

1）DNA 复制错误：DNA 复制的半保留性和高保真性确保了遗传的稳定性。但 DNA 复制的速度非常快，在复制中可能发生碱基的错配而致突变。

2）不明原因的碱基损伤：如碱基发生自身水解脱落、脱氨基等。

2. DNA 损伤的类型　DNA 损伤有多种表现形式，可表现为点突变（point mutation）、缺失突变（deletion mutation）、插入突变（insertion mutation）、框移突变（frameshift mutation）、重排突变（rearrangement mutation）等。

3. DNA 损伤的后果

（1）生物进化：遗传的稳定性和变异性是对立统一的。没有变异就不会有生物进化。DNA 突变可引起蛋白质结构和蛋白质功能的改变，这种改变可使生物个体的性能更加优良，使生物种属得到改良，因此，突变是生物进化的分子基础。

（2）基因多态性：由只有基因型改变而表型没有改变的突变所导致的个体之间基因型的差异，称为基因多态性。基因多态性是个体识别、亲子鉴定及器官移植配型的分子基础。

（3）致病：DNA 突变引起蛋白质结构和蛋白质功能的改变，这种改变也可能导致生物体某些功能的改变或缺失而产生疾病，如遗传病、肿瘤，这是基因病发生的分子基础。

（4）死亡：若与生命紧密相关的重要基因发生突变，可导致细胞或生物个体的死亡，这是人类消灭病原生物体的分子基础。

（二）DNA 损伤后的修复

DNA 损伤既可促进生物进化，也可导致遗传信息稳定性的下降，甚至引起疾病和生物细胞（或个体）的死亡。通过 DNA 修复可提高遗传信息的稳定性，减少突变对生物细胞(或个体)带来的不利影响。DNA 修复是指对已发生缺陷的 DNA 进行的修补、纠正。其修复方式主要有光修复、切除修复、重组修复和 SOS 修复等。

1. 光修复　光修复又称光逆转，是一种在光修复酶的作用下，完成损伤修复的过程。DNA 链在紫外线的作用下，相邻的两个嘧啶核苷酸碱基发生共价结合，生成嘧啶二聚体，导致 DNA 损伤。光修复酶能催化嘧啶二聚体，使之分解为非聚合状态，使 DNA 链恢复正常。

2. 切除修复　切除修复是细胞内最重要和最有效的修复机制，其过程包括切除损伤的 DNA 片段、填补空隙和连接。切除修复过程中需要核酸内切酶、DNA pol Ⅰ 和 DNA 连接酶发挥作用。切除修复的方式主要包括碱基切除修复、核苷酸切除修复、碱基错配修复 3 种。

3. 重组修复　重组修复是先复制、后修复，其过程是损伤的 DNA 先进行复制，然后进行同源重组。在 DNA 复制时，无损伤的 DNA 单链复制成正常的子代 DNA 双链。有损伤的 DNA 单链的损伤部分不能进行复制，于是在新合成的子链上就出现了缺口，这时重组蛋白 A 发挥核酸酶的活性，把另一股模板链的同源序列交换至子链缺口处，形成完整的 DNA 子链；DNA 重组后未受损伤的模板链出现缺口，此缺口由 DNA pol Ⅰ 和 DNA 连接酶修补和连接。由此可见，重组修复实际上并没有将原始的损伤去除，但随着 DNA 复制的不断进行，若干代以后，在后代细胞群中子代 DNA 的损伤比例越来越低，损伤的 DNA 链逐渐"稀释"，最后无损于正常的生理功能，损伤也就得到了修复。

4. SOS 修复　SOS(save our souls)是国际呼救信号，SOS 修复是指 DNA 损伤严重、细胞处于危急状态下产生的一种抢救性修复。SOS 修复是当 DNA 受到广泛损伤、危及细胞生存时，许多参与 DNA 修复的复制酶和蛋白质因子被诱导产生，从而启动 DNA 修复或增强修复能力。由于这些酶对碱基的识别能力差，因而在复制时会产生较高的变异率。由此可见，通过 SOS 修复，细胞得以存活，但由于 DNA 保留的错误较多，会引起长期而广泛的突变。

第二节　RNA 的生物合成

一、转录的概念

转录即以 DNA 为模板合成 RNA 的过程。在转录的过程中，遗传信息由 DNA 流向了 RNA。转录是基因表达的第一步，也是关键的一步。

在人体内，DNA 两条链中仅有一条链可用于转录，或者某些区域以这一条链转录，另一区域以另一条链转录。用于转录的链称为模板链，与模板链互补的 DNA 链称为编码链。编码链与转录出来的 RNA 链碱基序列一样，只是尿嘧啶(U)取代胸腺嘧啶(T)。编码链无转录功能。当一个基因片段进行转录时，双链 DNA 分子中只有一条链作为模板进行转录，而当 DNA 分子中不同的基因片段转录时，模板链并非总是在同一单链 DNA 上，转录模板的这种选择性称为不对称性转录(图 6-10)。

DNA 链上有转录的启动部位(又称启动子)和终止部位。启动子含有转录酶的识别

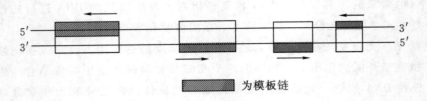

为模板链

图6-10 不对称性转录

位点和转录起始点。启动子中有一段富含A、T的序列（A、T之间为两个氢键，结合力弱，双链容易打开）。

原核生物转录在细胞液中进行，真核生物转录在细胞核中进行。转录完成后，生成的RNA由细胞核进入细胞液。

转录与DNA复制相比，有很多相同之处，如基本化学反应、核苷酸链的合成方向、模板、碱基配对原则等，但它们之间又有区别（表6-1）。

表6-1 DNA复制与转录的区别

项目	DNA复制	转录
模板	两股链均复制	模板链复制（不对称转录）
原料	dNTP	NTP
酶	DNA聚合酶	RNA聚合酶
产物	子代双链DNA（半保留复制）	mRNA、tRNA、rRNA
配对	A—T、G—C	A—U、T—A、G—C

二、转录的体系

转录的体系包括模板、原料、RNA聚合酶、某些蛋白因子等。

（一）模板

RNA合成时只需结构基因双链中的一股链为模板进行转录。转录产物RNA的碱基序列取决于模板DNA的碱基序列。

（二）原料

RNA聚合酶催化合成RNA是以4种核苷三磷酸（ATP、GTP、UTP和CTP）为原料的，另外，这个过程还需要Mg^{2+}、Mn^{2+}的参与。4种核苷三磷酸通过$3',5'$-磷酸二酯键连续聚合成RNA长链。

（三）RNA聚合酶

参与转录的RNA聚合酶被称为依赖DNA的RNA聚合酶（DNA dependent RNA polymerase，DDRP），其在原核生物细胞和真核生物细胞中广泛存在。

1. 原核生物的RNA聚合酶 原核生物（细菌）的RNA聚合酶在组成、分子量及功能上极其相似。大肠杆菌中的RNA聚合酶是由4种亚基（α、β、β′、σ）组成的五聚体

（α₂ββ′σ）。大肠杆菌 RNA 聚合酶的各亚基的分子量及功能见表 6-2。

表 6-2　大肠杆菌 RNA 聚合酶的各亚基的分子量及功能

亚基	分子量/kD	功能
α	36512	决定被转录的基因
β	150618	催化功能
β′	155613	结合 DNA 模板
σ	70263	辨认起始点

由 4 种亚基构成的五聚体（α$_2$ββ′σ）称为全酶；σ 亚基脱落后余下的四聚体（α$_2$ββ′）称为核心酶。核心酶会参与整个转录过程。σ 亚基能辨认 DNA 模板上的转录起始部位（启动子），但其与核心酶的结合不紧密，容易脱落。

原核生物的 RNA 聚合酶均受利福霉素类抗生素（如利福平）的特异性抑制，它们可通过与细菌 RNA 聚合酶的 β 亚基以非共价键结合，阻止第一个 NTP 的进入，抑制 RNA 合成的起始。

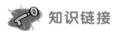 **知识链接**

利福霉素类抗生素

利福霉素类抗生素是由地中海链霉菌产生的、结构与功能相近的一组抗生素，对革兰氏阳性菌和结核分枝杆菌有效。此类药物的作用机制是抑制细菌 RNA 聚合酶的活性，从而影响核糖核酸的合成和蛋白质的代谢，导致细菌生长繁殖停止而达到杀菌作用。利福霉素类药物主要有利福霉素 B、利福平等。利福平是其中药效最好、目前应用最多的一种，能用于多种细菌感染性疾病，而且与其他药物之间无交叉抗药性，对结核病的疗效尤为突出，是异烟肼最有效的合用药物。但此药单独使用比合用效果差，易产生抗药性。此外，半合成的利福霉素钠也是临床常用的一种广谱抗生素。

2. 真核生物的 RNA 聚合酶　真核生物 RNA 的聚合酶有 I 型、II 型、III 型。RNA 聚合酶 I 型存在于细胞核的核仁中，可催化 rRNA 前体的合成；RNA 聚合酶 II 型存在于细胞核的核质中，可催化 mRNA 前体的合成；RNA 聚合酶 III 型存在于细胞核的核质中，可催化 tRNA 前体的合成。

无论是原核生物还是真核生物，它们的 RNA 聚合酶都具有以下主要功能。①RNA 聚合酶可使 4 种 NTP 沿 5′→3′方向通过磷酸二酯键依次聚合，因此，转录生成的 RNA 链是从 5′→3′方向延长的，这是其最主要的功能；活细胞的转录起始需要以全酶形式启动，而转录延长阶段只需要核心酶发挥作用。②RNA 聚合酶具有解旋解链酶的活性，可以将模板 DNA 链解开一小段（通常约在 20 个以下碱基对），以利于转录的进行。③RNA 聚合酶能识别模板 DNA 分子中的转录起始部位和转录终止信号，因此，启动与终止 RNA 聚合酶的活性能进行选择性转录。④因为 RNA 聚合酶缺乏 3′→5′核酸外切酶的活性，所以它没有校读功能，这使得 RNA 合成的错误率较 DNA 合成的错误率高得多。

（四）蛋白因子

除了模板、原料和 RNA 聚合酶，RNA 的转录还需要一些蛋白因子的参与。如在大肠杆菌和噬菌体中发现的一种蛋白因子与转录终止有关；当真核生物启动转录时，需要一些被称为转录因子的蛋白质，才能启动转录。

三、转录的过程

原核生物基因和真核生物基因的转录过程均包括起始、延长和终止 3 个阶段。但真核生物除转录延长过程与原核生物相似外，起始阶段和终止阶段都与原核生物有较多的不同。

（一）原核生物 RNA 的转录过程

原核生物 RNA 的转录过程见图 6－11。

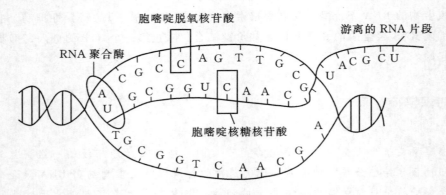

图 6－11　原核生物 RNA 的转录过程

1. 转录的起始　转录的起始主要指 RNA 聚合酶以全酶的形式结合在 DNA 的转录起始部位，促使 DNA 双链解开，使第一个核苷酸连接上去，启动转录。

由于 RNA 聚合酶有辨认起始点的 σ 亚基，RNA 聚合酶不需要引物便挤入 DNA 双螺旋中，同时起着解链的作用。转录一开始的第一个核苷酸以 GTP 最为常见，GTP 与第二个核苷酸形成磷酸二酯键以后，仍保持三磷酸核苷的状态。转录首先便生成了一个四磷酸二核苷酸（pppGpN—OH），它与 RNA 聚合酶全酶统称为转录的起始复合物。

2. 转录的延长　当形成了第一个磷酸二酯键以后，σ 亚基从转录起始复合物上脱落，RNA 聚合酶只剩下核心酶，继续向前移动，催化核苷酸的聚集，使转录不断延长，形成 RNA 链，如果 σ 亚基不脱落，转录就不会继续下去。

在转录过程中，DNA 与 RNA 形成杂化双链的结构不如 DNA 与 DNA 形成的双螺旋结构稳定，因此 DNA 的双螺旋力可以把 RNA 排斥开，以至于在一个较长的 DNA 链上，有合成的 RNA 呈羽毛状散开。较长的 RNA 链上可有多个核糖体附着，也就是说，在转录还未完全终止时，翻译即已经开始了（图 6－12）。

3. 转录的终止　原核生物转录的终止信号有 2 种：①依赖 Rho 因子（ρ 因子）的转录终止；②不依赖 Rho 因子的转录终止。Rho 因子是一种蛋白质，它结合 RNA 后，会使 DNA－RNA 双链变性，有利于转录产物的释放。不依赖 Rho 因子的转录终止信号是

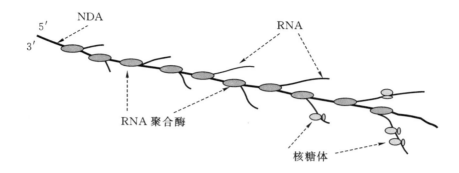

图 6-12　电镜下原核生物的转录现象

在靠近终止处转录的 RNA 上形成了鼓槌状茎环的特殊结构（或称发卡结构），这个特殊结构可导致转录的终止。某些抗生素（如利福霉素）能抑制细菌 RNA pol 的活性。利福平是利福霉素的衍生物，它的作用点可能是 RNA 聚合酶的 β 亚基，可干扰 RNA 合成的启动，而不干扰已经开始合成的链的继续转录。这种抑制作用有很高的选择性，因此利福平是非常有用的实验工具。

（二）真核生物 RNA 的转录过程

1. 转录的起始　真核生物转录起始的基本过程与原核生物相似，但更为复杂。除需要 RNA 聚合酶外，还需要多种转录因子（transcription factor，TF）的参与。转录因子可分为 TFⅠ、TFⅡ、TFⅢ，其中最为重要的是与 RNA 聚合酶Ⅱ相关的 TFⅡ类转录因子。TFⅡ类转录因子包括 TFⅡA、TFⅡB、TFⅡD、TFⅡE、TFⅡF、TFⅡH 等亚型，它们的功能各不相同（表6-3）。

表 6-3　参与 RNA 聚合酶Ⅱ转录的 TFⅡ

转录因子	亚基组成和（或）分子量/kD	功能
TFⅡA	12、19、35	稳定 TFⅡD DNA 复合物
TFⅡB	33	促进 RNA 聚合酶Ⅱ结合
TFⅡD	TBP 38	结合 TATA 盒
	TAF	辅助 TBP DNA 结合
TFⅡE	38(β)57(α)	有 ATP 酶活性
TFⅡF	30、74	有解螺旋酶活性
TFⅡH	—	有蛋白激酶活性，可使 CTD 磷酸化

注：CTD 指 RNA polⅡ大亚基羧基末端结构域。

真核生物 RNA 的转录起始首先是 TFⅡD 的 TATA 结合蛋白（TATA-binding protein，TBP）亚基结合启动子的 TATA 盒，然后 TFⅡA 及 TFⅡB 相识别并结合于 TFⅡD；随后 RNA 聚合酶在 TFⅡF 的辅助下与 TFⅡB 结合。RNA 聚合酶就位后，转录因子 TFⅡE 及 TFⅡH 加入，形成转录起始复合物，并开始转录（图6-13）。由此可见，在真核生物 RNA 转录起始时，RNA 聚合酶与 DNA 模板的结合是在转录因子的协同下完成的。

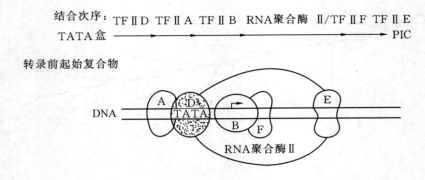

图 6-13　真核生物 RNA 聚合酶 Ⅱ 转录复合体的形成

2. 转录的延长　真核生物基因和原核生物基因的转录延长过程基本一致。但与原核生物的转录延长不同的是，因为真核生物有细胞核的核膜相隔，它使转录和翻译在细胞内的不同区间进行，所以没有转录与翻译同步的现象。

3. 转录的终止　目前，真核生物的转录终止机制还不十分清楚，但其与转录后修饰有着密切的关系。相关研究发现，真核生物结构基因的下游存在一组共同序列 AATAAA，其下游还有相当多的 GT 序列，这些序列称为转录终止修饰点。转录越过修饰点，mRNA 在修饰点处被切断，随即加入 3′端 poly A 尾及 5′端帽子结构；下游的 RNA 虽然继续转录，但很快就被 RNA 解旋酶降解。

四、转录后的加工

无论是真核生物还是原核生物，经转录生成的 RNA 都是初级转录产物，它们没有生物学活性，需要经过一系列加工修饰，才能成为具有生物学活性的、成熟的 RNA。

（一）mRNA 转录后的加工

原核生物 mRNA 的初级转录产物不需要加工，就能作为翻译的模板进行蛋白质的生物合成。真核生物 mRNA 的初级转录产物为分子量较大的核内不均一 RNA（heterogeneous nuclear RNA，hnRNA）。hnRNA 在细胞核中合成后，必须经过 5′端和 3′端的修饰和剪接等一系列的处理后，才能到达细胞液并指导蛋白质的合成。真核生物 mRNA 的转录后加工包括 3 个方面。

1. 5′端形成帽子结构　mRNA 的帽子结构是 m7 甲基鸟嘌呤核苷（m7GpppN），它是在转录产物的基础上形成的。前面提到转录的第一个核苷酸常常是 5′-三磷酸鸟苷，mRNA 在成熟过程中将鸟苷水解并加入另一个三磷酸鸟苷，且将第二个鸟苷进行甲基化，形成帽子结构（图 6-14）。

2. 3′端加入多聚腺苷酸尾巴　3′端的修饰是加上聚腺苷酸尾巴（poly A 尾巴），poly A 尾巴的主要作用是维持 mRNA 的稳定性（图 6-14）。不过，也有少数例外，如组蛋白基因的转录产物，无论是初级的还是成熟的，都没有 poly A 尾巴。mRNA 首、尾的修饰都是在细胞核内完成的，都先于剪接而发生。

3. 对整个 RNA 进行剪接　转录的最初产物是 hnRNA，它是 mRNA 的前身，它的长度比 mRNA 大几倍。也就是说，从 hnRNA 到 mRNA 需经过一个剪接的过程。这是因为，真核生物的基因都是断裂基因，它包括外显子和内含子。外显子是基因的编码氨基酸的序列，而内含子是基因的非编码氨基酸的序列。转录过程中同时将外显子与内含子都转录下来形成 hnRNA，在酶的作用下切除内含子并拼接外显子，生成成熟的 mRNA，输入细胞质。mRNA 是蛋白质合成的直接模板。一种相同的初级转录在不同的组织中由于剪接作用的差异，可以产生不同的 mRNA。

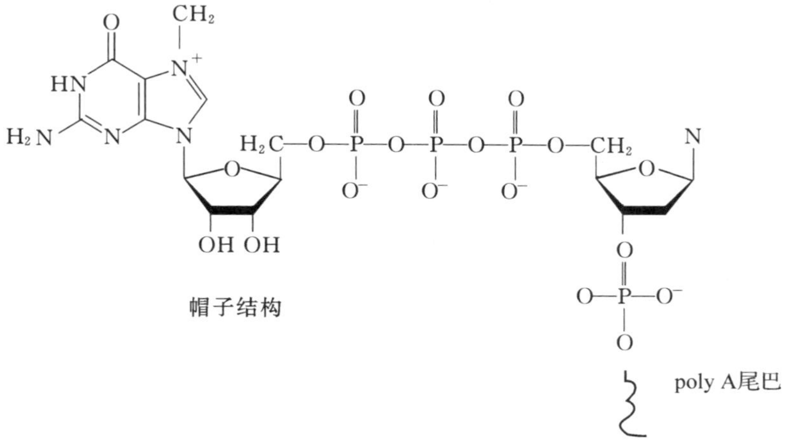

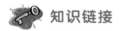

图 6－14　mRNA 的转录后修加工

知识链接

选择性剪接

　　一种相同的初级转录产物在不同的组织中由于剪接作用的差异，可以产生不同的 mRNA，导致翻译生成不同的蛋白质产物。例如，甲状腺中的降钙素与脑中的降钙素的基因相关肽就是来自相同的初级转录产物。这种由同一初级转录产物经剪接产生不同成熟 mRNA 的剪接方式称为选择性剪接。

(二)tRNA 转录后的加工

　　在 tRNA 前体分子的加工方面，原核生物和真核生物基本相同。

　　1. 剪切　转录后的加工过程中，在多种核糖核酸酶的催化下，切除一定的核苷酸序列的过程称为剪切。原核生物和真核生物的 tRNA 初级转录产物均为较大的 tRNA 前体，tRNA 需经剪切作用，将 5′端和 3′端多余的核苷酸序列以及 tRNA 反密码环的部分插入序列切除(图 6－15)。

　　2. 在 3′末端加上 CCA—OH　在核苷酸转移酶的作用下，3′末端除去个别碱基后，换上 tRNA 分子统一的 CCA—OH 末端，完成 tRNA 分子中的氨基酸臂结构，使 tRNA 具有携带氨基酸的能力。

　　3. 修饰碱基　成熟的 tRNA 分子中有许多稀有碱基。这些碱基的修饰是在高度专一的修饰酶的催化下实现的。此过程包括以下几个方面。①甲基化反应：某些嘌呤甲

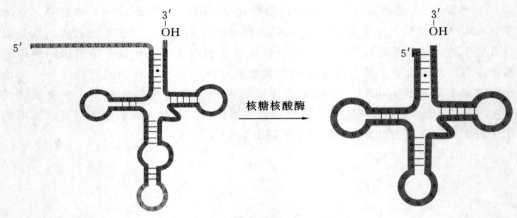

图 6-15 tRNA 前体的剪切

基化生成甲基嘌呤。②还原反应：尿嘧啶（U）还原为二氢尿嘧啶（DHU）。③脱氨基反应：腺苷酸［多（A）］→次黄嘌呤核苷酸（I）。④碱基转位反应：尿嘧啶核苷→假尿嘧啶核苷（Ψ）。

（三）rRNA 转录后的加工

rRNA 转录后的加工与核糖体的形成是同步的，即一边转录，一边有蛋白质结合到 rRNA 上，形成核蛋白颗粒。

原核生物的 rRNA 前体为 30 S rRNA，在各种核酸内切酶的作用下切除 28% 左右的核苷酸，最终生成成熟的 16 S rRNA、23 S rRNA 和 5 S rRNA。此外，在这个过程中还发生了碱基和核糖的甲基化。

真核生物的 rRNA 前体为 45 S rRNA，对其的加工首先是剪掉 5′末端序列，形成 41 S rRNA 的中间体，然后将 41 S rRNA 裂解成 32 S rRNA 和 18 S rRNA 两段，最后，32 S rRNA 经裂解和修饰后生成 28 S rRNA、5.8 S rRNA、5 S rRNA 以及多种蛋白质分子，这些产物一起组装成为核糖体大亚基。18 S rRNA 与相关蛋白质一起，装配成核糖体的小亚基（图 6-16）。然后，核糖体的小亚基通过核孔转移到细胞质，作为蛋白质生物合成的场所。

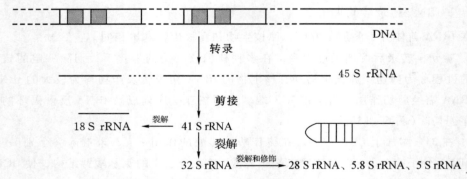

图 6-16 真核生物 rRNA 前体的加工示意图

（四）RNA 编辑

RNA 编辑（RNA editing）指在 mRNA 水平上改变遗传信息的过程。具体说来，RNA 编辑指在由基因转录产生的 mRNA 分子中，由于核苷酸的丢失、插入或置换，基因转录物的序列与基因编码序列不互补，使翻译生成的蛋白质的氨基酸组成不同于基因序列中的编码信息的现象。

RNA 编辑同基因的选择性剪接一样，使得一个基因序列有可能产生几种不同的蛋白质，这可能是生物在长期进化过程中形成的、更经济有效地扩展原有遗传信息的机制。

RNA 编辑是基因转录后在 mRNA 中插入、丢失或核苷酸的替换而改变 DNA 模板来源的遗传信息，翻译出多种氨基酸序列不同的蛋白质，因此，RNA 编辑不仅可增加遗传信息，而且可使生物更好地适应生存环境。有些基因的主要转录产物必须经过编辑才能有效地起始翻译，或产生正确的可读框（open reading frame，ORF）。

第三节　蛋白质的生物合成

mRNA 分子中的核苷酸的序列决定着蛋白质分子中氨基酸残基的排序，每三个相邻的核苷酸代表 1 种氨基酸。将 mRNA 分子中核苷酸残基的序列转变为蛋白质分子中氨基酸序列的过程称为翻译（translation）。

一、蛋白质的生物合成体系

蛋白质的生物合成是一个由多种分子参与的复杂过程。20 种编码氨基酸是蛋白质生物合成的基本原料，mRNA、tRNA 和核糖体分别是蛋白质生物合成的模板、"适配器"和"装配机"。此外，蛋白质的生物合成还需要多种蛋白因子、酶类和某些无机离子的参与。

（一）3 种 RNA 在蛋白质生物合成中的作用

1. mRNA 与遗传密码　　mRNA 可决定蛋白质中氨基酸的排序，是蛋白质合成的模板。mRNA 中每三个相邻的核苷酸组成一个三联体密码子。4 种核苷酸（A、U、C、G）可组成 4^3（即 64）种密码子（表 6 - 4）。

表 6 - 4　遗传密码表

第一个核苷酸	第二个核苷酸				第三个核苷酸
	U	C	A	G	
U	苯丙氨酸	丝氨酸	酪氨酸	半胱氨酸	U
	苯丙氨酸	丝氨酸	酪氨酸	半胱氨酸	C
	亮氨酸	丝氨酸	终止密码	终止密码	A
	亮氨酸	丝氨酸	终止密码	色氨酸	G
C	亮氨酸	脯氨酸	组氨酸	精氨酸	U
	亮氨酸	脯氨酸	组氨酸	精氨酸	C

第一个核苷酸	第二个核苷酸				第三个核苷酸
	U	C	A	G	
	亮氨酸	脯氨酸	谷氨酰胺	精氨酸	A
	亮氨酸	脯氨酸	谷氨酰胺	精氨酸	G
A	异亮氨酸	苏氨酸	天冬酰胺	丝氨酸	U
	异亮氨酸	苏氨酸	天冬酰胺	丝氨酸	C
	异亮氨酸	苏氨酸	赖氨酸	精氨酸	A
	蛋氨酸	苏氨酸	赖氨酸	精氨酸	G
G	缬氨酸	丙氨酸	天冬氨酸	甘氨酸	U
	缬氨酸	丙氨酸	天冬氨酸	甘氨酸	C
	缬氨酸	丙氨酸	谷氨酸	甘氨酸	A
	缬氨酸	丙氨酸	谷氨酸	甘氨酸	G

在 64 种密码子中，AUG 编码蛋氨酸，当它位于 mRNA 的起始部位时，可作为肽链合成起始信号，故被称为起始密码子。UAG、UGA、UAA 不代表任何氨基酸，只作为肽链合成的终止信号，故被称为终止密码子。起始密码子位于 mRNA 的 5′端，终止密码子位于 mRNA 的 3′端。遗传密码具有下列特性。

（1）连续性：密码子在 mRNA 链上是连续排列的，密码子之间没有任何标点隔开。阅读时，从起始点开始沿着 5′→3′方向连续阅读，直到终止密码子。

（2）简并性：除蛋氨酸和色氨酸外，其他 18 种氨基酸的密码子均有两个或两个以上的密码子为其编码，这种同一氨基酸有多种密码子的现象称为密码子的简并性。

（3）方向性：mRNA 中密码子的排列有一定的方向性。起始密码子位于 mRNA 链的 5′端，终止密码子位于 mRNA 的 3′端，翻译时从起始密码子开始，沿 5′→3′方向进行，直至终止密码子为止，与此相对应，多肽链的合成从 N 端向 C 端延伸。

（4）摆动性：编码同一种氨基酸的一组密码子称同义密码子。同义密码子的第一、第二个核苷酸残基总是相同的，第三个核苷酸残基常发生改变。mRNA 密码子与 tRNA 反密码子在配对辨认时，有时密码子的第三位碱基与反密码子的第一位碱基未严格互补配对也可以相互辨认，这种现象称为"摆动现象"。

（5）通用性：自然界的所有生物都通用这套标准遗传密码。

2. tRNA 与氨基酰 tRNA　tRNA 在蛋白质生物合成的过程中具有双重功能：一方面是携带氨基酸；另一方面是识别 mRNA 分子上的密码子，使它所携带的氨基酸在核糖体上准确地对号入座，合成多肽链。这是由于 tRNA 氨基酸臂上的—CCA—OH 可与氨基酸以共价键结合，tRNA 反密码环上有一个三联密码子（即反密码子），带有不同反密码子的 tRNA 可共价结合不同的氨基酸。反密码子与 mRNA 模板上的密码子互补结合，从而按照 mRNA 模板上的密码子顺序，将所携带的氨基酸准确地带到指定的位置，合成肽链。

翻译作用是依靠 tRNA 反密码子与密码子的互补识别。反密码子与密码子是反向平行的，但阅读都是沿 5′→3′ 方向。mRNA 密码子的第一、第二、第三位碱基与反密码子的第三、第二、第一位碱基相配对。密码子的第一、第二位碱基与反密码子的第三、第二位碱基严格遵守碱基配对原则，而密码子的第三位碱基与反密码子的第一位碱基配对不严格，即摆动配对（如 U—G、I—C、I—A）。其意义是几种同义密码子均可与携带同一种氨基酸的 tRNA 结合。

3. rRNA 与核糖体　rRNA 的作用是与多种蛋白质形成核糖体。核糖体是蛋白质合成的场所。核糖体的结构如图 6－17 所示。

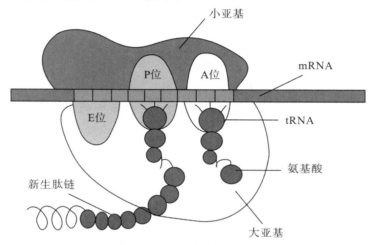

图 6－17　核糖体的结构示意图

核糖体由大、小两个亚基组成。大亚基具有两个 tRNA 结合位点和转肽酶活性：①结合肽酰 - tRNA 的部位（P 位）；②结合氨基酰 - tRNA 的部位（A 位）。小亚基有结合 mRNA 的部位。

（二）合成原料、酶及蛋白因子

1. 合成原料　蛋白质合成的基本原料是 20 种编码氨基酸。蛋白质合成的过程中需要 ATP 或 GTP 提供能量，并需要有 Mg^{2+}、K^+ 的参与。

2. 酶及蛋白因子

（1）氨基酰 - tRNA 合成酶：可催化氨基酸的—COOH 与 tRNA 的氨基酸臂上的 CCA—OH 结合成酯键，使氨基酸活化。此过程需 ATP 供能。氨基酰 - tRNA 合成酶催化的特异性很强，每种氨基酰 - tRNA 合成酶只催化特定的氨基酸，使之与相应的 tRNA 结合。

（2）转肽酶：位于核糖体的大亚基上，催化大亚基 P 位上的肽酰基转移到与其相邻的 A 位上，并催化氨基酰 - tRNA 的氨基酸连接到肽酰基上，使肽链延长。

（3）转位酶：催化核糖体向 mRNA 的 3′端移动一个密码子的距离，使下一个密码子定位于 A 位。

（4）蛋白因子包括：①起始因子（initiation factor，IF，真核生物为 eIF），与翻译起始有关；②延伸因子（elongation fator，EF，真核生物为 eEF），可参与肽链的延长过程；③释放因子（release factor，RF，真核生物为 eRF），可参与合成终止时肽链的解离。

二、蛋白质的生物合成过程

（一）氨基酸的活化与转运

氨基酸的活化：氨基酸必须活化成氨基酰－tRNA才能参与蛋白质的合成。氨基酸的活化由特异性的氨基酰合成酶催化，利用ATP供能。原核细胞中某些氨基酸还需要甲酰化，形成氨基酰－tRNA。氨基酰－tRNA通过其反密码子与mRNA上的密码子互补结合，将不同的氨基酸转运到正确的位置。

（二）多肽链的形成——核糖体循环

原核生物与真核生物的肽链合成过程基本相似。因为早期研究工作都是利用大肠杆菌的原核细胞体系进行的，所以科学界对原核细胞蛋白质合成过程的了解较为清楚。现以原核细胞为例介绍蛋白质的生物合成过程。

肽链的合成过程从核糖体的大亚基、小亚基、mRNA和氨基酰－tRNA聚合成起始复合体开始，到肽链合成完成、核糖体解聚为止。解聚后的大亚基、小亚基、mRNA重新聚合成新的起始复合体，进行下一条肽链的合成，该循环过程称核糖体循环甲硫（ribosome cycle）。其具体步骤如下。

1. 起始阶段　在原核生物中，启动翻译氨基酰－tRNA的是甲酰甲硫氨酰－tRNA（fMet－tRNA）；在真核生物中，启动翻译氨基酰－tRNA的是甲硫氨酰－tRNA（Met－tRNA）。甲硫氨酰－tRNA有两种：一种具有启动作用，其5′端可被起始因子识别并结合，由起始因子转运到mRNA模板的起始密码子上；另一种不具有启动作用，不能被延伸因子识别，只能与起始部位以后的AUG密码子结合。原核生物起始复合物的形成过程如下。

（1）核糖体大亚基、小亚基的分离：肽链的合成是一个连续的过程，上一轮合成的终止紧接着下一轮合成的开始。在IF－1和IF－3的作用下，核糖体大亚基、小亚基分离，准备进行小亚基、mRNA和起始氨基酰－tRNA的结合。

（2）mRNA与小亚基定位结合：核糖体小亚基与mRNA结合时需识别一个合适的起始密码子AUG，以便形成一个特异的开放阅读框，从而准确地翻译出目的蛋白质。

（3）fMet－tRNA结合到小亚基：翻译起始时A位被IF占据，不被任何氨基酰－tRNA结合。fMet－tRNA、IF－2和GTP结合形成复合体，识别并结合对应于小亚基P位mRNA序列上的起始密码子AUG。

（4）与核糖体大亚基结合：小亚基、mRNA和fMet－tRNA结合完成后，再与核糖体大亚基结合，同时IF－2结合的GTP水解，释放能量，促使3种IF释放，形成由完整核糖体、mRNA和fMet－tRNA组成的翻译起始复合物（图6－18）。此时，fMet－tRNA占据核糖体上的P位，A位空缺。

翻译起始复合物上存在：①结合mRNA的部位（在小亚基上）；②结合氨基酰－tRNA的部位（A位）；③结合肽酰－tRNA的部位（P位），在肽链合成过程中P位可提供肽酰基，与A位上的氨基酰－tRNA结合；④催化肽键形成的部位（在大亚基上），该部位存在的转肽酶可催化肽键形成；⑤各种蛋白因子的结合部位。

整个核糖体就像一个装配蛋白质的机器，因此被形象地称为蛋白装配体。

2. 延伸阶段　当翻译起始复合物形成以后，按照 mRNA 模板的密码顺序，各种氨基酰 – tRNA依次结合到核糖体上，使肽链不断延长，其过程包括以下几点。

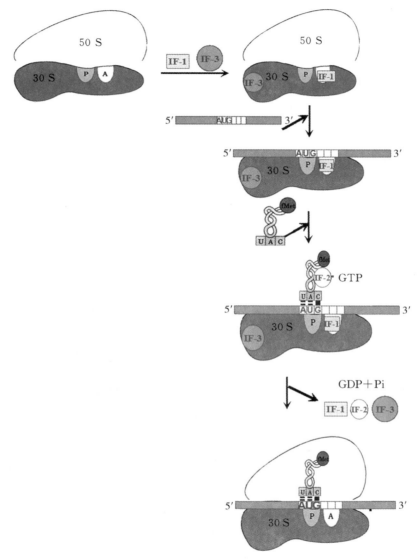

图 6 –18　原核生物肽链合成的起始

（1）进位：在合成肽链前，A 位是空的。通过反密码子识别 mRNA 模板上 A 位处对应的密码子，使相应的氨基酰 – tRNA 进入该位置，此反应有 EF 的参与，需要 GTP 供能。

（2）成肽：通过转肽酶的作用，P 位上甲硫氨酰 – tRNA 的氨酰基转移到 A 位，其活化了的羧基与 A 位上氨基酰 – tRNA 的 α 氨基缩合形成肽键。同时，P 位的 tRNA 从大亚基上脱落。此过程不消耗 ATP，需要有 Mg^{2+} 或 K^+ 的参与。成肽后，大亚基上的 P 位成为空位。

（3）转位：在延伸因子 – 2（EF – 2）的作用下，核糖体沿 mRNA 向 3′端移动 1 个密码子的位置，这样，新形成的肽酰 – tRNA 即从 A 位移位到了 P 位上，mRNA 的下一个密码子移到 A 位上。与该密码子相对应的氨基酰 – tRNA 又进入 A 位，进入下一轮的进位、成肽及转位，如此反复，使肽链不断延长。每循环 1 次，肽链延长 1 个氨基酸残基，使相应肽链的合成从 N 端→C 端延伸，直至终止信号出现在核糖体 A 位（图 6 – 19）。

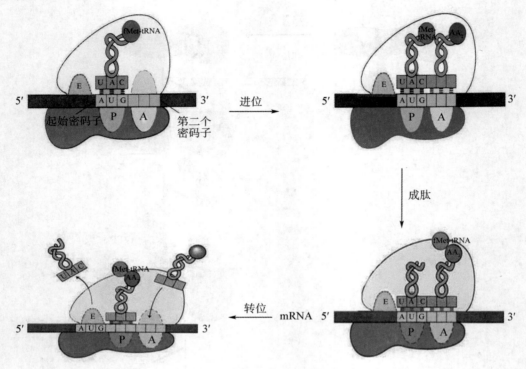

图 6 – 19 原核生物肽链合成的延伸阶段

3. 终止阶段 在肽链合成时，核糖体沿 mRNA 的 5′→3′方向移行，当遇到终止信号（UAA、UAG、UGA）时，所有氨基酰 – tRNA 均不能再进位，只有 RF 能够与终止密码子结合并进入 A 位。RF 结合在大亚基的 A 位后，可使转肽酶表现出水解酶活性，催化肽酰 – tRNA 水解，使合成的肽链从核糖体中释放出来，在这个反应过程中主要通过水解 GTP 来供能。当肽链释放后，原来结合在一起的 tRNA、mRNA 与核糖体大亚基、小亚基分离，翻译起始复合物解体。解体后的各成分可重新组合，参与其他肽链的合成（图 6 – 20）。事实上，在细胞中进行蛋白质合成时，每分子 mRNA 上都是同时结合着多个核糖体，相邻两个核糖体之间相距 80 ~ 90 个核苷酸残基，可同时进行多条肽链的合成，即多核糖体循环。

（三）肽链合成后的加工

新合成的多肽链只有一级结构，其必须形成特定的空间结构才有活性。肽链的空间结构是按照其一级结构的特点自行折叠形成的，这个过程一般不需要能量，但多数蛋白质在形成空间结构前，肽键还需要经过加工，进行肽键水解、剪切等。

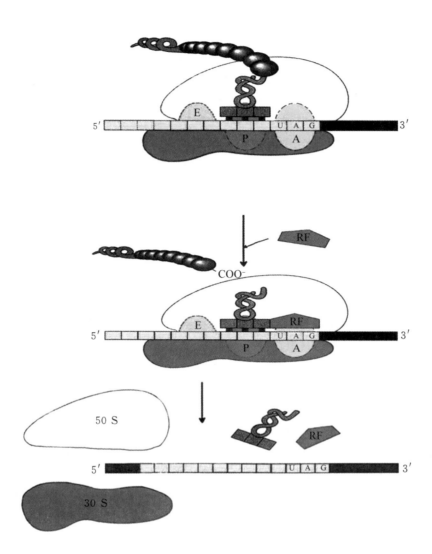

图 6 - 20　原核生物肽链合成的终止阶段

第四节　常用的基因技术

一、重组 DNA 技术

重组 DNA 技术诞生于 20 世纪 70 年代，是人为地对基因进行切割、重组、转移及表达的技术。第一个利用大肠杆菌通过重组 DNA 技术重组表达的多肽是生长激素释放抑制因子。此后，人胰岛素、胸腺素、干扰素等重组 DNA 技术的产品相继问世，对人类疾病的诊治等产生了巨大的影响。

（一）重组 DNA 技术的基本概念

重组 DNA 技术又称基因工程技术，是在对遗传物质深入研究后，基于分子生物学基础建立起来的以基因为操作对象的一门技术。基因工程（genetic engineering）技术指分离目的基因片段，经过剪接后将其连接到载体上构成重组体，然后将重组体导入宿主细胞后，使其在宿主细胞内进行表达的技术。重组 DNA 技术的核心是 DNA 片段的重组和细胞克隆。

通过重组 DNA 技术可把一种生物的基因放置到另一生物中，这两种生物可以毫无亲缘关系。外源核酸分子在宿主细胞中进行复制，跨越了天然的物种屏障，这种能力是重组 DNA 技术的第一个重要特点。重组 DNA 技术的第二个特点是，通过重组 DNA技术，少量目的基因片段在宿主细胞中可以实现大量扩增。

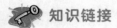 **知识链接**

基因工程技术的问世

1973 年，科恩（Cohen）等科学家将重组质粒 DNA 转移入大肠杆菌细胞内，其后，又用非洲爪蟾含核糖体基因的 DNA 片段与质粒 pSC 101 重组，转录出了相应的 mRNA。此系列的研究成果表明基因工程技术正式问世，宣告质粒分子可以作为基因克隆的载体，能携带外源 DNA 导入宿主细胞，证实真核生物的基因可以转移到原核生物细胞中，并在其中实现功能表达。

（二）重组 DNA 技术的基本步骤

重组 DNA 技术的过程主要包括以下几个步骤：①目的基因的制备，这部分工作属于重组 DNA 技术的基础，因此又称为重组 DNA 技术的上游部分；②目的基因载体的连接；③将外源 DNA 导入宿主细胞；④目的基因的筛选和鉴定；⑤克隆基因的表达。

1. 目的基因的制备 目的基因是指所要研究或应用的基因，也就是需要克隆或表达的基因。依据构建 DNA 重组体目的的不同，在制备目的基因时可采用不同的方法。

（1）制备基因组 DNA 文库：采用限制性内切酶将基因组 DNA 切成片段，每个 DNA片段都与 1 个载体分子拼接成重组 DNA 分子。将所有的重组 DNA 分子都引入宿主细胞并进行扩增，得到分子克隆的混合体，这个混合体称为基因文库（gene library）。完成DNA 重组后可通过杂交筛选获得特定的基因片段。

（2）制备 cDNA 文库：以 mRNA 为模板，经反转录酶催化合成 cDNA，将 cDNA 的混合体与载体进行连接，使每个 cDNA 分子都与 1 个载体分子拼接成重组 DNA 分子。将所有的重组 DNA 分子都引入宿主细胞并进行扩增，得到分子克隆的混合体，这个混合体被称为 cDNA 文库（cDNA library）。完成 DNA 重组后可通过杂交筛选获得特定的cDNA分子。

（3）聚合酶链式反应：如果已经知道目的基因的序列，可以通过聚合酶链式反应从基因组 DNA 中扩增目的基因。

（4）化学合成：如果知道肽链的氨基酸顺序，则可按照对应的密码子推导出 DNA

的碱基序列,然后用化学方法将这段序列合成出来。目前,使用 DNA 合成仪合成的片段长度有限,较长的肽链则需分段合成,然后用连接酶进行连接。

2. 目的基因与载体的连接 将目的基因或序列插入载体,主要通过 DNA 连接酶与双链 DNA 黏性末端序列互补结合,可以在体外重新连接成人工重组体。体外连接的方法主要有黏性末端连接、同聚物加尾连接、平末端连接及人工接头连接。

3. 将外源 DNA 导入宿主细胞 常用的将重组 DNA 或其他外源 DNA 导入宿主细胞的方法有以下两种。

(1)转化(transformation):指将重组 DNA 或其他外源 DNA 导入处于感受态的宿主细胞,并使其获得新的表型的过程。转化常用的宿主细胞是大肠杆菌。将大肠杆菌悬浮在 $CaCl_2$ 溶液中,并置于低温(0~5 ℃)环境下一段时间,钙离子可使细胞膜的通透性增加,从而具有摄取外源 DNA 的能力,这种细胞称为感受态细胞(competent cell)。

(2)感染(infection):指以噬菌体形式进入宿主菌或以病毒形式进入宿主细胞中繁殖的过程。用经人工改造的噬菌体或病毒的外壳蛋白将重组 DNA 包装成有活力的噬菌体或病毒,就能以感染的方式进入宿主菌或宿主细胞。

4. 目的基因的筛选和鉴定 将外源基因导入宿主细胞后,要筛选含有目的基因的转化菌并加以扩增。其步骤是:①筛选出转化菌;②筛选出带有重组体的克隆载体;③对 DNA 重组体进行鉴定。筛选和鉴定目的基因常用的方法有以下几种。

(1)遗传学方法:是针对载体携带有某种或某些标志基因和目的基因而设计的筛选方法。如果克隆载体携带有抗药性标志基因,如氨苄西林、卡那霉素、四环素等,转化后只有含这种抗药基因的转化子才能在含该抗生素的培养基中生存并形成菌落,这样就可以区分重组体与非重组体。

(2)免疫学方法:利用特异性抗体与目的基因表达产物特异性结合的方法进行目的基因筛选。免疫学方法具有特异性强、灵敏度高的优点。

(3)分子杂交方法:利用 ^{32}P 标记的探针与转移至膜上的重组 DNA 或克隆的 DNA 片段进行分子杂交,直接筛选并鉴定目的基因。

5. 克隆基因的表达 利用重组 DNA 技术可实现目的基因或 cDNA 在受体细胞中的表达,即产生 mRNA、合成蛋白质产物。

大肠杆菌是最常用的原核细胞的基因表达体系,酵母、昆虫细胞或哺乳类动物细胞是常用的真核细胞的基因表达体系。真核细胞的基因表达有两种情况:①以细胞的培养物作为受体细胞;②以整个真核生物作为受体,例如把克隆基因导入动物或植物体内,这称为转基因动物或转基因植物的操作过程。

以上 5 个环节是重组 DNA 技术的基本步骤(图 6-21)。

(三)重组 DNA 技术在医学中的应用

1. 基因工程制药 很多活性多肽和蛋白质都具有预防、治疗疾病的作用,它们都是由相应的基因表达而来的。不过,因为很多活性多肽和蛋白质在组织细胞内的表达量很少,所以采用常规方法很难获得足够的供临床应用的量。利用基因工程技术则可以大规模生产多肽类药物和蛋白质类药物及制剂。先确定对某种疾病有预防、治疗作用的蛋白质,然后将编码该蛋白质的基因克隆出来,借助重组 DNA 技术获得重组子,

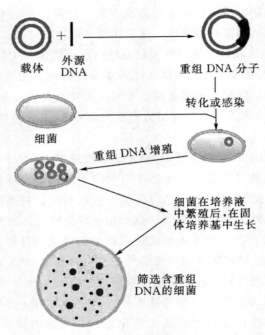

图 6 - 21　重组 DNA 技术的基本步骤示意图

诱导表达目的蛋白（重组蛋白），从而大规模生产具有预防、治疗这一疾病作用的蛋白质。通过 DNA 重组技术获得的用于临床治疗用的重组蛋白包括免疫性蛋白（如一些抗原和单克隆抗体等）、细胞因子（如各种干扰素、集落刺激生长因子等）、激素（如胰岛素、心钠肽等）、各种酶类（如尿激酶、链激酶等）。

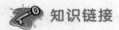 知识链接

重组人胰岛素

胰岛素是治疗糖尿病的特效药。长期以来，人们只能从猪、牛等动物的胰腺中提取胰岛素。100 g 胰腺只能提取 4~5 g 胰岛素。胰岛素产量低，价格高、堪比黄金。

研究人员将合成的胰岛素基因导入大肠杆菌，实现基因工程制药后，每 2000 L 培养液就能得到 100 g 胰岛素蛋白。大规模工业化生产解决了药品的产量问题，将药品价格降低了 30%~50%。

2. 重组 DNA 技术在疾病诊治中的应用　人类的疾病大都直接或间接地与基因相关，重组 DNA 技术的发展，使某些未知基因得以克隆和扩增，从而进一步研究它们的结构与功能，确定该基因在疾病发生、发展过程中的作用。

从基因水平对疾病进行诊治称为基因诊断和基因治疗。基因诊断是直接检测与疾病相关的 DNA 分子结构和表达水平是否异常，从而对疾病做出判断的方法。目前，基因诊断被广泛应用于遗传病、肿瘤、心脑血管疾病、病毒感染性疾病和职业病等。基因治疗是通过 DNA 重组技术克隆外源正常基因，构建具有特定功能的基因重组

体，以补偿缺陷基因的功能，或是增加某种功能，以利于对异常细胞进行矫正或消灭。

二、聚合酶链反应技术

聚合酶链反应（polymerase chain reaction，PCR）技术是在体外将微量的目的基因片段大量扩增，以得到足量的 DNA 供研究分析和检测鉴定用的技术，属于分子生物学技术中最常用的技术。PCR 技术具有高特异性、高敏感度、高产率、快速简便、重复性好、自动化程度高等优点。

PCR 技术的基本原理与体内 DNA 的复制过程相似（图 6 - 22），它由变性、退火、延伸 3 个基本步骤构成。①变性：在 94 ℃ 环境中孵育一定时间后，模板 DNA 双链变性为单链。②退火（复性）：使温度下降至适宜温度，一般是比目的基因片段 T_m 值再减 5 ℃，此时模板 DNA 单链与引物碱基互补配对，形成 DNA 单链模板——引物复合物。③延伸：温度上升至 72 ℃，复合物在 Taq DNA 聚合酶的作用下，以 dNTP 为原料，以单链序列为模板，在引物 3′-OH 端延伸出一条新的与模板 DNA 链互补的链。

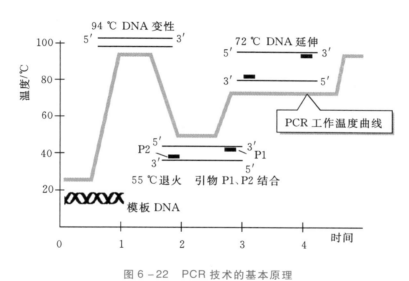

图 6 - 22　PCR 技术的基本原理

以上 3 个步骤循环进行，就可获得更多的 DNA 链，每一次循环产生的链又可成为下次循环的模板。

三、转基因技术

转基因技术的理论基础来源于由进化论衍生来的分子生物学。基因片段的来源可以是提取特定的生物体基因组中所需的目的基因，也可以是人工合成指定序列的 DNA 片段。DNA 片段被转入特定的生物中，与其本身的基因组进行重组，再从重组体中进行数代的人工选育，从而获得具有稳定表现特定的遗传性状的个体。该技术可以使重组生物增加人们所期望的新性状，培育出新品种。转基因动物有可能使动物器官被安全、有效地移植到人体的梦想成为现实。

四、克隆技术

克隆(clone)是利用生物技术，由无性生殖产生与原个体有完全相同基因组后代的过程。科学家把人工遗传操作动物繁殖的过程叫克隆，这项生物技术叫克隆技术，其本质是无性繁殖。克隆技术在现代生物学中被称为生物放大技术。

一个克隆就是一个多细胞生物在遗传上与另外一个生物完全一样。克隆可以是自然克隆，例如由于偶然的原因产生两个在遗传上完全一样的个体(像同卵双生人一样，但同卵双生人的基因有时有微妙的不同)。我们通常所说的克隆，是指通过有意识地设计来产生的完全一样的复制(如人工克隆)。

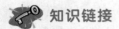
知识链接

克隆羊多莉(Dolly)

1997 年 2 月 27 日，英国 *Nature* 杂志报道了一项震惊世界的研究成果：1996 年 7 月 5 日，英国爱丁堡罗斯林研究所的伊恩·维尔穆特(Ian Wilmut)领导的一个科研小组，利用克隆技术培育出一只小母羊。这是世界上第一只用已经分化成熟的体细胞(乳腺细胞)克隆出来的羊。克隆羊多莉的诞生，引发了世界范围内关于动物克隆技术的激烈争论。许多科学家认为，动物克隆技术是科学界克隆成就的一大飞跃。该技术被美国 *Science* 杂志评为 1997 年世界十大科技进步成果的第 1 项。这个事件是当年最引人注目的国际新闻之一。科学家们普遍认为，多莉的诞生标志着生物技术新时代的来临。继多莉出现后，"克隆"这个以前只在科学研究领域出现的术语变得广为人知。克隆猪、克隆猴、克隆牛等纷纷问世，似乎一夜之间，克隆时代已来到人们面前。

本章小结

一、本章提要

通过对本章的学习，可使同学们熟悉遗传信息传递的相关知识，运用遗传信息传递规律的相关知识，具备分析、理解分子病等遗传病发病机制的能力，运用蛋白质生物合成过程及参与物质进行实际应用，解释抗生素的研制和临床应用，对临床上一些常用的分子生物学技术有所知晓。本章具体包括以下内容。

1. 掌握　遗传信息传递的中心法则、DNA 复制的过程及主要酶、转录的概念、翻译的概念、重组 DNA 技术的基本过程。

2. 熟悉　DNA 复制的特点，能够区分复制与转录、逆转录的概念，熟悉 DNA 损伤的概念、类型与修复方式，蛋白质生物合成的体系及 3 种 RNA 的作用、遗传密码的特点，重组 DNA 技术的概念、基本原理及临床应用。

3. 了解　逆转录的过程、意义，RNA 转录的基本过程，蛋白质的生物合成过程。

二、本章重、难点

1. 重点　遗传信息传递的中心法则：DNA 复制、转录、翻译、逆转录，RNA 复制。

2. 难点 重组 DNA 技术指分离目的基因片段，经过剪接后将其连接到载体上，构成重组体，再将重组体导入宿主细胞，使其在宿主细胞内进行表达。

课后习题

一、名词解释

1. 中心法则 2. 半保留复制 3. 转录 4. 翻译

二、选择题

1. 冈崎片段是指( )

    A. DNA 模板上的 DNA 片段   B. 引物酶催化合成的 RNA 片段

    C. 随从链上合成的 DNA 片段   D. 先导链上合成的 DNA 片段

    E. 合成的杂交 DNA 片段

2. 下列有关真核生物复制和转录的叙述正确的是( )

    A. 合成的产物均需要加工   B. 与模板链的碱基配对均为 A—T

    C. 合成起始均需要引物   D. 原料都是 dNTP

    E. 都在细胞核内进行

3. mRNA 转录后的加工不包括( )

    A. 5′端加帽子结构   B. 3′端加 poly A 尾

    C. 切除内含子   D. 保留外显子

    E. 3′端加 CCA 尾

4. 能识别 mRNA 中的密码子 5′GCA3′的反密码子为( )

    A. 3′UCC5′   B. 5′CCU3′

    C. 3′CGT5′   D. 5′UGC3′

    E. 5′TCC3′

5. PCR 的反应体系不包括( )

    A. DNA 模板   B. RNA 引物

    C. 4 种 dNTP   D. Taq DNA 聚合酶

    E. DNA 引物

三、问答题

1. 遗传中心法则的主要内容有哪些？对该法则的揭示在生命科学的发展中有何意义？

2. 为什么说 DNA 的复制是半保留、半不连续复制？

3. DNA 复制与 RNA 转录有何主要区别？

（荆丽艳，田 野）

第七章 血 液

学习目标

1. 掌握血液的组成及基本功能、血细胞比容、血量、血细胞的正常数量、血浆渗透压的组成及生理意义、血液凝固及其基本过程、抗凝与促凝的措施、ABO 血型的分型原则、输血的原则。

2. 熟悉血液的理化性质，血浆的成分及作用，血细胞的特性及功能，贫血的类型及成因，内、外源性凝血的不同。

3. 了解 Rh 血型的系统及意义、交叉配血的过程、纤溶系统。

血液（blood）是指在心血管系统内不断循环流动的一种红色的特殊结缔组织。其中的重要成分——血浆是人体内环境中最活跃的部分，是沟通各部分体液并与外界环境进行物质交换的重要媒介。血液通过循环实现其重要功能，如：运输 O_2、CO_2、激素、营养物质、代谢产物等，以维持机体的新陈代谢；血液中的白细胞、抗体、溶菌素等可抵御病原微生物对人体的伤害，起到免疫防御功能；完成体液调节、酸碱平衡调节、体温调节等调节功能，维持机体内环境稳态；血液中的血小板、凝血因子等可参与生理性止血。因此，学习血液的组成与理化性质、抗凝与促凝、输血原则等，对临床判断疾病和血液的应用具有重要的意义。本章主要介绍血浆、血细胞、血液凝固、血型及输血等。

第一节 血液的组成与理化特性

一、血液的组成

人体血液依据形态的不同可分为血细胞（blood cell）成分和血浆（blood plasma）成分，不同成分的性质及其在人体内的功能是不同的。血细胞悬浮在血浆中，主要包括红细胞、白细胞和血小板（图 7 - 1）。

将经抗凝处理后的血液置于离心管中离心沉淀，可观察到试管中的血液分为三层：上层淡黄色的液体是血浆，占总容积的 50%~60%；下层呈深红色的是红细胞；两层之间呈灰白色的一薄层是白细胞（最少）和血小板。血细胞在全血中所占的容积百分比称为血细胞比容（hematocrit，HCT）（图 7 - 2）。正常成年男性的红细胞比容为 40%~50%，正常成年女性的红细胞比容为 37%~48%，新生儿的红细胞比容为 55%。当血液浓缩（如严重腹泻或大面积烧伤）时，患者的红细胞比容可增高；贫血患者的红细胞数量减少，其红细胞比容会降低。

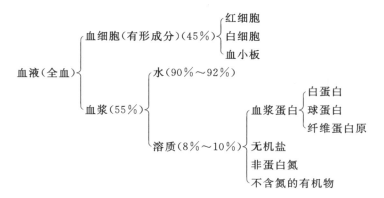

图 7-1 血液的组成

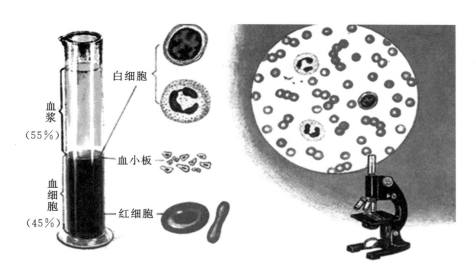

图 7-2 血细胞比容示意图

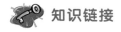 **知识链接**

血液成分的制备

1818 年，布伦德尔（Blundell）第一次把血液（全血）输给严重出血的产妇。近年来，成分输血的比例已被当作医疗技术水平是否先进的标志。为了更有效地发挥血液不同成分的作用，国际通行的做法是将全血在采集后分成不同的血液成分，并根据其储存特点分别加以保存。目前，采用物理方法制备各种血液成分的分离技术和质量水平控制已经标准化，并正向纵深领域发展。1992 年，美国提出成分输血的未来发展方向，就是干细胞的提取、保存、移植和继承性免疫治疗以及利用生物工程技术制备各种血液成分。21 世纪，成分输血已经进入一个崭新的发展阶段。

二、血液的理化性质

（一）颜色

血液的颜色主要取决于红细胞内血红蛋白的含量。静脉血的血红蛋白中氧含量低，呈暗红色；动脉血的血红蛋白中氧含量高，呈鲜红色；血浆中含微量的胆色素，呈淡黄色。临床上对血液的化学成分进行检测时，要求空腹采血，这主要是因为进餐（特别是进食较多的脂类食物）后，血浆内的悬浮脂蛋白微滴增多会使血浆由清澈变得浑浊。

（二）比重

血液的比重主要取决于红细胞的数量和血浆蛋白的含量。全血的比重主要取决于红细胞的数量，红细胞的比重主要取决于红细胞内血红蛋白的含量，血浆的比重主要取决于血浆蛋白的含量。正常人的全血比重为 1.050～1.060，红细胞比重为 1.090～1.092，血浆比重为 1.025～1.030。根据红细胞比重和血浆比重的差异，可进行血细胞比容和红细胞沉降率的测定，以及红细胞与血浆的分离。

（三）黏滞度

溶液的黏滞度主要来源于溶液内部分子或颗粒之间的摩擦力。血液是非匀质溶液，正常人全血的相对黏滞度为 4～5，血浆的相对黏滞度为 1.6～2.4。影响血液黏滞度的因素很多，温度、血液 pH 和渗透压均可影响血液的黏滞性，但主要影响因素为血细胞因素（红细胞聚集性、红细胞数量、红细胞的变形性、白细胞及血小板的数量）及血浆因素。在血细胞因素中，红细胞比容是决定血液黏滞度最重要的因素，红细胞比容越大，血液黏滞度就越高；严重贫血患者红细胞数量减少，血液黏滞度下降；某些疾病患者的红细胞易叠连和聚集，会使血液黏滞度增加；血液旋涡流动的切率，当血液在血管内层流时，红细胞有轴流的趋势，当轴流切率较高时，红细胞相互间的撞击很小，血液黏滞度低；反之，红细胞发生聚集，使血液黏滞度增高。血浆因素主要指血浆蛋白、胆固醇和甘油三酯的含量。大面积烧伤患者水分减少，使血浆蛋白等成分的浓度增加，进而使血液黏滞度增加。

（四）酸碱度

正常人血浆 pH 值稳定在 7.35～7.45，呈弱碱性。它是机体内环境稳态的一项重要指标。pH 值增高（pH 值 >7.45 则为碱中毒）或降低（pH 值 <7.35 则为酸中毒）都会影响酶的活性，使组织细胞的代谢活动和正常的生理功能发生紊乱，甚至危及生命。

血浆的 pH 能够维持稳定，主要是由于血液中存在重要的缓冲对。血浆中的缓冲对有 $NaHCO_3/H_2CO_3$、Na_2HPO_4/NaH_2PO_4；红细胞中的缓冲对有血红蛋白钾盐/血红蛋白、氧合血红蛋白钾盐/氧合血红蛋白等。其中，$NaHCO_3/H_2CO_3$ 是最重要的缓冲对。另外，肺、肾可将过多的酸或碱排出体外，这对维持血浆 pH 的稳定也能起到重要作用。

第二节 血 浆

一、血浆的成分及作用

血浆是机体内环境的重要组成部分，是血细胞赖以生存和直接进行物质交换的具体环境，相当于结缔组织的细胞间质。血浆的主要作用是运载血细胞，运输维持人体生命活动所需的营养物质及机体代谢产生的废物。在正常情况下，血浆中各溶质的浓度和理化性质保持相对稳定（表 7-1）。因此，检测血浆各成分的含量具有非常重要的临床意义。

表 7-1 血浆主要成分的正常浓度及主要作用

血浆成分	正常浓度	主要作用
白蛋白	40~48 g/L	形成血浆胶体渗透压
球蛋白	15~30 g/L	发挥免疫功能
纤维蛋白原	2~4 g/L	参与血液凝固
钠离子	135~148 mmol/L	形成血浆晶体渗透压
钾离子	4.1~5.6 mmol/L	维持细胞代谢
葡萄糖	3.9~6.1 mmol/L	形成血糖，提供能量
总胆固醇	1.1~2.0 g/L	合成激素，构成细胞膜

（一）水

水占血浆总量的 90%~92%，它可以溶解各种溶质，对维持正常的血容量以及在完成血液的运输、调节功能中起着极其重要的作用。

（二）血浆蛋白

溶质中主要的成分是血浆蛋白（plasma protein），它占血浆总量的 6%~8%，血浆蛋白是血浆中各种蛋白质的总称，正常成人血浆蛋白的浓度为 65~85 g/L，其中，白蛋白（A）的浓度为 40~48 g/L，球蛋白（G）的浓度为 15~30 g/L，纤维蛋白原的浓度为 2~4 g/L。白蛋白与球蛋白浓度的正常比值（A/G）为 1.5~2.5。血浆白蛋白和大多数球蛋白主要由肝脏合成，因此，当肝功能出现障碍时，A/G 值会下降。

（三）电解质离子

血浆中的电解质离子占血浆总量的 0.9%，其主要有 Na^+、K^+、Ca^{2+}、Mg^{2+}、Cl^-、HCO_3^-、HPO_4^{2-} 等，其中阳离子主要是 Na^+，阴离子主要是 Cl^-、HCO_3^-。它们的主要功能是维持血浆晶体渗透压、酸碱平衡和可兴奋细胞的兴奋性。

（四）其他成分

血浆中还有非蛋白含氮化合物（non-protein nitrogen，NPN），其包括尿素、氨基酸、尿酸、肌酸、肌酐等。正常人血液中 NPN 的浓度为 14~25 mmol/L。NPN 是蛋白质和核酸的代谢产物，主要由肾脏排出。通过检测血液中 NPN 的浓度，可了解肾脏的排泄功能和蛋白质代谢是否正常。血浆中还有葡萄糖、脂类、酮体、乳酸、酶、激素等。

另外，血清和血浆不同：血浆是离开血管的全血经抗凝处理后，通过离心沉淀后所获得的不含细胞成分的液体，其中有纤维蛋白原和凝血因子；血清是离体的血液凝固之后，经血凝块聚缩释出的淡黄色透明液体，其中已无纤维蛋白原，且少了许多凝血因子，这是血清与血浆的主要区别，此外，血清中比血浆中多了很多的凝血产物，这些凝血产物是含有特异性免疫抗体（如抗毒素或凝集素）的免疫血清（抗生素血清）。

二、血浆渗透压

（一）渗透压的概念

半透膜两侧溶液的浓度不同，水分子将从溶质少的一侧向溶质多的一侧移动，这种现象称为渗透。在渗透现象中，高浓度溶液所具有的吸引和保留水分子的能力称为渗透压。渗透压的大小与溶液中所含溶质的颗粒数目成正比，通常以溶质的颗粒浓度单位 mol/L 作为渗透压单位，称为渗透单位（Osm）。1 mol/L 葡萄糖的渗透压为 1 Osm；1 mol/L NaCl 的渗透压为 2 Osm。

（二）血浆渗透压的组成

血浆总渗透压为 313 mOsm/L，相当于 7 个大气压，其中胶体渗透压不超过1.5 mOsm/L（25 mmHg），其余为晶体渗透压。血浆晶体渗透压（plasma crystalloid osmotic pressure）由电解质、葡萄糖等小分子的晶体物质形成，主要来自 Na^+ 和 Cl^-。血浆胶体渗透压（plasma colloid osmotic pressure）是由大分子的血浆蛋白等胶体物质形成的，白蛋白是形成血浆胶体渗透压的主要成分。

（三）血浆渗透压的生理作用

1. 血浆晶体渗透压的作用　血细胞的细胞膜是允许水分子自由通过而对蛋白质、水溶性小分子物质、离子物质的通透性差的半透膜。在正常情况下，血细胞细胞膜内外的渗透压基本相等，水分子含量在血细胞细胞膜内外保持平衡。当血浆渗透压升高或降低时，血细胞细胞膜内外的渗透压就会产生差距，包括晶体渗透压差和胶体渗透压差。因为胶体渗透压在血浆胶体渗透压中的比例太小，所以此时影响血细胞内外渗透差值的主要因素是血浆晶体渗透压。血浆晶体渗透压升高，可使水分子由血细胞内移入血浆，血细胞体积变小、皱缩；反之，血浆晶体渗透压降低，可使水分子由血浆移入血细胞，进而使血细胞体积增大甚至破裂。因此，血浆晶体渗透压的主要作用是维持了水出入血细胞的平衡，维持了血细胞正常的形态和功能（图 7-3）。

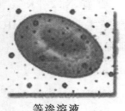 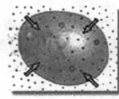 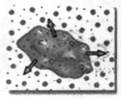

等渗溶液　　　　　低渗溶液　　　　　高渗溶液

图 7-3　血细胞在不同渗透压环境中的形态变化

2. 血浆胶体渗透压的作用 毛细血管壁是由单层上皮细胞构成的允许水分子以及除血浆蛋白以外的血浆其他小分子物质自由通过的半透膜。水溶性小分子物质可以自由通过毛细血管壁，故毛细血管内外晶体渗透压相同。血浆蛋白分子较大，难以透过毛细血管壁，故毛细血管内外渗透压的差值只有胶体渗透压差。血液中血浆蛋白的浓度远高于组织液，血浆的胶体渗透压明显高于组织液的胶体渗透压，组织液的水分透过毛细血管壁进入血液，维持了正常的血容量。若血浆蛋白浓度下降，血浆胶体渗透压会降低，使进入毛细血管的水分减少，血容量降低，而滞留在组织中的水分增多，引起组织水肿。因此，血浆胶体渗透压的主要作用是维持水出入毛细血管的平衡，维持正常血容量（图7-4）。

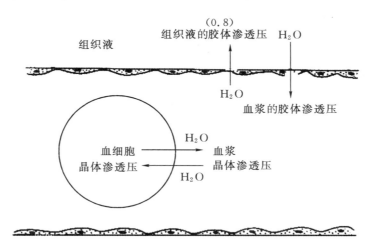

图7-4 血浆晶体渗透压与胶体渗透压作用示意图

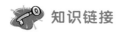 知识链接

溶液的渗透现象与临床输液

水分子透过半透膜进入溶液浓度较高一侧的自发过程称为渗透现象。不同浓度的两种溶液被半透膜隔开时都有渗透现象发生，水分子会不断地透过半透膜进入高浓度溶液中。在正常情况下，血浆与组织液中晶体物质的浓度几乎相等，这些物质绝大部分不易透过细胞膜，因此细胞外液的晶体渗透压相对稳定。血浆蛋白的分子较大，不能通过毛细血管壁，在正常情况下，血浆的胶体渗透压维持在稳定状态。

临床上使用的各种溶液根据其渗透压的大小可分为三类：渗透压与血浆渗透压相等的溶液称为等渗溶液，如0.9% NaCl溶液（即生理盐水）和5%葡萄糖溶液；渗透压高于血浆渗透压的溶液称为高渗溶液；渗透压低于血浆渗透压的溶液称为低渗溶液。大量输注高渗溶液可使血浆渗透压升高，水分子由血细胞移入血浆，血细胞体积变小，甚至出现皱缩；反之，输注大量的低渗溶液可使血浆渗透压降低，水分子由血浆移入血细胞，致使血细胞体积增大，甚至破裂。因此，临床输液一般输注的是等渗溶液。

第三节 血细胞

血细胞包括红细胞、白细胞和血小板。在正常生理情况下，血细胞有一定的形态结构，并有相对稳定的数量。血细胞形态、数量、比例和血红蛋白含量的测定结果称血象。患病时，血象常有显著变化，故检测血象对了解机体状况和诊断疾病十分重要。

一、红细胞

（一）红细胞的形态结构、正常值和生理功能

红细胞（red blood cell，RBC）在发育过程中具有不同的形态及结构，正常成熟红细胞呈双面凹的圆盘状，直径 $7\sim8~\mu m$，无细胞核和细胞器，细胞质内充满大量的血红蛋白。

红细胞是血液中数量最多的血细胞，正常成年男性的红细胞数为 $(4.5\sim5.5)\times10^{12}/L$，平均为 $5.0\times10^{12}/L$，正常成年女性的红细胞数为 $(3.8\sim4.6)\times10^{12}/L$，平均为 $4.2\times10^{12}/L$，新生儿的红细胞数可超过 $6.0\times10^{12}/L$。妇女在妊娠后期由于血浆量相对增多，单位容积血液中的红细胞数相对减少。当人体的需氧量增多时，红细胞的数量也会增多，故高原居民血液中的红细胞数与血红蛋白含量均高于低海拔地区的居民。红细胞内的主要成分是血红蛋白（hemoglobin，Hb）。对正常成人血红蛋白的含量来说，男性为 $120\sim160~g/L$，女性为 $110\sim150~g/L$，新生儿为 $200~g/L$。儿童时期血液中的 Hb 含量偏低，进入青春期后其接近成年人水平。临床上将红细胞的数量或血红蛋白含量显著低于正常值的情况称为贫血。

红细胞的功能主要由血红蛋白完成。血红蛋白具有结合、运输 O_2 和 CO_2 的功能，并能缓冲血液的 pH 值。只有在红细胞形态完整时，血红蛋白才能发挥作用。一旦红细胞发生破裂，血红蛋白将逸出并失去其功能。

（二）红细胞的生理特性

1. 细胞膜的选择通透性 红细胞的细胞膜为半透膜，不允许蛋白质、Na^+、Ca^{2+} 等小分子晶体物质自由通过，允许水分子自由通过。因此，将红细胞置于不同浓度的溶液中，红细胞的形态会发生相应的变化。

2. 细胞的可塑变形性 红细胞的形态具有可变性，即当其通过小于自身直径的毛细血管时，可改变形状，通过后又恢复原状的特性。新生红细胞的变形能力较大，衰老或受损的红细胞以及某些红细胞遗传性疾病（如镰状细胞贫血症、血中红细胞过多症等）患者的红细胞，其变形能力较小。

3. 细胞的悬浮稳定性 红细胞悬浮于血浆、稳定而不易下沉的特性称悬浮稳定性（suspension stability）。通常以红细胞在第一小时末下沉的距离表示红细胞的沉降速度，红细胞的沉降速度又称红细胞沉降率（erythrocyte sedimentation rate，ESR），简称血沉。测定血沉的方法是将抗凝血于血沉管中垂直静置，红细胞由于比重大于血浆而下沉，1 h 末观察结果。用魏氏法测定的正常血沉值，男性为 $0\sim15~mm/h$，女性 $0\sim20~mm/h$。妊娠、活动性肺结核及风湿热者的血沉增快，反映了其红细胞悬浮稳定性的减弱。另外，当患某些疾病时，红细胞彼此能较快地以凹面相贴，形成红细胞叠连。决定红细

胞叠连快慢的因素不在于红细胞本身，而在于血浆成分的变化。通常，当血浆中纤维蛋白原、球蛋白及胆固醇的含量增高时，可加速红细胞的叠连和沉降；当血浆中白蛋白、卵磷脂的含量增多时，则可抑制叠连的发生，使红细胞沉降率降低。因此，临床上常通过测定血沉来诊断某些疾病。

4. 细胞的渗透脆性　红细胞抵抗渗透压降低的能力或特性称红细胞渗透脆性（osmotic fragility of erythrocyte）。红细胞在等渗溶液中形态大小保持不变，在高渗溶液中会皱缩，在低渗溶液中会发生膨胀甚至破裂。在 0.30%~0.35% NaCl 溶液中，红细胞将全部破裂，发生溶血。红细胞对低渗溶液具有一定的抵抗力，抵抗力越小则渗透脆性越大。一般情况下，新生的红细胞脆性小，衰老的红细胞脆性大。

（三）红细胞的生成和破坏

1. 红细胞的生成

（1）生成部位：人在胚胎时期，红细胞主要在肝、脾、卵黄囊中生成，人在出生后红细胞主要在红骨髓内生成。红骨髓内的造血干细胞分化形成红系定向祖细胞，然后红系定向祖细胞经有细胞核且体积较大的原红细胞分裂为体积逐渐变小的早幼红细胞、中幼红细胞和晚幼红细胞，三者脱核成为网织红细胞，网织红细胞发育成熟后，成为成熟的红细胞并释放入血液。若机体接受某些化学毒物或射线的辐射作用，破坏了造血器官的功能，就会因红细胞生成减少而引起再生障碍性贫血（aplastic anemia）。

（2）生成原料：蛋白质和铁是合成血红蛋白（红细胞的主要成分）的主要原料。若机体营养不良，就会导致蛋白质或铁摄入过少、红细胞减少，进而就会引起贫血。铁是合成血红蛋白必需的原料，成年人每天需要 20~30 mg 铁用于红细胞的生成，衰老的红细胞破坏后可释放 25 mg（95%）左右的铁，每天从食物中可吸收约 1 mg（5%）的铁，故成年人一般不会缺铁。由于胃肠道吸收障碍、儿童生长期、妇女月经期、妊娠和哺乳期对铁的需求量增加或造血功能增强而供铁不足，可使血红蛋白的合成减少，引起小细胞低色素性贫血，即缺铁性贫血（iron deficiency anemia）。

（3）成熟因子：维生素 B_{12}、叶酸为红细胞成熟所必需的元素，两者中任何一种缺乏或不足都会影响 DNA 的生成，导致红细胞成熟障碍，进而引起巨幼红细胞性贫血。因为维生素 B_{12}需与胃壁细胞分泌的内因子结合，形成复合物，才可以到达回肠并被吸收，所以内因子缺乏也会引起巨幼红细胞贫血。

2. 红细胞生成的调节　红细胞的生成主要受促红细胞生成素的调节。组织缺氧是促进红细胞生成的有效刺激。相关实验表明，缺氧能促进肾脏产生一种红细胞生成酶，此酶作用于血浆中的促红细胞生成素原，使它转变成为促红细胞生成素（erythropoietin，EPO）。促红细胞生成素由血液运至红骨髓，作用于原红细胞膜上的受体，可促使这些细胞加速增殖分化并发育为成熟的红细胞。此外，肝细胞和巨噬细胞也可能产生促红细胞生成素。严重肾病患者因促红细胞生成素合成减少而导致红细胞减少的病症称肾性贫血。

雄激素能直接刺激骨髓造血组织，加速红细胞的合成。雄激素还能作用于肾脏，使红细胞生成酶的活性提高，从而使血液中红细胞的数量增多。因此，成年男性红细胞的数量多于女性。

3. 红细胞的破坏　红细胞因衰老或不利的理化因素而大量破坏引起的贫血称溶血

性贫血。红细胞的平均寿命为 120 d。渐衰的红细胞随着细胞内酶活性的降低、细胞膜脂质成分的改变，其细胞膜的功能会受到影响，变形性降低、脆性增加，难以通过脾脏的狭窄腔隙，会被脾脏"扣留"、破坏并被巨噬细胞吞噬。相关研究表明，每天循环血中的红细胞数约有 1% 被吞噬，又有相当数量的红细胞和血红蛋白生成，使血液中的红细胞和血红蛋白保持着平衡，以维持机体的正常功能。脾是破坏红细胞的主要场所，如果脾功能亢进，红细胞的破坏大于生成，则可引起脾性贫血。

二、白细胞

白细胞（white blood cell，WBC）为无色有核的球形细胞，体积比红细胞大，能做变形运动，具有防御免疫功能（表 7 - 2）。成人白细胞的正常值为 $(4.0 \sim 10.0) \times 10^9/L$。男女无明显差别。在疾病状态下，白细胞总数及各种白细胞的比例皆可发生不同程度的改变。在光镜下，根据白细胞细胞质内有无嗜色颗粒，可将白细胞分为有粒白细胞和无粒白细胞。根据颗粒的嗜色性可将有粒白细胞分为中性粒细胞、嗜酸性粒细胞和嗜碱性粒细胞 3 种。无粒白细胞有单核细胞和淋巴细胞 2 种。

表 7 - 2　正常成人白细胞的类型、正常值及生理功能

白细胞	比例/%	生理功能
中性粒细胞（N）	50 ~ 70	吞噬细菌与异物
嗜酸性粒细胞（E）	0.5 ~ 5	限制过敏反应、抗蠕虫感染
嗜碱性粒细胞（B）	0 ~ 1	释放组胺、肝素，参与过敏反应
单核细胞（M）	3 ~ 8	有吞噬作用，有参与特异性免疫的功能
淋巴细胞（L）	20 ~ 40	有参与特异性免疫的功能，可抗肿瘤、抗感染

1. 中性粒细胞　中性粒细胞（neutrophil）具有很强的趋化作用和吞噬功能，是血液中的主要吞噬细胞，主要吞噬细菌和异物。中性粒细胞的胞浆内含有大量的溶酶体酶，溶酶体酶能将吞噬入细胞内的细菌和组织碎片分解掉。在吞噬细菌和异物后，中性粒细胞自身常常受损并坏死，成为脓细胞，溶解后形成脓液。当发生急性化脓性细菌感染时，机体内的白细胞总数和中性粒细胞的比例会明显增高。

2. 嗜酸性粒细胞　嗜酸性粒细胞（eosinophil）能吞噬抗原抗体复合物，释放组胺酶以灭活组胺，抑制嗜碱性粒细胞和肥大细胞对生物活性物质的释放，减少过敏反应。嗜酸性粒细胞释放的阳离子蛋白对蠕虫有很强的杀灭作用。在过敏性疾病或寄生虫感染者体内其数量会增多。

3. 嗜碱性粒细胞　嗜碱性粒细胞（basophil）含有肝素、组胺及嗜酸性粒细胞趋化因子等。肝素有抗凝作用，组胺可参与过敏反应，嗜酸性粒细胞趋化因子可通过吸引嗜酸性粒细胞聚集来限制嗜碱性粒细胞在过敏反应的作用。

4. 单核细胞　单核细胞（monocyte）内含有过氧化物酶、酸性磷酸酶、非特异性酯酶和溶菌酶，具有活跃的变形运动、明显的趋化性和一定的吞噬功能。单核细胞进入组织后可发育成为具有强大吞噬功能的巨噬细胞。巨噬细胞可参与激活淋巴细胞的特

异性免疫功能，识别、杀伤各种病原微生物及异常细胞。

5. 淋巴细胞 根据免疫功能的不同可将淋巴细胞（lymphocyte）分为 T 细胞（胸腺依赖性淋巴细胞）、B 细胞（骨髓依赖性淋巴细胞）和 NK 细胞（自然杀伤细胞）。淋巴细胞是主要的免疫细胞，其中 T 细胞可参与细胞免疫，B 细胞可参与体液免疫并产生相应的抗体。

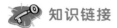 知识链接

白血病

白血病亦称作血癌，是一类造血干细胞异常的克隆性恶性疾病。克隆中的白血病细胞失去进一步分化成熟的能力而停滞在细胞发育的不同阶段。在骨髓和其他造血组织中，白血病细胞大量增生、积聚并浸润其他器官和组织，同时使正常的造血功能受抑制，临床表现为贫血、出血、感染及器官浸润等症状。急性前骨髓性白血病患者常出现弥漫性出血。大部分慢性骨髓性白血病患者会出现血小板数目增多和脾脏肿大。慢性淋巴性白血病很少发生在中国人身上，其主要是在中年以后好发，尤其是老年人。急性淋巴性白血病若出现胸纵隔淋巴结肿大，常常压迫气管，导致患者出现呼吸急促、咳嗽。成人 T 细胞淋巴性白血病患者可因为血液中钙离子的浓度过高，导致发生脱水、意识不清、昏迷。

三、血小板

（一）血小板的数量

血小板（blood platelet）即血栓细胞，是从骨髓成熟的巨核细胞胞质上脱落下来的小块胞质，它无核，但有完整的细胞膜。当受到机械刺激或化学刺激被激活时，血小板可伸出突起，这些突起的表面吸附有血浆蛋白（其中有多种凝血因子）。血小板的正常值为（100～300）×10⁹/L。当血小板的数量超过 1000×10⁹/L 时，称血小板过多，此时易发生血栓；当血小板少于 50×10⁹/L 时，称血小板过少，此时毛细血管壁的脆性增加，若有微小创伤或仅血压增高就会使皮肤和黏膜下出现瘀点，甚至出现大片紫癜或瘀斑，这种病症在临床上称为血小板减少性紫癜。

（二）血小板的生理特性

1. 黏附 黏附是血小板生理性止血的开始，血小板在血管壁破损时可黏着到暴露出的胶原纤维上，这称为血小板黏附。

2. 聚集 血小板相互聚拢在一起的现象称血小板聚集。血小板聚集的整个过程可分为两个时相：第一时相为可逆聚集，发生迅速，由受伤组织释放的 ADP 引起；第二时相为不可逆聚集，发生缓慢，不能解聚，由血小板本身释放的内源性 ADP 引起。临床上治疗血栓患者所使用的阿司匹林等药物主要是通过抑制血小板聚集发挥作用的。

3. 释放 释放指血小板接受相关刺激后将其内容物（如 ADP、ATP、5 - HT、儿茶酚胺、血小板第Ⅲ因子等）排出的过程。ADP 可使血小板形成血小板血栓，5 - HT、儿茶酚胺可使小动脉收缩，血小板第Ⅲ因子可促进止血和血液凝固。

4. 收缩 血小板活化后，其内部的收缩蛋白会发生收缩，使血小板收缩，进而使

血凝块回缩、变硬，成为坚实的止血栓。

5. 吸附　血小板活化后，其黏附、聚集在破损处的同时，表面吸附了大量的凝血因子，这对生理性止血和血液凝固起到了重要的促进作用。

6. 修复　血小板可随时填充在血管内皮破损处及脱落处，修复毛细血管内皮细胞。

（三）血小板的生理功能

1. 参与生理性止血　生理性止血指小血管损伤后出血在数分钟内自行停止的现象，它包括小血管收缩、血小板血栓形成、血液凝固三部分。通过测量出血时间的长短可估测人体内血小板的数量及其功能状况。

2. 促进凝血　血小板含有血液凝固过程所需的激活凝血因子的磷脂表面、血凝相关因子等，这大大加快了血液凝固的速度。

3. 维持毛细血管壁的正常通透性　血小板可沉着于毛细血管壁上，随时填补并融入毛细血管内皮细胞，修复并维持毛细血管壁的正常通透性。

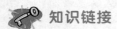 **知识链接**

紫　癜

紫癜包括过敏性紫癜、消耗性凝血疾病、流行性斑疹伤寒、昆士兰蜱传斑疹伤寒、落基山斑点热等。

过敏性紫癜：是属于变应性毛细血管炎和细小动脉炎一类的疾病，多见于儿童及青少年。过敏性紫癜发病前多有上呼吸道感染症状。过敏性紫癜发病时，皮损为散在的、略隆起于皮肤的紫癜，有浸润性，紫癜可大可小，其直径一般在 4～10 mm。通常经 3 或 4 周后紫癜会自行变成黄褐色，后逐渐消失，消失后可以再发新紫癜。紫癜皮损发生的同时，可并发丘疹、风团及水疱等。紫癜皮损轻者分布于下肢伸侧，重者可侵犯上肢及躯干。皮损处有轻度瘙痒或微痛。过敏性紫癜有时可伴有腹痛、呕吐及血便，甚至发生肠套叠或肠穿孔，此症称为 Henoeh 氏型过敏性紫癜，如果并发关节出血及肿痛，则为 Schontein 氏型过敏性紫癜。过敏性紫癜亦可累及肾脏，出现血尿、蛋白尿及管型尿等。

消耗性凝血疾病：又称暴发性紫癜，是由于某些（较重的）败血症、肿瘤，或抗凝剂使用不当等致使凝血因子大量消耗而引起的紫癜，其发病期常伴有发热、休克或昏迷。其皮损呈大块瘀斑，或呈地图样，略隆起于皮肤表面，其颜色由鲜红至青蓝不等。暴发性紫癜可分布于身体的任一部位，但多见于下肢及背部。

流行性斑疹伤寒：皮疹为圆形或椭圆形，直径为 1～4 mm，不甚整齐，有隆起的粉红色丘疹。流行性斑疹伤寒初起时，压诊后可褪色，但不久即变成暗红色的紫癜，严重者可呈大块出血斑或融合成一片。该病患者皮疹与发热持续的时间往往一致。

昆士兰蜱传斑疹伤寒：发病时亦呈持续性高热、头痛及全身不适，旋即出现全身性斑疹，严重者可并发瘀斑。外裴氏试验呈阳性。

落基山斑点热：有些受损的皮肤可变薄，犹如玻璃状，常可看到患者的皮下血管血栓所致的瘀血征。重症患者高热时，可有意识障碍、惊厥、颈强直及黄疸，有时也可并发弥散性血管内凝血。

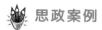 **思政案例**

干细胞捐献

干细胞是一类具有自我复制能力的多潜能细胞，是一种未充分分化、尚未成熟的细胞，具有再生各种组织、器官和人体的潜在功能，被医学界称为"万用细胞"。骨髓多能造血干细胞可分化出至少12种血细胞，但不能分化出造血系统以外的其他细胞。

早在20世纪，科学家就曾断言"21世纪是生命科学的世纪"。干细胞研究聚集了国际、国内最顶尖的生命科学家，代表着生命科学研究的方向。《科学》杂志连续多年将干细胞的研究进展评为"十大科学进展"之一。20世纪90年代以来，随着造血干细胞移植技术飞速进展，我国在造血干细胞超低温定向温度保存技术及超低温抗损伤保存技术方面已处于世界领先水平。造血干细胞的应用安全性不断提高，已成为治愈多种良性、恶性血液病与遗传性疾病的重要手段，治愈的病种还在不断增多。利用造血干细胞移植可治疗肿瘤性疾病（如白血病、某些恶性实体瘤等）及非肿瘤性疾病（如再生障碍性贫血、重症免疫缺陷病、急性放射病、地中海贫血等）。

中国造血干细胞捐献者资料库（简称"中华骨髓库"）（CMDP）的前身是1992年经卫生部（现为国家卫生健康委员会）批准建立的中国非血缘关系骨髓移植供者资料检索库。2001年12月，由中央机构编制委员会办公室批准成立的中国造血干细胞捐献者资料库管理中心，统一管理和规范开展志愿捐献者的宣传、组织、动员，白细胞抗原分型，为患者检索配型相合的捐献者及移植相关服务等。截至2020年底，中华骨髓库库容超过293万人份，累计为临床提供造血干细胞10684例，其中向国（境）外捐献364例，共向世界骨髓库上传数据96万多人份。

案例内涵

守望相助、扶危济困是中华民族的传统美德，是中华民族融入血脉、代代相传的共同价值理念。造血干细胞捐献可给予一个生命以重生的希望，为患者点燃重生的希望火种。

在这个世界上，只要有爱，生命就有希望。

第四节　血液凝固与纤维蛋白溶解

一、血液凝固

血液凝固（blood coagulation）简称血凝，指血液由流动的液体状态转变为不流动的凝胶状态的过程。其实质是血浆中可溶性的纤维蛋白原转变为不溶性的纤维蛋白。血液凝固是一系列的按一定顺序发生的复杂的酶促反应，是生理性止血的重要环节。

（一）凝血因子

血液凝固是由一系列凝血因子参与的复杂的生理过程。血浆与组织液中直接参与血液凝固的物质，统称为凝血因子（blood coagulation factor）。目前已知的凝血因子主要有 15 种（表 7 – 3），其中包括国际上按发现顺序用罗马数字编号的 12 种，以及高分子激肽原、前激肽释放酶、血小板第Ⅲ因子。

表 7 – 3　凝血因子一览表

编号	同义名	编号	同义名
凝血因子Ⅰ	纤维蛋白原	凝血因子Ⅹ	斯图亚特因子
凝血因子Ⅱ	凝血酶原	凝血因子Ⅺ	血浆凝血激酶前质
凝血因子Ⅲ	组织因子	凝血因子Ⅻ	接触因子
凝血因子Ⅳ	钙离子	凝血因子ⅩⅢ	纤维蛋白稳定因子
凝血因子Ⅴ	前加速素	—	高分子激肽原
凝血因子Ⅶ	前转变素	—	前激肽释放酶
凝血因子Ⅷ	抗血友病因子	—	血小板第Ⅲ因子
凝血因子Ⅸ	血浆凝血激酶	—	—

国际编码的 12 种凝血因子中除凝血因子Ⅳ是 Ca^{2+} 外，其余均是蛋白质，且大多数以无活性的酶原形式存在，须被激活才具有活性，常以凝血因子的编号加"a"表示活性形式。凝血因子大多在肝脏内合成，其中凝血因子Ⅱ、凝血因子Ⅶ、凝血因子Ⅸ、凝血因子Ⅹ的合成还需要维生素 K 的参与，当肝脏受损或维生素 K 缺乏时，将导致凝血障碍而发生出血倾向。另外，除凝血因子Ⅲ外，其他凝血因子均存在于血浆中。

（二）血液凝固的过程

血液凝固的过程是凝血因子按顺序被激活的连锁反应，是一种重要的正反馈。此过程包括凝血酶原激活物的形成、凝血酶的形成及纤维蛋白的生成这 3 个阶段（图 7 – 5）。

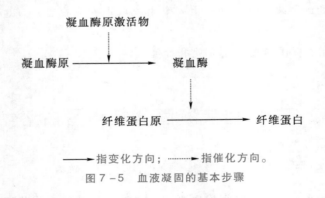

——→指变化方向；……→指催化方向。

图 7 – 5　血液凝固的基本步骤

1. 凝血酶原激活物的生成　凝血酶原激活物的生成包括内源性凝血和外源性凝血两条途径。两条凝血途径的主要区别在于启动方式及参与的凝血因子的不同，结果形成两条不同的凝血因子激活通路。其实两条凝血途径并不各自完全独立，而是相互联系，在机体的整个凝血过程中发挥着不同的作用。

（1）内源性凝血途径：只由来源于血浆的凝血因子完成的凝血过程称为内源性凝血途径。它由凝血因子Ⅻ启动。当血管受到损伤时，血管内膜下的胶原纤维等异物一旦暴露，血浆中的凝血因子Ⅻ与其接触，被激活为凝血因子Ⅻa。凝血因子Ⅻa又可激活前激肽释放酶，前激肽释放酶以正反馈的方式激活大量凝血因子Ⅻ为凝血因子Ⅻa，凝血因子Ⅻa可激活凝血因子Ⅺ为凝血因子Ⅺa，凝血因子Ⅺa可激活凝血因子Ⅸ为凝血因子Ⅸa，凝血因子Ⅸa与Ca^{2+}、凝血因子Ⅷ、PF_3结合，形成复合物，该复合物激活凝血因子Ⅹ为凝血因子Ⅹa。凝血因子Ⅹ的激活必须有凝血因子Ⅷ的参与，且凝血因子Ⅷ是血液凝固过程中重要的限速因子，当凝血因子Ⅷ发生功能缺陷或合成明显减少时，会表现为甲型血友病。此类患者的内源性凝血速度缓慢，受轻微创伤就可能流血不止。

（2）外源性凝血途径：指由血液之外的凝血因子Ⅲ与血液接触后起始的凝血过程。其启动因子是凝血因子Ⅲ。当血管壁破裂时，受损组织释放凝血因子Ⅲ，与血浆中的Ca^{2+}、凝血因子Ⅶ形成复合物，快速激活凝血因子Ⅹ为凝血因子Ⅹa。

在任何一条途径中，当凝血因子Ⅹa生成后，通过Ca^{2+}的作用与凝血因子Ⅴ结合，在PF_3的磷脂表面上形成凝血酶原激活物。

2. 凝血酶的形成　血浆中无活性的凝血酶原在凝血酶原激活物的作用下迅速被激活成有活性的凝血酶；凝血因子Ⅴ对凝血酶的激活速度起到十分重要的促进作用。

3. 纤维蛋白的形成　激活的凝血酶既可催化纤维蛋白原分解成纤维蛋白单体，又可激活凝血因子ⅩⅢ为凝血因子ⅩⅢa，凝血因子ⅩⅢa在Ca^{2+}的作用下，使纤维蛋白单体相互聚合，形成不溶于水的稳定的纤维蛋白多聚体，并交织成网而网罗血细胞，使血液凝固。整个凝血过程如图7-6所示。

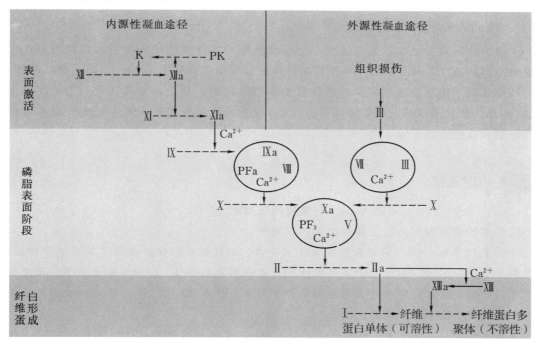

——指变化方向；----指催化方向

图7-6 血液凝固的过程示意图

（三）体内的抗凝物质

一般来说，心血管中的血液保持不断循环流动不会凝固的主要原因是：①血管内膜光滑完整，凝血因子Ⅻ不易被激活，凝血因子Ⅲ不易进入血管内；②血流呈旋涡式，血小板不易黏附、聚集；③血液中存在一些重要的抗凝物质，这些抗凝物质主要包括抗凝血酶、肝素、蛋白质C等。

1. 抗凝血酶　抗凝血酶是血浆中含有的最重要的丝氨酸蛋白酶抑制物之一，由肝细胞和血管内皮细胞合成，其结构中的精氨酸残基部位与凝血酶和凝血因子Ⅸa、Ⅹa、Ⅺa、Ⅻa分子活性部位的丝氨酸残基相结合，这些凝血因子因此灭活，从而产生抗凝作用。在正常情况下，抗凝血酶的直接抗凝作用较为缓慢。

2. 肝素　肝素主要存在于肺、心、肝、肌肉组织中，在正常情况下，血浆中几乎不含肝素。肝素单独存在时，抗凝作用很弱，当它与抗凝蛋白（特别是抗凝血酶）结合时，可使抗凝血酶与凝血酶的亲和力增强约100倍，抗凝作用显著增强；肝素可刺激血管内皮细胞释放凝血抑制物和纤溶酶原激活物，抑制血小板的黏附、聚集和释放反应；肝素可增强蛋白质C的活性，加速纤维蛋白溶解。在临床及实验工作中，肝素常作为一种抗凝物质，广泛应用于体内、体外抗凝。

3. 蛋白质C　蛋白质C是由肝脏合成的维生素K依赖因子，是以酶原形式存在并具有抗凝作用的血浆蛋白。其主要作用是在磷脂和Ca^{2+}存在的情况下，灭活凝血因子Ⅴ和凝血因子Ⅷ，削弱凝血因子Ⅹa对凝血酶原的激活作用，促进纤维蛋白溶解。

（四）血液凝固的加速与延缓

因为血液凝固是酶促反应过程，所以改变酶的活性及数量的各种因素都可以改变血液凝固的速度。例如：利用草酸盐和柠檬酸盐可结合血浆中的Ca^{2+}，阻止血液凝固，草酸钾常用于体外的生化检验，枸橼酸钠常用于输血；利用温度的变化和粗糙面的增加（用温热的盐水纱布或明胶海绵压迫止血）可加速血液凝固；术前注射维生素K可促进肝脏合成凝血因子等。

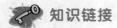 知识链接

常用的抗凝剂

常用的抗凝剂有肝素、枸橼酸钠、草酸钾等。

肝素：将0.1 mL 1%肝素溶液置于试管内，旋转试管，使溶液均匀浸湿试管内壁，然后将试管放入80~100 ℃的烘箱内烤干，每管肝素能使5~10 mL血液不凝。做急性血压实验时，可在充满生理盐水的动脉套管内注入肝素20~25 mg。体内抗凝的使用量为500~1000 U/kg。

枸橼酸钠：1份可使9份血液不凝，3.8%枸橼酸钠溶液可用于红细胞沉降速率的测定。因其抗凝血作用较弱而碱性较强，不适用于供化验用的血液样品。做急性血压实验时，可用5%~7%的枸橼酸钠溶液。

草酸钾：草酸钾常用于供检验用血液样品的抗凝。在试管内加草酸钾溶液2滴（或10%溶液0.2 mL），轻轻敲击试管，使溶液分散到管壁四周，置于80 ℃以下的烘箱中

烤干(烘烤温度过高,可使草酸钾分解为碳酸钾而失效),每管草酸钾能使 3~5 mL 血液不凝。供钾、钙含量测定的血样不能用草酸钾抗凝。

二、纤维蛋白溶解

纤维蛋白溶解指的是纤维蛋白被分解液化的过程,简称纤溶(fibrinolysis)。其作用是使生理性止血中产生的局部血凝块溶解,保持血液畅通。纤溶与血凝既对立又统一,在正常情况下,两者处于动态平衡。当血管内凝血的作用大于纤溶的作用时,就会发生血栓;当纤溶的作用大于凝血的作用时,就会导致出血倾向。纤溶系统主要包括纤溶酶原、纤维蛋白溶解酶(简称纤溶酶)、纤溶酶原激活物和抑制物。纤维蛋白溶解系统如图 7-7 所示。

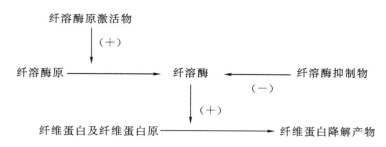

(+)为促进作用;(−)为抑制作用。

图 7-7 纤维蛋白溶解系统

(一)纤溶酶原的激活

纤溶酶原是在肝、骨髓、肾及嗜酸性粒细胞中合成的一种蛋白质,纤溶酶原的激活是其在各种激活酶的作用下的水解过程。纤溶酶原激活物主要有血管激活物、活化因子Ⅻ和组织激活物这三类。

1. 血管激活物 当血管内出现血凝块时,血管内皮细胞会释放大量的激活物,这些激活物会吸附于血凝块上。当运动增加或输注儿茶酚胺、组胺等药物时,血管激活物的合成和释放会增多。

2. 活化因子Ⅻ 活化因子Ⅻ即依赖于凝血因子Ⅻ的激活物,它能将血浆中无活性的前激肽释放酶激活为激肽释放酶,激活纤溶酶原,保持着血凝和纤溶的动态平衡。

3. 组织激活物 组织激活物存在于许多组织中,如子宫、肾脏、甲状腺、前列腺、肺等处,在修复损伤的组织时可释放。若以上组织需要手术,则手术过程中或术后比较容易发生伤口渗血,术后应密切观察伤口出血等情况;月经血因含有这类激活物,所以不发生凝固。肾合成和分泌的尿激酶是一种活性很强的组织激活物,有助于防止肾小管中的纤维蛋白沉着。尿激酶可以从尿液中得到,也可以由工业生产获得,临床上用尿激酶来预防血栓病及早期血栓患者的治疗。

(二)纤溶酶原的降解

激活后的纤溶酶原对蛋白的水解作用很强,纤维蛋白(原)可被分解成可溶性小肽

（即具有抗凝作用的纤维蛋白降解产物）。

（三）纤溶抑制物

人体内抑制纤溶系统活动的物质称为纤溶抑制物。按作用机制的不同可将纤溶抑制物分为两大类：一类为抗活化素，它能够抑制纤溶酶原的激活；另一类为抗纤溶酶，它能与纤溶酶结合成复合物，以使纤溶酶失活，还能抑制凝血酶。因此，这些纤溶抑制物既可抑制纤溶，又可抑制凝血，保持着凝血与纤溶的动态平衡。出血时，凝血过程启动，形成血凝块以止血，随后，血凝块中的纤溶系统启动并溶解血凝块，以保持血管通畅。

第五节　血量、血型与输血

一、血量

人体内血液的总量称为血量（blood volume），正常成人的血量占体重的 7%~8%，体重 50 kg 者的总血量为 3500~4000 mL。一般男性的血液较女性稍多，但女性在妊娠期内血量可增加；幼儿每千克体重的血量较成人多，老年人偏少；强壮者的血量较瘦弱者多。

当安静时，约 90% 的血液在血管内循环流动，称为循环血量；约 10% 的血液滞留于肝、脾、肺、肠系膜、皮下静脉丛和腹腔静脉丛等处，称贮存血量。当机体大量失血、情绪激动、剧烈运动时，贮存血量进入血液循环，补充循环血量，以满足机体需要。

正常人的血液总量是相对恒定的。一次失血 200~400 mL（占全身血量的 5%~10%）为轻度失血，机体完全可以依赖自身的代偿能力和造血能力，及时动员贮存的血液补充到血液循环中去，1~2 h 即可恢复正常血容量，血浆蛋白、红细胞需 7~10 d 恢复。这非但不会影响健康，反而可以刺激骨髓造血，有利于新陈代谢。当一次失血达到 1000 mL（20%），机体代偿功能不足时，会发生急性低血容量反应，如血压下降、眩晕、乏力、四肢发凉等；一次失血达到 1500 mL（30%）就会导致休克，此时若不及时输血会有生命危险。

二、血型

血型（blood group）指红细胞细胞膜表面特异性抗原的类型。血型原来只是被用来描述红细胞细胞膜表面抗原特异性的差异。后来研究人员相继发现了红细胞的其他血型抗原。20 世纪 50 年代中期起，研究人员又发现了白细胞、血小板和许多血清蛋白抗原性的不同，红细胞内的酶也分为不同类型。现在这些都称为血型。血型反映了血液各成分的遗传多态性。本节主要以红细胞血型为例，重点介绍 ABO 血型系统和 Rh 血型系统。

（一）ABO 血型系统

1.ABO 血型的分型　1900 年，奥地利的血液学家兰德施泰纳（Landsteiner）发现了人类第一个血型系统——ABO 血型系统。ABO 血型系统奠定了常规血型鉴定的基础。他在做血清和红细胞交叉试验时发现，人血清具有凝集特性和红细胞的同种凝集现象，并指出红细胞上有两种特异性抗原（即凝集原），分别是 A 抗原和 B 抗原。血清中存在缺乏该相应抗原的抗体（即凝集素）。依据特异性抗原的有无或不同，可将人类的 ABO 血型系统分成 A、B、O、AB 四种血型。凡红细胞细胞膜上只具有 A 抗原者为 A 型，只有 B 抗原者为 B 型，A、B 抗原都没有者为 O 型，A、B 抗原都有者为 AB 型。

2. ABO 血型抗体　在人体血清中含有两种天然抗体，即抗 A 抗体和抗 B 抗体。当此类抗体与红细胞细胞膜上相应的抗原相遇时，红细胞凝集成不规则的细胞团的现象称为凝集反应。此类抗体属于 IgM 性质的抗 A、抗 B，不能通过胎盘。人出生前尚未产生此类抗体，出生 2 个月后才开始形成自己的抗体，5~6 岁时，抗体效价较高，老年时抗体水平较年轻时低。A 型血的血清中含有抗 B 抗体，B 型血的血清中含有抗 A 抗体，AB 型血的血清中既没有抗 A 抗体，又没有抗 B 抗体，而 O 型血的血清中既有抗 A 抗体，又有抗 B 抗体。

ABO 血型系统对临床输血和器官移植有着重要的意义，缺少该抗原的个体血清中存在很强的同种凝集抗体（表 7-4）。

表 7-4　ABO 血型分类

红细胞上的抗原	血清中的抗体	血型
A	抗 B	A
B	抗 A	B
无	抗 A、抗 B	O
A，B	无	AB

（二）Rh 血型系统

1. Rh 血型系统的抗原和抗体　1940 年，兰德施泰纳和维纳（Wiener）以恒河猴的红细胞免疫家兔和豚鼠，发现产生的抗体能凝集猴红细胞以及 85% 的供者红细胞。这种抗恒河猴抗体凝集的红细胞被称为 Rh 阳性，其余不凝集的红细胞被称为 Rh 阴性。现在，根据红细胞细胞膜上是否存在 D 抗原，可将红细胞分为 Rh 阳性和 Rh 阴性。约 85% 的白色人种为 Rh 阳性，其余 15% 为 Rh 阴性。约 99.6% 的汉族人为 Rh 阳性，一些少数民族 Rh 阴性的人较多。Rh 血型系统的主要抗原有 D、C、c、E、e 等。这些抗原相应的抗体分别为抗 D、抗 C、抗 c、抗 E、抗 e 等。Rh 抗体主要通过输血和妊娠免疫产生。

2. Rh 血型系统的临床意义　Rh 血型抗体不是天然具有的，而是后天产生的，故该血型系统在输血治疗和新生儿溶血病的临床应用中具有很重要的意义。

（1）Rh 血型抗体与输血的关系仅次于 ABO 血型，受血者血清中如果含有 Rh 血型抗体，如输入含相应抗原的血液后，将引起严重的溶血性输血反应。

（2）Rh 阴性的女性怀孕后，如果胎儿是 Rh 阳性，则 Rh 抗原有可能进入母体；或 Rh 阴性的母体曾接受过 Rh 阳性的血液，产生了抗 Rh 抗体。抗 Rh 抗体是不完全抗体

IgG，其分子较小，能透过胎盘。当抗 Rh 抗体透过胎盘进入胎儿血液时，将与胎儿血液中的红细胞发生凝集反应而溶血，即引起新生儿溶血症，严重的可致胎儿死亡。但是，当少量的 Rh 阳性红细胞进入 Rh 阴性受血者的循环系统时，可通过注射人 Rh 免疫球蛋白来防止 Rh 阳性红细胞的初次免疫。

三、输血

输血是临床上抢救大失血患者和治疗某些疾病的有效方法之一。但人类的血型众多、复杂，输入血型不相合的血液将产生免疫性输血反应，甚至危及生命。因此，为保证输血安全，在输血和输注任何血液成分前必须遵守以下输血原则。

1. 输血前必须鉴定血型　输血前必须对受血者和供血者进行血型鉴定，保证供需双方血型相符，对于反复输血和育龄女性的患者，除鉴定 ABO 血型外，还必须鉴定 Rh 血型，以免其在输血或妊娠过程中产生抗 Rh 抗体。选择合适血型的供血者血液，必须使输入的红细胞在受血者体内不发生凝集或溶血，输入的血浆成分不导致受血者自身红细胞显著破坏，即血型相合。

2. 输血前必须做交叉配血试验　交叉配血试验（cross match test）又称配合性试验，其目的是检测受血者和供血者的血液是否相配合，即是否检测到不相配合的抗原、抗体成分。因为同型血的红细胞上也有不同的亚型抗原，血清中有不同的亚型抗体，所以通过做交叉配血试验可以检测出受血者和供血者的血型是否一致。交叉配血试验通常包括以下几种。

（1）"主侧"交叉配血试验：受血者血清对供血者红细胞，是为了检测受血者血清中是否存在与供血者红细胞发生反应的抗体（图 7 - 8）。

（2）"次侧"交叉配血试验：受血者红细胞对供血者血清，是为了检测供血者血清中是否存在与受血者红细胞发生反应的抗体（图 7 - 8）。

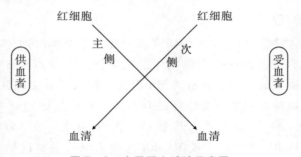

图 7 - 8　交叉配血试验示意图

（3）自身对照试验：受血者红细胞对受血者血清，检测受血者血清中是否存在抗自身红细胞抗体、直接抗球蛋白试验阳性及红细胞缗线状假阳性的存在。

以上试验结果中，若主侧、次侧均不凝集，称为配血相合，可以输血，如同型血之间；若主侧凝集，不管次侧是否凝集，称为配血不合，绝对不能输血，如 A 型血和 B 型血之间；若主侧不凝集而次侧凝集，称为配血基本相合，只能在紧急情况下少量（少于 300 mL）、缓慢地输血，并密切观察，如将 O 型血输注给其他血型。必须在交叉配血试验的任何步骤中不产生溶血或凝集时，方可将供血者的血液或血液成分输注给受血者。

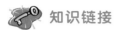 知识链接

血型鉴定

常规的 ABO 定型包括正向定型（红细胞定型）和反向定型（血清定型）。正向定型是用已知血型的特异性抗体试剂检查红细胞上的未知抗原。反向定型是用已知血型的试剂红细胞检查血清中的未知抗体。所有的抗 A 试剂和抗 B 试剂必须符合我国的现行规定，抗 A 试剂和抗 B 试剂的效价应分别不低于 1:64 和 1:128。O 型血清中的抗 A、抗 B 可帮助测定 A 亚型或 B 亚型。抗 A_1 血清可区分 A_1 型和 A_2 型。在反向定型中，一般需用 A_1、B 和 O 型红细胞。O 型红细胞可用于检查不规则抗体，当怀疑有抗 A_1 时，必须用 A_2 细胞。ABO 血型至今已有 29 个血型系统，265 个血型抗原，血清学情况也非常复杂，因此，输血前的检查包括的内容也较多：①受血者病史和标本等的检查、核对及处理；②受血者和供血者 ABO、Rh 血型的鉴定；③抗体筛选和鉴定；④交叉配血试验；⑤血小板输注前的抗体检查和血小板交叉配合试验等。

本章小结

一、本章提要

通过对本章的学习，可使同学们了解血液的组成成分、理化特性及相应的生理功能，了解各种血液相关疾病的发生和治疗依据，了解遵守输血原则的重要性。本章具体包括以下内容。

1. 掌握　血液的组成，血浆渗透压的形成及生理作用，红细胞、血红蛋白和白细胞的正常值及功能，血液凝固的基本过程，ABO 血型系统的分型依据及分型，输血原则等。

2. 熟悉　血液检测在临床诊断及护理上的重要意义。

3. 了解　输血工作对护士的严谨、科学、认真等职业道德的要求。

二、本章重、难点

1. 重点　血液的组成及特性、血液凝固、血型鉴定。

2. 难点　血浆渗透压的形成及意义。

课后习题

一、名词解释

1. 血细胞比容　2. 血液凝固　3. 渗透压　4. 渗透脆性　5. 红细胞的悬浮稳定性
6. 血沉　7. 血型　8. 血量

二、选择题

1. 具有特异性免疫功能的血细胞是（　　）
   A. 红细胞　　　　　B. 嗜中性粒细胞　　　　　C. 血小板
   D. 淋巴细胞　　　　E. 白细胞

2. 行胃大部分切除术后，患者出现巨幼红细胞贫血是因为（　　）
   A. 蛋白质吸收障碍　B. 叶酸吸收障碍　　　　　C. 维生素 B_{12} 吸收障碍
   D. 脂肪吸收障碍　　E. 铁吸收障碍

3. 血浆胶体渗透压形成的主要因素是（　　）
   A. 无机盐　　　　　B. 纤维蛋白原　　　　　C. 血红蛋白
   D. 白蛋白　　　　　E. 球蛋白

4. 下列属于等渗溶液的是（　　）
   A. 0.8% 葡萄糖溶液　　　　　　　　　　　B. 10% 葡萄糖溶液
   C. 0.4% NaCl 溶液　　　　　　　　　　　D. 0.9% NaCl 溶液
   E. 20% 甘露醇溶液

5. 受血者为 B 型，交叉配血主侧不凝集，次侧凝集，则供血者的血型为（　　）
   A. A 型　　　　　　B. B 型　　　　　　　　C. AB 型
   D. O 型　　　　　　E. O 型或 B 型

三、问答题

1. 血浆蛋白的种类及主要功能分别有哪些？
2. 贫血的种类及成因分别有哪些？
3. 输血原则有哪些？

四、案例分析

患者，女，31 岁，某天凌晨 2：30 因宫外孕大出血住院，住院后紧急做好手术准备，遵医嘱需输同型血 400 mL，3：30 时开始输血，凌晨 4：00 时手术，手术中出血较多，遵医嘱还需输同型血 400 mL。

思考问题：

1. 护士在输血前应做哪些准备？
2. 如何调整患者的输血速度？
3. 输入第二袋血前是否需要做交叉配血试验？

（曹新红，苏玉环）

第八章　血液循环

📎 **学习目标**

1. 掌握心肌的生理特性，动脉血压的形成、正常值及其影响因素，心脏和血管的神经支配，颈动脉窦和主动脉弓压力感受器反射，肾上腺素和去甲肾上腺素对心血管活动的调节。

2. 熟悉心脏的泵血过程及其机制，心电图的基本波形及生理意义，血压的概念，静脉血压及静脉回心血量的影响因素，组织液的生成及其影响因素以及对心血管的作用，冠状动脉循环、肺循环及脑循环的解剖特点、血流特点及血流量的调节。

3. 了解心肌细胞的生物电现象及其影响因素、各类血管的功能特点、微循环的组成及特点。

血液在心脏和血管中按照一定的方向周而复始地定向流动，称为血液循环（blood circulation）。心脏是血液循环的动力器官。血管是输送血液、分配血量的管道及进行物质交换的场所。血液循环的主要功能是完成血液运输，实现机体的体液调节和防御功能，维持机体内环境的稳定，保证新陈代谢的正常进行。此外，心血管系统还具有重要的内分泌功能，如心肌细胞能合成心房钠尿肽，血管内皮细胞可分泌内皮素、血管舒张因子等。

第一节　心脏生理

心脏是由心肌构成的肌性空腔器官，是推动血液循环的动力器官。心脏不停地进行收缩与舒张的交替活动，收缩时把心腔内的血液射入压力较高的动脉，舒张时把压力很低的静脉血液抽吸回心脏，在心内瓣膜的配合下推动血液沿着单一的方向流动。心脏的这种节律性的收缩与舒张产生的泵血活动是在心肌的生理特性的基础上实现的，而心肌的各种生理特性又与心肌细胞的生物电现象密切相关。

一、心脏的泵血功能

（一）心动周期与心率

1. 心率及生理变异　每分钟心跳的次数称为心跳频率，简称心率（heart rate）。我国正常成年人在安静状态下的心率为 60～100 次/分，平均为 75 次/分。心率因年龄、性别及生理状况的不同而有差异。新生儿的心率可达 130 次/分以上，以后随着年龄的增长心率会逐渐减慢，至青春期时心率接近成年人。成年女性的心率略高于成年男性。经常参加体育锻炼或从事体力劳动者的心率较慢。同一个人，安静或睡眠时心率较慢，情绪激动、进行体力劳动或运动时心率会加快。心率是临床常用的诊疗指标之一，在评价心率时要充分考虑各种生理因素的影响，才能得出正确的判断。

2. 心动周期　心脏一次收缩和舒张所构成的一个机械活动周期，称为心动周期（cardiac cycle）。心房与心室的心动周期均包括收缩期和舒张期。由于心室在心脏泵血活动中起主要作用，因此心动周期通常指的是心室的活动周期。正常心脏的活动由一连串的心动周期组合而成，因此，心动周期可以作为分析心脏机械活动的基本单元。

心动周期持续的时间与心率呈反变关系。正常成人静息时的心率平均为 75 次/分，每个心动周期历时 0.8 s。在一个心动周期中，心房和心室的活动按一定的次序和时程先后进行：两侧心房首先收缩，持续 0.1 s，然后心房舒张，持续 0.7 s；心房进入舒张期时，两心室开始收缩，持续 0.3 s，随后进入舒张期，持续 0.5 s（图 8-1）。在心室舒张到下一个心动周期心房开始收缩之间的 0.4 s 内，心房和心室都处于舒张状态，这称为全心舒张期。无论是心房还是心室，其舒张期均明显长于收缩期，这样就使心脏有足够的时间接纳由静脉回流的血液，既保证心室有充足的血液，又能让心肌得到充分休息。当心率过快时，心动周期缩短，其中收缩期和舒张期均缩短，但舒张期缩短更为明显，这一点对心脏的充盈和持久活动不利。因为心室在泵血过程中起主要作用，所以临床上所说的心缩期和心舒期指的是心室的收缩期和舒张期。

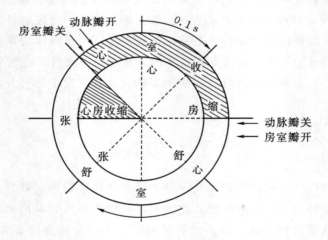

图 8-1　心动周期中心房和心室的活动

🔱 思政案例

"人民健康好卫士"——郭新

二十世纪七八十年代，国际公认的治疗心律失常通用的"王牌药"是碘呋酮，但在用法、用量上，无成熟规范。1986 年，白求恩医科大学第一临床医院的心血管专家郭新带领研究生成功地确定了碘呋酮的用药标准，在国内首次提出了用碘呋酮治疗心动过速的科学用法和用量，被医学界公认。这是无数心律失常致心动过速患者的福音。郭新教授，中共党员，从医、从教54年，潜心心血管疾病研究多年，对专业技术不懈求索，积累了丰富的理论研究成果和临床实践经验，攻克了本学科许多尖端难题。他视治病救人为天职，在患肺癌后仍然坚持带病工作，赢得患者和医务工作者的广泛赞誉。他于2004年8月因病不幸逝世，终年74岁。2005年，卫生部决定追授郭新同志"人民健康好卫士"荣誉称号。

案例内涵

医学生应该具有奉献精神、爱岗敬业精神、开拓创新精神，自己的一项创新可能会挽救无数患者的生命。医学生从学生时代就应养成科学严谨、求实创新的学习和工作态度，要铭记南丁格尔誓言，培养自己爱岗敬业、无私奉献、医德高尚的职业责任感。

(二)心脏的泵血过程

在心脏的泵血活动中，心室起主要作用。左、右心室的活动几乎同步，其射血和充盈过程极为相似，射血量也几乎相等。下面就以左心室为例，说明心室的泵血过程(图8-2)。

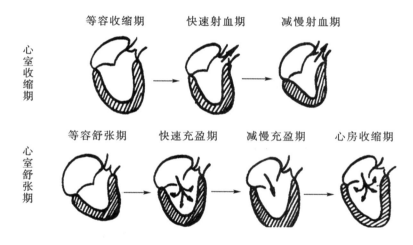

图8-2 心脏的泵血过程

1. 心室收缩与射血的过程 此过程包括等容收缩期、快速射血期和减慢射血期。

(1)等容收缩期：心室在心房收缩结束后开始收缩，此时，心室内压迅速升高，当心室内压超过心房内压时，心室内的血液推动房室瓣使其关闭，防止血液倒流入心房。但在心室内压力未超过主动脉压之前，动脉瓣仍处于关闭状态，心室暂时成为一个封闭的腔。因此，从房室瓣关闭到主动脉瓣开放的这段时间，心室容积不变，故称为等容收缩期(isovolumic contraction phase)。等容收缩期历时约0.05 s，此期的长短与心肌收缩能力的强弱及动脉血压的高低有关。当心肌收缩能力减弱或动脉血压升高时，等容收缩期将延长。

(2)快速射血期：随着心室肌的继续收缩，心室内压继续上升，一旦心室内压超过主动脉压，心室内的血液将主动脉瓣冲开，迅速射入动脉，心室容积随之缩小，但由于心室肌强烈收缩，心室内压可继续上升达最高值。此期血液射入动脉速度快，血量多，故称快速射血期（rapid ejection phase）。此期射血量约占搏出量的2/3，快速射血期历时约0.1 s。

（3）减慢射血期：在快速射血期后，因大量血液进入动脉，动脉内压力上升，同时由于心室内血液减少，心室收缩强度减弱，导致射血速度减慢，这称为减慢射血期（reduced ejection phase），此期历时约0.15 s。在减慢射血期内，心室内压已略低于主动脉压，但由于心室肌的收缩，心室内的血液具有较高的动能，在惯性作用下，心室内的血液会继续流入动脉。在减慢射血期末，心室容积最小。左、右心室的泵血过程相同，但因为肺动脉压力仅为主动脉压力的1/6，所以在一个心动周期内，右心室内压变化的幅度比左心室要小得多。

2. 心室舒张与充盈的过程　此过程包括等容舒张期和充盈期，充盈期又可分为快速充盈期、减慢充盈期和心房收缩期三个时期。

（1）等容舒张期（isovolumic relaxation phase）：此期心室舒张开始，心室内压下降，当心室内压低于主动脉压时，动脉内的血液顺压力梯度反流，使主动脉瓣关闭，防止血液反流入心室。此时，心室内压仍高于心房内压，房室瓣仍处于关闭状态，心室再次形成密闭的腔，无血液进出心室，心室容积不变。此期从动脉瓣关闭开始到房室瓣开启为止，历时0.06~0.08 s。

（2）快速充盈期（rapid filling phase）：随着心室舒张，心室内压进一步下降，当心室内压低于心房内压时，血液顺压力差冲开房室瓣，快速流入心室，心室容积迅速增大，称为快速充盈期。此期历时约0.11s。此期是心室充盈的主要阶段，进入心室的血液量约占心室总充盈量的2/3。此时，心房处于舒张状态，由于心室舒张时，心室内压下降形成的"抽吸"作用的影响，心房内的血液向心室内快速流动，大静脉内的血液也经心房流入心室。因此，心室的收缩和舒张不仅有利于射血，而且有利于静脉血液向心房回流和心室的充盈。

（3）减慢充盈期（reduced filling phase）：随着心室内血量的增多，房室之间压力梯度逐渐减小，血流速度减慢，心室容积进一步增大，这个过程称为减慢充盈期。此期历时约0.22 s。此期全心处于舒张状态，房室瓣仍处于开放状态。大静脉内的血液经心房缓慢流入心室。

（4）心房收缩期（atrial systole phase）：在减慢充盈期之后，进入下一个心动周期的心房收缩期，心房收缩，心房内压上升，血液顺压力差进入心室，使心室进一步充盈。心房收缩期持续约0.1 s。在心房收缩期，心室充盈量增加到其总量的10%~30%。

以上对左心室射血过程和充盈过程的描述，有助于加深对泵血机制的理解。心室肌的收缩和舒张引起心室内压的升降，是导致心房和心室之间、心室和主动脉之间形成压力差的基本原因，而压力差又是血液流动和瓣膜启闭的直接动力。瓣膜启闭决定了血液只能是单向流动，即从心房流向心室，再从心室流向动脉。由此可见，心动周期中心室的收缩与舒张是主要变化，它可以引起压力、瓣膜、血液和容积的改变，决定了心脏的充盈与射血的交替进行。

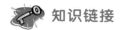 **知识链接**

心脏按压术

在抢救心脏停搏的患者时，可人工地、有节律地挤压心脏，以暂时维持血液循环，这个过程称为心脏按压。根据患者的病情，可以在患者的胸骨下部有节律地做压迫和放松动作，进行胸外按压，必要时还可以开胸直接进行胸内心脏按压。发生心跳骤停或呼吸骤停后，患者全身的组织缺血、缺氧，体内会发生一系列严重的病理变化，因此，在进行心脏按压和人工呼吸的同时，还必须采取其他多方面的抢救措施，方能使循环功能和呼吸功能恢复，使体内其他的重要器官不遗留功能障碍。

(三)心脏泵血功能的评价

心脏的主要功能是泵血。在临床医学实践和科学研究工作中，常常需要对心脏的泵血功能进行评价。现介绍几种常用的评价指标。

1. 每搏输出量和射血分数　一侧心室在一次收缩时射出的血液量，称为每搏输出量(stroke volume)，简称搏出量。正常成年人在安静状态下，左心室舒张末期容积约为125 mL，收缩末期容积约为55 mL，两者之差即为搏出量，约为70 mL。由此可见，心室在每次射血时，并未将心室内充盈的血液全部射出。搏出量占心室舒张末期容积的百分比，称为射血分数(ejection fraction)。

健康成年人的射血分数为55%~65%。在正常情况下，搏出量与心室舒张末期容积是相适应的，即当心室舒张末期容积增加时，搏出量也相应增加，而射血分数基本保持不变。在心室功能减退、心室异常扩大的情况下，其搏出量可能与正常人无明显差异，但它已经不能与增大的舒张末期容积相适应，实际上射血分数已明显下降。因此，与搏出量相比，射血分数能更准确地反映心脏的泵血功能，对早期发现心脏泵血功能的异常具有重要意义。

2. 每分输出量和心指数　一侧心室每分钟射出的血液量，称为每分输出量(cardial minute output)，简称心输出量(cardiac output)。左、右两侧心室的心输出量基本相等。心输出量等于心率与搏出量的乘积。心输出量与机体的新陈代谢水平相适应，可因性别、年龄及其他生理情况的不同而不同。如果心率为每分钟75次，搏出量为70 mL，则心输出量为5.25 L/min。一般健康成年男性在安静状态下的心输出量为4.5~6.0 L/min。女性的心输出量比同体重男性低10%左右。青年人的心输出量较老年人高。成年人在做剧烈运动时，其心输出量可达25~35 L/min，在麻醉情况下则可降到2.5 L/min；情绪激动时，心输出量可增加50%~100%。

在对不同身材的个体进行心功能测量时，若用心输出量作为指标进行比较是不全面的。因为身材矮小的个体和身材高大的个体具有不同的耗氧量和能量代谢水平，所以两者的心输出量也不同。相关的调查研究表明，人在安静时的心输出量与基础代谢率一样，并不与体重成正比，而是与体表面积成正比。以单位体表面积(m^2)计算的心输出量称为心指数(cardiac index)。中等身材的成年人的体表面积为1.6~1.7 m^2，其在安静和空腹情况下的心输出量为5~6 L/min，心指数为3.0~3.5 L/(min·m^2)。在安静和空腹情况下测定的心指数称为静息心指数。静息心指数可作为不同个体心功能的评定指标。

在同一个体的不同年龄段或不同生理情况下，心指数也可发生变化。10岁左右的少年的静息心指数最高，可达 4 L/(min·m²)以上。静息心指数会随年龄的增长而逐渐下降，到80岁时接近于 2 L/(min·m²)。运动时心指数随运动强度的增加成比例地增高。在妊娠、情绪激动和进食时，心指数均有不同程度的增大。

（四）影响心输出量的因素

心输出量等于搏出量与心率的乘积，因此，凡能影响搏出量和心率的因素均可影响心输出量。

1. 搏出量　搏出量的多少取决于心室收缩的强度和速度，心肌与骨骼肌一样，其收缩的强度与速度也受前负荷、后负荷和心肌收缩力的影响。

（1）前负荷：指心肌收缩前所遇到的阻力或负荷，即心室舒张末期的血液充盈量。与骨骼肌相似，心肌的初长度对心肌的收缩力具有重要影响。在一定的范围内，增加前负荷，则心肌收缩前的长度（心肌初长度）增加，心肌收缩能力增强，搏出量增多。这种通过改变心肌初长度而引起心肌收缩能力改变的调节，称为异长自身调节（heterometric autoregulation）。

在整体情况下，心室的前负荷主要决定于心室舒张末期充盈的血液量。心室舒张末期充盈量是静脉回心血量与射血后心室内剩余血量之和，静脉回心血量的多少是决定心室前负荷大小的主要因素。在一定的范围内，增加静脉回心血量，心室的前负荷增大，心室收缩力随之增强，搏出量增多；而当静脉回心血量增大到一定程度时，心室收缩力则不再增强，而心室内压开始下降，导致搏出量减少。因此，临床进行静脉输血或补液时，其速度和量应适当。

（2）后负荷：在完整的循环系统中，心室收缩时需克服动脉血压的阻力，才能将血液射入动脉，因此，动脉血压是心室收缩时所遇到的后负荷，也就是心肌开始收缩时才遇到的负荷。

在其他条件都不变的情况下，如果动脉血压升高，等容收缩期心室内压的峰值将增高，结果可使等容收缩期延长而射血期缩短，射血期心室肌缩短的幅度和速度都减小，射血速度减慢，搏出量减少；反之，动脉血压降低则有利于心室射血。

当动脉血压突然升高而使搏出量暂时减少时，射血后心室内的剩余血量将增多，如果此时舒张期静脉回心血量不变，则心室舒张末期容积将增大。此时可通过异长自身调节增强心肌收缩能力，使搏出量回升并逐渐恢复到正常水平。

当动脉血压持续增高时，心室肌将长期加强其收缩活动，久之心肌逐渐变得肥厚，最终可能导致泵血功能减退；反之，当其他条件不变时，动脉血压降低，搏出量将增大。因此，临床上常用舒血管药物降低后负荷来改善心脏的泵血功能。

（3）心肌收缩能力：前负荷和后负荷是影响心脏泵血功能的外在因素，而肌肉的内部功能状态也是决定肌肉收缩效果的重要因素。心肌不依赖于前负荷和后负荷而能改变其力学活动（包括收缩的强度和速度）的内在特性，称为心肌收缩能力（myocardial contractility）。在完整的心室内，心肌收缩能力增强可使心室功能曲线向左上方移位（图8-3）。这表明在同样的前负荷条件下，每搏功增加，心脏的泵血功能将增强。这种通过改变心肌收缩能力的心脏泵血功能调节，称为心肌等长调节（myocardial homometric regulation）。

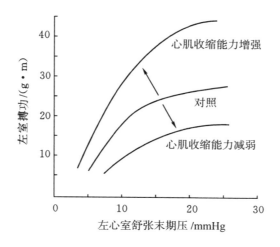

图 8 - 3　左心室功能曲线

心肌收缩能力受多种因素的影响。凡能影响心肌细胞兴奋－收缩耦联过程的因素都可影响心肌收缩能力，其中活化的横桥数目和 ATP 酶的活性是影响心肌收缩能力的主要因素。在一定初长度的条件下，活化的横桥数目越多，心肌收缩能力就越强，搏出量就越多；反之，搏出量则越少。神经因素、体液因素和药物因素等都可以通过改变心肌收缩能力来调节搏出量。如肾上腺素能使心肌收缩能力增强，乙酰胆碱则能使心肌收缩能力减弱。

2. 心率　在一定范围内，心率与心输出量成正比，即心率加快可使心输出量增加。当心率增快但尚未超过一定范围时，尽管此时心室充盈的时间有所缩短，但因为静脉回心血量的大部分在快速充盈期内进入心室，所以心室充盈量和心室搏出量不会明显减少。因此，心率的增加可使心输出量明显增加。但是，如果心率过快，当为 160 ~ 180 次/分时，将使心室舒张期明显缩短，心室舒张期充盈量明显减少，由此搏出量也就明显减少，从而导致心输出量减少。如果心率过慢，当低于 40 次/分时，将使心室舒张期过长，因为此时心室充盈早已接近最大程度，心舒期的延长也不能进一步增加充盈量和搏出量，所以心输出量也将减少。因此，心率在 40 ~ 180 次/分变化时，心输出量可随心率的变化而增减。

在整体情况下，心率受神经因素和体液因素的调节。当交感神经活动增强时，心率加快；当迷走神经活动增强时，心率减慢。当循环血液中肾上腺素、去甲肾上腺素和甲状腺激素的浓度增高时，也可使心率加快。

（五）心力储备

心输出量随人体代谢的需要而增加的能力，称为心力储备（cardiac reserve）。心力储备包括搏出量储备和心率储备两部分。

1. 搏出量储备　搏出量是心室舒张末期容积与收缩末期容积之差，所以搏出量储备又可分为收缩期储备和舒张期储备两部分。前者是通过增强心肌收缩能力和提高射血分数来实现的；后者则是通过增加舒张末期容积来实现的。一般心室舒张末期容积约为 125 mL，因为心室腔不能过分扩大，一般只能达到 140 mL 左右，所以舒张期储备仅为 15 mL 左右；而当心肌最大程度缩短时，心室收缩末期容积由 75 mL 减小到15~20 mL，因而收缩期储备可达 55~65 mL。相比之下，收缩期储备要比舒张期储备大得多。

2. 心率储备　我国正常成年人在安静状态下，心率为 60~100 次/分，平均为 75 次/分。假如搏出量保持不变，使心率在一定范围内加快，则心输出量可增加至安静时的 2~2.5 倍。动用心率储备是提高心输出量的主要途径。

心力储备可反映心脏的泵血功能状况。当个体做剧烈运动时，心输出量可达 25~30 L，为安静时的 5~6 倍。这说明正常心脏的泵血功能有相当大的储备量。运动员运动时的心输出量可达 35 L 以上，为安静时心输出量的 7 倍左右。经常参加体育锻炼可提高个体的心力储备，强身健体。

二、心肌细胞的生物电现象

心脏主要由心肌细胞组成。根据心肌细胞的组织学特点和电生理特性的不同，可将心肌细胞分为两大类：一类是非自律细胞，如构成心房和心室壁的普通心肌细胞，其具有兴奋性、传导性和收缩性，执行心肌的收缩功能，故又称为工作细胞；另一类为自律细胞，如一些特殊分化的心肌细胞，在没有外来刺激的条件下，它们会自动产生节律性兴奋。自律细胞也具有兴奋性和传导性，但是其细胞内的肌原纤维少且排列不规则，故收缩性弱。自律细胞的主要功能是产生、传播兴奋，控制心脏活动的节律。自律细胞包括窦房结起搏细胞、房室交界区、房室束、左束支、右束支和浦肯野细胞等，它们共同构成心脏的特殊传导系统。根据心肌细胞动作电位去极化速率的快慢，可将心肌细胞分为快反应细胞和慢反应细胞。心肌细胞膜上有钠通道和钙通道。钙通道激活和失活的速度比钠通道慢。主要由钠通道激活而产生动作电位的细胞称快反应细胞；主要由钙通道激活而产生动作电位的细胞称慢反应细胞。

综上所述，依照电生理特性的不同可以将心肌细胞分为以下 4 种类型：①快反应非自律细胞，包括心室肌细胞和心房肌细胞；②快反应自律细胞，包括房室束及其分支和浦肯野细胞；③慢反应自律细胞，包括窦房结起搏细胞及房室交界内房结区和结希区的细胞；④慢反应非自律细胞，存在于房室交界的结区。

（一）工作细胞的跨膜电位及其形成机制

人和其他哺乳动物的心室肌细胞的静息电位为 -90 mV。其产生的原理基本上和神经纤维产生的原理相同，主要是由于安静时细胞膜对 K^+ 通透性较高，细胞内高浓度的 K^+ 顺浓度差向细胞膜外扩散而形成的电化学平衡电位。

与神经纤维动作电位的复极化相比，心室肌细胞动作电位的复极化比较复杂，持续时间长，波形上升支与下降支不对称。心室肌细胞的动作电位可分为 0 期、1 期、2 期、3 期、4 期（图 8-4）。

1.0 期（去极化过程）　心室肌细胞因受到刺激而兴奋时，其膜内电位由静息时的 -90 mV 迅速上升到 +30 mV，这构成了动作电位的上升支，即 0 期。其超出 0 mV 电位以上的电位称为超射。0 期时相短暂，仅 1~2 ms 即达顶峰，可见 0 期去极化的速度极快，其上升幅度可达 120 mV。0 期的产生机制与神经纤维的产生机制基本相同。刺激

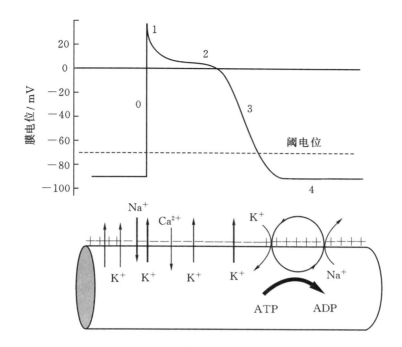

图8-4　心室肌细胞动作电位和主要离子活动示意图

引起细胞膜上部分钠通道开放，少量 Na^+ 内流，使细胞膜局部去极化；当去极化达到阈电位水平（-70 mV）时，大量的钠通道开放，Na^+ 快速内流，膜内电位迅速上升到 +30 mV，达到 Na^+ 的平衡电位。决定 0 期去极化的钠通道是一种激活快、开放快、失活快的快通道，此通道可被河鲀毒素（tetrodotoxin，TTX）所阻断。

2.1 期（快速复极初期）　在复极初期，膜内电位由 +30 mV 迅速下降到 0 mV 左右，用时约 10 ms，与 0 期构成锋电位。此期的形成是由钠通道失活关闭，钾通道被激活后 K^+ 迅速外流造成的。

3.2 期（缓慢复极期或平台期）　1 期复极结束后，当膜内电位降到 0 mV 左右时，复极化过程变得非常缓慢，膜电位基本停滞于 0 mV 水平，此期用时 100～150 ms，在下降支上形成坡度很小的平台，这是整个动作电位持续时间长的主要原因，是心室肌细胞动作电位的主要特征。2 期的形成是由细胞膜上钙通道已开放，Ca^{2+} 缓慢而持久地内流，同时有少量 K^+ 外流，两种离子流动方向相反，在电位上互相抵消造成的。钙通道比钠通道开放慢（阈电位约为 -40 mV），关闭更慢（可持续 200 ms），因此又称为"慢通道"。

4.3 期（快速复极末期）　此期，细胞膜复极的速度加快，膜电位从 0 mV 左右较快地下降到 -90 mV，完成复极化过程，故又称为快速复极末期，此期用时 100～150 ms。3 期的形成是由钙通道已关闭，Ca^{2+} 内流停止，而细胞膜对 K^+ 的通透性增高，K^+ 外流随时间递增造成的。

5.4 期（静息期）　此期，心室肌细胞复极完毕，膜电位恢复并稳定在 -90 mV，故又称静息期，但实际上，细胞膜内外的离子分布尚未恢复，必须把细胞内多余的 Na^+ 和 Ca^{2+} 排出，并摄回细胞外的 K^+，恢复细胞内外离子的正常浓度梯度，才能保持心脏正常的兴奋性。Na^+ 和 K^+ 浓度的恢复需要依赖钠钾泵的作用；细胞内 Ca^{2+} 逆浓度梯度外运主要是通过细胞膜上的 $Na^+ - Ca^{2+}$ 交换体和钙泵进行的。

（二）自律细胞的跨膜电位及其离子机制

自律细胞动作电位的特点是 3 期复极末期膜内电位达最低水平（即最大复极电位）后，进入 4 期，立即开始自动去极化，当去极化达阈电位后引起动作电位。这种 4 期自动去极化是产生自动节律性兴奋的基础。不同类型的自律细胞，4 期自动去极化的速度和离子基础各不相同。

1. 窦房结起搏细胞　窦房结起搏细胞属于慢反应自律细胞，其动作电位的波形与心室肌动作电位的波形明显不同。其主要特征如下：①无明显的 1 期和 2 期，仅表现为 0 期、3 期、4 期；②动作电位 0 期去极化速度慢、幅度小，膜内电位仅上升到 0 mV 左右，无明显的极化反转；③3 期的最大复极电位（ -70 mV）和阈电位（ -40 mV）的绝对值较小；④4 期的膜电位不稳定，由最大复极电位开始自动去极化，当去极化达到阈电位水平（ -40 mV）时，爆发一次动作电位；⑤4 期自动去极化的速度较快（约为 100 mV/s）。

起搏细胞动作电位主要是由 Ca^{2+} 的内流引起的。当膜电位由最大复极电位自动去极化达到阈电位水平时，细胞膜上的钙通道被激活，Ca^{2+} 内流到细胞内，导致 0 期去极化。随后，钙通道逐渐失活，Ca^{2+} 内流减少，同时钾通道被激活，K^+ 外流增多，形成了 3 期复极化。当达到最大复极电位 -70 mV 时，钾通道逐渐失活，K^+ 外流逐渐减少，而 Na^+ 内流逐渐增多，导致膜内电位缓慢上升，因而出现 4 期自动去极化。

2. 浦肯野细胞　浦肯野细胞动作电位的波形与心室肌的相似，两者产生的离子基础也基本相同，但 4 期膜电位不稳定（图 8 -5）。

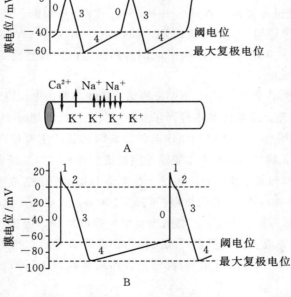

A. 窦房结细胞的动作电位；B. 浦肯野细胞的动作电位。

图 8 -5　窦房结细胞及浦肯野细胞的动作电位

浦肯野细胞 4 期自动去极化主要是由 Na^+ 的内流逐渐增强和 K^+ 的外流逐渐衰减，造成 4 期净内向离子电流导致的。

三、心肌的生理特性

心肌细胞具有兴奋性、自律性、传导性和收缩性等生理特性。其中，收缩性是心肌以肌丝滑行为基础的机械特性，而兴奋性、自律性和传导性是心肌以生物电活动为基础的电生理特性。

（一）兴奋性

兴奋性是指细胞在受到刺激时产生兴奋的能力，心肌兴奋性的高低可用阈值作为衡量指标。阈值大则兴奋性低，阈值小则兴奋性高。

1. 心肌细胞兴奋性的周期性变化　心肌细胞在受到刺激而发生兴奋的过程中，其兴奋性会发生周期性变化，即经过有效不应期、相对不应期和超常期，而后恢复到原来的状态(图 8 - 6)。

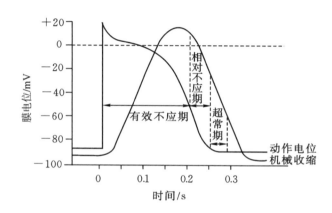

图 8 - 6　心室肌细胞动作电位期间兴奋性的变化及其与机械收缩的关系

（1）有效不应期：从去极化 0 期开始到复极化 3 期膜电位约为 - 60 mV 的时间内，心肌细胞不能产生动作电位，这称为有效不应期(effective refractory period，ERP)。它包括绝对不应期和局部反应期两部分。从去极化 0 期开始到复极化 3 期膜电位到达 - 55mV 的这段时间内，任何强大的刺激都不能使心肌细胞产生反应，其兴奋性等于零，这段时间称为绝对不应期。从复极 - 55 mV 到 - 60 mV 的这段时间内，足够大强度的刺激可以引起部分去极化(即局部反应)，但不能引起可传播的动作电位，心肌兴奋性稍有恢复，这段时间称为局部反应期。有效不应期的产生是因为钠通道完全失活(绝对不应期)或刚开始复活(局部反应期)，但还远没有恢复到可以被再激活的备用状态。

（2）相对不应期：从复极化 - 60 mV 到 - 80 mV 的这段时间内，需给予阈上刺激才可以使心肌细胞的细胞膜产生动作电位，这一段时间称为相对不应期(relative refractory period，RRP)。在这一时期，钠通道已逐渐复活，但其开放能力尚未恢复到正常水平，此时，Na^+ 内流所引起的去极化速度和幅度均小于正常，兴奋的传导也比较慢。

（3）超常期：从复极化 - 80 mV 到 - 90 mV 的时间为超常期(supranormal period，

SNP）。在此期内，给予阈下刺激也可以引起可扩布的动作电位，这表明兴奋性高于正常。这是由钠通道已基本恢复到备用状态所致。此时，膜电位与阈电位之间的距离小于正常，容易产生兴奋，因而细胞兴奋性高于正常。此时，动作电位去极化的速度和幅度都小于正常，兴奋传导的速度则较慢。

在经历了超常期后，膜电位就恢复到静息电位水平，心肌细胞的兴奋性也恢复至正常。

心肌细胞兴奋性周期性变化的特点为有效不应期特别长，相当于整个收缩期和舒张早期。因此，心肌不会发生强直收缩，而是始终保持收缩与舒张交替的节律活动。

2. 影响心肌兴奋性的因素

（1）静息电位与阈电位之间的差距：在一定的范围内，静息电位水平上移或阈电位水平下移，两者之间的差距减小，兴奋性增高；反之，静息电位水平下移或阈电位水平上移，使两者之间的差距增大时，则心肌细胞的兴奋性降低。

（2）钠通道的活性：心肌细胞兴奋是以离子通道能够被激活为前提的。钠通道和钙通道均有备用、激活和失活等不同状态，通道蛋白处于何种状态取决于当时的膜电位和有关的时间进程，其特点为电压依从性和时间依从性。

3. 期前收缩和代偿性间歇　在正常情况下，整个心脏是按照窦房结发出的兴奋节律进行活动的。如果在有效不应期之后、下一次窦房结的兴奋到达之前，有一人工或病理性的额外刺激作用于心肌，将导致心肌产生一次提前出现的兴奋，即期前兴奋。由期前兴奋引起的收缩称为期前收缩（premature systole）（图8-7），又称早搏。期前收缩也有自己的有效不应期，如果正常窦房结的节律性兴奋正好落在心室期前收缩的有效不应期内，便不能引起心室肌兴奋，即出现一次兴奋"脱失"，必须等到下一次窦房结的兴奋到来才能引起心室肌的兴奋和收缩。因此，在一次期前收缩之后往往会出现一段较长时间的心室舒张期，这称为代偿性间歇（compensatory pause）（图8-7）。

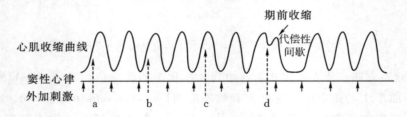

刺激a、b、c落在有效不应期内不引起反应，刺激d落在相对不应期内，

则引起期前收缩和代偿性间歇。

图8-7　期前收缩与代偿性间歇

（二）自律性

组织或细胞在没有外来因素的作用下，自动地产生节律性兴奋的特性，称为自动节律性（autorhythmicity），简称自律性。具有自律性的组织或细胞称为自律组织或自律细胞。自律性的高低可用单位时间内自动兴奋的频率来衡量。窦房结起搏细胞的自律性最高，自动兴奋的频率约为100次/分，房室交界区的自律性次之，其自动兴奋的频率约为50次/分，浦肯野纤维的自律性最低，其自动兴奋的频率约为25次/分。

　　1. 心脏的起搏点　在正常情况下，因窦房结自律性最高，由窦房结发出的兴奋按一定的顺序传导，心脏各部分按顺序接受由窦房结传来的冲动而发生兴奋和收缩，故窦房结被称为心脏的正常起搏点(pacemaker)。由窦房结控制的心搏节律，称为窦性心律。其他部位自律细胞的自律性较窦房结低，它们的自律性不表现出来，只起到传导兴奋的作用，故称为潜在起搏点。在某些异常情况下，潜在起搏点的自律性也会表现出来，引发心房或心室的兴奋和收缩，这些起搏部位称为异位起搏点。由异位起搏点引起的心搏节律，称为异位心律。

　　2. 影响心肌自律性的因素　自律细胞的自动兴奋是由4期自动去极化使膜电位从最大复极电位达到阈电位水平引起的。因此，自律性的高低既受最大复极电位与阈电位差距的影响，也受4期自动去极化速度的影响(图8-8)。

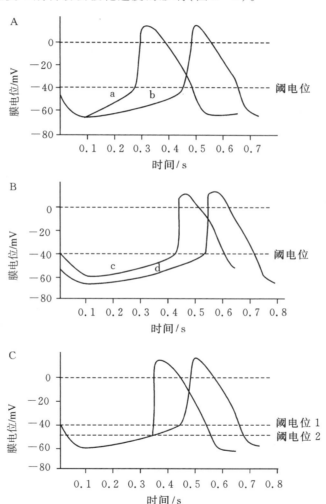

A. 自动去极化速度(a、b)对自律性的影响；B. 最大复极电位(c、d)对自律性的影响；C. 阈电位水平(1、2)对自律性的影响。

图8-8　影响自律性的因素

（1）最大复极电位与阈电位之间的差距：最大复极电位绝对值减小和（或）阈电位下移，均可使两者之间的差距缩小，4 期自动去极化达到阈电位水平所需的时间缩短，自律性增高；反之，则自律性降低。

（2）4 期自动去极化的速度：4 期自动去极化的速度快，膜内电位上升到阈电位所需要的时间缩短，则单位时间内爆发兴奋的次数就增多，即自律性增高；反之，则自律性降低。

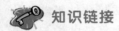 **知识链接**

著名的经典实验——斯氏结扎

1851 年，德国科学家斯丹尼（Stannius）在蛙的心房与静脉窦（人类为窦房结）之间用细线结扎后，发现蛙的静脉窦仍在有节律性地跳动，而蛙的整个心脏却停止搏动，这就是著名的斯氏第一结扎。等心脏恢复跳动后，再在蛙的心房与心室之间结扎，发现蛙的心房仍能按原来的节律跳动，但心搏的频率低于静脉窦，心室却停止了搏动。经过一段时间后，心室搏动恢复，但搏动的频率比心房要慢得多，这就是斯氏第二结扎。实验证明：蛙静脉窦的自律性最高，心房次之，心室最低。在整体情况下，蛙的心房和心室的自律性受自律性最高的部位——静脉窦控制。

（三）传导性

传导性（conductivity）是指心肌细胞具有传导兴奋的能力或特性。心肌细胞传导性的高低可用兴奋的传导速度来衡量。

1. 心脏内兴奋传导的途径和特点　心肌细胞之间兴奋的传导是以心肌细胞间的缝隙连接为基础的。心肌细胞闰盘上有较多的缝隙连接，这些缝隙连接构成了细胞间的通道（属于低电阻区），兴奋能够以局部电流的形式通过这些低电阻通道并直接传给相邻细胞，实现同步性活动，使心室和心房各自构成一个功能性合胞体。

兴奋在心脏内的传导是通过特殊传导系统有序进行的。在正常情况下，窦房结发出的兴奋通过心房肌传导到整个右心房和左心房，并沿着由心房肌组成的优势传导通路迅速传到房室交界区，再经房室束和左、右束支传到浦肯野纤维网，然后传给左、右心室肌，引起心室肌兴奋（图 8 - 9）。

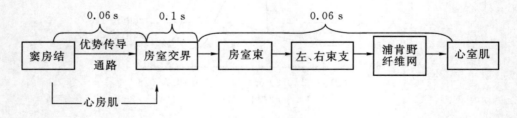

图 8 - 9　心内兴奋传导途径示意图

因为不同的心肌细胞的形态和功能不同，所以兴奋在心脏各部位传导的速度也不一样。心房肌传导的速度约为 0.4 m/s，兴奋传遍右、左心房仅需要 0.06 s，这就使两侧心房肌细胞几乎同步兴奋和收缩。窦房结的兴奋通过心房内的优势传导通路迅速传导到房室交界区，其传导速度为 1.0～1.2 m/s。兴奋在房室交界区的传导速度很慢，通过房室交界区约需 0.1 s，这称为房室延搁（atrio ventricular delay）。浦肯野纤维的传导速度最快，可达 4 m/s，心室肌的传导速度约为 1 m/s。

房室延搁使心房收缩完毕后心室才开始收缩，心房与心室不可能同时收缩，这有利于心室的充盈和射血。因此，心脏内兴奋传导的途径、特点和传导速度的差异，对心脏内各部分有序、协调地进行舒缩活动具有重要的意义。

2. 影响心肌传导性的因素 心肌传导性的高低取决于心肌细胞自身的结构特征和电生理学特性。

（1）心肌细胞的结构对传导性的影响：细胞的直径与细胞内的电阻成反变关系。细胞直径小，其电阻就大，它产生的局部电流就小，兴奋传导速度就慢。特殊传导系统中浦肯野细胞的直径最大，其直径可达 70 μm，其兴奋传导速度最快；窦房结细胞的直径较小，为 5～10 μm，其兴奋传导速度较慢；而房室结区细胞直径更小，约为 3 μm，其传导速度最慢。

（2）0 期去极化的速度和幅度：心肌细胞兴奋的传导也是通过局部电流实现的，而局部电流是由兴奋部位细胞膜 0 期去极化引起的。0 期去极化的速度越快，则局部电流形成得就越快；0 期去极化的幅度越大，则形成的局部电流就越强。局部电流形成越快越强，则邻近部位细胞膜去极化达到阈电位所需的时间就越短。因此，当兴奋部位 0 期去极化速度快、幅度大时，传导速度就快；反之，则传导速度就慢。

慢反应细胞 0 期去极化的离子基础是钙通道（慢通道）开放，它去极化的速度慢、幅度低，故传导速度慢。快反应细胞 0 期去极化的离子基础是钠通道（快通道）开放，它去极化的速度快、幅度大，故传导速度快。

（3）邻近部位细胞膜的兴奋性：兴奋的传导是细胞膜依次兴奋的过程。只有当邻近部位细胞膜的兴奋性正常时，兴奋才能正常传导。如果邻近部位静息电位与阈电位之间的差距增大、兴奋性降低时，产生动作电位所需的时间延长，则兴奋传导的速度减慢；如果邻旁未兴奋部位细胞的细胞膜上决定 0 期去极化的离子通道处于失活状态，即处于有效不应期内，则局部电流不能使之兴奋，结果会导致传导阻滞。

在上述某种因素出现异常的情况下，起源于窦房结的兴奋不能正常向全心传导，可能在某一部位发生停滞，这称为传导阻滞。最常见的阻滞部位是房室交界区，发生于房室交界区的传导阻滞称为房室传导阻滞。

（四）收缩性

心肌的收缩原理与骨骼肌的收缩原理基本相同，但因心肌的组织结构和电生理特性与骨骼肌不完全相同，其收缩性也具有自身的特点。

1. 心肌收缩的特点

（1）不发生强直收缩：心肌细胞兴奋性变化的主要特点是有效不应期特别长，可达 200～300 ms。心肌细胞的兴奋发生于心肌的整个收缩期和舒张早期，因此，心肌不可能像骨骼肌那样发生多个收缩过程的融合现象。心肌在一次收缩之后必定跟随一个舒张期，不会形成强直收缩，这就使心肌始终保持收缩与舒张交替进行的节律性活动，从而保证心脏有序地充盈与射血。

（2）"全或无"式收缩：心房和心室各自构成了一个功能合胞体。阈下刺激不能引起心肌收缩，而当刺激强度达到阈值后，可引起所有的心房（或心室）肌细胞几乎同步收缩，这称为"全或无"式收缩。"全或无"式收缩是指在其他条件不变的情况下，心房肌纤维或心室肌纤维要么完全不收缩，要么全部收缩。这种方式的收缩力量大，有利于心脏有效地完成其泵血功能。

（3）对细胞外液中 Ca^{2+} 的依赖性：心肌细胞的质膜含有与骨骼肌相似的横管，但其肌质网不如骨骼肌发达，Ca^{2+} 的储备量较少，因此，心肌细胞的兴奋－收缩耦联过程高度依赖于细胞外液 Ca^{2+} 的内流。在一定的范围内，细胞外液中 Ca^{2+} 浓度的增加，可增强心肌收缩能力；反之，细胞外液中 Ca^{2+} 浓度的降低，则可使心肌收缩能力减弱。当细胞外液中 Ca^{2+} 的浓度很低甚至无 Ca^{2+} 时，虽然心肌细胞仍能产生动作电位，却不能引起收缩，这一现象称为兴奋－收缩脱耦联。

2. 影响心肌收缩的因素　凡能影响搏出量的因素，如前负荷、后负荷、心肌收缩能力及细胞外液中 Ca^{2+} 的浓度等，都能影响心肌的收缩。

四、心音与心电图

（一）心音与心音图

在每个心动周期内，由心肌收缩、瓣膜开启与关闭、血液流速改变形成的涡流和血液撞击心室壁及大动脉壁引起的振动，可通过周围组织传递到胸壁，用听诊器便可在胸部某些部位听到这种振动，这就是心音（heart sound）。若用传感器将这些机械振动转换成电信号记录下来，便可得到心音图（phonocardiogram，PCG）。正常心脏在一个心动周期内可产生 4 个心音，即第一心音、第二心音、第三心音和第四心音。通常，用听诊的方法能听到第一心音和第二心音；在某些青年人和健康儿童身上可听到第三心音；第四心音通常不能听到。用心音图可记录到 4 个心音。

1. 第一心音　第一心音发生在心室收缩期，标志着心室收缩的开始。其特点是音调较低，持续时间较长，为 0.12～0.14 s。第一心音是由房室瓣突然关闭引起心室内血液和室壁的振动，以及心室射血引起的大血管壁和血液涡流所发生的振动而引发的。

2. 第二心音　第二心音发生在心室舒张期，标志着心室舒张期的开始。其特点是音调较高，持续时间较短，为 0.08～0.10 s。第二心音的产生主要与主动脉瓣和肺动脉瓣关闭时，血流冲击大动脉根部，引起血液、管壁及心室壁的振动有关。

3. 第三心音　第三心音出现在心室快速充盈期末，是一种低音调、低振幅的振动。它可能是由心室从快速充盈转入慢速充盈时，血流速度突然减慢，使心室壁和瓣膜产生振动而形成的。

4. 第四心音　第四心音出现在心室舒张的晚期，是与心房收缩有关的一组发生在心室收缩期前的振动，也称心房音。正常的心房收缩一般不会产生第四心音。

心脏的某些异常活动可以产生杂音或其他异常的心音，因此，听取心音或记录心音图对于心脏疾病的诊断具有重要的意义。

(二)体表心电图

在每个心动周期内，由窦房结发出的兴奋按一定的途径和时程依次传向心房和心室，引起整个心脏的兴奋。心脏各部分在兴奋过程中出现的生物电活动，可通过心脏周围的导电组织和体液传到体表。如果将心电图机的测量电极置于体表的一定部位，即可引导出心脏兴奋过程中所发生的电变化，这种电变化经一定处理后被记录到特殊的记录纸上，便成为心电图(electrocardiogram，ECG)。心电图可反映整个心脏兴奋的产生、传导和兴奋恢复过程中的生物电变化的综合波形，与心脏的机械收缩活动无直接关系。心电图在临床上对心脏疾病的诊断具有重要的价值和意义。

1. 正常心电图各波和间期的形态及意义　心电图记录纸上有由横线和纵线画出的长和宽均为 1 mm 的小方格，通常心电图机的灵敏度和走纸速度分别被设置为1 mV/cm 和 25 mm/s，故纵向每一小格相当于 0.1 mV，横向每一小格相当于 0.04 s。根据记录纸可测量出心电图各波的电位值和时间。将测量心电图的电极置于体表不同部位，或改变记录电极的连线方式(即导联系统)，就能记录到不同的心电图波形。但用不同导联记录到的心电图都包含几个基本波形，其基本组成及代表的意义相同(图 8 - 10)。

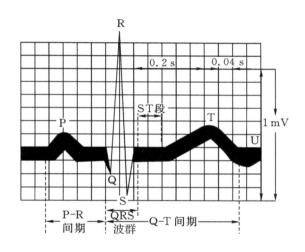

图 8 - 10　正常人的心电模式图

(1)P 波：反映的是左、右两心房的去极化过程。P 波波形小而圆钝。P 波的起点标志着心房兴奋的开始，终点标志着左、右心房已全部兴奋。P 波历时 0.08 ~ 0.11 s，波幅不超过 0.25 mV。虽然窦房结的去极化发生在心房去极化之前，但因为窦房结很小，它兴奋时产生的综合电位也很小，所以在体表心电图上不能被记录到。

(2)QRS 波群：反映的是左、右两心室的去极化过程。典型的 QRS 波群包括 3 个紧密相连的电位波动，第一个向下的波称为 Q 波，第一个向上的波称为 R 波，紧接 R 波之后的向下的波称为 S 波。QRS 波群的起点标志着心室兴奋的开始，终点标志着左、右心室已全部兴奋。QRS 波群历时 0.06 ~ 0.10 s，代表兴奋在心室内传导所需的时间。在不同导联的记录中，QRS 波群的 3 个波不一定都出现。

(3)T 波：反映的是心室的复极化过程。T 波的起点标志着心室肌开始复极，终点标志着左、右心室完成复极化。T 波历时 0.05～0.25 s，波幅为 0.1～0.8 mV，在 R 波波幅较高的导联中，T 波不应低于 R 波的 1/10。T 波的方向与 QRS 波群的主波方向相同。如果出现 T 波低平、双向或倒置，则称为 T 波改变。T 波改变主要反映的是心肌缺血。

（4）P－R 间期（或 P－Q 间期）：指从 P 波起点到 QRS 波起点之间的时程，历时 0.12～0.20 s。P－R 间期反映的是由窦房结产生的兴奋经由心房、房室交界和房室束到达心室并引起心室肌开始兴奋所需要的时间，故 P－R 间期也称为房室传导时间。当发生房室传导阻滞时，P－R 间期延长。

（5）Q－T 间期：指从 QRS 波群起点到 T 波终点的时程，反映的是从心室开始去极化到完全复极化所经历的时间。Q－T 间期的长短与心率的快慢成反变关系，心率越快，则 Q－T 间期越短。

（6）ST 段：指从 QRS 波群终点到 T 波起点之间的线段。正常时 ST 段应与基线平齐。ST 段反映了心室各部分心肌细胞均处于去极化状态（相当于动作电位的平台期），各部分之间的电位差很小。ST 段的异常压低或抬高常表示心肌缺血或损伤。

第二节　血管生理

人体的血管分为动脉、毛细血管和静脉三大类。人体内无论是体循环还是肺循环，由心室射出的血液，均经由动脉、毛细血管和静脉，再返回心房。血管在血液运输、血液分配和物质交换等方面具有重要的作用。因管壁的组织结构和所在部位的不同，可从生理功能上将血管分为以下几类。

一、各类血管的功能特点

（一）弹性储器血管

弹性储器血管是指主动脉、肺动脉主干及其发出的最大分支，其管壁厚，富含弹性纤维，有明显的可扩张性和弹性。在心室收缩期，心室射出的血液一方面可推动动脉内的血液向前流动，另一方面可使主动脉扩张，容积增大。左心室射出的血液在射血期仅一部分通过小动脉进入外周血管，另一部分则储存在被扩张的大动脉内。在心室舒张期，被扩张的大动脉管壁依其弹性回缩，把在射血期多容纳的那部分血液继续推向外周血管，大动脉的这种功能称为弹性储器作用。

（二）分配血管

从弹性储器血管以后到分支为小动脉前的动脉管道，其功能是将血液输送至各器官组织，故被称为分配血管。

（三）毛细血管前阻力血管

小动脉和微动脉的管径小，血流阻力（resistance of blood flow）大（约占总阻力的47%），因而称为毛细血管前阻力血管（简称阻力血管）。微动脉的管壁富含平滑肌，其舒缩活动可使血管口径发生明显变化，从而改变对血流的阻力和所在器官、组织的血流量。

（四）交换血管

真毛细血管的管壁仅由单层内皮细胞构成，外面有一薄层基膜，通透性很高，成为血管内血液和血管外组织液进行物质交换的场所，故被称为交换血管。

（五）毛细血管后阻力血管

微静脉因管径小，对血流也可产生一定的阻力，故被称为毛细血管后阻力血管。其舒缩活动可影响毛细血管前阻力和毛细血管后阻力的比值，从而改变毛细血管的血压以及体液在血管内和组织间隙内的分配。

（六）容量血管

静脉与相应的动脉相比，数量较多，口径较粗，管壁较薄，可扩张性较大，故其容量较大。在安静状态下，循环血量的60%～70%容纳在静脉内，静脉在血管系统中起着血液储存库的作用，故被称为容量血管。

二、血流量、血流阻力和血压

血液在心血管系统中流动的力学称为血流动力学（hemodynamics）。血流动力学研究的基本问题是血流量、血流阻力、血压以及三者之间的关系。因为血管是比较复杂的弹性管道系统，血液是含有血细胞和多种成分的液体，所以血流动力学既符合流体力学的一般规律，又有其自身的特点。

（一）血流量和血流速度

单位时间内通过血管某一截面的血量称为血流量，也称容积速度，其通常以 mL/min或 L/min 为单位。按照流体力学理论，在某段管道中的血流量（Q）与该血管两端的压力差（ΔP）成正比，与血管内的血流阻力（R）成反比，可以用 $Q = \Delta P/R$ 表示。

血流速度是指血液中的一个质点在血管内移动的直线速度，单位为 cm/s。在血流量相同的情况下，血流速度与血流量成正比，与血管横截面积成反比。

（二）血流阻力

血液在血管内流动时所遇到的阻力，称为血流阻力。血流阻力来自血液内部各成分之间的摩擦和血液与血管壁之间的摩擦。血流阻力的大小与血管半径（r）、血液黏滞度（η）及血管长度（L）有关，可用下式表示。

$$R = 8\eta L/\pi r^4$$

由此可见，血流阻力与血管长度、血液黏滞度成正比，与血管半径的 4 次方成反比。由于血管长度一般不会变化，π 为常数，因此，血流阻力主要取决于血管口径和血液黏滞度。如某种因素使血管口径发生微小的变化，即可引起血流阻力显著的变化。把血流阻力的公式代入前面关于血流量的公式中，则得下式。

$$Q = \Delta P8\eta L/\pi r^4$$

这一公式称为泊肃叶定律（poiseuille law），它表示在血液流动时，血流量和血压、血管口径、血管长度及血液黏滞度之间的关系。

在体循环的血流阻力中，大动脉约占19%，小动脉、微动脉约占47%，毛细血管约占27%，静脉约占7%。由此可见，小动脉、微动脉是形成血流阻力的重要部分，其舒缩活动对血流阻力的影响最大。

（三）血压

血压（blood pressure）指流动着的血液对于单位面积血管壁的侧压力。血压在不同血管内分别称为动脉血压、毛细血管血压和静脉血压。平常所说的血压是指动脉血压。血压的国际标准计量单位是帕（Pascal，符号为 Pa）。帕的单位较小，故血压数值常用千帕（kPa）表示。在传统习惯上，常以毫米汞柱（mmHg）为单位，1 mmHg 等于 0.133 kPa。静脉血压和心房压较低，又常以厘米水柱（cmH_2O）为单位，1 cmH_2O 等于 0.098 kPa。

三、动脉血压与动脉脉搏

动脉血压（arterial blood pressure）理论上指主动脉内的血压。由于在大动脉内血压下降的幅度很小，为测量方便，通常以肱动脉血压代表主动脉血压，即通常所说的血压。

（一）动脉血压的正常值

在一个心动周期内，动脉血压随心脏的舒缩活动而发生周期性变化。在心室收缩时，动脉血压上升所达到的最高值，称为收缩压（systolic pressure）。在心室舒张时，动脉血压下降所降至的最低值，称为舒张压（diastolic pressure）。收缩压与舒张压之差称为脉搏压，简称脉压（pulse pressure）。在一个心动周期内，动脉血压的平均值称为平均动脉压。由于心动周期内心舒期长于心缩期，故平均动脉压更接近舒张压。若精确计算，平均动脉压应等于心动周期中每一瞬间动脉血压的平均值，但通常用平均动脉压约等于舒张压加 1/3 脉压来计算。

血压是推动血液循环和保证各组织、器官血流量的必要条件。血压过高或过低均对健康有害。

我国健康成年人在安静状态下的收缩压为 100～120 mmHg（13.3～16.0 kPa），舒张压为 60～80 mmHg（8.0～10.6 kPa），脉压为 30～40 mmHg（4.0～5.3 kPa），平均动脉压为 100 mmHg（13.3 kPa）左右。

健康成年人在安静状态下血压比较稳定。但个体差异较大，血压随年龄和性别而变动，同时还受到许多其他因素（如体重、能量代谢率、情绪、环境变化等）的影响。

（二）动脉血压的形成

循环系统内足够的血液充盈是动脉血压形成的前提。血液的充盈程度用循环系统平均充盈压来表示。平均充盈压的大小取决于循环血量和血管容量之间的相对关系。在正常情况下，由于有神经、体液的调节，血管总是处于一定程度的收缩状态，故循环血量稍大于血管容积，血管处于一定程度的被动扩张状态，血管内保持着一定的充盈压。平均充盈压约为 7 mmHg（0.93 kPa）。

心室的收缩射血是形成动脉血压的基本因素。心室肌收缩所释放的能量可分为两部分：一部分表现为血液的动能，可用于推动血液向前流动；另一部分表现为血液对血管壁的侧压力，使动脉血管扩张，储存血液，形成势能（即压强能）。心舒期大动脉回缩，使一部分势能转化为动能，推动血液继续向前流动。血液在流动过程中不断克服阻力，消耗能量，因此，从主动脉到右心房，血压是逐渐降低的。在各段血管中，以小动脉、微动脉阻力最大，血压降落的幅度也最为明显（图8-11）。

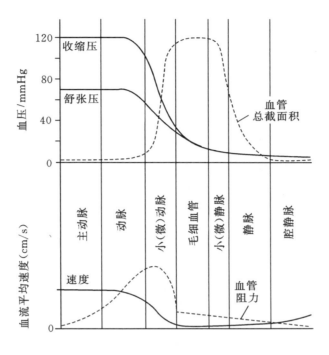

图8-11　血压、血流速度和血流阻力关系示意图

动脉血压形成的另一个基本因素是外周阻力。外周阻力主要指小动脉和微动脉对血流的阻力。如果不存在外周阻力，心室收缩释放的能量将全部转化为动能，推动血液迅速流至外周血管，而不能对动脉血管壁产生侧压力，也就不能形成动脉血压。

综上所述，动脉血压是在血管充盈的前提下，由心室收缩和外周阻力两者同时作用于血液而形成的血液对血管壁的侧压力。

在每个心动周期内，左心室收缩射出的血液，由于受到外周阻力的作用，只有1/3流至外周血管，其余2/3暂时储存于富有弹性的主动脉和大动脉内，使主动脉和大动脉扩张，主动脉和大动脉血压随之上升，达到最高值，形成收缩压。在心室舒张时，射血停止，动脉血压下降，但由于弹性储器血管管壁的弹性回缩，把心室收缩期储存的血液继续推向外周血管，这就使得心室舒张期内的血液仍以一定的速度继续向前流动，不会中断，同时动脉血压下降缓慢，仍保持一定水平，降低到最低值时，即形成舒张压。因此，虽然心室的射血是间断的，但是血液在血管内的流动是连续的。

大动脉的弹性储器作用在血压的形成中起着重要的缓冲作用。在心室收缩期，大动脉管壁被扩张，使收缩压不至于过高；在心室舒张期，大动脉管壁回缩，可防止舒张压过低，使舒张压维持在一定的高度。

（三）影响动脉血压的因素

凡能影响血压形成的因素，如每搏输出量、心率、外周阻力、大动脉的弹性及循环血量与血管容积的比值等，都能影响动脉血压的高低。

1. 每搏输出量　当心率和外周阻力不变，而心室肌收缩力增强时，则每搏输出量增大，心缩期射入动脉的血液量增多，血液对动脉管壁的侧压力增大，进而收缩压会明显升高。由于血压升高，血液流向外周的速度加快，至心舒期末，动脉内存留的血液量与之前相比，增加并不多，故舒张压升高较少，脉压增大；反之，当心室肌收缩力减弱、每搏输出量减少时，则主要表现为收缩压的降低，脉压减小。因此，在一般情况下，每搏输出量主要影响的是收缩压。收缩压的高低主要反映的是心脏每搏输出量的多少。

2. 心率　当心率加快时，由于心舒期明显缩短，在心舒期内流向外周的血液量就减少，故心舒期末主动脉内存留的血液量增多，舒张压升高。心舒期末主动脉内存留血量的增多可使收缩期动脉内的血液量增多，收缩压也相应升高，但收缩压升高不如舒张压升高明显，故脉压相应减小；相反，当心率减慢时，舒张压降低的幅度比收缩压降低的幅度大，故脉压增大。

3. 外周阻力　如果心输出量不变而外周阻力增大，则心舒期内血液向外周流动的速度减慢，使心舒期末存留于主动脉内的血液量增多，进而使舒张压明显增高。在心缩期内，由于动脉压升高，使血流速度加快，动脉内增多的血液量相对较少，故收缩压的升高不如舒张压明显。因此，当外周阻力增大时，舒张压增高的幅度大于收缩压，脉压也相应减小；当外周阻力减小时，舒张压的降低也较收缩压明显，脉压增大。由此可见，在一般情况下，舒张压的高低主要反映的是外周阻力的大小。临床上常见的原发性高血压多是由小动脉和微动脉弹性降低、管腔变窄，使外周阻力增大所致，故原发性高血压患者主要以舒张压增高为主。临床上常以舒张压的高低来判断原发性高血压是否存在及其严重程度，原因即在于此。

4. 大动脉的弹性储器作用　大动脉的弹性储器功能对动脉血压有缓冲作用，可使收缩压不会过高，舒张压不会过低（图8-12）。老年人大动脉管壁弹性降低，缓冲血压

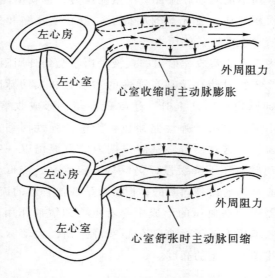

图 8-12　大动脉管壁的弹性作用示意图

的功能减弱，导致收缩压升高，同时老年人多伴有小动脉、微动脉硬化，外周阻力增加，使舒张压也升高，但升高幅度不如收缩压明显，因此，老年人的脉压较大。

5. 循环血量与血管容量的比值　循环血量与血管容量之间保持适当的相对关系是维持正常循环系统平均充盈压的基本条件。如血管容量不变、循环血量减少（如大出血），或循环血量不变、血管容量增大（如中毒性休克），均会导致循环系统平均充盈压下降，进而使动脉血压降低。

上述影响动脉血压各种因素的分析，都是在假设其他影响因素不变的前提下，分析其中某一因素对动脉血压的影响。实际上，在不同生理或病理情况下，各种影响动脉血压的因素可同时发生并相互影响。因此，要综合分析多因素对血压的作用。

（四）动脉脉搏

动脉血压随左心室收缩和舒张的活动呈现周期性的波动。这种周期性血压变化所引起的动脉血管的扩张与回缩称为动脉脉搏（arterial pulse），即通常所说的脉搏。桡动脉是临床上最常用的检测脉搏的部位。

1. 动脉脉搏波的形成与传播　动脉脉搏波可沿动脉管壁向外周血管传播，其传播速度远较血流速度快。一般来说，动脉管壁的可扩张性越大，脉搏波的传播速度就越慢。脉搏波的传播速度与动脉管壁的弹性成反变关系。主动脉弹性最大，其脉搏波的传播速度最慢，传播速度为 3~5 m/s。脉搏波在大动脉内的传播速度为 7~10 m/s，在小动脉内可快至 15~35 m/s。老年人血管弹性降低，脉搏波的传播速度较青年人快。因为小动脉、微动脉对血液的阻力很大，所以脉搏波在微动脉后段会大大减弱，到毛细血管已基本消失。

2. 动脉脉搏波的波形　用脉搏描记仪记录到的动脉脉搏的波形称为脉搏图。正常动脉脉搏图包括一个上升支和一个下降支（图 8-13）。

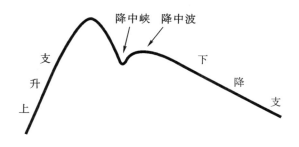

图 8-13　动脉脉搏波的波形示意图

（1）上升支：上升支是由心室快速射血时动脉血压迅速上升，使管壁扩张而形成的。上升支的斜率和幅度受射血速度、心输出量以及射血时所遇阻力的影响。射血时遇到的阻力大，射血速度慢，心输出量少，则上升支较为平缓，幅度也低；反之，射血时遇到的阻力小，射血速度快，心输出量多，则上升支比较陡直，幅度也大。

（2）下降支：下降支的前段是由心室射血后期，射血速度减慢，射入动脉的血量减少，动脉血管开始发生弹性回缩而形成的。此时，由动脉流向外周的血量已多于进入动脉的血量，动脉血压逐渐下降。下降支中间有一个小波，称为降中波。降中波左侧的切迹称为降中峡。降中波是由心室舒张时室内压降低，主动脉瓣迅速关闭，血液向闭合的主动脉瓣膜冲击，引起血流折返，形成一个折返波，使动脉血压小幅上升，动脉血管又一次轻度扩张而形成的。此后，心室继续舒张，血液不断流向外周，动脉血压缓慢下降，形成较平坦的下降支的后段。动脉脉搏下降支的形状可大致反映外周阻力的高低。当外周阻力增大时，下降支的下降速率较慢，降中峡的位置较高。当外周阻力减小时，下降支的下降速率较快，降中峡的位置较低。降中峡之后的下降支坡度小，较为舒缓。

四、静脉血压与静脉回流

静脉的收缩和舒张可使其容积发生较大的变化，从而有效地调节回心血量和心输出量，使血液循环系统能够适应人体在各种生理状态下的需要。

(一)静脉血压

当体循环内的血液经过动脉和毛细血管并到达微静脉时，血压已降低为 15 ~ 20 mmHg(2.0 ~ 2.7 kPa)，至下腔静脉时血压为 3 ~ 4 mmHg(0.4 ~ 0.5 kPa)。右心房可视为体循环的终点，其内血压降至最低，接近于零。

1. 中心静脉压　通常把右心房和胸腔内大静脉的血压称为中心静脉压(central venous pressure, CVP)。中心静脉压较低，常以 cmH_2O 为计量单位，其正常值为 4 ~ 12 cmH_2O。中心静脉压的高低取决于心脏射血能力和静脉回心血量之间的相互关系。如射血能力较强，能将经静脉回心的血液及时射入动脉，则中心静脉压较低；反之，心脏射血能力减弱，右心房和腔静脉中可能有血液存留，中心静脉压就会升高。另一方面，当心脏射血能力不变时，随着静脉回心血量增多或减少，中心静脉压也会相应地增高或降低。因此，中心静脉压的高低可以作为判断心血管功能的指标之一。临床上在输液过程中，如中心静脉压偏低或有下降趋势，常提示输液量不足；中心静脉压偏高或超过 16 cmH_2O，或有进行性升高趋向时，则提示输液过多、过快或心功能不全。

2. 外周静脉压　各器官的静脉血压称外周静脉压(peripheral venous pressure, PVP)。外周静脉压通常以人体平卧时的肘静脉血压为代表，其正常值为 5 ~ 14 cmH_2O。血管内的血液因受重力的影响，可产生一定的静水压。当人体处于不同体位时，各部分血管的静水压有所不同。当人体处于平卧位时，身体各部分血管的位置大都处在与心脏相同的水平，故静水压也大致相同。当人体从平卧位转为直立位时，足部血管的血压比卧位时高约 90 mmHg；而高于心脏水平的部位，血管内的压力较平卧时低，如颅顶脑膜矢状窦内压可降至 − 10 mmHg(− 1.33 kPa)左右。因此，测量静脉血压时应采取平卧位，以排除重力对静脉血压的影响。

(二)静脉血流及其影响因素

单位时间内的静脉回心血量取决于外周静脉压与中心静脉压之差，以及静脉对血流的阻力。凡能改变外周静脉压与中心静脉压之差以及静脉阻力的因素，均能影响静脉血液的回流。现对这些因素分别介绍如下。

1. 循环系统平均充盈压　循环系统平均充盈压是反映血管系统血液充盈程度的重要指标，它取决于循环血量与血管容量之间的相对关系，对静脉回心血量有较大的影响。当循环血量增加或血管容量减小时，循环系统平均充盈压升高，静脉回心血量增多；反之，当循环血量减少或血管容量增大时，循环系统平均充盈压降低，静脉回心血量减少。

2. 心肌收缩能力 当心肌收缩能力增强时，心输出量增多，心室排空较完全，使心室舒张末期心室内的压力降低，对心房和大静脉内血液的"抽吸"作用增强。这样，中心静脉压就低，使由静脉回心的血流速度加快，回心血量增多；反之，如心肌收缩能力减弱，使由静脉回心的血流速度减慢，回心血量减少。因此，当右心衰竭时，由于右心室收缩力降低，血液淤滞在右心房和大静脉内，静脉回心血量明显减少，患者会出现颈静脉怒张、肝充血肿大、下肢水肿等体征；当左心衰竭时，左心房和肺静脉压升高，则会出现肺淤血和肺水肿。

3. 骨骼肌的挤压作用 下肢静脉内有瓣膜存在，它只允许血液向心脏方向流动，可以防止血液倒流。当骨骼肌收缩时，肌肉内和肌肉间的静脉受到挤压，血液向心脏方向的流动速度加快。当肌肉舒张时，由于血液受静脉瓣的阻挡不能回流，静脉内的压力下降，有利于毛细血管和微静脉的血液流入静脉。这样，骨骼肌和静脉瓣一起对静脉血的回流起着"泵"的作用，这种"泵"称为肌肉泵或静脉泵。长期从事站立工作的人，不能充分发挥肌肉泵的作用，肌肉中的静脉持续受压，静脉血液回流减少，易引起下肢静脉淤血，乃至形成下肢静脉曲张。

4. 呼吸运动 静脉血液回流还受到呼吸运动的影响。胸膜腔内压低于大气压，称为胸膜腔负压。吸气时，胸廓扩大，胸膜腔负压值增加，胸腔内的大静脉和右心房被牵引而扩张，中心静脉压降低，外周静脉血回流加快，回心血量增加。呼气时，胸膜腔负压值减小，外周静脉血回流减少，回心血量相应减少。因此，呼吸运动对静脉回流也起着"呼吸泵"的作用。

5. 体位改变 当人体从平卧位转为直立位时，身体低垂部分的静脉可因跨壁压增大而充盈、扩张、容量增大，可比在卧位时多容纳 400～600 mL 血液，因此，静脉回心血量减少，心输出量也随之减少。这种变化在健康人身上，可因神经系统的迅速调节而不易被察觉。长期卧床或体弱多病的人，因为其静脉血管壁的紧张性降低，可扩张性较大，下肢肌肉的收缩力量减弱，对静脉的挤压作用减小，所以，当由卧位变为直立体位时，大量血液滞留在下肢，回心血量减少，导致心输出量减少、动脉血压下降、脑组织供血不足，就会出现眩晕、眼前发黑甚至晕厥等症状。

知识链接

进行百米赛跑后运动员不能立即停止活动

人在运动时，骨骼肌的收缩可使位于肌肉间的静脉受到挤压，进而使静脉血流加快。静脉内有静脉瓣的存在，它使静脉内的血液只能向心脏方向流动而不能倒流。这样，骨骼肌和静脉瓣一起，对静脉血回流起着"肌肉泵"的作用。人在跑步时骨骼肌进行有节律的舒缩活动，"肌肉泵"的作用得到很好的发挥。两下肢肌肉泵每分钟挤出的血液可达数升。在这种情况下，下肢"肌肉泵"的作用在相当程度上加速了全身的血液循环，使心输出量和血压增加。人要是在百米赛跑后突然停止不动，肌肉没有做有节律的舒缩活动，而是维持在紧张的收缩状态，下肢静脉持续受压，使静脉回心血量突然减少，可导致心输出量突然减少、血压突然下降、器官（特别是位于心脏以上部位的脑和眼）血液供应不足，此时可出现头晕、眼花，严重者可发生晕厥。因此，百米赛跑后运动员不应立即停止活动。

五、微循环

微动脉到微静脉之间的血液循环称为微循环（microcirculation）。在这里，血液和组织液之间不断进行物质交换，使组织液不断更新，维持内环境稳态。

（一）微循环的组成和血流通路

各器官、组织的结构和功能不同，其微循环的组成也有所差异。典型的微循环由微动脉、后微动脉、毛细血管前括约肌、真毛细血管、通血毛细血管、动静脉吻合支和微静脉等七部分组成（图8-14）。血液流经微循环有迂回通路、直捷通路及动静脉短路等三条通路。

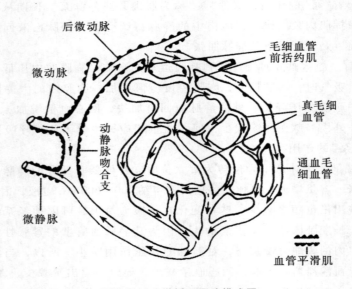

图8-14 微循环通路模式图

1. 迂回通路 血液经微动脉、后微动脉、毛细血管前括约肌和真毛细血管最后汇入微静脉的路径称为迂回通路。其中，真毛细血管穿行于组织细胞间隙之中，迂回曲折，交织成网。真毛细血管血流速度缓慢，管壁有良好的通透性，是血液与组织液之间进行物质交换的场所。因此，真毛细血管又称"营养通路"。真毛细血管是部分交替开放的。真毛细血管开放的多少取决于其所在器官、组织的代谢水平。

人体内的大部分毛细血管经常处于关闭状态，这对维持循环血量和动脉血压的稳定具有重要意义。

2. 直捷通路 血液从微动脉经后微动脉、通血毛细血管最后进入微静脉的路径，称为直捷通路。通血毛细血管是后微动脉的直接延伸，阻力较小，血流较快，经常处于开放状态。直捷通路的主要功能不是进行物质交换，而是使一部分血液迅速通过微循环进入静脉，回流入心，保证静脉回心血量的相对稳定。

3. 动静脉短路　血液从微动脉经动静脉吻合支直接流入微静脉的路径，称为动静脉短路。微动脉与微静脉之间的压力差较大，动静脉吻合支一旦开放，血液很快就从微动脉流入微静脉，加上动静脉吻合支管壁较厚，故血液流经此通路时不能进行物质交换。在一般情况下，这类通路处于关闭状态。动静脉短路在皮肤内较多。当人体需要大量散热时，皮肤内的动静脉短路开放，血流量增加，有利于散发体热；反之，则有利于保存体热。因此，动静脉短路具有调节体温的功能。

（二）微循环的特点和调节

微循环的血流量受前后阻力的影响。微动脉是微循环的前阻力，其收缩活动和舒张活动控制着微循环的血流量，有微循环"总闸门"之称。后微动脉和毛细血管前括约肌也是微循环的前阻力，控制着微循环内血液量的分配，是微循环的"分闸门"。微静脉是微循环的后阻力，当微静脉收缩时，毛细血管后阻力增大，毛细血管内血液不易流出，是微循环的"后闸门"。

1. 神经调节　微循环血管平滑肌受交感缩血管神经的支配。当交感缩血管神经兴奋时，血管平滑肌收缩，血管口径变小，由于交感神经对微动脉的收缩作用大于微静脉，导致微循环血管中的血流量减少，毛细血管内血压下降；当交感缩血管神经抑制时，则血管平滑肌舒张，微循环血流量增多，毛细血管血压上升。

2. 体液调节　体液调节受血管平滑肌的舒缩活动、收缩血管活性物质（如肾上腺素、去甲肾上腺素、血管紧张素等）和舒血管活性物质（主要为局部代谢产物，如乳酸、CO_2、组胺等）的影响。在正常的生理情况下，微动脉平滑肌在缩血管活性物质和交感神经的作用下，保持着一定的收缩状态，以使微循环中有一定的血流量。当代谢活动增强时，则局部舒血管代谢产物增多，微动脉和后微动脉舒张，毛细血管前括约肌开放，进入微循环的血流量增加。也就是说，微循环的血流量与组织代谢的活动水平是相适应的。

人体在安静状态下，后微动脉和毛细血管前括约肌处于收缩状态，其后的真毛细血管关闭。关闭一段时间后，真毛细血管的周围组织中代谢产物积聚、氧分压降低。代谢产物增多和低氧状态均能导致局部的后微动脉和毛细血管前括约肌舒张，致使毛细血管开放，局部组织内积聚的代谢产物被血流清除。此后，后微动脉和毛细血管前括约肌又收缩，使毛细血管关闭。如此反复，每分钟交替收缩和舒张 5~10 次。总之，在体液调节的过程中，局部代谢产物对微循环的血流量起着重要的调节作用。

（三）毛细血管的物质交换

血液和组织液之间通过毛细血管壁进行物质交换。毛细血管壁具有良好的通透性和相当大的表面积，它是物质交换的结构基础。毛细血管的物质交换主要有以下几种方式。

1. 扩散　扩散是血液与组织液之间物质交换的主要方式。如脂溶性物质 O_2 和 CO_2，可以直接通过毛细血管壁的内皮细胞进行扩散；如水溶性物质葡萄糖、Na^+、Cl^- 等，则通过毛细血管壁上的孔隙进行扩散。因为扩散速度高于血流速度数十倍，所以血液流经毛细血管的时间虽然短暂，但各种物质仍有充足的时间来完成物质交换。

2. 滤过和重吸收　　滤过指液体由毛细血管内向组织间隙移动的过程；重吸收指液体由组织间隙回流入毛细血管的过程。在滤过与重吸收的过程中，液体中能够通过毛细血管壁的溶质分子也随之移出或进入毛细血管，起到物质交换的作用。毛细血管内能够通过滤过和重吸收的方式进行交换的物质数量并不多，仅占总物质交换数量的小部分。但这种方式在组织液的生成与回流过程中具有重要的意义。

3. 入胞和出胞　　毛细血管壁的内皮细胞将其一侧的大分子物质（如血浆蛋白等），通过入胞的方式转运入细胞内，再通过出胞的方式排出细胞，运送到毛细血管的另一侧。

六、组织液的生成和淋巴液循环

存在于组织、细胞间隙内的细胞外液称组织液。组织、细胞和血液之间的物质交换需要通过组织液作为中介。绝大部分的组织液呈胶冻状，不能自由流动，只有极小部分组织液呈液态，可以流动。因此，组织液不会受重力影响流至身体的低垂部位，也不能被抽吸出来。组织液的成分中除蛋白质浓度明显低于血浆外，其他成分与血浆相同。

（一）组织液的生成与回流的原理

组织液是血浆经毛细血管壁滤过生成的，同时，组织液又通过重吸收进入毛细血管，完成回流。如图 8-15 所示，液体通过毛细血管壁的滤过和重吸收取决于 4 种力量的对比，即毛细血管血压、血浆胶体渗透压、组织液静水压和组织液胶体渗透压。其中毛细血管血压和组织液胶体渗透压是促使毛细血管内的液体向外滤过的力量，即促使组织液生成的力量；血浆胶体渗透压和组织液静水压是促使组织液向毛细血管内回流的力量。

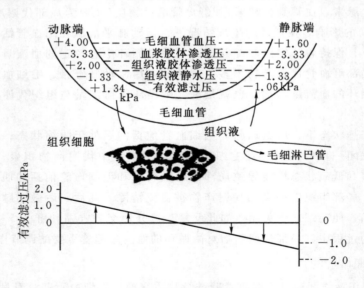

图 8-15　组织液的生成与回流示意图

滤过的力量和回流的力量之差，称为有效滤过压，可用下式表示。

有效滤过压 =（毛细血管血压 + 组织液胶体渗透压）-（血浆胶体渗透压 + 组织液静水压）

当有效滤过压为正值时，液体从毛细血管内滤出，即组织液生成；当有效滤过压为负值时，液体被重吸收入毛细血管，即组织液回流。在正常的情况下，人体毛细血管动脉端的血压平均值约为 30 mmHg（4.0 kPa），组织液静水压约为 10 mmHg（1.33 kPa），血浆胶体渗透压约为 25 mmHg（3.33 kPa），组织液胶体渗透压约为 15 mmHg（2.0 kPa）。按上式计算，毛细血管动脉端的有效滤过压等于 10 mmHg（1.34 kPa）。血液流经毛细血管至静脉端时毛细血管血压降低，平均为 12 mmHg（1.6 kPa），其余因素没有明显变化。因此，毛细血管静脉端的有效滤过压等于 −8 mmHg（−1.06 kPa）。生成的组织液大约 90% 被重吸收回血液，其余部分则进入毛细淋巴管，形成淋巴液，经淋巴系统最终回流入大静脉。

（二）影响组织液生成与回流的因素

在正常的生理状态下，组织液通过不断地生成与回流，维持着一种动态平衡，故血液量和组织液量能保持相对稳定。一旦平衡被破坏，可发生组织液产生过多或重吸收减少，导致液体在组织间隙潴留，形成水肿。凡能影响有效滤过压、毛细血管壁通透性以及淋巴循环的因素，都能影响组织液的生成与回流。

1. 毛细血管血压　毛细血管血压是促进组织液生成、阻止组织液回流的主要力量。在其他因素不变的情况下，毛细血管血压增高，有效滤过压增大，组织液生成增多，回流减少，可引起水肿。当发生右心衰竭时，中心静脉压升高，静脉回流出现障碍，全身毛细血管后阻力增大，使毛细血管血压增高、组织液生成过多，可引起全身水肿。

2. 血浆胶体渗透压　血浆胶体渗透压主要由血浆蛋白形成，是促进组织液回流的主要力量。当肝脏疾病引起蛋白质合成减少或营养不良时，可使血浆蛋白的浓度降低，进而发生水肿。当人体患某些肾脏疾病时，蛋白质可以随尿液排出，使血浆蛋白的含量减少，血浆胶体渗透压降低、有效滤过压增大、组织液生成过多，进而引起水肿。

3. 淋巴液回流　在由毛细血管滤出的组织液中，有一部分会经淋巴系统回流。因此，当局部淋巴管出现病变或被肿物压迫时，淋巴回流受阻，进而可发生局部水肿。

4. 毛细血管壁的通透性　蛋白质不易通过正常的毛细血管壁，但当毛细血管壁通透性异常增大时（如在过敏、烧伤、冻伤等情况下），部分血浆蛋白渗出毛细血管，使病变部位的组织液胶体渗透压升高、有效滤过压增大、组织液生成增多，进而可发生水肿。

（三）淋巴循环

淋巴液在淋巴系统内的流动称为淋巴循环。组织液进入毛细淋巴管后即成为淋巴液。淋巴液来自组织液，它经淋巴系统回流入静脉，是组织液向血液回流的重要辅助系统。

1. 淋巴液的生成与回流　毛细淋巴管壁由单层内皮细胞构成，没有基膜，其通透性比毛细血管壁更高。在毛细淋巴管的起始端，相邻内皮细胞的边缘像瓦片一样相互覆盖，形成向管腔内开放的单向活瓣。组织液和其中的微粒（如蛋白质、红细胞、细菌等），都可以通过这种活瓣进入毛细淋巴管。

在正常的生理条件下，组织液的压力大于毛细淋巴管中淋巴液的压力，组织液顺压力梯度进入毛细淋巴管，形成淋巴液。淋巴液由毛细淋巴管汇入淋巴管，经淋巴循环后汇入静脉。

2. 淋巴循环的生理意义

（1）回收蛋白质：这是淋巴回流最为重要的功能。组织液中的蛋白质不可能逆浓度差进入毛细血管，但可进入毛细淋巴管，通过淋巴循环进入血液。人体每天有 75 ~

200 g蛋白质由淋巴液带回血液，这对维持血浆蛋白的正常浓度起着重要的作用。

（2）运输脂肪及其他营养物质：小肠内的营养物质可经小肠绒毛中的毛细淋巴管吸收入血。食物中80%~90%的脂肪是由这条途径吸收、运输到血液内的。这也就是小肠淋巴液呈白色、乳糜状的原因。

（3）调节血浆与组织液之间的液体平衡：淋巴系统是组织液回流入血的重要辅助系统。因此，淋巴循环对血浆与组织液之间的液体平衡起着重要的调节作用。若淋巴回流受阻，可导致受阻部位局部水肿。

（4）防御和免疫功能：淋巴液在回流的过程中经过淋巴结时，可使淋巴结产生淋巴细胞和浆细胞，两者可参与机体的免疫反应。

第三节　心血管活动的调节

人体在不同的生理状况下，因为细胞、组织和器官的代谢水平的不同，所以它们对血流量的需求也不同。当机体的内外环境发生变化时，通过神经调节和体液调节等机制，可使心血管活动发生相应的变化，以满足机体的需要。

一、神经调节

心肌和血管平滑肌均受自主神经的支配。心血管活动的神经调节是通过各种心血管反射来实现的。

（一）心肌的支配神经及其作用

心肌受心交感神经和心迷走神经的双重支配。

1. 心交感神经　心交感神经节前纤维起自脊髓第1~5胸段侧角神经元，在星状神经节或颈交感神经节换元，节后纤维进入心脏后支配窦房结、房室交界区、房室束、心房肌和心室肌。左、右心交感神经在心脏内的分布也存在差异。支配房室交界的交感神经主要来自左侧心交感神经，支配窦房结的交感神经主要来自右侧心交感神经。在功能上，右侧心交感神经兴奋后以引起心率加快的效应为主，而左侧心交感神经兴奋后则以加强心肌收缩能力的效应为主。

当心交感神经兴奋时，节后纤维末梢释放的递质是去甲肾上腺素。它与心肌细胞细胞膜的肾上腺素 β_1 受体结合，使细胞膜对 Ca^{2+} 的通透性增强，对 K^+ 的通透性减弱，引起心率加快、心肌收缩能力加强、房室传导速度加快等效应，其总的结果是对心肌的活动起兴奋作用。普萘洛尔是 β 受体阻滞剂。

2. 心迷走神经　心迷走神经的节前纤维起自延髓迷走神经背核和疑核，进入心脏后在心内神经节换元，节后纤维支配窦房结、心房肌、房室交界、房室束及其分支。心室肌也受少量迷走神经纤维支配。两侧迷走神经对心肌的支配有一定差异，右侧迷走神经对窦房结的影响占优势，左侧迷走神经对房室交界的作用较为明显。

当心迷走神经兴奋时，节后纤维末梢释放的递质是乙酰胆碱，与心肌细胞膜上的 M 型胆碱能受体结合，使细胞膜对 K^+ 的通透性增强，促进 K^+ 外流，导致心率减慢、心房肌收缩力减弱、房室传导速度减慢等效应，其总的结果是对心脏的活动起抑制作用。阿托品是 M 型胆碱能受体阻滞剂。

(二)血管平滑肌的支配神经及其作用

除真毛细血管外，血管壁上都有平滑肌分布，绝大部分的血管平滑肌受自主神经的支配。支配血管平滑肌的神经纤维可分为缩血管神经纤维和舒血管神经纤维两大类。

1. 缩血管神经纤维　缩血管神经纤维属于交感神经，故一般被称为交感缩血管神经纤维。其节前纤维起自脊髓胸腰段侧角，其末梢释放的神经递质是乙酰胆碱，在椎旁或椎前神经节换神经元。节后纤维末梢释放的是去甲肾上腺素，去甲肾上腺素主要与血管平滑肌细胞细胞膜上的 α 受体结合，引起血管平滑肌收缩。在安静状态下，交感缩血管神经纤维持续发放 1~3 次/秒的低频神经冲动，这称为交感缩血管紧张。这种紧张性活动使其支配的血管平滑肌经常维持着一定程度的收缩状态。当交感缩血管神经紧张性增强时，血管平滑肌的收缩增强，血管口径变小，血流阻力增大；当交感缩血管神经紧张性减弱时，血管平滑肌的收缩减弱，血管口径扩大，血流阻力减小，由此可以调节不同器官的血流阻力和血流量。

人体内大多数的血管受交感缩血管神经纤维的支配。但在不同部位的血管中，缩血管神经纤维分布的密度不同。缩血管神经纤维在皮肤血管中分布最密，在骨骼肌和内脏的血管中分布次之，而在冠状血管和脑血管中分布最少。在同一器官内，动脉中缩血管神经纤维的密度高于静脉，其中微动脉中的分布密度最高，毛细血管前括约肌内没有神经纤维分布。

2. 舒血管神经纤维　人体内有一部分血管除受缩血管神经纤维的支配外，还受舒血管神经纤维的支配。舒血管神经纤维主要有以下两种。

(1)交感舒血管神经纤维：这类神经纤维主要分布于骨骼肌的微动脉，其节后纤维末梢释放的递质是乙酰胆碱，与血管平滑肌上的 M 型胆碱能受体结合，可使血管舒张。在安静状态下，这类神经无紧张性活动，只有当机体情绪激动时或发生防御反应时才发放冲动，使骨骼肌血管舒张、血流量增多。

(2)副交感舒血管神经纤维：少数器官(如脑膜、唾液腺、胃肠外分泌腺和外生殖器等)，其血管平滑肌除受交感缩血管神经纤维的支配外，还受副交感舒血管神经纤维的支配。其节后纤维末梢释放的递质是乙酰胆碱，乙酰胆碱与血管平滑肌上的 M 型胆碱能受体结合，可使血管舒张。此类神经的活动只对组织、器官的局部血流起调节作用，对循环系统总外周阻力的影响很小。

(三)心血管中枢

在生理学中，把与控制心血管活动有关的神经元集中的部位称为心血管中枢(cardiovascular center)。控制心血管活动的神经元并非局限在中枢神经系统的某个部位，而是分布在中枢神经系统从脊髓到大脑皮质的各个水平。它们各具有不同的功能，又互相密切联系，使整个心血管系统的活动协调一致，并与整个机体的活动相适应。

1. 延髓心血管中枢　调节心血管活动的基本中枢位于延髓。在延髓腹外侧存在有心交感中枢和缩血管中枢，两者分别发出神经纤维，控制脊髓内心交感神经和交感缩血管神经的节前神经元。心迷走中枢位于延髓的迷走神经背核和疑核，心迷走神经的节前纤维正是从这里发出的。延髓心血管中枢平时都有紧张性活动。当机体处于安静状态时，这些延髓神经元的紧张性活动表现为心迷走神经纤维、心交感神经纤维及缩血管神经纤维持续向心血管发放低频神经冲动，以调节心血管的活动，这些延髓神经元的紧张性活动分别称为心迷走紧张、心交感紧张和交感缩血管紧张。心迷走中枢与心交感中枢的紧张性活动对心肌的活动是相互拮抗的。人体安静时的心率为每分钟 75 次，这正是两者相互作用的综合表现。

在整体情况下，各种心血管反射并不是由延髓心血管中枢独立完成的，而是由从脊髓到大脑皮质的各级心血管中枢共同参与完成的。

2. 延髓以上的心血管中枢　在延髓以上的脑干部分、大脑及小脑中都存在有与心血管活动有关的神经元。它们在心血管活动调节中所起的作用较延髓心血管中枢更为高级，特别是表现为心血管活动与机体其他功能之间更加复杂的整合作用。

一般来说，中枢神经系统中越高位的中枢神经，对人体各种功能的整合作用也越复杂。它们对心血管活动调节的详细机制，目前尚未完全清楚。

（四）心血管反射

神经系统对心血管活动的调节是通过各种神经反射来实现的。心血管系统的活动时刻随人体的功能状态、活动水平、环境变化以及心理状况的不同而进行调整。这种及时、准确的调整是通过各种心血管反射实现的，其意义在于维持人体内环境的相对稳定及使循环功能适应内外环境的各种变化，满足生命活动的各种需要。

1. 颈动脉窦压力感受器反射和主动脉弓压力感受器反射　颈动脉窦、主动脉弓的血管壁外膜下有丰富的感觉神经末梢（图 8 – 16），它们能感受血液对动脉壁的机械牵张刺激，分别称为颈动脉窦压力感受器和主动脉弓压力感受器。颈动脉窦压力感受器的传入神经为窦神经，它并入舌咽神经后进入延髓。主动脉弓压力感受器的传入神经为

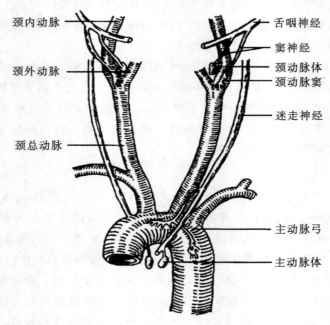

颈内动脉　　　　　　　　舌咽神经
　　　　　　　　　　　　窦神经
颈外动脉　　　　　　　　颈动脉体
　　　　　　　　　　　　颈动脉窦
　　　　　　　　　　　　迷走神经
颈总动脉

　　　　　　　　　　　　主动脉弓
　　　　　　　　　　　　主动脉体

图 8 – 16　颈动脉窦压力感受器和主动脉弓压力感受器

主动脉神经,它加入迷走神经后进入延髓。当动脉血压在一定范围(60~180 mmHg)内时,压力感受器的传入冲动频率与动脉管壁的扩张程度成正比。当血压上升时,动脉管壁被牵张的程度增大,压力感受器发出传入冲动的频率增多,冲动到达中枢后,通过有关心血管中枢的整合作用,使心迷走中枢的紧张性活动增强,心交感中枢和缩血管中枢的紧张性活动减弱,然后通过心迷走神经、心交感神经和交感缩血管神经作用于心脏和血管,使心率减慢、心肌收缩能力减弱、心输出量减少、血管舒张、外周阻力降低,进而使血压下降。因此,颈动脉窦压力感受器反射和主动脉弓压力感受器反射又被称为减压反射(depressor reflex)。相反,当血压降低时,其对颈动脉窦压力感受器和主动脉弓压力感受器的刺激减弱,传入中枢的冲动减少,通过中枢的整合作用后,可使动脉血压回升到正常范围。

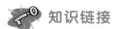 **知识链接**

颈动脉窦综合征

　　用强力压迫正常人的颈部颈总动脉分叉处,因刺激颈动脉窦压力感受器,可引起动脉血压降低达 20 mmHg(2.66 kPa)。对一些老年人,特别是颈动脉有钙化性动脉硬化斑者,压迫其颈动脉窦常可引起强烈反应、动脉压急剧下降甚至心跳停止。对颈动脉窦压力感受器敏感者,可因穿紧身的高硬领的衣服或理发师用剃刀在颈动脉窦部位剃刮而引起血压明显降低,甚至发生晕厥,如不及时抢救可引起死亡。这就是颈动脉窦综合征。通常,当颈动脉窦反射通过迷走神经抑制心跳时,心室可从迷走神经的抑制下"脱逸"7~10 s,按其自身节律搏动。不过,有时心室不能从迷走神经的抑制下"脱逸",可使个体因心脏完全停止跳动而死亡。

　　相关实验表明:当颈动脉窦内压在 80~160 mmHg 变动时,动脉血压随颈动脉窦内压的升高而降低;当颈动脉窦内压高于 180 mmHg 时,动脉血压不再下降;当颈动脉窦内压低于 60 mmHg 时,动脉血压也不再升高;当颈动脉窦内压在 100 mmHg 左右(相当于安静时正常平均动脉血压水平)变动时,压力感受器最敏感,即压力感受性反射纠正异常血压的能力最强(图 8 – 17)。

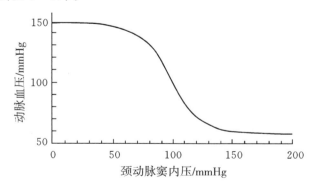

图 8 – 17　颈动脉窦内压与动脉血压的关系

综上所述，颈动脉窦压力感受器反射、主动脉弓压力感受器反射是典型的负反馈调节，且具有双向调节能力。其生理意义在于经常监视动脉血压的变动。在心输出量、外周阻力、循环血量等发生突然变化时，通过对动脉血压进行快速、准确的调节，可使动脉血压保持相对稳定。

2. 颈动脉体化学感受器反射和主动脉体化学感受器反射　位于颈总动脉的分支处和主动脉弓下方的颈动脉体、主动脉体在功能上属于化学感受器。当血液中的某些化学成分发生变化时，如 O_2 含量降低、CO_2 含量升高、H^+ 浓度升高，就可以刺激这些化学感受器，使它们兴奋，传入冲动就会经由舌咽神经和迷走神经进入延髓。来自这些化学感受器的传入冲动主要是兴奋呼吸中枢，使呼吸加深、加快，同时对缩血管中枢也有兴奋作用，可使血管收缩、外周阻力增大、血压升高。此外，呼吸加深、加快后可以反射性地引起心率加快、心输出量增加，进而导致动脉血压升高。

在正常的生理情况下，颈动脉体化学感受器和主动脉体化学感受器的反射作用主要是调节呼吸运动，对心血管活动的调节作用很小。它们只有在低氧、窒息、动脉血压低于60 mmHg(8.0 kPa)和酸中毒等情况下，才能明显地发挥对心血管的作用。因此，化学感受器反射对心血管调节的意义主要体现在参与机体应激状态时（如大量失血）对循环功能的调节，维持血压，使血液重新再分配，保证心、脑等重要器官的血液供应。

3. 由心肺感受器引起的心血管反射　在心房、心室和肺循环大血管壁内存在着许多感受器，这些感受器总称为心肺感受器(cardiopulmonary receptor)。其传入神经纤维行走于迷走神经干内。引起心肺感受器兴奋的适宜刺激有两类：一类是对血管壁的机械牵张，当心房、心室或肺循环大血管中压力升高或血容量增多而使心脏或血管壁受到牵张时，这些牵张或压力感受器就会兴奋；另一类心肺感受器的适宜刺激是一些化学物质，如前列腺素、缓激肽等。与颈动脉窦压力感受器、主动脉弓压力感受器相比较，心肺感受器位于循环系统内压力较低的部分，故又称低压力感受器。

大多数心肺感受器受刺激时引起的反射效应是心交感神经和交感缩血管神经紧张性降低，心迷走神经紧张性加强，导致心率减慢、心输出量减少、外周血管阻力降低，进而使血压下降。心肺感受器的传入冲动可抑制肾素和抗利尿激素的释放。

4. 其他感受器引起的心血管反射　扩张肺、胃、肠、膀胱等空腔器官，挤压睾丸等，常可引起心率减慢和外周血管舒张的效应。当皮肤受到伤害性刺激时，也能引起心血管反应，导致皮肤血管收缩、血压升高。如果刺激过强也可出现相反的效应，引起血压下降。当骨骼肌运动时，肌肉和关节的感受器受到刺激，可使心率加快、血压升高。压迫眼球可反射性地引起心率变慢。当脑血流量减少时，可引起交感缩血管神经纤维的紧张性显著加强、外周血管强烈收缩及血压明显升高。这些反射说明循环系统的活动与各器官、各系统之间有密切的联系。

二、体液调节

心血管活动的体液调节是指血液和组织液中的一些化学物质对心肌和血管平滑肌的活动产生影响，从而起调节作用。在这些体液因素中，有些是通过血液运输的，可广泛作用于心血管系统，有些则在组织中形成，主要作用于局部的血管，对局部组织的血流起调节作用。

（一）全身性体液调节

1. 肾上腺素和去甲肾上腺素　肾上腺素和去甲肾上腺素都属于儿茶酚胺类物质。血液中的肾上腺素和去甲肾上腺素主要来自肾上腺髓质，其中肾上腺素约占 80%，去甲肾上腺素约占 20%。交感神经节后纤维释放的去甲肾上腺素一般均在局部发挥作用，只有极少量进入血液循环。肾上腺素和去甲肾上腺素对心脏和血管的作用既有共同点，又有不同点。

肾上腺素受体可分为 α 受体和 β 受体两种。β 受体又可分为 $β_1$ 和 $β_2$ 两个亚型。肾上腺素与这些受体结合的能力均较强。去甲肾上腺素与 α 受体的结合能力最强，也可与心肌的 $β_1$ 受体结合，但与血管平滑肌上 $β_2$ 受体的结合能力较弱。

心肌细胞上的肾上腺素受体以 $β_1$ 受体为主。因此，肾上腺素对心脏所起的主要是兴奋作用。肾上腺素对心脏的兴奋作用表现为心率加快、心肌收缩能力加强及心输出量增大。临床上常把肾上腺素作为"强心药"。

肾上腺素对不同部位血管的作用不同，在一般情况下，血管平滑肌上均有 α 和 $β_2$ 两种受体，在皮肤、肾、胃、肠等器官的血管上 α 受体占优势，而在骨骼肌、肝的血管及冠状血管上则是 $β_2$ 受体占优势。因此，肾上腺素对皮肤、肾、胃、肠等器官的血管平滑肌的作用是使其收缩，而对骨骼肌、肝的血管及冠状血管的平滑肌的作用则是使其舒张。因为对血管既有收缩作用，又有舒张作用，所以肾上腺素对外周阻力的影响不大。

去甲肾上腺素主要与 α 受体和 $β_1$ 受体结合，与 $β_2$ 受体的结合力则较弱，故对全身的血管平滑肌普遍具有收缩作用，可使外周阻力增大、动脉血压升高。临床上常把去甲肾上腺素作为"升压药"。

去甲肾上腺素对心脏的直接作用与肾上腺素的作用相似，均为使心率加快。但在整体条件下，去甲肾上腺素可使血管平滑肌强烈收缩、外周阻力增大、血压明显升高，引起压力感受器反射活动加强。此时，压力感受器反射使心率减慢的效应超过去甲肾上腺素对心脏的直接作用，故心率反而减慢。

2. 肾素－血管紧张素－醛固酮系统　肾素（renin）是主要由肾球旁细胞合成并分泌的一种酸性蛋白酶。肾素进入血液循环后，使血浆中的血管紧张素原水解为十肽的血管紧张素 I，后者在血管紧张素转换酶的作用下水解生成八肽的血管紧张素 II，血管紧张素 II 在氨基肽酶 A 的作用下，脱去一个氨基酸残基后形成七肽的血管紧张素 III。血管紧张素 II 是对循环系统作用最强的物质之一，其主要作用如下：①促进全身小动脉、微动脉收缩，外周阻力增大，使血压升高，也可促进静脉收缩，使回心血量增加；②作用于交感神经节后纤维末梢，使其释放的去甲肾上腺素增多；③作用于脑的某些结构，促使交感缩血管中枢紧张性加强，并可引起渴觉，导致饮水行为，还可促进神经垂体释放血管升压素和缩宫素，增强促肾上腺皮质激素释放激素的作用；④与血管紧张素 III 一起促进肾上腺皮质球状带释放醛固酮。醛固酮可促进肾小管对 Na^+、水的重吸收，使循环血量增加、血压升高。因此，血管紧张素 II 总的作用是使血压升高。由于肾素、血管紧张素和醛固酮三者关系密切，故将它们联系起来称为肾素－血管紧张素－醛固酮系统（renin angiotensin aldosterone system，RAAS）。这一系统对动脉血压的长期调节有重要的意义。

3. 血管升压素　血管升压素（vasopressin，VP）在下丘脑的视上核和室旁核内合成，经下丘脑垂体束运输到神经垂体储存，当机体需要时再被释放入血。由于它的主要作用是促进肾远曲小管和集合管对水的重吸收，使尿量减少，故又称为抗利尿激素（antidiuretic hormone，ADH）。血管升压素作用于血管平滑肌的相应受体后，可引起血管平滑肌收缩，产生很强的缩血管效应，使血压升高。它是已知最强的缩血管物质之一。在完整的机体内，当血液中血管升压素的浓度升高时，首先会引起抗利尿效应。仅在血管升压素的浓度明显高于正常时，才引起血压升高。在正常的生理情况下，血管升压素在血压调节过程中可能不起重要作用，但是在人体大量失血、严重失水等情况下，血管升压素释放增加，可引起血管广泛收缩，进而发挥升压效应。

4. 心房钠尿肽　心房钠尿肽（atrial natriuretic peptide，ANP）是心房肌细胞合成并释放的多肽类激素。它具有较强的舒血管效应，可使外周阻力降低，也可使心率减慢，心输出量减少，还可抑制肾素和醛固酮的分泌。心房钠尿肽主要作用于肾，具有强大的排钠和利尿作用。

（二）局部性体液调节

1. 激肽释放酶－激肽系统　激肽（kinin）是一类具有生物学活性的多肽类物质。激肽原在激肽释放酶的作用下水解生成激肽。激肽释放酶可分为两类：一类存在于血浆中，称血浆激肽释放酶，它能使血浆中的激肽原生成缓激肽；另一类存在于肾、唾液腺、胰、汗腺等器官的组织中，称组织激肽释放酶，它能使上述器官中的激肽原生成赖氨酰缓激肽（又称血管舒张素）。赖氨酰缓激肽可在氨基肽酶的作用下脱去赖氨酸，成为缓激肽。缓激肽可在激肽酶的作用下水解失活。缓激肽能够促进血管平滑肌舒张，增大毛细血管的通透性。缓激肽和血管舒张素是目前已知最强的舒血管活性物质。在一些腺体器官中生成的激肽，可以使器官局部的血管舒张，增加血流量。循环血液中的激肽也可参与动脉血压的调节，使全身血管舒张、外周阻力减小、血压降低。

2. 组胺　组胺广泛存在于各种细胞内，特别是在皮肤、肺和胃肠道黏膜的肥大细胞内含量最多。当组织受到损伤、发生炎症或过敏反应时，均能引起组胺的释放。组胺具有强烈的舒血管作用，能增加毛细血管和微静脉管壁的通透性，导致血浆渗入组织，在局部形成水肿。

3. 前列腺素　前列腺素（prostaglandin，PG）存在于全身各种组织中。前列腺素按其分子结构的差别，可分为多种类型。不同类型的前列腺素对于血管平滑肌的作用不同。多数前列腺素具有舒血管作用，能对局部组织的血流量进行调节。前列腺素也可参与对血压的调节。

4. 组织代谢产物　组织细胞代谢需要消耗氧，并产生各种局部代谢产物，如 CO_2、H^+、腺苷、ATP、K^+ 等。当组织细胞代谢活动增强时，代谢产物积聚，共同发挥作用，能使局部的血管舒张，引起局部的血流量增多，向组织提供更多的氧，并带走代谢产物。这种代谢性局部舒血管效应有时相当明显，即使同时发生交感缩血管神经活动加强的情况，该局部组织的血管仍能舒张。

（三）其他因素调节

内皮素、阿片肽和 NO 等对血管平滑肌的活动都具有调节作用。

三、社会心理因素对心血管活动的影响

人除了具有生物属性，还具有社会属性。人作为社会的成员，其循环功能除受自然因素的影响外，还受社会心理因素的影响。在日常生活中，可以经常见到社会心理因素对心血管活动影响的实例。如人在惊恐时心跳加快、加强，愤怒时血压升高，羞怯时面部血管扩张以及受语言刺激时所出现的心血管反应等。

事实证明，许多心血管疾病的发生与社会心理因素密切相关。人们长期处在巨大的生活压力与工作压力之下，精神高度紧张，如果心理和生理得不到良好的调适，会使高血压的发病率明显增加。例如，在偏僻地区生活比较安定的人群中，高血压的发病率小于 1%；在一些发达国家，高血压的发病率可达 25%。此外，在有吸烟、酗酒等不良生活习惯的人群中，冠心病、高血压、脑卒中的发病率明显高于无此类不良习惯的人群。目前，心脑血管疾病的发病率位于各类疾病之首，也是主要的致死原因。这说明社会心理因素对心血管系统的功能活动和心血管疾病的发生有着不可忽视的影响，因此，要注重社会心理因素的影响和心理平衡的调适，积极预防心血管疾病的发生。

第四节 器官循环

机体各个器官由于其结构和功能的不同，血液循环也各有特点。本节仅讨论心、肺、脑的血液循环的特点。

一、冠状动脉循环

（一）冠状动脉循环的解剖特点

冠状动脉的主干走行于心脏表面，其小分支常以垂直于心脏表面的方向穿入心肌，并在心内膜下层分支成网。这种分支方式使血管在心肌收缩时容易受到压迫。分支最终形成毛细血管网，分布于心肌纤维之间，并与之平行地走行。心肌毛细血管网分布极为丰富，毛细血管数和心肌纤维数的比例为 1:1，这使心肌和冠状动脉之间的物质交换能很快地进行。冠状动脉侧支吻合细小，血流量少，因此，当冠状动脉血管突然发生阻塞时，侧支循环往往需要经过相当长的时间才能建立，常可导致心肌梗死。如果阻塞是缓慢形成的，则侧支可逐渐扩张，形成有效的侧支循环，起到代偿作用。

（二）冠状动脉循环的生理特点

1. 途径短、流速快、压力高　冠状动脉直接开口于主动脉根部，血液从主动脉根部经冠状动脉血管流入右心房，只需 6~8 s。冠状动脉血流途径短，并直接流入较小的血管，故血压较高。

2. 血流量大　在安静状态下，冠状动脉的血流量约为 225 mL/min，占心输出量的 4%~5%，平均每百克心肌组织的血流量为 60~80 mL/min。当做剧烈运动使心肌活动

增强时，每百克心肌的血流量可增至 300 ～ 400 mL/min，为安静状态时的 4 ～ 5 倍，而每百克骨骼肌在相同状态下的血流量仅为 4 mL/min 左右，远小于心肌。

3. 动、静脉血的氧差大　心肌富含肌红蛋白，摄氧能力很强。在安静的情况下，动脉血流经心脏后，其中 65%～70% 的氧（12 mL）被心肌摄取，比骨骼肌的摄氧率（5～6 mL）约大 1 倍，从而能满足心肌较大的耗氧量需求。心肌靠提高从单位血液中摄取氧的潜力较小，只能靠冠状动脉血管的扩张增加血流量来满足对氧的需求。

4. 心肌供血是在心肌舒张期　由于冠状动脉血管的大部分分支垂直于心脏表面，深埋在心肌内，心肌的节律性收缩对冠状动脉血流量的影响很大，尤其是左心室肌收缩对左冠状动脉血流量的影响更为显著。当左心室等容收缩期开始时，由于心室肌的强烈压迫，致使冠状动脉的血流量突然减少，甚至发生逆流。在心室射血期，主动脉血压迅速升高，冠状动脉血压也随之升高，冠状动脉的血流量增加；到减慢射血期时，冠状动脉的血流量则减少。进入舒张期后，心肌对冠状动脉的挤压作用解除，冠状动脉血流阻力减小，血流量迅速增加，其中心室舒张早期冠状动脉的血流量最大。如果主动脉舒张压升高，冠状动脉的血流量将显著增加。由此可见，心室舒张期的长短与主动脉舒张压的高低是影响冠状动脉血流量最重要的因素。

（三）冠状动脉血流量的调节

在调节冠状动脉循环的各种因素中，最重要的是心肌本身的代谢水平。交感神经和副交感神经也可支配冠状动脉血管的平滑肌，但作用较弱。

1. 心肌代谢水平的影响　冠状动脉扩张主要是心肌代谢产物的作用，其中腺苷最为重要。当心肌代谢增强使局部氧含量降低时，心肌细胞中的 ATP 在 5′-核苷酸酶的作用下，分解产生腺苷。腺苷具有强烈的舒张小动脉的作用。心肌其他代谢产物，如 H^+、CO_2、乳酸、缓激肽等，也有使冠状动脉舒张的作用。

2. 神经调节　冠状动脉受交感神经和迷走神经支配。交感神经对冠状动脉的作用是先收缩、后舒张。当交感神经兴奋时，可作用在冠状动脉平滑肌的 α 受体上，使血管收缩，同时作用在心肌的 β 受体上，使心肌活动增强，代谢产物增多，交感神经的缩血管作用很快即被代谢产物的舒血管作用所掩盖。

迷走神经对冠状动脉血管的影响不明显，其直接作用是舒张冠状动脉。但迷走神经兴奋时直接舒血管作用会被由心肌代谢水平降低引起的继发性缩血管作用抵消。

3. 体液调节　肾上腺素和去甲肾上腺素可通过增强心肌代谢水平、加大心肌耗氧量使冠状动脉的血流量增加，也可直接作用于冠状动脉血管上的肾上腺素受体，引起血管的收缩或舒张。甲状腺激素可通过增强心肌代谢，使冠状动脉血管舒张、血流量增大。血管紧张素 Ⅱ 和大剂量的血管升压素可使冠状动脉血管收缩、血流量减少。

二、肺循环

肺循环指右心室射出的静脉血通过肺泡壁与肺泡气进行气体交换后转变成动脉血，然后返回左心房的血液循环。

（一）肺循环的生理特点

1. 途径短、外周阻力小　从肺动脉到肺静脉的循环途径比体循环短得多。肺动脉分支短、管径大、管壁薄、可扩张性大、血管的总截面大，且肺循环的血管都在低于大气压的胸膜腔内，因此，肺循环的阻力小。

2. 血压低 因为右心室的收缩能力弱，肺循环的血压较低，仅为体循环的 1/6 ~ 1/5，肺动脉收缩压约为 22 mmHg，舒张压约为 8 mmHg，肺动脉平均血压约为 13 mmHg，肺静脉平均血压为 1~4 mmHg，肺毛细血管平均血压只有 7 mmHg，所以肺循环是一个低压力系统，易受心功能的影响。例如，当左心功能不全时，常引起肺淤血和肺水肿，导致呼吸功能障碍。

因为肺毛细血管的压力(7 mmHg)低于血浆胶体渗透压(25 mmHg)，所以肺泡间隙内没有组织液的生成。另外，由于肺组织液的压力为负压，可使肺泡膜与肺毛细血管壁紧密相贴，这有利于肺泡与血液之间的气体交换。

3. 血容量变化大 通常，肺循环的血容量约为 450 mL，占全身血容量的 9% 左右。当用力呼气时，肺循环的血容量可减少到约 200 mL，而用力吸气时可增加到 1000 mL 左右，因此，肺循环血管可起到储血库的作用。当人体失血时，肺循环可将一部分血液转移到体循环，起代偿作用。肺循环的血容量随呼吸周期产生规律性变化，吸气时增多，呼气时减少。肺循环血容量的周期性变化可引起心输出量的变化，使体循环的动脉血压随呼吸周期产生波动，这称为动脉血压的呼吸波。

(二)肺循环血流量的调节

1. 肺泡内氧分压的调节 低氧能使肺部血管收缩、血流阻力增大。引起肺血管收缩的原因不是血管内血液的氧含量降低，而是肺泡内氧含量的降低。当肺泡内的氧含量降低时，肺泡周围的微动脉收缩，血流阻力增大，使局部血流量减少。这一反应的生理意义在于能使较多的血液流经通气充足的肺泡，进行有效的气体交换。长期居住在高海拔地区的人，由于空气中氧气稀薄，肺泡内普遍低氧，可引起肺循环微动脉广泛收缩、血流阻力增大，常因此引发右心室肥厚。

2. 神经调节 肺血管受交感神经和迷走神经的支配。交感神经兴奋对肺血管的直接作用是引起收缩和血流阻力的增大。但在整体情况下，交感神经兴奋可使体循环血管收缩，将一部分血液挤入肺循环，进而使肺循环血容量增加。循环血液中的儿茶酚胺也有同样的效应。刺激迷走神经可使肺血管轻度舒张、肺血流阻力稍下降。

3. 体液调节 肾上腺素、去甲肾上腺素、血管紧张素Ⅱ、组胺等均能引起肺血管收缩。前列环素、乙酰胆碱则可使肺血管舒张。

三、脑循环

脑的血液供应来自颈内动脉和椎动脉。前者供应大脑半球前 2/3 和部分间脑的血液；后者供应大脑半球后 1/3、间脑后部、小脑和脑干的血液。脑静脉血先汇入硬脑膜静脉窦，再经颈内静脉回流入腔静脉。

(一)脑循环的特点

1. 血流量大、耗氧量多 在安静的状态下，每百克脑组织的血流量平均为 50 ~ 60 mL/min，脑循环总的血流量为 750 mL/min，相当于心输出量的 15%，而脑的重量只占体重的 2% 左右。脑组织的代谢率高，耗氧量也大，安静时每百克脑每分钟耗氧 3 ~

3.5 mL，脑的总耗氧量约为每分钟 50 mL，占全身总耗氧量的 20% 左右。因此，脑对缺氧、缺血的耐受性很低。在正常的体温条件下，停止脑部供血数秒钟，可出现意识丧失，停止供血 6 min 以上，大脑功能将出现难以恢复的损伤，因此保证脑的血液供给非常重要。

2. 血流量变化范围小　脑位于由颅骨构成的颅腔内，容积不易变化。整个颅腔由脑、脑脊液和脑血管充满，三者体积的总和与颅腔容积相等。由于脑组织和脑脊液的不可压缩性，脑血管的舒缩程度受到相当大的限制，脑血流量的变化范围较小，因此，脑组织血液供应的增加主要依靠提高脑循环的血流速度来实现。

3. 存在血－脑脊液屏障和血脑屏障　在毛细血管血液和脑脊液之间存在限制某些物质自由扩散的屏障，称为血－脑脊液屏障。在毛细血管血液和脑组织之间也存在类似的屏障，称为血脑屏障。脂溶性物质，如 O_2、CO_2、脂溶性麻醉剂及乙醇等，容易通过血－脑脊液屏障和血脑屏障。血－脑脊液屏障和血脑屏障对葡萄糖、氨基酸通透性大，而对甘露醇、蔗糖和许多离子则通透性很低，甚至不能通过。血－脑脊液屏障和血脑屏障的存在，对保持脑组织内环境的理化因素的相对稳定和防止血液中的有害物质进入脑组织具有重要的意义。

（二）脑循环的调节

脑血流量取决于脑动脉与脑静脉之间的压力差及脑血管的血流阻力。在正常情况下，颈内静脉压接近于右心房压，且变化不大，脑血流阻力的变化也很小，因此，影响脑血流量的主要因素是颈动脉压。

1. 脑血流的自身调节　在正常情况下，脑循环的灌注压为 80~100 mmHg。当平均动脉压在 60~140 mmHg 变动时，脑血管可通过自身调节机制使脑血流量保持相对稳定。当平均动脉压低于 60 mmHg 时，脑血流量将明显减少，甚至引起脑功能障碍；当平均动脉压高于 140 mmHg 时，脑血流量则明显增加，严重时可因脑毛细血管血压过高而引起脑水肿。

2. CO_2 和低氧对脑血流的影响　脑血管的舒缩主要受血液中化学因素的影响。脑动脉血液中 P_{CO_2} 升高和低氧有直接的舒血管效应，但在整体情况下，P_{CO_2} 升高和低氧引起的化学感受器反射可使血管收缩。因为化学感受器反射对脑血管的缩血管效应很小，所以血液中 P_{CO_2} 升高和低氧对脑血管的直接舒血管效应非常明显。当过度通气使 CO_2 呼出过多时，由于脑血管收缩，脑血流量减少，可引起头晕等症状。

3. 脑的代谢对脑血流量的影响　脑不同部位的血流量是不同的，与其代谢活动成正比。当代谢活动增强时，代谢产物（如 H^+、K^+ 和腺苷等）可引起脑血管舒张、血流量增加。

4. 神经调节　脑血管受交感缩血管纤维和副交感舒血管纤维的支配，但两种神经纤维的分布较少，其所起的作用也很小。刺激或切断上述支配神经后，脑血流量无明显改变。此外，在多种心血管反射发生时，脑血流量也无明显变化。

本章小结

一、本章提要

通过对本章的学习，可使同学们了解血液循环是机体一切功能活动的基础，它由心脏和血管组成，通过心脏的节律性舒缩活动和瓣膜的导向作用，推动血液按一定的方向流动。本章具体包括以下内容。

1. 掌握　心肌的自律性、兴奋性、传导性、收缩性等4个生理特性；动脉血压的形成需要有足够的血容量充盈心血管系统、心室射血、外周阻力、大动脉管壁弹性等；我国健康成年人在安静状态下的收缩压、舒张压、脉压的正常值；动脉血压的影响因素有前负荷(心室舒张末期充盈血量)、后负荷(动脉血压)、心肌收缩能力、心率等；心肌和血管平滑肌受交感神经、副交感神经的双重支配；当血压发生变化时，压力感受器反射的基本过程；肾上腺素有强心作用，去甲肾上腺素有升压作用。

2. 熟悉　心脏的泵血过程，可以心室的射血和充盈划分成两个期别；评价心泵血功能的指标有心输出量、搏出量、射血分数、心指数等；心电图的基本波形及生理意义；血压是血管内流动的血液对单位面积血管壁产生的侧压力；静脉血压及静脉回心血量的影响因素、组织液的生成及其影响因素；冠状动脉循环、肺循环、脑循环的特点及血流量的调节。

3. 了解　心肌细胞与神经细胞、骨骼肌细胞动作电位区别的主要特征是2期平台期，自律细胞4期可自动去极化；弹性储器血管(大动脉)、分配血管(中动脉)、阻力血管(小动脉和微动脉)、交换血管(真毛细血管)、容量血管(静脉)的功能特点；微循环的三条通路及各自的功能。

二、本章重、难点

1. 重点　心肌的生理特性、动脉血压的形成、血压的正常值及其影响因素、心肌和血管平滑肌的神经支配、颈动脉窦压力感受器反射和主动脉弓压力感受器反射、肾上腺素和去甲肾上腺素对心血管活动的调节。

2. 难点　动脉血压的形成及其影响因素、心输出量的影响因素。

课后习题

一、名词解释

1. 心动周期　2. 心率　3. 心输出量　4. 射血分数　5. 心肌前负荷　6. 心肌后负荷　7. 房室延搁　8. 期前收缩　9. 代偿性间歇　10. 平均动脉压　11. 中心静脉压　12. 微循环

二、选择题

1. 心肌不产生完全强直收缩是由于(　　)

　　A. 心肌是功能合胞体　　　　　　　　B. 兴奋传导有房室延搁

　　C. 窦房结对潜在起搏点有抑制作用　　D. 有效不应期特别长

　　E. 收缩期较短

2. 在其他条件不变的情况下，收缩压的高低主要反映的是(　　)

A. 心率   B. 外周阻力

C. 循环血量   D. 每搏输出量

E. 大动脉管壁弹性

3. 引起左心室后负荷增高的主要因素是（   ）

A. 肺循环高压   B. 体循环高压

C. 回心血量增加   D. 主动脉瓣关闭不全

E. 红细胞压积增大

4. 重度营养不良引起水肿的主要原因是（   ）

A. 血浆胶体渗透压降低   B. 毛细血管血压升高

C. 组织液胶体渗透压降低   D. 组织液静水压降低

E. 组织液胶体渗透压升高

5. 心血管活动的基本中枢在（   ）

A. 脊髓   B. 大脑皮质

C. 脑桥   D. 延髓

E. 以上都不是

三、问答题

1. 影响心输出量的因素有哪些？其影响机制是什么？

2. 正常心肌兴奋传导的途径、特点及房室延搁的生理意义各是什么？

3. 第一心音与第二心音产生的原因、特点和意义有何区别？

4. 动脉血压的正常值是多少？影响动脉血压的因素有哪些？

四、案例分析

1. 患者，女，45 岁，患慢性充血性心力衰竭两年余，经常出现胸闷、心慌、气短等系列心输出量不足的症状，服用强心苷类药物后症状缓解。

思考问题：

（1）何谓心输出量？

（2）影响心输出量的因素有哪些？

2. 患者，男，45 岁，公司主管。连夜加班工作后，感到心悸、头晕和乏力。曾有类似病史。检查发现第一心音的强度变化不定、心室律极不规则，正常 P 波消失，出现大小不等、形态各异的颤动波（f 波），心房的活动频率为 380～460 次/分，心室率为 110～150 次/分。临床对其诊断为心房颤动。

思考问题：

（1）房室延搁有何生理意义？

（2）心电图中的 P 波有何含义？

（谢晓丽）

第九章 呼 吸

📝 **学习目标**

1. 掌握呼吸的基本环节，肺通气、肺换气的原理，胸膜腔内压的意义，肺功能的评价，气体在血液中的运输形式，血液 CO_2、O_2、H^+ 浓度的变化对呼吸运动的影响。

2. 熟悉呼吸的意义及其各环节的基本过程、肺通气功能的主要评价指标、氧解离曲线及肺牵张反射。

3. 了解呼吸的类型、呼吸节律的产生、防御性呼吸反射。

呼吸（respiration）指机体与外界环境之间进行气体交换的过程。通过呼吸，机体不断地从大气中摄取所需要的 O_2，并将产生的 CO_2 排出体外，以保证新陈代谢的正常进行。呼吸一旦停止，将导致组织缺氧和血液 CO_2 潴留，造成内环境紊乱和器官功能障碍，严重时将危及生命。因此，呼吸是人体内最基本的生理活动之一，其生理意义是维持机体内环境中 O_2 和 CO_2 含量的相对稳定，缓冲酸碱平衡，以保证生命活动的正常进行。

人体的呼吸过程由以下 3 个环节组成（图 9－1）：①外呼吸，指外界环境与肺毛细血管血液之间的气体交换过程，包括肺通气（外界环境与肺泡之间的气体交换过程）和肺换气（肺泡与肺毛细血管血液之间的气体交换过程）；②气体运输，指由循环血液将 O_2 从肺运输到组织以及将 CO_2 从组织运输到肺的过程；③内呼吸（又称组织换气），指血液与组织细胞之间的气体交换过程（包括细胞内的生物氧化过程）。通常所称的"呼

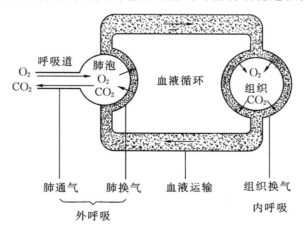

图 9－1 呼吸的全过程

吸"指的是外呼吸。由此看来，呼吸的过程不仅需要呼吸系统完成，还需要循环系统的辅助。呼吸的 3 个基本环节紧密衔接并同步进行，任何一个环节发生障碍，均会破坏内环境稳态，影响细胞的代谢功能，以及脑、心及肾的正常活动，甚至危及生命。

第一节 肺通气

肺通气（pulmonary ventilation）指外界环境与肺泡之间气体的交换过程。实现肺通气的主要结构包括呼吸道、肺泡及胸廓等。呼吸道是连接肺泡与外界环境气体的沟通通道，并对吸入的气体具有加温、加湿、过滤、清洁等作用，还可引起咳嗽、打喷嚏等防御反射；肺泡是肺泡与血液间进行气体交换的场所；胸廓借助呼吸肌的舒缩运动为肺通气提供原动力。上述主要结构在肺通气中均会产生阻力，只有当肺通气的动力足以克服其阻力时，才能实现肺通气。

一、肺通气的动力

气体进出肺取决于肺泡与外界大气之间的压力差。通常，大气压是恒定的，因此，在自然呼吸的情况下，气体能否进出肺主要由肺泡内的压力（即肺内压）决定。肺内压的高低取决于肺的扩张和缩小。肺本身并没有主动扩张和缩小的能力，肺的容积变化必须完全依赖于呼吸肌舒缩而引起的胸廓运动。胸廓扩大，肺容积增大，肺内压下降；胸廓缩小，肺容积减小，肺内压增大。由此可见，由呼吸肌的收缩和舒张引起的呼吸运动是肺通气的原动力，而由呼吸运动造成的肺内压与外界大气压之间的差是肺通气的直接动力。

（一）呼吸运动

在神经系统的支配下，由呼吸肌的收缩和舒张引起的胸廓节律性的扩大和缩小，称为呼吸运动（respiratory movement），其包括吸气运动和呼气运动。参与呼吸运动的肌肉统称为呼吸肌。使胸廓扩大的吸气肌主要有膈肌和肋间外肌，使胸廓缩小的呼气肌主要有肋间内肌和腹肌。此外，还有一些辅助呼吸肌，如胸锁乳突肌、斜角肌等，只有在用力呼吸时才参与呼吸运动。根据呼吸运动的深度和方式的不同，可将呼吸运动分为不同的类型，这些类型具体如下。

1. 平静呼吸和用力呼吸 在安静状态下，正常人的呼吸运动平稳而均匀，这称为平静呼吸（eupnea）。正常成人平静呼吸的呼吸频率为 12~18 次/分。此时，吸气运动是由吸气肌主动收缩引起的。当平静吸气时，吸气肌主要包括膈肌和肋间外肌。膈肌位于胸腔和腹腔之间，形如钟罩，向上隆起，构成胸腔的底。当膈肌收缩时，穹窿顶部下降，胸廓上下径增大；当肋间外肌收缩时，肋骨和胸骨上举，肋骨下缘向外侧偏转，胸廓前后径和左右径均增大（图 9-2），由此可使胸廓的体积扩大，使肺的容积随之增大，从而使肺内压降低。当肺内压低于大气压时，外界气体顺压力差流入肺内，完成吸气运动。吸气运动是主动的，这是因为肌肉收缩需要消耗能量。当平静呼气时，膈肌和肋间外肌舒张，肺和胸廓弹性回位，膈肌穹窿上移，胸廓的上下径、前后径和左右径均缩小，此时肺回缩，使得肺的容积减小、肺内压升高。当肺内压高于大气压时，气体顺压力差由肺内流出，完成呼气。当平静呼吸时，呼气运动是由吸气肌舒张引起的，它不需要消耗能量，属于被动的过程。膈肌运动引起的胸腔容积变化占肺通气总量的绝大部分，因此，膈肌的舒缩在肺通气中发挥着重要的作用。

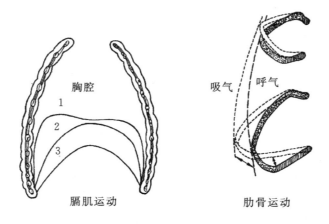

1—呼气；2—平静吸气；3—深吸气。

图 9 - 2 呼吸时膈肌和肋骨的运动

人体在劳动或运动时，呼吸活动增强，生理学上将这种加深、加快的呼吸运动称为用力呼吸（forced breathing），用力呼吸又称深呼吸。与平静呼吸不同，用力吸气时，除膈肌、肋间外肌加强收缩外，胸锁乳突肌等辅助吸气肌也会收缩，可进一步扩大胸廓，增加吸气量；当用力呼气时，除吸气肌舒张外，肋间内肌和腹肌也会收缩，使胸廓和肺进一步缩小，增加呼气量。由此可见，用力呼吸时吸气运动和呼气运动都是主动的。在某些病理情况下，用力呼吸仍不能满足人体需要，患者可出现鼻翼扇动、呼吸窘迫等现象，同时主观上有喘不过气来的感觉，这称为呼吸困难。呼吸困难多见于支气管哮喘、气胸、肺炎及心力衰竭等疾病。

2. 胸式呼吸和腹式呼吸 以肋间外肌舒缩引起的、表现为胸部明显起伏的呼吸运动称为胸式呼吸（thoracic breathing）；以膈肌舒缩引起的、表现为腹壁明显起伏的呼吸运动称为腹式呼吸（abdominal breathing）。正常成年人的呼吸运动呈胸腹混合式呼吸。当胸廓有病变时，如胸膜炎、胸膜腔积液，胸廓运动受限，会出现明显的腹式呼吸；在妊娠晚期、腹水较多或腹腔有巨大肿瘤时，膈肌活动受限，多表现为明显的胸式呼吸。观察呼吸类型可以辅助诊断某些疾病。婴幼儿胸廓尚未发育完全，肋倾斜度小，位置趋于水平，不易提起。婴幼儿的呼吸运动主要依靠膈肌，以腹式呼吸为主。

（二）呼吸时肺内压与胸膜腔内压的变化

1. 肺内压 肺内压（intrapulmonary pressure）就是肺泡内的压力。在呼吸运动中，肺内压随胸腔容积的变化而呈现出周期性变化（图 9 - 3）。在呼吸暂停、呼吸道通畅的情况下，肺内压与大气压相等，若以大气压为 0，则肺内压也为 0。平静吸气初，胸廓扩张，肺容积随之增大，肺内压逐渐下降，通常低于大气压 1~2 mmHg，外界大气顺压力差进入肺泡。随着肺内气体逐渐增多，肺内压逐渐升高，至平静吸气末，肺内压与大气压相等，气体在外界大气与肺泡间停止流动，吸气瞬间完成。平静呼气初，胸腔容积缩小，肺容积随之减小，肺内压逐渐升高，当肺内压高于大气压 1~2 mmHg 时，肺内气体经呼吸道呼出体外。随着呼气的进行，肺内气体减少，肺内压逐渐下降，至平静呼气末，肺内压再次与大气压相等，气体停止流动，呼气完成。在呼吸运动的过程中，肺内压的变化幅度与呼吸运动的缓急、深浅以及呼吸道是否通畅等因素有关。

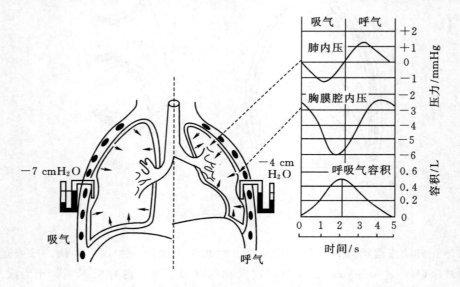

图 9-3　呼吸时肺内压、胸膜腔内压及呼吸气容积的变化

在呼吸运动中，肺内压的周期性变化是形成肺内压与大气压之间的压力差的主要因素，它可推动气流流动。临床上抢救呼吸停止的患者时，根据这一原理，可用人工的方法建立肺内压与大气压之间的压力差，维持肺通气，纠正全身缺氧，这就是人工呼吸。

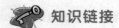 **知识链接**

人工呼吸

人工呼吸是指徒手或用机械装置使空气有节律地进入肺内，利用胸廓及肺的弹性回缩力使进入肺内的气体呼出，周而复始地代替自主呼吸的方法。人工呼吸的方法有很多，可分为两类：一类是正压呼吸法，即利用高压向肺内输入气体，迫使肺扩张，随后停止输气，由肺的自然回缩实现呼气，如口对口呼吸法等；另一类是负压呼吸法，即用人工使胸廓有节律地扩大、缩小，使肺随之舒缩，以达到肺通气的目的，如压背法、提臂压胸法等。在进行人工呼吸时，首先要保持患者呼吸道的通畅，否则人工呼吸无效。

2. 胸膜腔内压　肺与胸廓并不直接相连，两者之间有密闭的潜在腔隙，由胸膜壁层与脏层围成，这称为胸膜腔。正常胸膜腔内没有气体，仅有少量浆液。由于液体分子的内聚力，浆液使两层胸膜紧密相贴，以保证在呼吸运动中肺能够随胸廓容积的变化而变化，此外，浆液还能减轻呼吸运动时胸膜间的摩擦，起润滑作用。

胸膜腔内的压力称为胸膜腔内压（intrapleural pressure）。正常人在平静呼吸时，胸膜腔内压始终低于大气压，若将大气压的值作为零，则胸膜腔内压为负值，因此又称为胸膜腔负压（或简称胸内负压）。可用连接减压计的针头刺入胸膜腔内直接测量胸膜腔内压（图9-3），也可通过测定食管内压来间接了解胸膜腔内压的变化。在呼吸运动的过程中，胸膜腔负压随呼吸运动发生周期性波动。当吸气时肺扩张，胸膜腔负压也增大，至平静吸气末可达 -10 ~ -5 mmHg；相反，呼气时肺缩小，胸膜腔负压也减小，至平静呼气末为 -5 ~ -3 mmHg。当进行最深吸气时，胸膜腔内压可达 -30 mmHg，当进行最大呼气时，胸膜腔内压可达 -1 mmHg。当关闭声门用力吸气时，胸膜腔内压可降至 -90 mmHg；由于吸气肌强烈收缩，当关闭声门用力呼气时，胸膜腔内压可高于大气压，达到 110 mmHg。比如当分娩或便秘时，胸膜腔内压的这种变化可使腹内压大大提高，以利于分娩或排便。

出生后胸膜腔负压才逐渐形成。在人生长、发育的过程中，胸廓的生长速度比肺快，故胸廓的自然容积大于肺的自然容积，肺总是被胸廓牵拉而处于扩张状态。即使因呼气而使胸廓缩小时，肺仍处于扩张状态，只是扩张程度小。因此，胸膜腔受到两种方向相反的力的作用，分别为使肺泡扩张的肺内压和使肺泡缩小的肺弹性回缩力。胸膜腔内压就等于这两种力的代数和，即：

$$胸膜腔内压 = 肺内压 + (-肺回缩力)$$

当呼气末和吸气末时，肺内压均等于大气压，因此：

$$胸膜腔内压 = 大气压 + (-肺回缩力)$$

若视1个大气压值为0，则：

$$胸膜腔内压 = -肺回缩力$$

由此可见，胸膜腔负压是由肺的回缩力决定的。在呼吸过程中，肺始终处于被扩张状态而保持肺的回缩力。吸气时，肺扩张程度增大，肺回缩力增大，胸膜腔内负压增大；呼气时，肺扩张程度减小，肺回缩力变小，导致胸膜腔负压减小。

胸膜腔负压具有以下生理意义：①使肺总是处于扩张状态而不萎陷，并使肺能够随胸廓的扩大而扩张；②降低对胸腔内腔静脉和胸导管等管壁薄、压力低的管道的压迫作用，降低中心静脉压，有利于静脉血和淋巴液的回流。

胸膜腔的完整性是胸膜腔负压的前提，如果胸膜被破坏（如外伤或疾病等原因导致胸壁或肺受损），气体顺压力差进入胸膜腔，胸膜腔负压减少甚至消失，肺将在自身回缩力的作用下塌陷（肺不张），造成气胸。虽然此时仍有呼吸运动，但是肺不能随胸廓的运动而张缩，也无法完成正常的肺通气。严重的气胸不仅可以影响呼吸功能，还能累及循环功能，甚至危及生命。

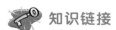 知识链接

气 胸

根据发生原因的不同，可将气胸分为外伤性气胸、医源性气胸和自发性气胸三类；根据气胸发生后对胸膜腔内压力的影响及对脏胸膜的破坏情况的不同，可将气胸分为

闭合式气胸、开放式气胸及张力性气胸3种。治疗气胸时应以抢救生命为原则，首先封闭胸壁的开放性伤口，以恢复胸膜腔的密闭性，可利用胸腔闭式引流排除胸膜腔内的积气，同时防止感染，积极治疗原发病及并发症。值得注意的是，若闭合式气胸的气量少于该侧胸腔容积的20%，可不抽气，气体可在2~3周内自行吸收。

二、肺通气的阻力

气体在进出肺的过程中遇到的阻力，称为肺通气阻力。肺通气的动力需要克服阻力，才能实现肺通气。临床上肺通气障碍最常见的原因是肺通气阻力增大。肺通气阻力可分为两种：一是弹性阻力，它包括肺的弹性阻力和胸廓的弹性阻力，是平静呼吸时的主要阻力，约占总通气阻力的70%；二是非弹性阻力，它包括气道阻力、惯性阻力和黏滞阻力，约占总通气阻力的30%，其中以气道阻力为主。

（一）弹性阻力

任何弹性体受到外力时均可发生变形。此时，弹性体会产生对抗变形的回位力，这种回位力称为弹性阻力（elastic resistance）。肺和胸廓均为弹性体，当呼吸运动改变其容积时就会产生弹性阻力。因此，呼吸的总弹性阻力来自肺弹性阻力和胸廓弹性阻力之和。

1. 肺弹性阻力　肺弹性阻力由肺泡表面张力和肺弹性纤维的弹性回缩力组成。前者由肺泡表面的液体层形成，约占肺弹性阻力的2/3，后者约占肺弹性阻力的1/3。

（1）肺泡表面张力与肺泡表面活性物质：肺泡是气体交换的场所。肺泡内表面覆盖着一薄层液体，与肺泡内气体形成液气界面。由于液体分子之间的吸引力，在液气界面上产生了使液体表面尽量缩小的倾向，即肺泡表面张力。因为肺泡是半球状囊泡，所以由肺泡表面的液体层形成的表面张力沿曲面切线方向拉紧液面，其合力指向肺泡中央。因此，肺泡表面张力是使肺泡趋于缩小的力，它可成为肺泡扩张的阻力。肺泡表面的液体层来源于血浆，表面张力较大，可对呼吸产生以下负面影响。①阻碍肺泡扩张，增加吸气阻力。②促进肺部组织液的生成，使肺泡内液体积聚，肺泡表面张力的合力指向肺泡内，可对肺泡间质产生"抽吸"作用，使肺泡间质静水压降低、液体积聚在肺泡内，进一步可导致肺水肿。③破坏相通的大、小肺泡的内压稳定。

正常人的肺由约3亿个大小不等的肺泡构成，肺内大小肺泡是彼此相通的。根据Laplace定律，肺泡回缩压（P）与肺泡表面张力（T）成正比，而与肺泡半径（r）成反比，即$P = 2T/r$。按此定律推导，假设不同肺泡的表面张力相同，则大肺泡回缩压小，小肺泡回缩压大，气体将从小肺泡不断流入大肺泡，结果，大肺泡不断膨胀甚至破裂，同时小肺泡越来越小，甚至塌陷（图9-4A、B）。但实际情况并非如此，这是由于肺泡液体层中存在着降低肺泡表面张力的物质，即肺泡表面活性物质（pulmonary surfactant）。肺泡表面活性物质主要是由肺泡Ⅱ型细胞产生的，其主要成分为二棕榈酰磷脂酰胆碱（dipalmitoyl phosphatidyl choline，DPPC）和表面活性型蛋白质（surfactant protein，SP）。DPPC分子一端是疏水的脂肪酸，不溶于水，另一端是亲水的蛋白质，易溶于水，因此DPPC是以单分子层的形式垂直排列于肺泡液气界面的，可以减少液体分子之间的内聚力，从而降低肺泡表面张力，减小肺泡的回缩力，减弱上述肺泡表面液体层产生的负面影响。SP 可加强肺表面活性物质的功能并使其不易失活，在肺表面活性物质的分泌、清除和再利用等过程中具有重要的意义。

肺泡表面活性物质具有非常重要的生理意义，其主要表现在以下几个方面。①降低吸气阻力，有利于肺的扩张。肺泡表面活性物质可使肺泡表面张力降低到原来的 1/10～1/5，使吸气更省力。②防止肺水肿。肺泡表面活性物质可减小表面张力对肺泡间质液体的"抽吸"作用，使肺间质内的组织液的生成量减少，防止肺泡内液体积聚，以及肺水肿的发生，以利于肺泡处气体的交换。③维持大小肺泡的稳定性。肺泡表面活性物质的分子密度可随肺泡面积的变化而改变，随着半径的增大而减小，使大小肺泡内压大致相等。大肺泡表面活性物质分布密度较小，可减弱对肺泡表面张力的降低作用，防止肺泡因过度膨胀而破裂；小肺泡表面活性物质分布密度较大，可增强对肺泡表面张力的降低作用，防止肺泡塌陷（图 9 - 4C）。

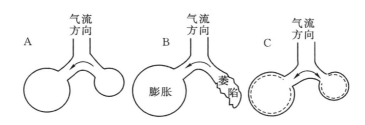

图 9 - 4 肺泡表面活性物质使相通的大、小肺泡维持容积的相对稳定

（2）肺弹性回缩力：肺组织内富含弹性纤维，且始终处于被扩张的状态，故具有一定的弹性回缩力。在一定范围内，肺被扩张得越大，其弹性回缩力也越大，即弹性阻力越大，这是构成肺弹性阻力的重要因素。患慢性阻塞性肺疾病后，由于呼吸不畅，使肺泡内长期保持高压状态，导致肺间质弹性纤维萎缩、断裂，肺弹性回缩力下降、呼气减少、肺内余气量增加，进而形成肺气肿。

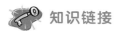 **知识链接**

新生儿呼吸窘迫综合征

在正常情况下，肺泡表面活性物质被不断地合成、释放于肺泡内表面，又不断地被巨噬细胞清除，因而得到更新。如果肺组织缺血、缺氧，损害了肺泡Ⅱ型细胞，使表面活性物质生成不足或失活加速，则可能导致肺水肿、肺不张等临床综合征。

肺泡Ⅱ型细胞一般在胎儿 6 或 7 个月时开始有合成和分泌肺泡表面活性物质的功能，到分娩前达到高峰。因部分早产儿肺泡Ⅱ型细胞尚未成熟，缺乏肺泡表面活性物质，所以在其出生时可发生肺不张，出现呼吸窘迫综合征，甚至导致死亡。临床上已通过应用检查羊水中表面活性物质含量的方法，协助预测新生儿发生这种疾病的可能性，以便采取预防措施。例如，如果发现肺表面活性物质缺乏，则可延长妊娠时间、用药物（糖皮质激素）促进其合成，或出生后即刻给予外源性肺泡表面活性物质，进行替代治疗。

了解肺泡Ⅱ型细胞的成熟过程和肺表面活性物质的代谢及其调节具有重要的理论意义和实际意义。如果个体患肺炎、肺血栓等疾病时，肺组织缺血、缺氧，损害肺泡Ⅱ型细胞的功能，表面活性物质合成减少，使表面张力增加，就会引起呼吸困难。

2. **胸廓的弹性阻力** 胸廓弹性阻力来自胸廓的弹性成分。胸廓是个双向弹性体，其弹性回缩力的方向取决于胸廓所处的位置。当胸廓处于自然位置时，胸廓无变形、无回缩力，肺容量相当于平静吸气末的肺容量，约为肺总量的67%；当胸廓低于自然位置（如呼气末）时，胸廓缩小而回缩力向外，是吸气的动力、呼气的阻力；当胸廓高于自然位置（如吸气末）时，胸廓扩大而回缩力向内，成为吸气的阻力、呼气的动力。因此，胸廓弹性阻力既可以是吸气或呼气的阻力，也可以是吸气或呼气的动力，具体需视胸廓的位置而定。由此可见，胸廓弹性阻力与肺弹性阻力不同，肺弹性阻力总是吸气的阻力。在临床上，由胸廓弹性阻力增大而使肺通气障碍的情况较少见，临床意义相对较小，常见于肥胖、胸廓畸形、胸膜增厚和腹腔内占位性病变等。

3. **肺和胸廓的顺应性** 肺和胸廓都是弹性组织，其弹性阻力的大小不易测量，可用顺应性来表示。顺应性（compliance）指在外力作用下弹性体可扩张的难易程度，顺应性（C）与弹性阻力（R）成反变关系。顺应性越大，弹性阻力就越小，肺和胸廓容易扩张；顺应性越小，弹性阻力越大，肺和胸廓不易扩张。

$$顺应性（C）＝1／弹性阻力（R）$$

在某些病理情况下，如肺充血、肺水肿、肺纤维化或肺泡表面活性物质减少时，肺弹性阻力增大，顺应性减小，肺不容易扩张，临床表现为吸气困难；如肺气肿患者，肺弹性纤维被破坏，肺弹性阻力降低，顺应性增大，肺的回缩力减小，呼气后肺泡内残留气量增多，临床表现为呼气困难。

（二）非弹性阻力

非弹性阻力是指气体通过呼吸道时的摩擦阻力和所遇到的惯性阻力，包括惯性阻力、黏滞阻力和气道阻力。

惯性阻力（inertial resistance）指气流在发动、变速、换向时因气流惯性所产生的阻力。当进行平静呼吸时，呼吸频率及气流速率较小，惯性阻力可忽略不计。

黏滞阻力（viscous resistance）指呼吸时组织因相对位移所发生的摩擦力，占非弹性阻力的10%~20%。

气道阻力（airway resistance）指气体流经呼吸道时气体分子间、气体分子与气道壁之间的摩擦力，占非弹性阻力的80%~90%，是非弹性阻力的主要成分。

在一般情况下，虽然气道阻力仅占呼吸总阻力的约1/3，但是，气道阻力增加却是临床上通气障碍最常见的原因。健康成年人平静呼吸时，气道阻力主要发生在鼻、声门、气管、支气管及细支气管等部位。气道阻力的变化受以下因素的影响。①气流速度：气流速度与气道阻力呈反变关系，若其他条件不变，气流速度越快，则阻力越大，反之亦成立。②气流形式：呼吸道内的气流形式有层流和涡流两种，层流阻力小，涡流阻力大。涡流易发生于气流太快或呼吸道管腔不规则（如气管内有黏液、渗出物、肿瘤或异物等)时,使得气道阻力增大。在护理工作中,应注意利用排痰、清除异物或减少黏膜肿胀等方法减少涡流,以降低气道阻力。③气道口径:是影响气道阻力的主要因素,气道阻力的大小(R)与气道半径(r)的 4 次方成反比,即 $R \propto 1/r^4$。气道口径的大小受神经因素和体液因素的调节。呼吸道管壁平滑肌受迷走神经和交感神经支配。当迷走神经兴奋时,呼吸道平滑肌收缩,气道口径变小,气道阻力增大;当交感神经兴奋时,呼吸道平滑肌舒张,气道口径增大,气道阻力减小。人在夜间迷走神经紧张性会增强,因此,呼吸系统疾病引起的呼吸困难常在夜间加重。此外,一些体液因素也能影响气道平滑肌的舒缩,如儿茶酚胺可舒张平滑肌,减小气道阻力,组胺、缓激肽、5 – HT 等体液因子可促使呼吸道平滑肌收缩,增大气道阻力。

三、肺通气功能的评价

呼吸气量的大小是反映肺通气功能的重要指标,呼吸气量包括肺容积、肺容量、肺通气量、残气量及功能残气量等,除残气量和功能残气量外,其余呼吸气量均可通过肺活量计直接测得。

(一)肺容积

肺容积指肺内气体的容积,有 4 种基本肺容积:潮气量、补吸气量、补呼气量和残气量。它们之间互不重叠,全部相加后等于肺总量(图 9 – 5)。

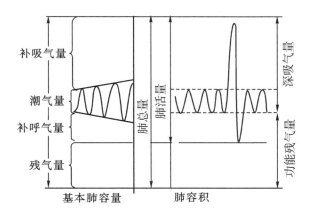

图 9 – 5 肺容积和肺容量示意图

1. 潮气量 潮气量(tidal volume,TV)指平静呼吸时每次吸入或呼出的气体量。正常成年人的潮气量为 400 ~ 600 mL,平均约为 500 mL。潮气量的多少与年龄、性别、身材、运动强度及情绪等因素有关。

2. 补吸气量 补吸气量(inspiratory reserve volume,IRV)指平静吸气末再尽力吸气所能吸入的气体量。正常成年人的补吸气量为 1500 ~ 2000 mL,补吸气量的多少可反映人体的吸气储备能力。

3. 补呼气量 补呼气量(expiratory reserve volume,ERV)指平静呼气末再尽力呼气所能呼出的气体量。正常成年人的补呼气量为 900 ~ 1200 mL,补呼气量的多少可反映人体的呼气储备能力。

4. 残气量 残气量（residual volume，RV）指最大呼气末，残存于肺中不能呼出的气体量。正常成年人的残气量为 1000~1500 mL。此气量不能从肺活量计上直接读出，只能用间接测量法测量。残气量过大表示肺通气功能不良，常见于支气管哮喘和肺气肿患者。

（二）肺容量

肺容量（pulmonary capacity）指肺容积中两项或两项以上的联合气体量，包括深吸气量、功能残气量、肺活量和肺总量（图9-5）。

1. 深吸气量 深吸气量（inspiratory capacity，IC）指平静呼气末做最大吸气所能吸入的气体量，为潮气量和补吸气量之和，是衡量肺通气潜力的一个重要指标。深吸气量大，表示吸气储备能力大。

2. 功能残气量 功能残气量（functional residual capacity，FRC）指平静呼气末肺内残留的气体量，是残气量和补呼气量之和，正常成年人的功能残气量约为 2500 mL。功能残气量的存在有重要的意义：可以缓冲呼吸过程中肺泡内气体的湿度和成分变化，保持肺泡气体交换的连续性，比如缓冲肺泡内 P_{O_2} 和 P_{CO_2} 的急剧变化，保证肺泡气和动脉血液中的 P_{O_2}、P_{CO_2} 会随呼吸过程而出现大的波动，有利于肺换气。肺气肿患者的肺弹性回缩力降低，功能残气量增大；当发生肺纤维化、肺弹性阻力增大时，功能残气量减小。

3. 肺活量 肺活量（vital capacity，VC）指做一次尽力吸气后再尽力呼气所能呼出的最大气体量，它是潮气量、补吸气量和补呼气量之和。正常成年男性的肺活量平均约为 3500 mL，正常成年女性的肺活量平均约为 2500 mL。肺活量的大小与年龄、性别、身材、体位及呼吸肌的强弱等因素有关，男性大于女性，儿童和老年人较小。一般立位时的肺活量较卧位时多约 300 mL。肺活量可反映一次呼吸时肺的最大通气能力，是测定肺静态通气功能的常用指标。肺活量的测定简便，可重复性好，定期检查有助于了解呼吸器官功能的变化，对工矿企业防治尘肺等职业病有一定的实用价值。但肺活量的个体差异较大，一般只宜与自身相比较。肺活量作为肺通气的功能指标有不足之处，这个不足之处就是由测定呼气量时不限制呼气的时间所致。对某些肺疾病（如肺组织弹性降低或呼吸道狭窄）的患者来说，虽然通气功能已受损，但延长呼气时间后所测得的肺活量仍可在正常范围内。因此，肺活量不能充分反映肺组织的弹性状态和气道的通畅程度，即不能充分反映肺通气的功能状态。因此，有人提出使用用力呼气量来更好地反映肺通气功能。

用力呼气量（forced expiratory volume，FEV）也称时间肺活量（timed vital capacity，TVC），指尽力吸气后，以最大的力量及最快的速度尽力呼气时所能呼出的最大气体量，通常以它所占肺活量的百分比来表示。因克服了测量肺活量时不限制呼气时间的缺陷，TVC 更能客观地反映肺的通气功能，是测定肺动态通气功能的常用指标。正常成人第 1 秒用力呼气量（FEV_1）约占用力肺活量（forced vital capacity，FVC）的 83%，第 2 秒 FEV 约占 FVC 的 96%，第 3 秒 FEV 约占 FVC 的 99%。FEV_1 在临床上最常用。对限制性肺疾病（如肺纤维化等）患者来说，FEV_1 和 FVC 均降低，但 FEV_1/FVC 仍可正常甚至超过 80%；而对阻塞性肺疾病（如支气管哮喘等）患者来说，FEV_1 的降低比 FVC 更明显，FEV_1/FVC 也会降低，因此，往往需要较长的时间才能呼出相当于肺活量的气体。由此可见，FEV_1/FVC 是评价慢性阻塞性肺疾病的常用指标，也常用于鉴别阻塞性肺疾病和限制性肺疾病。

4. 肺总量 肺所能容纳的最大气体量为肺总量（total lung capacity，TLC）。肺总量是肺活量和残气量之和。正常成年男性的肺总量平均为 5000 mL，正常成年女性的肺总量平均为 3500 mL。肺总量的大小因性别、年龄、身材、运动锻炼情况及体位改变等因素的不同而不同。

（三）肺通气量

以上指标仅仅是测一次吸入或呼出的气量，并不能全面衡量肺的通气功能，因此，生理学上又提出用肺通气量来全面衡量肺的通气功能。

1. 每分肺通气量 平静呼吸时，每分钟吸入或呼出肺的气体总量称为每分肺通气量（pulmonary ventilation volume）。每分肺通气量等于潮气量与呼吸频率的乘积，即：

$$每分肺通气量 = 潮气量 × 呼吸频率$$

当进行平静呼吸时，正常成年人的呼吸频率为 12～18 次/分，潮气量约为 500 mL，则每分肺通气量为 6000～9000 mL。每分肺通气量因性别、年龄、身材和运动锻炼情况的不同而异。因此，在对不同个体进行比较时，应在基础条件下以每平方米体表面积的通气量为单位来计算每分肺通气量。劳动和运动时每分肺通气量达到最大值。当尽力进行深而快的呼吸时，每分钟所能吸入或呼出的最大气体量为最大随意通气量，其可反映单位时间内充分发挥最大通气潜能后所能达到的最大通气量。最大随意通气量一般可达 70～120 L，最大可达 150 L，是评估个体能进行多大运动量的重要生理指标。通气功能的储备能力通常可用通气储量百分比来衡量，其正常值应 ≥93%，若 <70% 则为通气功能严重受损。

$$通气储量百分比 = （最大通气量 - 每分平静通气量）÷ 最大通气量 × 100\%$$

2. 无效腔 整个呼吸道中无气体交换功能的管腔称为无效腔。无效腔可分为解剖无效腔（anatomical dead space）和肺泡无效腔（alveolar dead space）两部分。从鼻至终末细支气管以前的呼吸道内的气体，不参与肺泡与血液之间的气体交换，生理学上将这部分气道称为解剖无效腔。正常成年人解剖无效腔的容积约为 150 mL。进入肺泡内的气体也可由于血流在肺内分布不均匀而不能与血液进行气体交换。未能进行气体交换的这部分肺泡容量称为肺泡无效腔。正常人的肺泡无效腔接近于零。肺泡无效腔与解剖无效腔之和称为生理无效腔（physiological dead space）。健康成人平卧时的生理无效腔几乎等于解剖无效腔。由于无效腔的存在，每次吸入的新鲜空气并不能全部进入肺泡内参与气体交换。因此，衡量真正有效的气体交换效率，应以每分肺泡通气量为准。

3. 每分肺泡通气量 每分钟吸入肺泡的新鲜空气量，称为每分肺泡通气量（alveolar ventilation volume），它是真正能够与血液进行气体交换的有效通气量，故又称有效通气量。正常成人安静时的每分肺泡通气量约为 4.2 L/min，约占每分通气量的 70%。每分肺泡通气量是反映肺通气效率的重要指标，其大小主要受潮气量和呼吸频率的影响。即：

$$每分肺泡通气量 = （潮气量 - 无效腔气量）× 呼吸频率$$

如表9-1所示，从气体交换的角度分析，一方面，在一定范围内，深而慢的呼吸比浅而快的呼吸的效率更高、更加有效；另一方面，深而慢的呼吸虽然有利于机体获得 O_2，但过度通气会呼出过多的 CO_2，降低血液中的 P_{CO_2}，减弱对呼吸中枢的刺激作用，引起呼吸暂停。如患者在接受麻醉手术时，采用人工呼吸过度通气可引发呼吸性碱中毒。正常成人在呼吸中枢的调节下，呼吸频率、呼吸深度会与当时机体所处的体内外环境和状态相适应。

表9-1　不同潮气量和呼吸频率时的每分通气量和每分肺泡通气量比较

呼吸形式	潮气量/mL	呼吸频率（次/分）	每分肺通气量（mL/min）	每分肺泡通气量（mL/min）
平静呼吸	500	12	500×12＝6000	（500－150）×12＝4200
浅快呼吸	250	24	250×24＝6000	（250－150）×12＝1200
深慢呼吸	1000	6	1000×6＝6000	（1000－150）×12＝10200

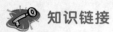 知识链接

肺通气功能障碍

肺通气障碍分为阻塞性通气障碍、限制性通气障碍以及两种均存在的混合型通气障碍3种类型。阻塞性通气障碍是由气道阻塞引起的通气障碍，其特点是用力肺活量和最大通气量降低，常见于肺气肿、慢性支气管炎、晚期支气管哮喘等疾病；限制性通气障碍是由于肺膨胀受到限制引起的通气障碍，特点是肺活量和深吸气量降低，常见于气胸、胸腔积液及肺纤维化等疾病。

第二节　呼吸气体的交换

一、气体交换的原理

气体交换包括肺换气（pulmonary gas exchange）和组织换气（gas exchange in tissue），具体来说是肺泡与血液之间以及血液与组织之间的 O_2 和 CO_2 的交换，它们都是以扩散方式进行的，遵循的物理原则也相同。当气体与液体（如血液）接触时，气体扩散的方向总是从分压高处向分压低处扩散，直至动态平衡。分压差越大，气体扩散的速度就越大。气体的扩散受多种因素的影响。通常将单位时间内气体扩散的容积称为气体扩散速率（D）。气体扩散速率与生物膜两侧的气体分压差（ΔP）、温度（T）、扩散的面积（A）、气体分子溶解度（S）均成正比，而与扩散的距离（d）和气体分子量（MW）的平方根均成反比。

$$D \propto (\Delta P \cdot T \cdot A \cdot S)/(d \cdot \sqrt{MW})$$

气体分子的溶解度与其分子量的平方根之比（即 $S/\sqrt{MW}$）称为扩散系数。在温度、扩散面积和扩散距离恒定的情况下，肺泡与静脉血之间的 P_{O_2} 差约为 P_{CO_2} 差的 10 倍（表9-2）；O_2 和 CO_2 在血浆中的溶解度分别为 21.1 mL/L 和 515.0 mL/L，由此可得出，

CO_2的溶解度比 O_2 的溶解度大 23 倍；O_2 的分子量为 32，而 CO_2 的分子量为 44，由此可得出，CO_2 与 O_2 分子量的平方根之比为 1.16∶1。在上述因素的综合影响下，CO_2 比 O_2 的扩散速率约快 2 倍。因为 CO_2 比 O_2 更容易扩散，所以临床上机体缺氧比 CO_2 潴留更常见，呼吸困难的患者常常先出现缺氧。

表 9-2　肺泡气、血液及组织中的 P_{O_2} 和 P_{CO_2}/mmHg

类型	肺泡气	静脉血	动脉血	组织
P_{O_2}	102	40	100	30
P_{CO_2}	40	46	40	50

二、肺换气

(一)肺换气过程

如图 9-6 所示，在肺泡内，肺泡气的 P_{O_2}(104 mmHg)高于静脉血的 P_{O_2}(40 mmHg)，

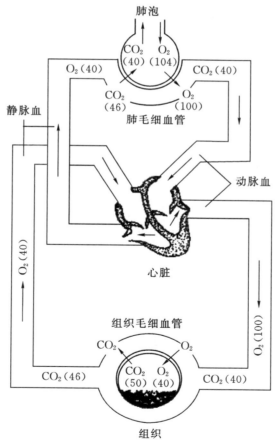

图中数字为气体分压/mmHg。

图 9-6　气体交换示意图

而肺泡气的 P_{CO_2}（40 mmHg）低于静脉血的 P_{CO_2}（46 mmHg）。因此，当肺动脉中的静脉血流经肺毛细血管时，O_2 和 CO_2 在气体分压差的推动下，由分压高的一侧扩散向分压低的一侧。具体为 O_2 由肺泡扩散入血液，而 CO_2 由静脉血扩散到肺泡，完成了肺换气。经过肺换气将静脉血变成含 O_2 较多、含 CO_2 较少的动脉血。肺换气过程极为迅速，仅需约 0.3 s 即可，通常血液流经肺毛细血管约需 0.7 s，因此当血液流经肺毛细血管全长的约 1/3 时就基本完成了肺换气过程。由此可见，肺换气功能具有很大的储备能力。

（二）影响肺换气的因素

影响气体扩散速率的因素（如气体分压差、溶解度、扩散面积及温度等）都可以影响气体交换的进行，其中扩散面积和扩散距离是影响人体肺换气的主要因素。此外，肺换气过程还受呼吸膜的厚度、面积和通气/血流值的影响。

1. 呼吸膜的厚度和面积　气体扩散量与呼吸膜的面积成正比，而与呼吸膜的厚度成反比。呼吸膜（respiratory membrane）是指肺毛细血管管腔与肺泡腔之间的膜，它由 6 层结构（图 9 - 7）组成：肺泡表面液体层（含肺泡表面活性物质）、肺泡上皮细胞层、肺泡上皮基底膜、肺泡上皮基底膜与毛细血管基膜层之间的间隙、毛细血管基膜层及毛细血管内皮细胞层。正常呼吸膜的总厚度不到 1 μm，平均厚度不到 0.6 μm，有的部位只有 0.2 μm，气体很容易扩散通过。在病理情况下，若呼吸膜增厚（如肺纤维化、肺水肿等），气体扩散的速率就会降低，扩散量就会减少。特别是在运动状态下，血流加速，缩短了气体在肺部的交换时间，这种改变对肺换气的影响会显得更加突出。

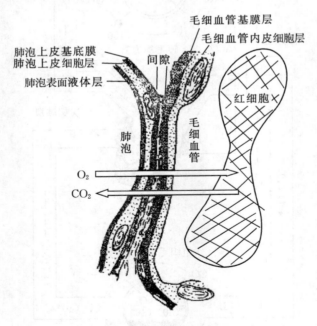

图 9 - 7　呼吸膜结构示意图

正常成人的肺内约有 3 亿个肺泡，呼吸膜的总扩散面积约为 70 m^2，在安静状态下，呼吸膜的扩散面积约为 40 m^2，因此具有很大的面积储备。当进行劳动或运动时，随着肺毛细血管开放的数量的增多和程度的增大，其有效扩散面积也会增大，这样就可以保证气体交换的顺利进行。肺实变、肺气肿、肺不张以及肺毛细血管阻塞均可使呼吸膜有效扩散面积减小、气体扩散量减少，进而可影响肺换气。

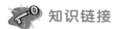 **知识链接**

慢性肺结核

由于慢性肺结核患者肺部长期有炎症，使肺间质纤维组织增生，再加上炎症渗出引起局部组织水肿，可使其呼吸膜厚度明显增加；另外，肺泡结构大量被破坏，可使呼吸膜面积显著减小。由于上述原因，气体扩散的速率明显下降，可显著降低肺换气的效率，使患者即使在安静状态下也呈现出明显的缺氧症状。

2. 通气/血流值　高效率的肺换气，既需要有足够的通气量，又需要有与之相匹配的血流量。每分钟肺泡通气量（VA）与每分钟肺血流量（Q）的比值，称为通气/血流值（ventilation/perfusion ratio，简称 VA/Q 值）。在安静状态下，正常成人的呼吸频率为12 次/分，肺泡通气量为 350 mL/min，由计算可得 VA 约为 4.2 L/min，如果 Q 为5 L/min，则 VA/Q 值约为 4.2/5 = 0.84。当 VA/Q 值为 0.84 时，通气量与血流量的匹配程度最高，肺泡气能与血液进行充分的气体交换，肺换气的效率最高。如 VA/Q 值减小，可能是由肺通气不足（如哮喘）或肺血流量过多，使部分静脉血得不到充分的气体交换，形成功能性动静脉短路所致；若 VA/Q 值增大，可能是由肺通气过剩或肺血流相对不足（如肺动脉部分栓塞），使部分肺泡气不能与静脉血进行充分的气体交换，造成肺泡无效腔增大所致（图9-8）。因此，无论 VA/Q 值增大还是减小，均可导致肺换气效率降低，使机体出现缺氧和 CO_2 潴留。值得提出的是，在安静状态下，健康成人的VA/Q值为 0.84，0.84 仅是平均值。在体位和重力的影响下，人体直立时的肺泡通气量从肺尖到肺底逐渐增大，同时肺毛细血管的血流也同样增多，但血流的增多更为明显。相关研究结果显示，VA/Q 值在肺尖部可高达 3 以上，而在肺底部可低至 0.6。

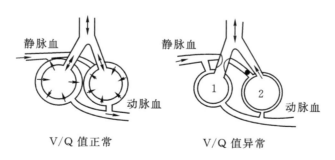

1—通气量减少；2—血流量减少。

图9-8　通气/血流（VA/Q）值示意图

综上所述，有效的肺换气有赖于肺泡通气与肺血流量的有效匹配。在正常情况下，也存在肺各部通气与血流的分布不均。人体自身的调节作用可在一定范围内对 VA/Q 值进行调整，同时加上正常肺的全部肺泡面积和毛细血管面积都远大于气体交换实际需要的面积，因此，在正常生理范围内出现的 VA/Q 值改变，并不影响机体对 O_2 的摄取和对 CO_2 的排出。但在病理情况下，肺通气与血流分布不均及比例的严重失调，就会使患者不能进行有效的肺换气而出现低氧血症。慢性阻塞性肺气肿患者就会产生低氧血症，这是因为，慢性阻塞性肺气肿患者呼吸道不畅、呼吸困难，导致肺泡内大量积气，同时肺内压升高又会压迫肺泡壁毛细血管，使其血流量减少，血流量的减少会引起局部组织缺氧，缺氧会引起毛细血管纤维组织增生、毛细血管闭塞，这会进一步减少流经肺泡的血流量，使 VA/Q 值明显增加、肺换气效率降低，进而导致患者发生低氧血症。

三、组织换气

（一）组织换气的过程

组织换气的机制和影响因素与肺换气相似。动脉血流经组织毛细血管时，由于组织中的 P_{O_2}（40 mmHg）低于动脉血的 P_{O_2}（100 mmHg），组织中的 P_{CO_2}（50 mmHg）高于动脉血的 P_{CO_2}（40 mmHg），在气体分压差的推动下，动脉中的 O_2 由血液向组织扩散，同时 CO_2 由组织向血液扩散，完成了组织换气。通过组织换气，将动脉血变成了含 CO_2 较多、含 O_2 较少的静脉血（图 9 - 6）。

（二）影响组织换气的因素

组织换气受毛细血管的血流量、组织细胞与毛细血管之间的距离、组织的代谢水平及组织的血流量等多种因素的影响。这些因素既可以直接影响换气动力，又可以彼此相互作用，影响换气过程。例如，当组织细胞代谢旺盛时，耗氧量和生成的 CO_2 均增多，造成血液与组织细胞间 O_2 和 CO_2 气体分压差的增大，促进气体交换。与此同时，由于产生的酸性物质增多，毛细血管大量开放，血供增加，有利于气体交换。另外，组织细胞距离毛细血管越远，则气体扩散的距离越大，扩散速度越低，换气越少。当组织水肿时，气体扩散距离的增大可影响组织细胞的气体交换，同时可使组织液的静水压上升，压迫毛细血管，甚至中断组织供氧。当组织血流量较少时，其运输 O_2 和 CO_2 的功能降低，不利于气体交换。

第三节　气体在血液中的运输

O_2 经肺换气摄取后，通过血液循环运输到机体各器官、组织中，以供细胞利用；CO_2 由细胞代谢产生并经组织换气进入血液后，同样要被血液循环运送到肺并排出体外。由此可见，气体在血液中的运输是沟通内呼吸与外呼吸的重要的中间环节。O_2 和 CO_2 在血液中的运输形式有两种，即物理溶解与化学结合。进入血液的气体必须先溶解后才能发生化学结合，而结合状态的气体也必须先分解，在血浆中呈解离状态才能逸出血液，体内气体的物理溶解与化学结合处于动态平衡。物理溶解的气体虽然重要，但所占比例极小，气体主要以化学结合的形式进行运输。

一、氧的运输

(一)物理溶解

气体的溶解量取决于该气体的溶解度和分压差，分压高、溶解度高的气体溶解的量多；反之亦成立。O_2 在血液中的溶解度较低，正常成人每 100 mL 动脉血中溶解的 O_2 不超过 0.3 mL。通过物理溶解的方式运输的 O_2，约占血液中 O_2 总运输量的 1.5%。

(二)化学结合

O_2 的化学结合指 O_2 与红细胞内的血红蛋白(Hb)结合，形成氧合血红蛋白(HbO_2)的过程。正常成人每 100 mL 动脉血中与 Hb 结合的 O_2 约为 20 mL，约占血液中 O_2 总运输量的 98.5%。O_2 的运输主要靠化学结合，即 HbO_2。

1. Hb 与 O_2 的可逆性结合　Hb 与 O_2 的可逆性结合，可表示为下式。

$$Hb + O_2 \xrightleftharpoons[P_{O_2}低(组织)]{P_{O_2}高(肺泡)} HbO_2$$

Hb 与 O_2 的结合呈现出如下特征：①反应速度快、不需要酶的催化，呈可逆性，反应的方向主要取决于血液中的 P_{O_2}。当血液流经肺部时，因肺泡的 P_{O_2} 高，血液中的 Hb 与 O_2 结合成 HbO_2；当血液流经组织时，因组织处的 P_{O_2} 低，血液中的 HbO_2 迅速解离，释放出 O_2，成为 Hb。②Hb 与 O_2 的结合是氧合而不是氧化。1 个 Hb 分子由 1 个珠蛋白和 4 个血红素构成，每个血红素含 1 个 Fe^{2+}，Fe^{2+} 与 O_2 的结合是可逆的，不改变铁离子的价态，故不属于氧化，而是可逆性的结合(即氧合)。③HbO_2 呈鲜红色，脱氧 Hb 呈紫蓝色。当血液中脱氧 Hb 的含量超过 5 g/100 mL 时，在毛细血管丰富的浅表部位(如皮肤、黏膜、甲床等处)可呈暗紫色，这种现象称为发绀(cyanosis)。一般认为发绀是 HbO_2 减少、脱氧 Hb 增加的结果，是缺氧的指征之一。但也有例外，红细胞增多(如高原性红细胞增多症)或血红蛋白异常增多的人，血液中 Hb 的总含量很多，会出现发绀，但机体不一定缺氧；严重贫血的患者，血液中 Hb 的总含量较少，虽有缺氧症状，但无发绀现象。此外，当发生 CO 中毒时，CO 与 Hb 的亲和力是 O_2 的 200 倍以上，CO 与 Hb 结合形成 HbCO，使 Hb 失去结合 O_2 的能力，造成人体缺氧。此时患者无发绀，会出现特征性的樱桃红色(HbCO 显色)。

2. Hb 的氧合能力　1 分子 Hb 最多能结合 4 分子 O_2，虽然 Hb 与 O_2 的结合能力很强，但也是有一定限度的，表现为饱和性。通常将 100 mL 血液中的 Hb 所能结合的最大 O_2 量称为 Hb 氧容量(oxygen capacity of Hb)。生理学上将 100 mL 血液中 Hb 实际结合的 O_2 量称为 Hb 氧含量(oxygen content of Hb)。Hb 氧含量与 Hb 氧容量的百分比称为 Hb 氧饱和度(oxygen saturation)。在通常情况下，血液中溶解的 O_2 甚少，比起结合的 O_2 可忽略不计。因此，常把 Hb 氧容量、Hb 氧含量、Hb 氧饱和度称为血氧容量、血氧含量、血氧饱和度。通常用血氧饱和度表示血液中含氧的多少，其大小主要取决于 P_{O_2}。

$$血氧饱和度 = (氧含量/氧容量) \times 100\%$$

按此计算，健康成人动脉血的血氧饱和度约为 98%，而静脉血的血氧饱和度约为 75%。

3. 氧解离曲线及其影响因素　反映 Hb 氧饱和度与 P_{O_2} 关系的曲线称为 Hb 的氧解

离曲线（oxygen dissociation curve），简称氧离曲线（图 9 - 9）。

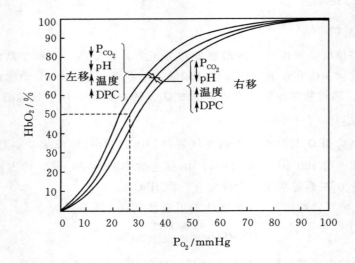

图 9 - 9　氧离曲线及其主要影响因素

由氧离曲线可知，在一定范围内血氧饱和度与 P_{O_2} 成正相关，但并非完全呈线性关系，而是呈近似"S"形关系。氧离曲线具有重要的生理特点和生理意义，它可分为以下三段。

（1）曲线上段：较平坦，相当于 P_{O_2} 在 60 ~ 100 mmHg 间的 Hb 氧饱和度，是反映 O_2 与 Hb 结合的部分。当 P_{O_2} 为 100 mmHg 和 60 mmHg 时，Hb 氧饱和度分别为 97.4% 和 90%，这表明在此范围内 Hb 与 O_2 的亲和力较高，当 P_{O_2} 发生变化时，Hb 氧饱和度变化较小。因此，在此范围内机体能在不同的 P_{O_2} 下保持足够的摄氧量，组织不易出现缺氧，具有较大的安全系数。比如在高原生活者、在高空作业者或有轻度呼吸功能不全的患者，即使吸入气或肺泡气的 P_{O_2} 有所下降，但只要 P_{O_2} 不低于 60 mmHg，Hb 氧饱和度仍可保持在 90% 以上，血液仍可携带足够的 O_2，而不会出现明显的低氧血症。值得注意的是，上述特点也说明，在此阶段仅靠提高吸入气中的 P_{O_2}，对 O_2 的摄取并无帮助。当上述情况掩盖某些呼吸系统疾病所致的早期缺氧，导致病情进一步恶化或血 P_{O_2} 下降很少时，血氧饱和度就会急转直下，使患者出现严重的缺氧症状。

（2）曲线中段：较陡，相当于 P_{O_2} 在 40 ~ 60 mmHg 间的 Hb 氧饱和度，是反映 HbO_2 释放 O_2 的部分。曲线中段表明 P_{O_2} 轻度下降即可引起 Hb 氧饱和度的大幅度下降，使 HbO_2 释放较多的 O_2，能够满足在安静状态下组织代谢所需的氧供。当血液流经组织后，动脉血的 P_{O_2} 由 100 mmHg 下降为混合静脉血的 40 mmHg，Hb 氧饱和度由 97.4% 下降至 75%，Hb 氧含量由 19.4 mL/100 mL 下降至 14.4 mL/100 mL，即每 100 mL 动脉血流经组织时可释放 5 mL O_2。

（3）曲线下段：最陡，相当于 P_{O_2} 在 15 ~ 40 mmHg 间的 Hb 氧饱和度，可反映 HbO_2 与 O_2 解离的部分。曲线下段表明 P_{O_2} 稍有下降即可引起 Hb 氧饱和度的大幅度下降，使 HbO_2 释放大量的 O_2。当组织活动加强时，组织中的 P_{O_2} 可降至 15 mmHg，Hb 氧饱和度下降至约 22%，Hb 氧含量只有 4.4 mL/100 mL，这表明每 100 mL 动脉血能供给组织

150 mL O_2，是安静时的 3 倍。因此，这段曲线反映了血液对组织供氧有很大的储备能力，能满足组织活动增强时的需要。另外，此段曲线的特点还提示，当血液 P_{O_2} 较低时，只要吸入少量的 O_2，便可明显提高 P_{O_2}，从而提高氧含量和氧饱和度。因此，当慢性阻塞性呼吸障碍患者出现低氧血症时，对其可采用低浓度间断吸氧疗法来进行治疗。

4. **影响氧离曲线的因素** 当 Hb 与 O_2 的亲和力发生变化时，就可使氧离曲线的位置发生偏移。影响氧离曲线的因素较多，主要有血液 P_{CO_2}、pH、温度和 2,3 - 二磷酸甘油酸（2,3 - diphosphoglyceric acid，2,3 - DPG）。①P_{CO_2} 和 pH 的影响。CO_2 的产生量或酸性代谢产物的产生量增多，使血液 P_{CO_2} 升高、pH 值降低、氧离曲线右移，即 Hb 结合 O_2 的能力减弱，O_2 释放量增多，有利于组织对 O_2 的摄取；反之，血液 P_{CO_2} 降低、pH 值升高、氧离曲线左移，表明 Hb 结合 O_2 的能力增强，而 O_2 释放量减少。pH 对 Hb 与 O_2 的亲和力的这种影响称为波尔效应。波尔效应既有利于肺毛细血管血液的氧合，又有利于组织毛细血管血液释放 O_2。②温度的影响。温度升高，氧离曲线右移，Hb 与 O_2 的亲和力降低，有利于血液在组织中释放 O_2；反之，温度降低，氧离曲线左移，Hb 与 O_2 的亲和力增高，有利于血液在肺部摄取 O_2，如进行低温麻醉时，氧离曲线左移使得氧合血红蛋白不会解离出较多的 O_2。③2,3 - 二磷酸甘油酸的影响。红细胞在无氧糖酵解中形成的 2,3 - DPG，可使 Hb 与 O_2 的结合力减弱，氧离曲线右移，促进 O_2 的释放，有利于人体对低 O_2 环境的适应；反之，2,3 - DPG 降低，氧离曲线左移，有利于 Hb 与 O_2 的结合（图 9 - 9）。利用上述现象，临床上对一些高热患者可采用低温疗法，在治疗期间，除脑、心等重要器官外的其他组织的代谢活动显著降低，耗氧量减少，HbO_2 解离减少；当脑、心（尤其是脑）的代谢活动增强时，耗氧量增多，P_{CO_2} 增高，HbO_2 可解离出更多的 O_2 以供其利用。

二、二氧化碳的运输

(一)物理溶解

物理溶解的 CO_2 约占 CO_2 总运输量的 5%，CO_2 在血液中物理溶解的量比 O_2 大，每 100 mL 静脉血中可溶解 3 mL 的 CO_2。

(二)化学结合

化学结合的 CO_2 约占 CO_2 总运输量的 95%，是 CO_2 运输的主要形式，其中以碳酸氢盐形式运输的 CO_2 约占 88%，而以氨基甲酸血红蛋白形式运输的 CO_2 约占 7%。

1. **碳酸氢盐形式** 当血液流经组织时，CO_2 由组织顺分压差扩散至血浆，大部分 CO_2 进入红细胞，在红细胞内的碳酸酐酶的催化下，与 H_2O 迅速结合生成 H_2CO_3，并很快解离成 H^+ 和 HCO_3^-。解离出的 H^+ 与 Hb 结合，生成 HHb，促进氧的释放以供组织利用，同时红细胞内的 HCO_3^- 不断增加，小部分 HCO_3^- 在细胞内以 $KHCO_3$ 的形式存在，其余大部分（约 70%）HCO_3^- 则顺浓度差扩散入血浆，与 Na^+ 结合，生成 $NaHCO_3$，它是血液中重要的碱储备。HCO_3^- 不断扩散进入血浆，而红细胞细胞膜对正离子不易通透，就会造成红细胞细胞膜内外的电位差，为了保持细胞内外的电荷平衡，就会吸引 Cl^- 向红细胞内转移，这一现象称为氯转移（图 9 - 10）。此反应是可逆的，当静脉血流经肺部毛细血管时，肺泡的 P_{CO_2} 较低，CO_2 顺分压差不断地由血浆扩散入肺泡。上述反应向相反方向进行，CO_2 就被释放出体外。

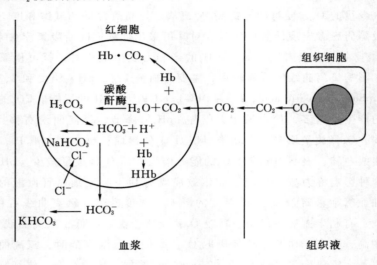

图 9-10　CO_2 在血液中的运输示意图

2. 氨基甲酸血红蛋白形式　当血液流经组织时，进入红细胞的小部分 CO_2 可直接与 Hb 的氨基结合，生成氨基甲酸血红蛋白（carbaminohemoglobin，HbNHCOOH）与 O_2。如下式：

$$HbNH_2O_2 + CO_2 \underset{P_{CO_2}\text{低（肺）}}{\overset{P_{CO_2}\text{（组织）}}{\rightleftharpoons}} HbNHCOOH + O_2$$

上述反应不需要酶的参与，反应迅速并可逆。调节这一反应的主要因素是氧合作用。HbO_2 与 CO_2 结合的能力比 Hb 与 CO_2 结合的能力小 3.5 倍。在体循环中，当血液流经组织时，HbO_2 释放出 O_2，成为 Hb，促进 Hb 与 CO_2 结合生成 HbNHCOOH；在肺循环中，当血液流经肺部时，O_2 与 Hb 形成 HbO_2，促进 HbNHCOOH 解离，释放出 CO_2 和 H^+。

第四节　呼吸运动的调节

呼吸运动是由许多呼吸肌协调配合、共同完成的节律性运动，其深度和频率可随体内外环境的改变而发生相应的变化，使肺通气量与机体的代谢水平相适应，以维持内环境的稳定。例如，当进行劳动或运动时，代谢增强，呼吸运动加深、加快，肺通气量增加，摄入更多的 O_2，排出更多的 CO_2，以适应代谢水平的变化。呼吸运动的调节是由神经调节和体液调节来共同实现的。神经调节包括随意和非随意两个不同的中枢控制系统，主要调节呼吸运动的节律性。体液调节主要是维持动脉血内的 P_{O_2} 和 P_{CO_2} 的稳定。

一、呼吸中枢

呼吸中枢（respiratory center）是指在中枢神经系统中产生，以调节呼吸运动的神经细胞群。呼吸中枢广泛分布在大脑皮质、间脑、脑桥、延髓和脊髓等部位。它们在呼吸节律的产生和调节中所起的作用不同。正常的呼吸运动是在各级呼吸中枢的共同作用下实现的，有赖于各级呼吸中枢的相互协调和相互制约，以及对各种传入冲动的整合作用。

相关的动物实验结果表明，若在脑桥平面（图 9 - 11，A 平面）以上进行横切后，呼吸节律无明显变化；在脑桥的上部与中部之间（图 9 - 11，B 平面）横切后，呼吸将变深、变慢，若同时切断双侧迷走神经，则会出现长吸式呼吸；在延髓与脑桥间（图 9 - 11，C 平面）横切，保留延髓及其以下部分，则会出现喘息样呼吸；在延髓和脊髓间（图 9 - 11，D 平面）横切，保留脊髓以下部分，则呼吸运动会立即停止并不再恢复。据此可以认为，产生和协调节律性呼吸运动的基本中枢应位于脊髓以上，且呼吸中枢的部位有延髓喘息中枢、脑桥长吸中枢和脑桥呼吸调整中枢之分。

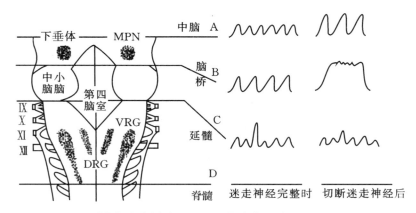

DRG 为背侧呼吸组，VRG 为腹侧呼吸组，

MPN 为臂旁内侧核，A、B、C、D 为在不同平面横切。

图 9 - 11　脑干内呼吸有关核团（左）和在不同平面横切脑干后呼吸的变化（右）

（一）脊髓

脊髓中支配呼吸肌的运动神经元位于第 3~5 颈段（支配膈肌）和胸段（支配肋间肌和腹肌等）前角。通过上述动物实验可以得出，节律性呼吸运动不是在脊髓产生的，脊髓只是联系呼吸肌与高位呼吸中枢的中继站，也是整合某些呼吸反射的初级中枢。

（二）延髓

上述动物实验表明，延髓是产生呼吸节律的基本中枢，但正常呼吸节律的形成还需上位呼吸中枢的调节。延髓的呼吸神经元可分为背侧呼吸组（dorsal respiratory group，DRG）和腹侧呼吸组（ventral respiratory group，VRG）两组神经团。前者位于延髓背内侧（孤束核的腹外侧部），后者位于延髓腹外侧（疑核、后疑核和面神经后核）。DRG 主要含吸气神经元，与吸气神经元同步发射冲动，主要作用是收缩吸气肌，产生吸气动作。VRG 含有多种吸气和呼气两组类型的呼吸神经元，主要作用是收缩呼气肌而引起主动呼气，也可调节咽喉部的辅助呼吸肌以及脊髓和延髓内的呼吸神经元的活动。

（三）脑桥

脑桥的呼吸神经元位于臂旁内侧核（medial parabrachial nucleus，MPN）和相邻的核（kolliker fuse，KF），两者主要含呼气神经元，是脑桥呼吸中枢的所在部位，其作用是限制吸气，促使吸气转换为呼气，防止吸气过长、过深。由此可见，正常呼吸节律的产生有赖于延髓和脑桥这两个呼吸中枢的共同作用。

（四）高位脑

高位脑指在脑桥以上的高级中枢部位，如大脑皮质、边缘系统、下丘脑等。高位脑对呼吸运动有一定的调节作用。在一定程度上，大脑皮质可以随意控制脊髓呼吸神经元和低位脑干的活动，以保证其他与呼吸运动相关活动的正常完成。例如，日常生活中，在一定程度上可进行屏气或呼吸加深、加快，或在谈话、唱歌、吹奏乐器时需要有意识地改变呼吸的频率和深度，这些均是在大脑皮质的控制和调节下完成的，都属于行为性呼吸调节。此外，条件反射或情绪改变也可引起呼吸运动的变化，这说明大脑具有调节呼吸运动的功能。例如，当运动员看见或听到竞赛信号时，呼吸运动随即开始加深、加快。

需要注意的是，低位脑干（脑桥和延髓）对呼吸运动的调节属于不随意的自主呼吸节律调节系统，而大脑皮质对呼吸运动的调节属于随意呼吸调节系统。由于这两个系统的下行神经通路是分开的，在临床上可出现自主呼吸和随意呼吸分离的现象。如对脊髓前外侧索下行的自主呼吸通路受损的患者来说，虽自主呼吸出现异常甚至消失，但其仍可进行随意呼吸。不过，此类患者一旦入睡，呼吸运动就会停止，因此，常需借助人工的机械通气来维持肺通气。

（五）呼吸节律的形成

关于正常呼吸节律的形成机制，目前尚未完全明确，常用起步细胞学说和神经元网络学说来对其进行解释。

起步细胞学说的实验依据多来自新生动物，此学说认为节律性呼吸是由延髓内具有起步样活动的神经元的节律性兴奋引起的，较好地解释了新生动物呼吸节律的形成。神经元网络学说的实验依据主要来自成年动物，此学说认为呼吸节律的产生依赖于延髓内呼吸神经元复杂的相互联系和相互作用，在阐述成年动物的呼吸节律形成中该学说占主导地位。关于正常呼吸节律的形成机制，多年来，众多学者在大量实验研究的基础上提出了多种模型，但都由于有许多不完善之处，至今尚不清楚，仍有待进一步研究。

二、呼吸运动的反射性调节

各种感受器传入冲动到达中枢神经系统后，通过反射的方式来实现对呼吸运动调节的过程，称为呼吸运动的反射性调节。其主要包括化学感受性反射、机械感受性反射及防御性呼吸反射三类。呼吸的节律性活动虽受中枢神经系统控制，但呼吸运动的深度、频率等也受来自呼吸器官本身以及血液循环等其他器官系统感受器传入冲动的反射性调节。

（一）化学感受性反射

动脉血、组织液和脑脊液中的 P_{O_2}、P_{CO_2} 和 H^+ 浓度等化学因素的改变对呼吸运动的调节发挥着影响，这称为化学感受性呼吸反射。这些化学因素的变化通过化学感受性呼吸反射来调节呼吸运动，以维持机体正常的代谢活动。

1. 化学感受器　根据所在部位的不同，可将化学感受器分为外周化学感受器和中枢化学感受器两种。

（1）外周化学感受器：主要指颈动脉体和主动脉体，可直接感受动脉血中 P_{O_2}、P_{CO_2} 或 H^+ 浓度的变化，可反射性地调节呼吸。相关实验证明，当动脉血中 P_{O_2} 降低、P_{CO_2} 升高或 H^+ 浓度升高时，可兴奋外周化学感受器，冲动经窦神经（后并入舌咽神经）和迷走神经传入延髓，反射性地引起呼吸加深、加快和血液循环功能的变化。其中，颈动脉体主要调节呼吸运动，而主动脉体主要调节血液循环。

（2）中枢化学感受器：位于延髓腹外侧浅表部位，左右对称，可分为头、中、尾 3 个区（图 9 – 12A）。其中，中区是将头区、尾区传入冲动投射到脑干呼吸中枢的中继站。中枢化学感受器的适宜刺激是脑脊液和局部细胞外液中的 H^+。当血液中的 P_{CO_2} 升高时，CO_2 能迅速透过血脑屏障，在碳酸酐酶的作用下于脑组织内与 H_2O 结合，生成 H_2CO_3，继而解离出 H^+，H^+ 刺激中枢化学感受器，兴奋呼吸中枢（图 9 – 12B）。因为脑脊液中碳酸酐酶含量少，生成 H_2CO_3 的反应很慢，所以 CO_2 的反应有一定的延迟。因为血液中的 H^+ 不易通过血脑屏障，所以对中枢化学感受器的作用较小。低氧不刺激中枢化学感受器，但能直接抑制呼吸中枢。

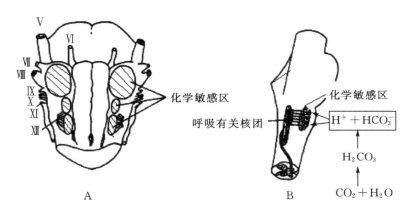

A. 延髓腹外侧的中枢化学敏感区；B. 血液或脑脊液 P_{CO_2} 升高刺激呼吸中枢的机制。

图 9 – 12　中枢化学感受器

2. CO_2、H^+ 和 O_2 对呼吸运动的影响

（1）CO_2 的影响：CO_2 是最重要的调节呼吸运动的生理性化学因子，血液中一定水平的 P_{CO_2} 对维持呼吸和呼吸中枢的兴奋性是必需的。如果过度通气后 CO_2 排出过多，动脉血 P_{CO_2} 过低，减弱对呼吸中枢的刺激，可使呼吸减弱或暂停。在一定范围内，动脉血 P_{CO_2} 升高，呼吸加深、加快，肺通气量增大（图 9 – 13A），例如，当吸入气中的 CO_2 浓度由正常的 0.04% 增加到 1% 时，肺通气量开始增加；当吸入气中的 CO_2 浓度增加到 4% 时，肺通气量可增加 1 倍。但当吸入气中的 CO_2 浓度超过一定水平时，则会出现 CO_2 麻醉和呼吸抑制效应，例如当吸入气中的 CO_2 浓度超过 7% 时，肺通气量不能再相应增加，不能完全、及时地清除 CO_2，使动脉血 P_{CO_2} 大幅上升，导致中枢神经系统（包括呼

吸中枢）活动抑制，引起呼吸困难、头痛、惊厥、头昏甚至昏迷，出现 CO_2 麻醉。

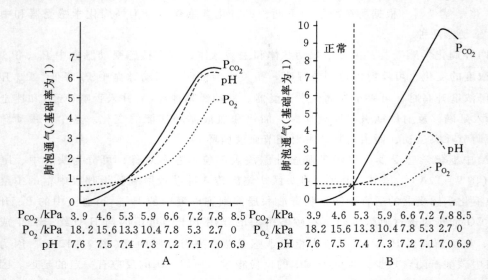

A. 改变一种因素，控制另两种因素不变；B. 改变一种因素，不控制另两种因素。

图 9-13　动脉血 P_{CO_2}、P_{O_2}、pH 的改变对肺泡通气的影响

CO_2 刺激呼吸的作用是通过两条途径实现的：一是刺激中枢化学感受器；二是刺激外周化学感受器。因为血液中的 CO_2 极易通过血脑屏障，生成 H^+，刺激中枢化学感受器，兴奋呼吸中枢，所以中枢化学感受器在 CO_2 对呼吸运动的调节中是主要的，约占总效应的 80%，但反应较慢。在动脉血 P_{CO_2} 突然升高而引起的呼吸快速反应中，外周化学感受器起主要作用。

（2）H^+ 的影响：H^+ 的作用机制与 CO_2 相似。动脉血中 H^+ 的浓度增加，呼吸加深、加快，则肺通气量增加（图 9-13A）。例如，代谢性酸中毒、糖尿病或肾衰竭等患者血液中 H^+ 的浓度增加，呼吸加强，出现库斯莫尔呼吸；动脉血中 H^+ 的浓度降低，呼吸运动受到抑制，如碱中毒的患者身上就会出现这种情况。因为血液中的 H^+ 不易通过血脑屏障，所以血液中的 H^+ 对呼吸的影响主要是通过外周化学感受器来实现的。

（3）O_2 的影响：在一般情况下，动脉血 P_{O_2} 对正常呼吸的调节作用并不大，只有当动脉血 P_{O_2} 降低到 80 mmHg（10.4 kPa）时，才可觉察到肺通气量的增加，此时动脉血 P_{O_2} 对呼吸的调节作用才有重要意义；当动脉血 P_{O_2} 下降到 60 mmHg（7.8 kPa）以下时，低氧对呼吸的兴奋作用才出现明显的效果。相关实验结果证明，P_{O_2} 下降可通过刺激外周化学感受器来兴奋呼吸中枢，使呼吸加深、加快，肺通气量增加。但低氧对呼吸中枢的直接作用是抑制性的。在一定程度上，低氧通过刺激外周化学感受器来兴奋呼吸中枢，以抵抗对呼吸中枢的抑制作用。当出现轻中度低氧时，可表现为呼吸加强，通气量增加；但当发生严重缺氧时，动脉血 P_{O_2} 下降到 40 mmHg（5.3 kPa），不足以克服低氧对呼吸中枢的抑制作用，将出现呼吸减弱甚至停止。如对于在高山生活或在高空工作者来说，由于大气压降低，吸入气的 P_{O_2} 也明显降低，会刺激化学感受器，兴奋呼吸；对于严重肺气肿或肺心病患者来说，肺换气障碍可引发低氧和 CO_2 潴留，中枢化学感受器对

CO_2 的刺激产生适应，但外周化学感受器对低氧刺激的适应却很慢，因此，这时低氧对外周化学感受器的刺激将是维持呼吸中枢兴奋的主要途径。对于这类患者来说，应该缓慢、少量地吸入纯氧，否则将会解除低氧刺激呼吸的作用，导致呼吸抑制甚至停止。

总之，CO_2、H^+ 和 O_2 这三种因素均可以兴奋呼吸运动，其中尤以 CO_2 对呼吸的刺激作用最强，H^+ 次之，缺氧作用最弱。上面分别分析了这三种因素的单因素作用，但实际上，在自然呼吸的情况下，人体内往往不会只有一个因素单独改变，一种因素的改变会引起其余两种因素相继发生改变。三者间相互影响、相互作用，其结果是既可因总和而增强肺通气，又可因相互抵消而减弱肺通气（图 9-13B）。

（二）机械感受性反射

1. 肺牵张反射 由肺扩张或肺萎陷引起的呼吸的反射性变化，称为肺牵张反射（pulmonary stretch reflex），也称黑-伯反射（Hering-Breuer reflex）。肺牵张反射包括肺扩张反射和肺萎陷反射两种。

（1）肺扩张反射（pulmonary inflation reflex）：肺扩张时抑制吸气的反射称肺扩张反射。其感受器主要分布于从气管到细支气管的平滑肌中，阈值低，适应慢，是牵张感受器，对牵拉刺激敏感。吸气时，扩张的肺牵拉呼吸道，感受器兴奋，冲动沿迷走神经传入延髓中枢，在延髓内通过一些神经联系使吸气神经元抑制，吸气转为呼气。若切断动物的双侧迷走神经，吸气就会明显延长，呼吸变得深而慢。肺扩张反射是一种负反馈调节，其意义在于阻止吸气过深、过长，加速吸气向呼气过程的转换，与脑桥呼吸调整中枢共同调节呼吸的频率与深度。

肺扩张反射的敏感性与动物的种属有关。经比较发现，家兔肺扩张反射的敏感性最高，人类肺扩张反射的敏感性最低。因为人类肺扩张反射的中枢阈值较高，平静呼吸时肺通气传入的冲动达不到中枢兴奋的阈值，所以肺扩张反射不参与呼吸调节。但在病理情况下（如肺炎、肺水肿、肺充血等），肺泡的可扩张程度减小，顺应性降低，吸气时对呼吸道有较大的机械牵张刺激，此时肺牵张感受器发放冲动增加，该反射增强，就会使呼吸变浅、变快。

（2）肺萎陷反射（pulmonary deflation reflex）：是肺萎陷时增强吸气或促进呼气转换为吸气的反射。其感受器亦位于呼吸道平滑肌内，但性质尚不清楚。它可能对阻止呼气过深和肺不张等有一定的作用，但在平静呼吸时意义不大。人类只有在极度肺萎缩时才会出现该反射。临床上开放性气胸（肺萎缩）患者的呼吸运动会增强，部分原因就是来自肺萎陷。

2. 呼吸肌本体感受性反射 由呼吸机本体感受器传入冲动引起的反射性呼吸变化称为呼吸肌本体感受性反射。其意义是随着呼吸肌的负荷增加而加强呼吸运动。肌梭和腱器官是骨骼肌的本体感受器。当肌梭受到牵张刺激时，可以反射性地引起肌梭所在的骨骼肌收缩。当人体在平静呼吸时，这一反射作用并不明显。只有当运动或呼吸道阻力增大（如支气管痉挛）时，增加了呼吸肌的收缩负荷，进而兴奋肌梭感受器，才反射性地加强呼吸肌的收缩，这有助于克服气道阻力，维持正常的肺通气功能。

（三）防御性呼吸反射

呼吸道黏膜受刺激时引起的保护机体的呼吸反射，称为防御性呼吸反射。防御性呼吸反射主要有咳嗽反射和喷嚏反射两种。

1. **咳嗽反射** 咳嗽反射是最常见的重要防御反射之一，其感受器位于喉、气管和支气管的黏膜上皮中。大支气管以上部位的感受器对机械刺激敏感，而二级支气管以下部位的感受器则对化学刺激敏感。传入冲动经迷走神经传入延髓中枢。咳嗽时，先进行短促的深吸气，继而声门紧闭，呼吸肌强烈收缩，使肺内压骤增，然后声门突然打开，气流喷射而出，将呼吸道内喉部以下的异物或分泌物排出。正常咳嗽反射的生理意义是具有清洁、保护和维持呼吸道通畅的作用，但长期、剧烈的咳嗽却对人体不利，应及时治疗。

2. **喷嚏反射** 喷嚏反射的感受器位于鼻黏膜。冲动经三叉神经传入脑干中枢，类似于咳嗽反射，不同的是反射效应为腭垂下降，舌压向软腭，气体从鼻腔喷出。其生理意义是清除鼻腔中的异物。

思政案例

最美大学生丁慧车站跪地救人

2020 年 7 月 19 日，辽宁锦州，一名 81 岁老人在动车站突然休克倒地。锦州医科大学医疗学院大二学生丁慧听到广播求助后赶到，为老人做心肺复苏，其间错过乘坐列车。事后老人家属拿 2000 元酬谢被其婉拒，她说："这是学医的应该做的。"丁慧同学人美心善，展现了当代大学生朝气蓬勃、勇立潮头的时代风采。从她身上，我们看到了救死扶伤、敢于担当、见义勇为的奉献精神。她没有选择登上回家的列车，而是选择救人，事后多次拒绝家属酬金，离开时更没有留下姓名和电话，一句"应该做的"，树起了新时代青年的思想道德标杆。

案例内涵

习近平总书记在北京大学考察时指出："新时代的青年，要爱国、励志、求真、力行。"丁慧用实际行动践行了习近平总书记向广大青年提出的"要爱国、励志、求真、力行"的要求。医学教育在弘扬医者奉献精神的同时，还应激发学生的责任感、使命感，从而培养学生"爱国、励志、求真、力行"的精神品质。

本章小结

一、本章提要

通过对本章的学习，可使同学们了解呼吸的基本过程及其调节。本章具体包括以下内容。

1. **掌握** 呼吸的基本环节，肺通气、肺换气的原理，胸膜腔内压的意义及肺功能的评价，气体在血液中的运输形式，血液 CO_2、H^+、O_2 浓度的变化对呼吸运动的影响。

2. **熟悉** 呼吸的意义及其各环节的基本过程，肺通气功能的主要评价指标，氧解离曲线，肺牵张反射。能够分析呼吸的基本过程及其意义，能够运用呼吸的调节知识解释不同条件调节呼吸的现象，能够运用理论知识在教师的指导下设计哺乳动物呼吸实验，分析不同条件对呼吸的影响等。

3. **了解** 呼吸的类型、呼吸节律的产生、防御性呼吸反射。

二、本章重、难点

1. 重点　呼吸的基本环节、肺通气、O_2 和 CO_2 的运输、呼吸运动的调节。

2. 难点　O_2 的运输形式，CO_2、H^+、O_2 对呼吸的调节。

课后习题

一、名词解释

1. 肺活量　2. 每分肺通气量　3. 每分肺泡通气量　4. 通气/血流值　5. 氧解离曲线

二、选择题

1. 在正常情况下，呼吸的方式是（　　）
   A. 腹式呼吸　　　　　　　B. 胸式呼吸　　　　　　　C. 混合式呼吸
   D. 主动呼吸　　　　　　　E. 被动呼吸

2. 肺的有效通气量是指（　　）
   A. 肺活量　　　　　　　　B. 每分通气量　　　　　　C. 每分肺泡通气量
   D. 潮气量　　　　　　　　E. 最大通气量

3. 下列呼吸通气效率最低的是（　　）
   A. 平静呼吸　　　　　　　B. 深而慢的呼吸　　　　　C. 深而快的呼吸
   D. 浅而快的呼吸　　　　　E. 以上都不对

4. 形成胸膜腔负压的主要因素是（　　）
   A. 大气的压力　　　　　　B. 呼吸肌的收缩力　　　　C. 胸廓的扩张力
   D. 肺的回缩力　　　　　　E. 肺的扩张力

5. 下列关于肺泡表面活性物质的叙述错误的是（　　）
   A. 可由肺泡 Ⅱ 型上皮细胞分泌　　　　　　B. 可降低肺泡表面张力
   C. 可维持肺泡的扩张状态　　　　　　　　　D. 可增大肺泡回缩力
   E. 可防止毛细血管内的液体滤入肺泡

三、问答题

1. 胸膜腔负压有何生理意义？
2. 血液中 CO_2、H^+、O_2 浓度对呼吸的影响及其作用机制分别有哪些？
3. 呼吸的概念、环节及生理意义分别是什么？

四、案例分析

患者，男，49 岁，受外伤后出现烦躁不安、用力呼吸、憋气、口唇青紫、呼吸频率加快、左颈胸部皮肤肿胀等症状。用手按压肿胀部位时可听到"捻发音"，被紧急送到急诊科，诊断为开放性气胸。

思考问题：

1. 患者出现用力呼吸、憋气、口唇青紫、呼吸频率加快的原因是什么？
2. 气胸对呼吸运动有何影响？

（谢晓丽，杨艳梅）

第十章 消化和吸收

✎ **学习目标**

1. 掌握胃液的成分及作用、胃和小肠的运动形式及其意义、胰液的成分及其作用、神经系统对小肠运动的调节作用。

2. 熟悉消化和吸收的概念、胆汁的成分及作用、小肠在吸收中的重要地位、排便反射的过程、几种主要胃肠激素的名称及其作用。

3. 了解唾液的性质、成分及作用，咀嚼与吞咽的过程，消化道平滑肌的一般生理特性，小肠液的性质、成分及作用，大肠液的成分及作用，小肠内主要营养物质的吸收过程。

第一节 概 述

人体进行正常的新陈代谢，不仅要从外界环境中摄取氧气，还需要不断地摄取各种营养物质（如糖类、蛋白质、脂肪、维生素、无机盐和水等）。这些物质都是通过消化系统从食物中摄取的。消化系统由消化道和与其相连的多种消化腺组成。消化系统主要的生理功能是对食物进行消化和吸收，为机体的新陈代谢提供必不可少的营养物质、能量、水及电解质。此外，消化系统还可以分泌多种胃肠激素，具有重要的内分泌功能及免疫功能。

水、无机盐和大多数维生素为结构简单的小分子物质，可以直接被人体吸收、利用。食物中所含营养物质中的大分子物质（如蛋白质、脂肪、糖等），结构复杂，不能直接被人体吸收，必须经过消化系统的加工、处理，转变为分子量小、结构简单的可溶性小分子物质（如氨基酸、脂肪酸和葡萄糖等）才能被消化道吸收。大分子营养物质在消化道内被分解为可被吸收的小分子物质的过程称为消化（digestion）。食物的消化主要有以下两种方式。①机械性消化（mechanical digestion）：即通过消化道的运动，将食物磨碎并与消化液充分混合、搅拌，同时向消化道的远端推送的过程。②化学性消化（chemical digestion）：即通过消化液中的各种消化酶的作用，将食物中的大分子物质分解为可被吸收的小分子物质的过程。通常上述两种消化方式紧密配合、互相促进、同时进行。食物经过消化后生成的小分子物质通过消化道黏膜上皮细胞进入血液和淋巴循环的过程称为吸收（absorption）。消化和吸收是两个同时进行、相辅相成、紧密连接的过程。不能被消化、吸收的食物残渣会形成粪便，排出体外。

一、消化道平滑肌的生理特性

在消化道中，除口腔、咽、食管上段及肛门外括约肌的肌肉是骨骼肌外，其他部位的肌肉均是平滑肌。

（一）消化道平滑肌的一般生理特性

与其他肌肉组织一样，消化道平滑肌既具有肌肉组织的一般特性（如兴奋性、传导性、收缩性），又具有其自身的特点。其自身的特点表现为以下几点。

1. 兴奋性低、收缩缓慢　消化道平滑肌的兴奋性低，其收缩的潜伏期、收缩期和舒张期的时程均比骨骼肌和心肌长很多，其收缩速度缓慢，变异性大。平滑肌完成一次收缩和舒张的时程较长，这是由平滑肌细胞肌质网不发达、钙离子回收速度缓慢所致。

2. 伸展性大　消化道平滑肌能适应实际需要，具有较大的伸展性，其中胃的伸展性尤其明显，进食后胃可容纳数倍于自己原初体积的食物，使得大量的食物暂时储存于胃内，而不发生明显的压力改变。消化道平滑肌较大的伸展性具有重要意义。

3. 紧张性　消化道平滑肌保持一种微弱的持续收缩状态，即紧张性。紧张性能使消化道保持于一定的位置和形态，使消化道内有一定的基础压力，进而使胃肠的容量与食物相适应。消化道的各种收缩运动是在平滑肌紧张性的基础上进行的。

4. 自动节律性　将离体后的消化道平滑肌置于适宜的生理溶液中，其仍能进行良好的节律性收缩，但变异性较大，通常每分钟数次至十余次，较心肌缓慢且不规则。

5. 对不同性质刺激的敏感性不同　消化道平滑肌对温度、化学和牵张刺激很敏感，但对电刺激较不敏感。温度升高、微量的乙酰胆碱或牵拉均能引起其明显收缩；对某些化学物质（如酸、碱、钡盐、钙盐）的刺激，消化道平滑肌特别敏感。

（二）消化道平滑肌的电生理特性

消化道平滑肌与其他可兴奋组织一样具有生物电活动，并能够在此基础上发生肌肉收缩。消化道平滑肌的生物电活动比骨骼肌和心肌复杂，可表现为静息电位、慢波和动作电位 3 种形式。

1. 静息电位　消化道平滑肌的静息电位较低、波动较大且不稳定，其实测值为 $-70 \sim -50\ mV$。该电位的产生机制较复杂，主要是由 K^+ 外流和钠泵的活动形成的。此外，少量细胞膜外的 Na^+、Ca^{2+} 向细胞膜内扩散和细胞膜内的 Cl^- 向细胞膜外扩散也对静息电位的形成有一定的作用。

2. 慢波　消化道平滑肌在静息电位的基础上，可周期性自发地产生去极化和复极化，形成缓慢的节律性电位波动，称为慢波（slow wave），又称基本电节律（basic electrical rhythm，BER）。这是因为慢波可决定消化道平滑肌的收缩节律。慢波的幅度通常为 $5 \sim 15\ mV$，持续时间为数秒至十几秒。消化道不同部位慢波的频率不同，变动在 $3 \sim 12$ 次/分，人胃慢波的频率为 3 次/分，十二指肠慢波的频率为 11 次/分或 12 次/分，回肠末端慢波的频率为 8 次/分或 9 次/分。慢波本身并不能引起肌肉收缩，但它产生的去极化可使膜电位接近阈电位水平，一旦达到阈电位，就可以触发产生动作电位，进而引起肌肉收缩。

3. 动作电位　消化道平滑肌的动作电位是在慢波的基础上产生的。动作电位常叠加在慢波的峰顶上，幅度为 $60 \sim 70$ mV，可为单个，也可成簇出现（$1 \sim 10$ 个/秒）。动作电位的去极化主要是由 Ca^{2+} 内流引起的。钙通道为慢通道，与神经及骨骼肌细胞的动作电位相比，消化道平滑肌去极化的时程较长，但幅值较低。复极化是由 K^+ 外流引起的，同时也存在 Ca^{2+} 内流。动作电位一旦产生，即可引起肌肉收缩。动作电位的频率越高，其所引起的平滑肌的收缩就越强、收缩幅度就越大（图 10 - 1）。

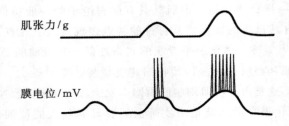

图 10 - 1　消化道平滑肌的电活动与机械收缩的关系

总之，消化道平滑肌的慢波、动作电位和平滑肌收缩三者之间是紧密联系的。消化道平滑肌在慢波的基础上产生动作电位，动作电位再引发肌肉收缩。因此，可以认为慢波是消化道平滑肌收缩的起步波，慢波上产生的动作电位数目越多，平滑肌收缩的幅度就越大，动作电位频率越高，引起的平滑肌收缩就越强。

二、消化道的神经支配及其作用

消化道主要是受外来神经系统（源于中枢）、内在神经系统（位于消化道壁内）和高位中枢神经系统的调控。其中，高位中枢神经系统是通过影响外来神经的中枢活动起到调节消化道功能的作用的。此处仅阐述外来神经系统和内在神经系统的作用。

（一）外来神经系统

除口腔、咽、食管上段及肛门外括约肌（骨骼肌）受躯体神经支配外，其余部分主要受自主神经（包括交感神经和副交感神经）的支配，其中副交感神经的影响较强（图 10 - 2）。

1. 交感神经　交感神经从脊髓胸腰段（$T_5 \sim L_2$）侧角发出，经腹腔神经节、肠系膜神经节或腹下神经节更换神经元后，节后纤维少部分可直接支配胃肠道平滑肌、血管平滑肌和胃肠道腺体，大部分终止于壁内神经丛。当交感神经兴奋后，节后纤维末梢释放递质去甲肾上腺素，去甲肾上腺素可抑制消化道运动、减少腺体分泌和血流量，也可抑制由迷走神经或内在神经丛引起的反射活动，从而抑制消化和吸收。与此同时，去甲肾上腺素会收缩胃肠括约肌（如胆总管括约肌、回盲括约肌和肛门括约肌），还会刺激某些唾液腺的分泌（如舌下腺）。

2. 副交感神经　支配消化道的副交感神经主要来自延髓迷走神经背核、疑核以及脊髓骶部灰质相当于侧角的部位。迷走神经和盆神经均为节前纤维，迷走神经纤维分布在横结肠及其以上的消化道，盆神经纤维则分布在降结肠及其以下的消化道，它们进入消化道后与内在神经元形成突触。节前纤维在消化道壁的神经丛内更换神经元，节后纤维支配消化道上皮、平滑肌和腺体。当副交感神经兴奋时，大多数节后纤维释放递质乙酰胆碱，乙酰胆碱与 M 受体结合发挥作用，可增强消化道的运动，增加腺体分泌。与此同时，乙酰胆碱还会舒张消化道括约肌（如回盲括约肌和肛门括约肌）。少数节后纤维释放的递质可能为肽类物质（如血管活性肠肽）或一氧化氮，其作用视具体部位而异。交感神经和副交感神经中均有大量的传入性纤维。

（二）内在神经系统

内在神经系统包括黏膜下神经丛和肌间神经丛（图10-2）。前者分布在消化道黏膜下层，主要调节腺细胞和上皮细胞的功能；后者分布在纵行肌和环行肌之间，主要调节平滑肌的功能。两者合称为壁内神经丛。壁内神经丛属于复杂的神经网络，是由存在于消化道管壁内众多的神经元和神经纤维组成的。其中神经元包括运动神经元、感觉神经元和中间神经元。感觉神经元可接受消化道内温度、化学及牵张等刺激，运动神经元可支配消化道平滑肌、内分泌腺、外分泌腺和血管平滑肌，大量的中间神经元是联系感觉神经元和运动神经元的中间桥梁。神经纤维将消化道壁内的各种感受器、效应器与神经元联系起来，在消化道壁内构成一个相对独立而完整的整合神经网络系统，它可通过局部反射活动来调节消化道的运动、分泌和血流，因此，有人将其称为"肠脑"。内在神经系统中的运动神经元兼有兴奋性与抑制性，可通过末梢释放递质乙酰胆碱来发挥兴奋作用，通过释放递质血管活性肠肽而发挥抑制作用。黏膜下神经丛和肌间神经丛由中间神经元联系，两者均可被自主神经纤维支配，因此，外来神经系统（交感神经和副交感神经）的活动可调节由内在神经系统完成的局部反射。

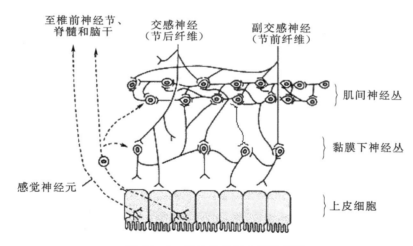

图10-2 消化道神经支配示意图

三、胃肠激素

除唾液分泌只受神经调节外，胃液、胰液、胆汁的分泌均受神经因素和体液因素的双重调节。

（一）消化道的内分泌细胞和胃肠激素

在消化道的黏膜层内及胰腺的胰岛内，分散存在着多种由内分泌细胞分泌的肽类激素，这些肽类激素称为胃肠激素（表10-1），属肽类物质，它们能够合成和释放多种有生物活性的化学物质。对消化器官功能影响较大的胃肠激素主要有促胃液素、促胰液素和缩胆囊素。目前已发现的胃肠激素有30余种，它们由40多种内分泌细胞释放。因为消化道的内分泌细胞总量超过体内所有内分泌腺细胞的总和，所以消化道被认为是人体内最大、最复杂的内分泌器官。大部分胃肠内分泌细胞的分泌是由胃肠内理化刺激所引起，也有一些内分泌细胞的活动受神经因素或体液因素的调节。

表10-1　主要胃肠激素的分布部位及分泌细胞

胃肠激素	分布部位	细胞名称
胰高血糖素	胰岛	A 细胞
胰岛素	胰岛	B 细胞
生长抑素	胰岛、胃、小肠、结肠	D 细胞
胃泌素（促胃液素）	胃窦、十二指肠	G 细胞
缩胆囊素	小肠上部	I 细胞
抑胃肽	小肠上部	K 细胞
促胰液素	小肠上部	S 细胞
胃动素	小肠	Mo 细胞
神经降压素	回肠	N 细胞
胰多肽	胰岛、胰腺外分泌部分、胃、小肠、大肠	PP 细胞

胃肠激素在化学结构上都是多肽。从化学组成上来看，某些胃肠激素在结构上具有很大的同源性，例如，促胰液素和抑胃肽有9个氨基酸排列相同，因此两者被认为同属一族；胃泌素（促胃液素）和缩胆囊素的C端有5个氨基酸相同，被认为同属另外一族。同一族的胃肠激素具有相似的生理作用。经研究发现，人工合成的四肽或五肽胃泌素具有天然胃泌素的全部活性，目前已被广泛应用于临床与实验研究。

（二）胃肠激素的作用

1. 调节消化腺的分泌与消化道的运动

不同的胃肠激素对不同部位有不同的作用。表10-2列出的是3种主要胃肠激素的作用及引起各激素释放的主要因素。

表10-2　3种胃肠激素主要的生理作用及引起3种胃肠激素释放的因素

胃肠激素	主要的生理作用	引起胃肠激素释放的主要因素
胃泌素（促胃液素）	促进胃液（以胃酸和胃蛋白酶原为主）、胰液、胆汁的分泌，促进胃肠运动和胆囊收缩，收缩胃窦和幽门括约肌，抑制胃排空，促进消化道黏膜的生长	迷走神经兴奋、胃幽门部扩张、刺激、蛋白质及其分解产物、胃扩张
促胰液素	促进胰液（以 H_2O 和 HCO_3^- 为主）、胆汁、小肠液的分泌，促进胆囊收缩，抑制胃肠运动和胃液分泌	小肠上部的盐酸、蛋白质分解产物、脂肪酸
缩胆囊素	促进胃液、胰液（以消化酶为主）、胆汁、小肠液的分泌，促进胃肠运动和胆囊收缩	小肠上部蛋白质的分解产物、脂肪酸、盐酸、脂肪

2. 调节其他激素的释放　例如，在消化期，由小肠上段内分泌细胞释放的抑胃肽具有很强的刺激胰岛素分泌的作用。因此，口服葡萄糖后，可通过血糖升高及刺激小肠释放的抑胃肽这两种刺激来升高血浆胰岛素的水平，其效果远比直接静脉注射同等剂量的葡萄糖要强。再如，胃窦部 D 细胞释放的生长抑素可抑制 G 细胞释放胃泌素，以减少胃液的分泌。

3. 营养作用　一些胃肠激素具有促进消化道组织生长和代谢的作用，称为营养作用。例如，胃泌素能刺激十二指肠黏膜和胃泌酸区黏膜的 DNA、RNA 和蛋白质的合成。临床上胃泌素瘤患者会有血清胃泌素水平的增高，并伴有胃黏膜肥厚、增生；相反，切除胃窦的患者会有血清胃泌素水平的下降，并伴有胃黏膜的萎缩。

（三）脑 - 肠肽的概念

相关研究证明：许多胃肠激素既存在于消化道黏膜内，也存在于中枢神经系统中；最初认为只存在于中枢神经系统的肽，也在消化道中被发现。因此，生理学上将这些双重分布于中枢神经系统和胃肠道并起重要生理作用的肽类物质统称为脑 - 肠肽（brain - gut peptide）。脑 - 肠肽概念的提出，提示了消化系统和神经系统之间存在着密切的内在联系。已知的脑 - 肠肽有神经降压素、胃泌素、缩胆囊素、P 物质、生长抑素等 20 余种。

第二节　口腔内消化

消化过程从口腔开始，食物在口腔内的消化包括机械性消化（咀嚼和吞咽）及化学性消化（唾液）两种。

一、唾液及其作用

唾液是由腮腺、颌下腺和舌下腺 3 对大唾液腺及众多散在的小唾液腺分泌的混合液。

（一）唾液的性质和成分

唾液是无色、无味、近中性（pH 值为 6.6 ~ 7.1）的低渗或等渗液体。正常成年人每日的唾液分泌量为 1.0 ~ 1.5 L，最高分泌量可达 4 mL/min。唾液中 99% 是水分，还有少量的有机物、无机物。唾液中的有机物主要为黏蛋白、免疫球蛋白（如 IgA、IgG、IgM 等）、唾液淀粉酶、溶菌酶、乳铁蛋白、激肽释放酶等；唾液中的无机物主要有 Ca^{2+}、Na^+、K^+、HCO_3^-、Cl^- 及一些气体分子等。

（二）唾液的作用

唾液的作用主要表现在以下方面。①湿润口腔和溶解食物：唾液可以湿润和溶解食物，以利于咀嚼、吞咽并引起味觉。②清洁和保护口腔：唾液可以冲洗和清除口腔内的食物残渣及进入口腔内的有害物质，减少细菌繁殖，中和有害物质，对口腔起清洁和保护作用；唾液中的溶菌酶和免疫球蛋白具有杀灭病毒和细菌的作用。③消化作用：唾液淀粉酶（最适 pH 值为 7.0）可将食物中的淀粉水解为麦芽糖，随食物进入胃后，当 pH 值低于 4.5 时此酶失活；舌脂酶可分解食物中的脂肪。④排泄作用：进入体内的某些重金属（如铅、汞等）、氰化物及某些致病微生物（如狂犬病毒）可部分随唾液排出，铅、汞中毒的患者由于排出的铅、汞较多，牙龈上就会分别出现棕色线及蓝色线，由此可见，经唾液可传播某些疾病。⑤其他作用：唾液中的激肽释放酶可参与激肽的合成，激肽可扩张局部血管，故唾液腺活动增强时其血流量也会增加。

二、咀嚼、吞咽及食道的功能

（一）咀嚼

咀嚼（mastication）是由各咀嚼肌按一定顺序收缩而实现的复杂的反射性、节律性活动。咀嚼受大脑意识的控制。咀嚼的主要作用：①通过牙齿对食物的切割、研磨及舌的搅拌将食物切碎并与唾液充分混合，形成食团，以便于吞咽；②使食物与唾液淀粉酶充分接触，有利于唾液淀粉酶发挥化学性消化作用；③加强食物对口腔内各种感受器的刺激，反射性地影响胃、肠、胰、肝及胆囊等消化器官的活动。进食过快或牙齿缺失的人，因为食物在口腔内得不到充分的消化，所以会加重胃肠负担。

（二）吞咽

吞咽（deglutition）指口腔内的食团经咽和食管到达胃内的过程，是可随意发动的有顺序且复杂的神经反射性活动（图10-3）。根据食团所通过的部位，可将吞咽的过程依次分为以下连续的三段。

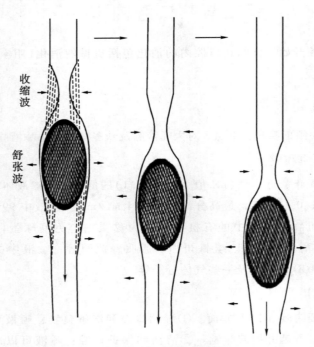

图10-3　吞咽示意图

第一段（口腔期）：由口腔到咽。此段是在大脑皮层的控制下随意启动的，主要依靠舌的翻卷运动将食团挤至咽部。具体是通过下颌舌骨肌和舌肌有顺序的收缩，把食团推向软腭，然后送至咽部。

第二段（咽期）：由咽到食管上端。此段是通过一系列的反射活动实现的。当食团刺激了软腭和咽部的感受器时，可反射性地引起咽部肌群的有序收缩，使软腭上举，咽后壁前凸并封闭鼻咽通路，声带内收，喉头升高并向前紧贴会厌，封闭咽与气管的通路，呼吸暂停，防止食物进入呼吸道，同时咽食管括约肌舒张，喉头前移，咽与食管的通道开放，咽上缩肌收缩，食团由咽被挤入食管。在发生昏迷、行深度麻醉和患某些神经系统疾病（如偏瘫）时，会出现吞咽反射障碍，进食时食物（尤其是流食）易误入气管，造成患者误吸。

第三段（食管期）：沿食管下行至胃。此段主要通过食管的蠕动实现，当食团进入食管后，可反射性地产生食管蠕动，将食团推送入胃。蠕动（peristalsis）是消化道平滑肌共有的基本运动形式，是由平滑肌有顺序地收缩形成的一种向前推进的波形运动。蠕动可分为两部分：食团上端引起食管的兴奋性反应，使环行肌收缩和纵行肌舒张，出现舒张波；食团下端引起食管的抑制性反应，使纵行肌收缩和环行肌舒张，出现收缩波。这样就可推动食团沿食管下行。同时，食团对食管壁的刺激可反射性地引起食管下括约肌的舒张，有利于食团顺利进胃。吞咽的第二段、第三段都是不随意的反射动作。

（三）食管的功能

在正常情况下，胃内容物不会向食管反流。在食管上端，咽与食管的交界处有食管上括约肌，它属于骨骼肌。在吞咽过程中，该括约肌松弛，使食团进入食管，完成吞咽后，该括约肌又会强力收缩，防止食物反流，并阻止呼吸时空气进入食管。食管与胃贲门连接处在形态学上不存在明显的括约肌，但存在一段类似于生理性括约肌作用的宽 1~3 cm 的高压区，其内的压力比胃内压高 5~10 mmHg，称为食管下括约肌（lower esophageal sphincter，LES），是阻止胃内容物反流入食管的生理性障碍。进食时，食物刺激食管壁上的机械感受器，可反射性地引起食管下括约肌舒张，以便食物进入胃内。如果食管下括约肌张力减弱，可造成胃液反流入食管，损伤食管黏膜；反之，则会出现吞咽困难。正常食管腔的直径在扩张时可超过 4 cm，当管腔直径 <2.5 cm 甚至 <1.3 cm 时，就会出现吞咽困难。某些病变（如食管肿瘤、食管炎症等）可造成食管管腔狭窄，进而会导致吞咽困难，某些病变（如咽后壁脓肿与包块、甲状腺肿大、颈骨关节病及纵隔肿物等外部肿块）若压迫食管同样可造成吞咽困难。此外，口咽麻醉、口腔病变、涎液缺乏、舌肌瘫痪、贲门失弛症、重症肌无力、延髓麻痹、中毒、多发性肌炎及强直性肌营养不良等多种原因也可引起吞咽障碍及反射运动障碍，造成食管不能正常蠕动，不能将食物从口腔顺利地推送到胃内。食管下括约肌的张力受神经因素和体液因素的双重调节。一般认为，吞咽时迷走神经抑制性纤维通过释放血管活性肠肽或一氧化氮，使 LES 舒张和张力下降，以便于食物通过；当食物入胃后，由迷走神经兴奋性纤维释放的 ACh 及胃黏膜释放的胃动素、胃泌素等使 LES 的张力增加，以防止胃内容物反流。

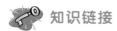 知识链接

LES 功能异常

LES 功能异常可分为反流性食管炎和贲门失弛症两大类。反流性食管炎指由于 LES

的张力减弱，造成酸性胃内容物反流入食管下段，损伤食管黏膜，引起"烧心感"，甚至可导致食管溃疡和狭隘（由瘢痕引发）。贲门失弛症指患者在吞咽时 LES 呈持续痉挛性收缩而不能舒张，食管蠕动波很弱且呈非推进性，导致食管呈功能性关闭，吞咽物堆积于 LES 以上的部位，造成食管扩张。经研究，此症可能是由迷走神经纤维末梢抑制血管活性肠肽的释放所致，可表现为减少食管中的抑制性运动神经元，导致吞咽困难。吞咽困难指吞咽时由口腔到胃运送的过程中，水或食物受到阻碍而产生的咽部、胸骨后或剑突部位的停滞、黏着、梗死或疼痛感的症状，其一般可分为机械性吞咽困难与运动性吞咽困难两类。

第三节　胃内消化

胃具有暂时储存食物和初步消化食物两方面的功能，是消化道最膨大的部分，成人的胃容量为 1.0～2.0 L。食物在胃内将会受到胃液的化学性消化和胃壁肌肉运动的机械性消化，使食物与胃液充分混合，形成食糜，并对蛋白质进行初步分解。之后，借助胃的运动可将食糜少量、逐步地排入十二指肠。

一、胃液的分泌

胃黏液中含有两种分泌细胞：一种是内分泌细胞，主要分散于胃黏膜中，可分泌促胃液素、组胺、生长抑素等多种胃肠激素，可调节消化液的分泌及消化道的运动；另一种是外分泌细胞，它们由贲门腺、泌酸腺和幽门腺在内的消化腺分泌。其中贲门腺主要分布于胃和食管连接处的环状区，幽门腺主要分布于幽门部，两者主要分泌碱性黏液。泌酸腺主要分布于胃底和胃体部，由 3 种细胞组成，分别是分泌盐酸及内因子的壁细胞、分泌胃蛋白酶原的主细胞及分泌黏液的黏液颈细胞。胃黏膜上皮细胞分泌的黏稠黏液是构成胃表面黏液层的主要成分。胃液就是由胃黏膜上皮细胞和上述外分泌腺分泌的混合液体组成的。

（一）胃液的性质、成分和作用

纯净胃液是一种 pH 值为 0.9～1.5 的无色、强酸性液体，正常成人每日分泌的胃液量为 1.5～2.5 L。胃液的成分主要包括盐酸、胃蛋白酶原、黏蛋白和内因子等。这里仅详述前两种。

1. 盐酸　胃液中的盐酸又称胃酸，是由泌酸腺中的壁细胞分泌的。

（1）盐酸的性质和成分：胃液中的盐酸有游离酸和结合酸两种形式。前者占大部分，是游离状态；后者较少，是与蛋白质结合形成的盐酸蛋白盐。正常人的基础盐酸排出量（即空腹时的盐酸排出量）为 0～5 mmol/h，在食物、某些药物（促胃液素或组胺）和强烈的精神刺激的作用下，盐酸的排出量可明显升高，最大可达 25 mmol/h。男性的盐酸最大排出量略高于女性。50 岁后，盐酸的分泌量会有所下降。一般认为，盐酸最大排出量与壁细胞的数量成正相关，也与壁细胞的功能状态有一定关系，可反映胃的分泌能力。

（2）盐酸的作用：①杀灭随食物进入胃内的细菌；②激活胃蛋白酶原，并为胃蛋白酶的作用提供适宜的酸性环境；③使蛋白质变性而易于水解，有利于食物蛋白的消化；④随食糜进入小肠后，可促进促胰液素、缩胆囊素的释放，从而促进胰液、胆汁和小肠液3种碱性液体的分泌；⑤盐酸造成的酸性环境，有利于与钙、铁结合形成可溶性盐，促进小肠内钙、铁的吸收。当盐酸分泌过多时，会侵蚀胃黏膜和十二指肠黏膜，这是导致溃疡病发生的主要原因；当盐酸分泌不足时，可引起腹胀、食欲不振、消化不良及贫血等。因此，对胃溃疡的治疗多以抑酸为主。近年来的相关研究发现，大多数慢性胃炎、消化性溃疡和一些胃癌是由幽门螺杆菌（Helicobacter pylori，Hp）引起的。幽门螺杆菌的发现可以说是对溃疡病认识的一次革命，它从根本上改变了传统观念对胃溃疡的认识，使胃溃疡的治疗更加简单、科学、有效。

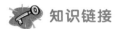 知识链接

幽门螺杆菌感染

在正常情况下，胃壁不能被食物中的各种微生物破坏，这是因为胃壁有一系列完善的自我保护机制，能抵御经口而入的上千种微生物的侵袭。直到在胃黏膜上皮细胞表面发现了幽门螺杆菌，科学家认识到它几乎是能够破坏胃壁自我保护系统的唯一"元凶"。经研究发现，构成幽门螺杆菌感染途径的基本病理变化（各种类型的急、慢性胃炎）的因素有：能够使幽门螺杆菌穿透黏液层，在胃黏膜上皮细胞表面定居；各种炎症细胞及炎症介质；对胃上皮细胞等起破坏作用的毒素因子；免疫反应物质。对此，科学家Goodwin提出"屋漏"学说，把幽门螺杆菌对胃黏膜屏障的破坏作用比喻为屋顶的破坏给屋内造成灾难那样的后果。

（3）盐酸的分泌机制：胃液中的H^+浓度可达150 mmol/L，比壁细胞胞浆的H^+浓度高约300万倍，比血浆中的H^+浓度高300万~400万倍，因此，壁细胞分泌H^+是逆浓度差进行的，是耗能的主动转运过程，是靠壁细胞分泌小管膜上的质子泵（proton pump）来完成的。分泌小管膜上镶嵌有质子泵和Cl^-通道。质子泵和Cl^-通道由壁细胞顶端膜内陷形成，在细胞内有大量分支。镶嵌于分泌小管膜内的质子泵是一种H^+-K^+-ATP酶，它兼有催化ATP水解和转运H^+、K^+的功能。当壁细胞处于安静状态时，质子泵存在于胞浆中的管状囊泡膜上；当壁细胞受到刺激后，大量的管状囊泡移向细胞顶端膜，并与此处的分泌小管融合，质子泵便移至分泌小管膜上；当刺激停止后，上述过程反转，质子泵又存在于胞浆中的管状囊泡膜上。质子泵每降解1分子ATP所释放的能量，可驱动1个H^+从胞浆进入小管腔，同时驱动1个K^+从小管腔进入胞浆内。

壁细胞分泌盐酸的过程（图10-4）如下：壁细胞分泌的H^+来源于细胞中的H_2O。同时，由细胞间液进入壁细胞以及壁细胞本身代谢所产生的CO_2，在碳酸酐酶的催化下，与H_2O在胞浆内生成H_2CO_3，继而迅速解离为H^+和HCO_3^-。在分泌小管腔上质子泵的作用下，胞浆中的H^+转运到分泌小管腔内，并换回K^+。通过基侧膜上的$Cl^--HCO_3^-$逆向转运体，HCO_3^-被转运至细胞间液，再进入血液，同时，细胞外液中的Cl^-转入细胞内，然后通过分泌小管膜上的Cl^-通道，进入分泌小管腔。存在于顶端膜

上的 Cl^- 通道和 K^+ 通道同时开放，导致进入壁细胞内的 K^+ 经 K^+ 通道再次进入分泌小管腔内，与 HCO_3^- 交换而进入壁细胞的 Cl^- 也由 Cl^- 通道分泌至分泌小管腔内，与 H^+ 结合，形成 HCl。当需要时，壁细胞就会分泌 HCl 到胃腔内。质子泵的抑制剂（如奥美拉唑）及碳酸酐酶抑制剂（如乙酰唑胺）等药物可抑制胃酸分泌。此外，HCO_3^- 与血浆中的 Cl^- 进行交换，进入血液，在血液中与 Na^+ 结合形成 $NaHCO_3$，提高了血浆和尿液的pH。这可能正是"餐后碱潮"产生的原因。

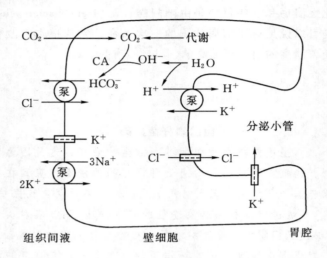

图 10-4　壁细胞分泌盐酸模式图

2. 胃蛋白酶原　胃蛋白酶原（pepsinogen）主要来自泌酸腺的主细胞，也有少量来自黏液颈细胞和黏液细胞，是胃液中最重要的消化酶。其本身并无生物学活性，在胃腔的酸性条件下，胃蛋白酶原被水解、激活为胃蛋白酶（pepsin）。被激活的胃蛋白酶可继续激活胃蛋白酶原。胃蛋白酶可将大部分的蛋白质分解为腖和胨，并产生少量的多肽和氨基酸。胃蛋白酶作用的最适 pH 值为 1.8~3.5，随着 pH 的升高，酶的活性逐渐降低，当 pH 值 >5 时，胃蛋白酶失活。因此，当胃蛋白酶进入小肠后，将会失去水解蛋白质的能力。

3. 内因子　内因子（intrinsic factor）是由壁细胞分泌的一种糖蛋白。它有两个活性部位：一个与回肠末端黏膜细胞上的受体结合，促进维生素 B_{12} 在回肠内的吸收；另一个与进入胃内的维生素 B_{12} 结合，形成维生素 B_{12} 复合物，以保护维生素 B_{12} 免遭肠内水解酶的破坏。内因子分泌不足可导致机体缺乏维生素 B_{12} 甚至引发恶性贫血（又称巨幼红细胞贫血）。在临床上，60%~70% 的巨幼红细胞贫血患者的血清中可检测出抗内因子抗体，抗内因子抗体可引发造血障碍。维生素 B_{12} 在体内的储存量大大超过维生素 B_{12} 的需要量，且每天持续生成红细胞所需的维生素 B_{12} 的量很少，因此，在胃大部切除术后，不会立即出现恶性贫血，一般恶性贫血在术后数年才会出现。

4. 黏液和 HCO_3^-　黏液的主要成分为糖蛋白，胃腔中的黏液由表面上皮细胞、贲门腺、泌酸腺、幽门腺及黏液颈细胞共同分泌。在胃液中，由贲门腺、泌酸腺和幽门腺分泌的黏液为可溶性黏液，这些可溶性黏液可润滑食糜，空腹时很少分泌，进食后可增加分泌量。由表面上皮细胞分泌的黏液呈胶冻状，覆盖于胃黏膜表面，具有黏滞性高和可形成凝胶的特点，能减少粗糙食物对胃黏膜的机械损伤。表面上皮细胞分泌黏液是持续性的，当胃酸分泌增多时，黏液分泌的速度也会增大。与此同时，靠近胃腔侧的黏液层会被胃蛋白酶降解。正常情况下，黏液的分泌与降解呈动态平衡，这样有利于保证黏液层的连续性和完整性。

胃内的 HCO_3^- 主要由胃黏膜的非泌酸细胞分泌，仅有少量由组织间液渗入胃内。在基础状态下，HCO_3^- 的分泌速度较小；当进食时，HCO_3^- 的分泌速度会增大。HCO_3^- 可渗入黏液的凝胶层中，黏液和 HCO_3^- 联合作用可形成一个保护胃黏膜不受盐酸和胃蛋白酶损伤的屏障，这个屏障称为黏液－碳酸氢盐屏障。

(二)胃黏膜的自身保护作用

虽然胃液中的盐酸和胃蛋白酶对胃黏膜具有很强的腐蚀作用，食物中又含有多种刺激性物质，但在正常情况下，胃液却不会消化由蛋白质组成的胃组织本身，这是因为胃黏膜有完善而复杂的自我保护机制。

1. 黏液－碳酸氢盐屏障 正常人的胃黏膜表面有一层厚约 500 μm 的凝胶层黏液，凝胶层黏液不仅可以减少粗糙食物对胃黏膜的机械损伤，还可与非泌酸细胞分泌的 HCO_3^- 联合形成黏液－碳酸氢盐屏障。此屏障可使 H^+ 从胃腔向黏膜上皮扩散的速度减慢，还可以使 HCO_3^- 从黏膜上皮向胃腔扩散的速度减慢。H^+ 与 HCO_3^- 两种离子相遇时发生中和，形成一个跨黏液层的 pH 梯度。通过测定人和其他多种动物胃内的 pH，结果发现靠近胃腔侧的 pH 值约为 2.0，而靠近黏膜上皮的 pH 值约为 7.0(图 10－5)。胃黏膜表面的中性或偏碱性环境能使到达胃黏膜表面的胃蛋白酶失活，以防止其对胃黏膜的破坏，也可保护胃黏膜免受 H^+ 的侵蚀。此外，黏液凝胶层还可选择性地阻止一些大分子物质(如霍乱毒素、细菌和某些药物)的通过，在保护胃黏膜方面发挥着重要作用。实际应用中，α 肾上腺素能激动剂可减少 HCO_3^- 的分泌，循环血液中长期升高的肾上腺素水平可抑制 HCO_3^- 的正常分泌，限制胃黏膜上皮细胞的作用，导致胃溃疡的发生；非类固醇抗炎药物(如阿司匹林)可抑制 HCO_3^- 的分泌，长期使用此类药物可损伤胃黏膜上皮细胞，导致胃溃疡的发生。

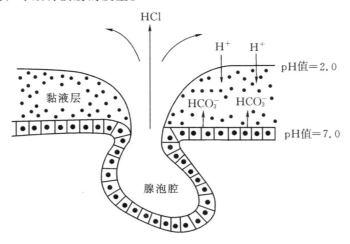

图 10－5 胃黏液－碳酸氢盐屏障模式图

2. **胃黏膜屏障** 胃黏膜屏障是由胃黏膜上皮细胞和相邻细胞的紧密连接共同构成的一道屏障。这是因为胃黏膜上皮细胞的顶端膜及细胞之间的紧密连接对 H^+ 相对不通透，顶端膜是脂蛋白层，是细胞间紧密连接的致密结构，离子均难以通过。因此，即使胃腔内的部分 H^+ 通过了黏液 - 碳酸氢盐屏障，也很难通过胃黏膜屏障进入黏膜内。此外，胃黏膜屏障既能防止 H^+ 由胃腔扩散入胃黏膜内，又能防止 Na^+ 由胃黏膜内扩散入胃腔，使黏膜与胃腔之间维持着极大的 H^+ 浓度梯度。这样，既能避免逆行扩散的 H^+ 损害胃黏膜，又能使胃腔内的胃酸适应消化的需要。

3. **胃黏膜的细胞保护作用** 胃黏膜可以合成、释放一些具有细胞保护作用的物质，如前列腺素等。这些物质具有防止和明显减轻有害因素对胃肠细胞损伤及导致坏死的作用，具体说来，这些物质可抑制胃酸和胃蛋白酶原的分泌，刺激黏膜，促进 HCO_3^- 的分泌，使胃黏膜微血管扩张，增加胃黏膜的血流量，有助于胃黏膜的修复，并及时带走渗入黏膜的 H^+ 等有害物质。除了上述的细胞直接保护作用外，这些物质还存在弱刺激，可以有效地阻止强刺激对胃黏膜的损伤，这种现象称为胃的适应性细胞保护作用。相关研究表明，前列腺素及其衍生物不仅可以阻止胃溃疡、肠溃疡的形成，还能防止强酸、强碱、酒精及某些药物对胃黏膜的直接损害，从而保护胃黏膜。

总之，胃黏膜既能被侵蚀，也能被保护。胃酸、胃蛋白酶、反流的胆汁、幽门螺杆菌、Ca^{2+}、咖啡因、尼古丁、酒精、胆盐、肾上腺素、水杨酸类药物及精神创伤和心理创伤等均可削弱或破坏胃黏膜屏障，造成胃黏膜损伤，进而引起胃炎或胃溃疡；胃黏液 - 碳酸氢盐屏障、胃黏膜屏障、前列腺素、丰富的血液供应及上皮细胞的快速更新等均可以保护胃黏膜。当胃内侵蚀因子增强和（或）胃保护机制减弱时，就可能导致胃溃疡的发生。

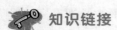 **知识链接**

胃黏膜损伤

大量饮酒或摄入过酸、辛辣的食物，会不同程度地损伤胃黏膜。此外，当胃黏膜发生慢性炎症时，会减弱胃黏膜的屏障作用，此时即使胃酸和胃蛋白酶的分泌量正常，也可导致胃黏膜损伤。在损伤因素作用增强和（或）胃的自身保护作用减弱时，胃黏膜的损伤就会加剧。某些药物（如吲哚美辛、阿司匹林和糖皮质激素等）不仅可抑制胃黏膜内前列腺素的合成，减弱胃黏膜的细胞保护作用，还可抑制黏液和 HCO_3^- 的分泌、破坏胃黏膜屏障。胃黏膜屏障受损伤后，大量的 H^+ 便会由胃腔迅速扩散入胃黏膜，进入胃黏膜的 H^+ 可刺激胃黏膜内的肥大细胞释放组胺。组胺不仅可强烈刺激胃酸分泌，还可加强乙酰胆碱和促胃液素对壁细胞的敏感性，进而可使胃酸分泌得更多、H^+ 浓度进一步升高。另外，H^+ 还可以兴奋黏膜下的壁内神经丛，使其分泌胃蛋白酶原。在这种情况下，胃酸和胃蛋白酶原分泌过多，进而可使胃蛋白酶分泌增多。胃酸和胃蛋白酶既可消化食物中的蛋白质，又可消化胃黏膜上的蛋白质，极大地削弱了胃的自身保护作用，损伤胃黏膜。此时，因为胃黏膜屏障作用减弱，易于感染幽门螺杆菌，所以易引发胃黏膜糜烂或溃疡。

长久以来，临床上对于溃疡的治疗一直是以"抑酸"为主，但从20世纪80年代初发现幽门螺杆菌以后，对溃疡的治疗原则就发生了革命性的变化。幽门螺杆菌能在胃窦黏膜内增殖，形成菌落，产生多种酶（如氧化酶、过氧化氢酶及蛋白酶等）、细胞毒素等，从而损伤 G 细胞、D 细胞、胃黏膜上皮细胞等，削弱了胃黏膜的防御屏障作用，使消化道黏膜形成溃疡灶。在近 100% 的十二指肠溃疡患者、70% 的胃溃疡患者的胃内可检出幽门螺杆菌。目前，临床上对消化性溃疡的治疗主要采用"抑酸""抗（灭）菌""保护"的原则，极大地增强了疗效。

（三）胃液分泌的调节

胃液分泌通常可分为基础胃液分泌和消化期胃液分泌。空腹时仅幽门部黏膜分泌少量胃液。进食 5~10 min 后酸性胃液开始分泌。食物是胃液分泌的自然刺激，由进食引起的胃液分泌是由神经因素和体液因素进行调节的。

1. **基础胃液分泌**　基础胃液分泌（或非消化期胃液分泌）为空腹 12~24 h 后的胃液分泌。正常人的盐酸排出量为 0~5 mmol/h，并有昼夜变化的规律，清晨 5 时至中午 11 时，盐酸的排出量最低，下午 2 时至次日凌晨 1 时，盐酸的排出量最高。

2. **消化期胃液分泌**　根据感受食物刺激的部位的不同，可将消化期胃液的分泌人为地分为头期、胃期和肠期 3 个时期。实际上，这 3 个时期几乎是同时开始、互相重叠的。其中头期主要受神经因素调节，而肠期主要受体液因素调节。

（1）头期：头期的胃液分泌是由进食动作引起的，此期的传入冲动均来自头部感受器，因此称为头期胃液分泌。头期具体是指食物经口腔到食管这段时间的胃液分泌。巴普洛夫曾用假饲的方法研究头期胃液分泌的原理。其主要过程为事先对动物实施食管切断术，喂食在胃上造瘘形成巴氏小胃的狗，食物可经口进入食管，但不能入胃，只能从切口流出体外，结果却能引起胃液分泌。头期的胃液分泌量与食欲、情绪等有很大关系，约占进食后胃液分泌量的 30%。头期胃液分泌的机制包括条件反射和非条件反射。条件反射是由与食物有关的气味、形状、声音等刺激了嗅觉、视觉、听觉等感受器，通过嗅神经、视神经和听神经传入冲动引起的胃液分泌；非条件反射是由咀嚼或吞咽食物时刺激了口腔和咽喉等处的机械感受器和化学感受器，通过面神经、三叉神经、舌咽神经及迷走神经传入冲动引起的胃液分泌。这些反射的反射中枢包括下丘脑、延髓、边缘叶和大脑皮质等。迷走神经是这些反射共同的传出神经。迷走神经的作用体现在以下几个方面。①神经末梢释放乙酰胆碱，乙酰胆碱可直接刺激壁细胞的分泌活动。②乙酰胆碱可刺激胃泌酸区黏膜中的肠嗜铬样细胞（ECL cell）分泌组胺，通过局部扩散使组胺再到达邻近的壁细胞，与壁细胞上的组胺 2 型受体（H_2 受体）结合后可刺激胃酸分泌，并提高壁细胞对胃泌素和乙酰胆碱的敏感性。临床上用 H_2 受体阻断剂（如西咪替丁）治疗胃溃疡，就是因为 H_2 受体阻断剂可抑制壁细胞对组胺的反应，也可降低壁细胞对促胃液素和（或）乙酰胆碱的反应。③释放胃泌素释放肽，刺激胃幽门部黏膜内的 G 细胞释放胃泌素，再通过血液循环间接刺激胃液的分泌。在头期胃液分泌中，迷走神经的第①项作用较第②项和第③项作用更为重要。西咪替丁及其类似物通过阻断组胺与壁细胞结合来抑制胃酸的分泌；阿托品可阻断迷走神经的第①项和第②项作用。头期胃液分泌的特点为分泌量多、酸度高、胃蛋白酶原含量多、消化力强、分泌时间长。

（2）胃期：当食物入胃后，可对胃产生机械刺激和化学刺激，继续引起胃液分泌，这称为胃期胃液分泌。胃期内胃液的分泌量较大，约占进食后胃液总分泌量的60%，其分泌机制为：①食物扩张刺激胃底、胃体部的感受器，通过迷走－迷走长反射和内在神经丛的短反射直接引起胃液分泌，或通过组胺和胃泌素间接引起胃液分泌；②食物可扩张刺激胃幽门部，通过壁内神经丛作用于G细胞，引起胃泌素的释放，间接刺激胃液的分泌；③食物中的蛋白质及其消化产物可直接刺激G细胞，引起胃泌素释放，刺激胃液的分泌。胃期胃液分泌的特点为分泌量多、酸度高、胃蛋白酶原含量少、消化力比头期弱。

（3）肠期：食糜进入小肠上段（十二指肠）后可继续引起胃液分泌轻度增加，这称为肠期胃液分泌。肠期胃液分泌的量约占进食后胃液分泌总量的10%。其机制主要是通过体液性调节机制来实现的。当食糜与小肠黏膜接触时，机械刺激和化学刺激可刺激十二指肠黏膜中的G细胞，使其释放胃泌素，胃泌素通过血液循环作用于胃腺，进而引起胃液的分泌。此外，食糜还可刺激小肠黏膜，使其释放一种叫"肠泌酸素"的激素，进而刺激胃液的分泌，但这种激素的结构尚不清楚。肠期胃液分泌的特点为分泌量少、酸度低、胃蛋白酶原含量低、消化力弱。

3. **胃液分泌的兴奋和抑制**　正常的胃液分泌是兴奋性因素和抑制性因素共同作用的结果。胃液的分泌受神经因素和体液因素的调控，同时，情绪、生活习惯及环境等调节因素也可参与胃液的分泌。

（1）刺激盐酸分泌的主要因素：具体如下。

1）组胺：少量组胺可被胃黏膜肥大细胞或肠嗜铬样细胞恒定释放。组胺可通过旁分泌的方式作用于壁细胞上的 H_2 受体，刺激胃液剧烈分泌，与此同时，组胺还可以提高壁细胞对ACh和促胃液素的敏感性。临床上，常采用 H_2 受体阻断剂（如西咪替丁等）来阻断组胺，治疗消化性溃疡。

2）促胃液素：是由胃窦部和十二指肠黏膜内的G细胞分泌的一种肽类激素，可刺激壁细胞上的特异性受体，引起胃液分泌，也可作用于肠嗜铬样细胞，通过释放组胺来间接刺激胃液的分泌。

3）ACh：是由支配胃的迷走神经末梢释放的神经递质，ACh可与壁细胞上的毒蕈碱型受体结合，刺激胃液的分泌。此外，ACh还可以作用于胃泌酸区黏膜的肠嗜铬样细胞，刺激组胺的分泌，间接引起胃液的分泌。其作用可以被毒蕈碱型受体阻断剂（如阿托品）阻断。

综上所述，进食是胃液分泌的自然刺激，空腹时胃液的分泌量很少。机体进食后通过神经、体液机制刺激胃液大量分泌，其中，组胺、促胃液素和迷走神经末梢释放的递质ACh是影响胃液分泌的主要因素，这三者相互作用，可共同影响胃液的分泌。此外，值得注意的是，能刺激壁细胞分泌胃酸的大多数物质也能促进主细胞及黏液细胞分泌胃蛋白酶原和黏液。

（2）抑制盐酸分泌的主要因素：在头期和胃期，抑制性因素主要有胃黏膜释放的前列腺素和盐酸，在肠期，抑制性因素主要有盐酸、脂肪和高渗溶液。

1）前列腺素：是在磷脂酶的作用下，由细胞膜和细胞所含的磷脂生成的花生四烯酸转化而来的一类化合物。体内的大多数细胞可以产生前列腺素。胃肠道产生的前列腺素主要是通过扩散来影响邻近细胞的功能，其主要作用有：通过改变消化器官的血流量来间接改变消化器官的活动，如胃黏膜中具有的多种前列腺素均具有扩张血管的作用；调节靶细胞的活动，如前列腺素 I_2 和前列腺素 E_2 可抑制胃酸分泌；保护消化道黏膜的作用，如前列腺素的合成抑制剂（如阿司匹林和吲哚美辛等）可显著加剧损伤因素所产生的溃疡的程度。

2）盐酸：是胃腺分泌的产物，当盐酸使胃窦部的 pH 值≤1.2、十二指肠的 pH 值≤2.5 时，盐酸对胃液分泌具有负反馈性抑制作用。其机制为：盐酸直接抑制胃窦部的 G 细胞对胃泌素的释放；盐酸可通过刺激胃窦部的 D 细胞，使其释放生长抑素（胃液分泌的抑制物），进而抑制胃泌素和胃液的分泌；盐酸可刺激十二指肠球部，使其释放肠抑胃素，进而抑制胃液的分泌；盐酸可刺激十二指肠黏膜，使其释放促胰液素，促胰液素对促胃液素引起的胃液分泌有明显的抑制作用；十二指肠内的盐酸可通过迷走 - 迷走长反射和壁内神经丛的短反射抑制胃液的分泌。

3）脂肪：脂肪及其消化产物进入十二指肠后，可刺激小肠黏膜，使其释放肠抑胃素，进而抑制胃液的分泌及胃运动。不过，肠抑胃素可能并不是一个单独的激素，而是对数种具有此种作用的一类激素的总称，如抑胃肽、促胰液素及神经降压素等。

4）高渗溶液：进入十二指肠内的高渗溶液可通过激活小肠中的渗透压感受器，引起肠胃反射，抑制胃液分泌，也可通过刺激小肠黏膜，使其释放一种或多种抑制性激素，进而抑制胃液的分泌。

综上所述，食物在刺激胃液分泌的同时，消化道中的消化产物也可抑制胃液的分泌。尤其是进入小肠内的消化产物可以通过刺激肠抑胃素及生长抑素的分泌，通过肠胃反射等方式抑制胃液的分泌。

二、胃的运动

胃的运动是由胃壁内平滑肌活动完成的胃的机械性消化方式。胃壁内的平滑肌有环行、纵行和斜行三层。根据胃壁肌层结构和特点的不同，可将胃分为头区和尾区两部分。头区包括胃底和胃体上 1/3，其活动能力较弱，主要功能是容纳、储存食物，使人每日只需要进食 2 或 3 次即可；尾区包括胃窦和胃体其余的 2/3，其活动能力较强，主要功能是混合、研磨食物，使其成为食糜，并与胃液充分混合，进而将食糜以适宜的速度推入十二指肠，以适应小肠的消化、吸收特点。

（一）胃的运动形式

1. 容受性舒张 在咀嚼、吞咽食物时，食物对咽、食管等处的感受器的刺激可反射性地通过迷走神经引起胃底和胃体的平滑肌舒张，进而使胃腔的容量增大。生理学上将此活动称为容受性舒张。容受性舒张是胃的特征性运动，其生理意义在于使胃内压不会因大量摄食而明显升高，防止食糜过早排入十二指肠，完成容纳、储存食物的功能，有利于食物在胃内的充分消化。胃的容受性舒张是通过迷走 - 迷走反射来实现的，其传出神经的递质可能是一氧化氮或血管活性肠肽。

2. 紧张性收缩 胃壁的平滑肌经常保持着一种微弱的缓慢收缩的状态，这称为紧张性收缩。紧张性收缩在空腹时就已经存在，进食后逐渐加强。其作用是使胃保持一定的形状和位置，防止胃下垂。进食后，头区肌肉可产生短暂的、微弱的紧张性收缩，对头区内的食物有轻微的混合作用，食物在此可储存 1 h 左右。当胃开始排空后，头区的肌肉逐渐收缩，胃内压增大，有利于胃排空。在消化期，紧张性收缩逐渐加强，这有助于胃液渗入食物，并能协助推动食糜向十二指肠移动。

3. **蠕动** 蠕动是消化道平滑肌共有的运动形式。胃的蠕动是一种起始于胃体中部并向幽门方向推进的波形运动，食物入胃约 5 min 后出现胃蠕动。胃蠕动每分钟约 3 次。蠕动波起始于胃的中部，约需 1 min 到达幽门，蠕动波开始较弱，在传播过程中其幅度和速度逐渐增加，当接近幽门时明显增强，可将 1 ~ 2 mL 食糜排入十二指肠。这种作用叫作幽门泵。也有部分蠕动波到胃窦后即消失，并未到达幽门。当收缩波超越胃内容物先到达胃窦终末部时，由于胃窦终末部的有力收缩，可将部分食糜反向推回近侧胃窦，直至推回胃体，这有利于食物在胃内被磨碎并与胃液充分混合（图 10 - 6）。胃的蠕动受胃平滑肌慢波的控制，胃泌素、胃动素和迷走神经可使其增强，促胰液素、抑胃肽和交感神经则可使其减弱。

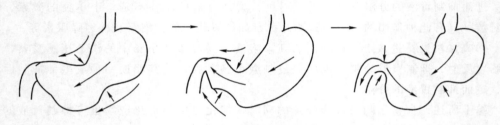

图 10 - 6　胃的蠕动示意图

胃蠕动的生理作用是搅拌、粉碎食物，使胃内容物和胃液充分混合，以利于胃的消化作用的发挥，将食糜通过幽门向十二指肠方向推进。

（二）胃排空及其控制

胃排空（gastric emptying）指胃内的食糜由胃排入十二指肠的过程。食物入胃后约 5 min 即开始胃排空，胃排空的速度与食物的形状、成分，食物量及胃运动等因素有关。一般来说，稀的流体食物比稠的固体食物排空快，小颗粒食物比大块食物排空快，等渗溶液比非等渗溶液排空快。在食物的三大营养物质中，糖类排空最快，蛋白质次之，脂肪最慢。混合食物完全排空需 4 ~ 6 h。此外，胃内食物量的增加会扩张胃壁，在神经因素和体液因素作用下增强胃运动。胃的排空主要取决于胃和十二指肠之间的压力差，胃运动是胃排空的基本动力。增强胃运动的因素通常可促进胃的排空；反之，减弱胃运动的因素则可延缓胃排空。胃排空受胃和十二指肠两方面因素的控制。

1. **胃内促进排空的因素** 胃排空主要受胃内容物的体积、肠胃反射和体液因素的影响。胃内容物可刺激胃壁牵张感受器，通过迷走神经反射和壁内神经丛反射，可反射性地加强胃运动，加快胃排空。胃扩张和食物中的蛋白质及其消化产物可直接或间接地刺激胃窦黏膜中的 G 细胞，使其释放胃泌素，进而促进胃排空，增强幽门括约肌的收缩，其综合效应就是抑制胃排空。

2. 十二指肠内抑制胃排空的因素 当食糜进入十二指肠后，可兴奋十二指肠壁上的机械感受器和化学感受器，反射性地抑制胃排空，这种反射称为肠胃反射。肠胃反射是自动控制胃排空运动的重要因素。肠胃反射对酸的刺激特别敏感，可阻止酸性食糜进入十二指肠。另外，进入十二指肠的胃酸、脂肪还可刺激小肠黏膜释放促胰液素、抑胃肽、缩胆囊素等各种激素，抑制胃运动，延缓胃排空，具有这种作用的激素统称为肠抑胃素（enterogastrone）。

当食物刚入胃时，由于胃内食物较多，促进因素占优势，胃排空速度较快，随着胃内容物逐渐排入十二指肠，抑制因素开始占优势，进而可使胃排空减慢或暂停。然后，随着食物消化产物被吸收、盐酸在肠内被中和，胃排空的抑制因素逐渐消失，促进胃排空的因素又占主导地位，胃又会将一部分食糜排入十二指肠。因此，胃排空是间断进行的，可以保证十二指肠内食糜的充分消化和吸收。

（三）消化间期胃的移行性复合运动

消化间期胃的移行性复合运动指人体在空腹时胃运动呈现出以间歇性强力收缩（饥饿收缩）且有较长的静息期为特征，向肠道方向扩布的周期性运动。其主要作用是将胃内容物（包括上次进食后遗留的残渣、咽下的唾液、脱落的细胞碎片和细菌等）清除干净。移行性复合运动受胃肠激素和肠道神经系统的调控。若移行性复合运动减弱，可引起肠道内的细菌过度繁殖及功能性消化不良等病症。此外，饥饿收缩在年轻人及血糖降低时较强烈，发作时，个体常感到胃部不适、疼痛（称为饥饿痛）一般发生于距末次进食 1~2 h 后（某些人发生饥饿收缩的时间更短），在饥饿后的 3~4 h 最强烈，以后逐渐减弱。

（四）呕吐

将胃及肠内容物从口腔强力驱出的反射性动作就是呕吐。呕吐是一种具有保护作用的防御性反射。机械刺激和化学刺激作用于舌根、咽部、胃肠道、胆总管、泌尿生殖器官等处的感受器以及讨厌的气味与情绪等均可引起呕吐，视觉、内耳前庭对身体位置改变的反应也可引起呕吐。临床上对食物中毒或服毒的患者，常用催吐的方法来协助排出毒素，但长期、剧烈的呕吐会造成体内水、电解质、酸碱平衡紊乱，应及时治疗。呕吐中枢位于延髓网状结构的背外侧缘，与呼吸中枢、心血管中枢等均有密切联系，因而在呕吐时常出现流涎、呼吸急促和心跳不规则加快等自主神经兴奋的反应。呕吐传出冲动可沿迷走神经、交感神经、膈神经等传至胃、小肠、膈肌和腹肌等。呕吐时，先是深吸气，声门紧闭，胃和食管下端舒张，膈肌和腹肌强烈收缩，挤压胃体，使胃内的食物经食管进入口腔。剧烈呕吐时，十二指肠和空肠上段会出现收缩加强甚至痉挛。由于胃舒张而十二指肠收缩，可使十二指肠内容物倒流入胃。颅内压增高（如脑水肿、脑瘤等）时，可直接刺激呕吐中枢，引起剧烈呕吐，中枢性催吐药（如阿扑吗啡等）可通过刺激呕吐中枢附近的化学感受器，引起呕吐中枢的兴奋。

第四节 小肠内消化

食糜在小肠内受到小肠运动的机械性消化及胰液、胆汁和小肠液的化学性消化后，营养物质彻底分解为可被吸收的小分子物质。小肠是进行食物消化和吸收最主要的部位，小肠内的消化是整个消化过程中最重要的阶段。食物通过小肠后，消化、吸收的过程基本完成。因此，营养物质主要是在小肠内被吸收的。

一、胰液的分泌

（一）胰液的性质和成分

胰液是由胰腺腺泡细胞和小导管管壁细胞分泌，经胰导管排入十二指肠的无色碱性液体，具有很强的消化力。腺泡细胞主要分泌消化酶，管壁细胞主要分泌 HCO_3^- 和水。胰液的 pH 值为 $7.8 \sim 8.4$，正常成人每日分泌胰液的量为 $1 \sim 2$ L，其渗透压与血浆相等。胰液中除水分外，还含有无机物和有机物。无机物主要由小导管上皮细胞分泌，包括 Na^+、K^+、Cl^- 和 HCO_3^-，其中 Na^+ 和 K^+ 的浓度与血浆中 Na^+、K^+ 的浓度相近。胰液分泌速率越快，胰导管腔中的 HCO_3^- 与上皮细胞内的 Cl^- 在管腔膜上的交换时间就越短，导致 Cl^- 的浓度随胰液分泌速率的增高而降低，而 HCO_3^- 的浓度随分泌速率的增高而增高。胰液中的有机物主要有各种消化酶，如胰淀粉酶、胰脂肪酶、胰蛋白酶、糜蛋白酶、核糖核酸酶及脱氧核糖核酸酶等。此外，胰液中还含有少量的胰蛋白酶抑制物。在消化间期，胰液每 $60 \sim 120$ min 有短暂的周期性分泌，虽然分泌量很少，但可对两次进食间残留在肠腔的脱落上皮、细菌进行消化和清除。

（二）胰液的作用

1. **HCO_3^-**　胰液中 HCO_3^- 由胰腺小导管管壁细胞分泌，其主要作用是中和进入十二指肠的胃酸，保护肠黏膜免受强酸的侵蚀，为小肠内多种消化酶发挥作用提供适宜的 pH 环境（pH 值为 $7.0 \sim 8.0$）。

2. **胰淀粉酶**　胰淀粉酶是一种水解淀粉的、效率很高的 α-淀粉酶，其消化产物为糊精、麦芽糖及麦芽寡糖，其最适的 pH 值为 $6.7 \sim 7.0$。

3. **脂类水解酶**　脂类水解酶包括胰脂肪酶、辅脂酶、胆固醇酯酶及磷脂酶等。胰脂肪酶是胰液中分解脂肪的主要消化酶，它可将甘油三酯分解为甘油、甘油一酯和脂肪酸，其最适 pH 值为 $7.5 \sim 8.5$。若胰脂肪酶缺乏，将引起脂肪消化不良。辅脂酶是胰腺分泌的另一种小分子蛋白质，胰脂肪酶只有在辅脂酶存在的条件下才能发挥作用。辅脂酶与胆盐微胶粒有较高的亲和力，它可与胰脂肪酶及胆盐微胶粒在甘油三酯表面形成一种由胰脂肪酶、辅脂酶和胆盐微胶粒组成的复合物，防止胆盐将胰脂肪酶从脂肪表面清除出去。胆固醇酯酶和磷脂酶则可分别水解胆固醇酯和卵磷脂。

4. **蛋白质水解酶**　蛋白质水解酶主要有胰蛋白酶、糜蛋白酶和羧基肽酶，它们均以无活性酶原的形式存在于胰液中。胰蛋白酶原可以被小肠液中的肠激酶激活，变为胰蛋白酶，胃酸、胰蛋白酶本身及组织液也能激活胰蛋白酶原。胰蛋白酶能使糜蛋白酶原和羧基肽酶原转为有活性的糜蛋白酶和羧基肽酶。胰蛋白酶和糜蛋白酶都能将蛋白质分解为脎和胨。当两者共同作用于蛋白质时，可将蛋白质分解为小分子的多肽和氨基酸。羧基肽酶可进一步将多肽分解为氨基酸。胰液中还含有核糖核酸酶、脱氧核糖核酸酶等，它们可将核酸分解为单核苷酸。

5. 胰蛋白酶抑制物 胰蛋白酶抑制物可与胰蛋白酶结合，形成无活性的复合物，防止生理情况下少量胰蛋白酶原激活后对胰腺的自我消化。在病理情况下，因该抑制物的分泌量小、作用小，不能阻止大量胰蛋白酶原活化所致的胰腺自身的消化过程。比如，当暴饮暴食时，可引起胰液分泌增多、胰管内压力升高、胰腺小导管和胰腺腺泡破裂，导致胰蛋白酶原大量溢入胰腺间质并被组织液激活，大大超过胰蛋白酶抑制因子的作用能力，于是胰腺就会被自身消化而发生急性胰腺炎。

总之，胰液中含有 3 种主要营养物质的消化酶，它是所有消化液中消化力最强、消化食物最全面的一种消化液。当胰腺的分泌功能发生障碍时，会明显影响食物中蛋白质、脂肪的消化和吸收，进而会发生脂肪泻，也可使维生素 A、维生素 D、维生素 E、维生素 K 等的吸收受到影响。胰液对糖的消化和吸收影响不大。

（三）胰液分泌的调节

胰液的分泌受神经和体液的双重调节，其中以体液调节为主。

1. 神经调节 食物的外观、气味对口腔、食道、胃和小肠的刺激都可以通过神经反射引起胰液分泌。该神经反射包括条件反射和非条件反射，其传出神经是迷走神经。

2. 体液调节 胰泌素主要刺激胰腺小导管上皮细胞，使其分泌水和 HCO_3^-，大量增加胰液量（其中酶的含量不高）。胆囊收缩素既可以促使胰腺腺泡细胞分泌消化液，又可以促使胆囊平滑肌收缩。

3. 胰液分泌的反馈性调节 由十二指肠黏膜分泌的胆囊收缩素释放肽，可刺激小肠黏膜细胞分泌胆囊收缩素。

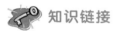 **知识链接**

饮酒与急性胰腺炎

大量饮酒对胰管有损害，饮酒可引起十二指肠乳头部水肿、胃炎、十二指肠炎、胆道口括约肌痉挛，导致胰管内压力增高、胰管阻塞，进而可使腺泡破裂、胰液溢出，出现胰腺自溶。有报道显示，20%～60% 的急性胰腺炎发生在饮酒后。

二、胆汁的分泌和排出

胆汁是由肝细胞分泌的。在消化期，胆汁经肝管、胆总管直接排入十二指肠；在非消化期，胆汁经胆囊管进入胆囊储存，然后在消化期再排入十二指肠。胆汁可促进脂肪的消化和吸收。胆汁的分泌是机体排泄的途径之一，某些肾脏排泄的代谢终产物及外源性化学物质（如胆固醇、胆红素和某些药物）可在肝脏内借助胆汁的分泌而排出。

（一）胆汁的性质和成分

胆汁是一种味苦、浓稠的有色液体，胆汁的颜色取决于胆色素的种类和浓度。新生成的胆汁由肝细胞分泌后直接排入小肠，称为肝胆汁。肝胆汁呈金黄色或橘棕色，其 pH 值约为 7.4；在胆囊中储存过的胆汁称为胆囊胆汁，它因水分和碳酸氢盐被吸收而浓缩，进而变得黏稠、颜色加深（深棕色）。胆囊胆汁呈弱酸性，pH 值约为 6.8。成人每日可分泌胆囊胆汁0.8～1.0 L。

胆汁中无消化酶，但其成分比较复杂。胆汁中的主要成分有水、无机盐（如 Na^+、K^+、HCO_3^- 等）及有机物（如胆汁酸、胆色素、脂肪酸、胆固醇、卵磷脂和黏蛋白等）。胆盐是胆汁参与消化和吸收的主要成分，是胆汁酸与甘氨酸（或牛磺酸）结合后形成的钠盐或钾盐，占胆汁中固体成分的50%。

（二）胆汁的作用

胆汁中虽然不含消化酶，但它对脂肪的消化和吸收具有重要的意义。胆汁的作用主要包括：①胆汁中的胆盐、胆固醇和卵磷脂等都可以作为乳化剂，减少脂肪的表面张力，使脂肪乳裂解为脂肪微滴，分散在肠腔内，增加胰脂肪酶与脂肪的接触面积，加速脂肪的分解；②胆盐为双嗜性分子，在水溶液内可聚合形成微胶粒，肠腔中的脂肪酸、甘油一酯及胆固醇等可渗入微胶粒，形成水溶性复合物，使不溶于水的脂肪分解产物容易通过肠上皮表面静水层到达肠黏膜表面，有利于脂肪消化产物的吸收；③促进脂溶性维生素的吸收；④进入小肠内的胆盐大部分可以由回肠吸收入血，然后经门静脉运送回肝脏，重新合成胆汁，这称为胆盐的肝肠循环。返回肝脏的胆盐具有刺激肝胆汁分泌的作用（即胆盐的利胆作用）。

（三）胆汁分泌的排放和调节

消化道内的食物是引起胆汁分泌和排放的自然刺激物。在三种主要营养食物中，高蛋白食物（如蛋黄、肉等）引起胆汁排放量最多，高脂肪食物次之，糖类食物的作用最小。肝细胞可连续不断地分泌胆汁。在消化期内，胆囊收缩、奥迪括约肌舒张，肝脏及胆囊内的胆汁可直接经胆总管排入十二指肠；在非消化期内，肝胆汁大部分经肝管、胆囊管流入并储存于胆囊内，胆囊壁将其中的水分和无机盐吸收后，胆汁会浓缩4～10倍。胆汁的分泌、排出受神经和体液的双重调节，其中以体液调节为主。

1. 神经调节　通过迷走神经，食物对胃、小肠的刺激以及进食动作可刺激少量肝胆汁的分泌和胆囊的轻度收缩。迷走神经还可以通过释放促胃液素间接刺激胆汁的分泌和胆囊的收缩。

2. 体液调节　促胃液素可通过血液循环刺激肝细胞和胆囊，引起肝胆汁的分泌和胆囊的收缩，也可刺激胃酸分泌，间接促进促胰液素的释放，引起胆汁分泌。促胰液素主要作用于胆管系统，它可增加胆汁中的水和碳酸氢盐的分泌量，而不增加胆盐的分泌。缩胆囊素可引起胆囊的强烈收缩及奥迪括约肌的舒张，促进胆囊大量排放胆囊胆汁。胆盐通过肝肠循环，能够刺激肝胆汁大量分泌，因此临床上常把胆盐作为一种重要的利胆剂。

🔑 知识链接

胆道疾病

胆盐、卵磷脂合成减少或胆固醇分泌过多，胆固醇沉积下来就会形成胆结石。胆盐、胆固醇和卵磷脂维持适当比例，就会使胆汁胆固醇维持溶解状态而不沉积。临床上为了减少患者的痛苦，对胆道的检查多采用胆道造影术，而切除胆囊或摘取胆结石时多采用微创手术。胆囊并不是人体必需的器官，切除胆囊后，患者虽仍能维持正常的营养及生命，甚至能耐受油煎食物，但仍应避免高脂肪饮食。

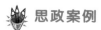 **思政案例**

中国第一具结构完整的人体肝脏血管模型

——中国肝胆外科之父吴孟超院士事迹

1959 年 2 月，吴孟超买来乒乓球将之剪碎后放入丙酮，等待着它的溶解。第二天，瓶中的乒乓球果然溶为液状。他从乒乓球厂买来了赛璐珞，在里面加入红、蓝、白、黄几种不同颜色，分别从肝动脉、肝静脉、门静脉和胆管注入，使得肝脏内部纵横交错的粗细血管全部被充满。等待赛璐珞凝固后，再用盐酸腐蚀肝表面组织，最后用刻刀一点点镂空，剔除干净。肝脏血管构架就清楚地呈现出来，由粗到细，枝杈般向外延伸开来，各个"枝杈"有不同颜色，像珊瑚。经过 4 个多月的艰苦努力，中国第一具结构完整的人体肝脏血管模型终于灌注出来。截至 1959 年底，他带领团队共制作肝脏标本 108 个、肝脏固定标本 60 个。通过制作标本，吴孟超对肝脏内部构造以及血管走向了如指掌、烂熟于心，这为他日后施行肝脏手术打下了坚实基础。吴孟超是最先提出中国人肝脏解剖"五叶四段"的新见解的人。他创立了肝脏外科的关键理论和技术体系，在相关领域的光荣事迹不胜枚举。2005 年，他获国家最高科学技术奖；2012 年 2 月，他被评为"2011 年度感动中国人物"。

案例内涵

吴孟超院士在强大的国家荣誉感和使命感下花费一生研究肝脏外科理论和技术，攻坚克难，挽救无数肝胆疾病患者的生命。他的事迹告诉我们，医学研究和临床工作需要勤于思考、勇于探索、善于发现的职业精神。作为当代医学生，要树立远大理想，增强职业荣誉感、使命感。

三、小肠液及其作用

小肠液是由十二指肠腺和小肠腺两种腺体分泌的混合液。十二指肠腺位于十二指肠黏膜下，可分泌含黏蛋白、较黏稠的碱性液体，该碱性液体的主要功能是保护十二指肠上皮细胞不被胃酸侵蚀。小肠腺分布于全部小肠的黏膜层内，其分泌液是小肠液的主要部分。小肠液的分泌是经常性的，分泌至肠腔中很快又被绒毛重吸收，但在不同条件下，小肠液的分泌量和性状变化很大。内在神经、胃肠激素可影响小肠液的分泌。

1. **小肠液的性质和成分** 小肠液是 pH 值约为 7.6 的弱碱性液体，其渗透压与血浆相同，分泌量大，成人每日小肠液的分泌量为 1~3 L。小肠液中除水分外，还含有黏蛋白、无机盐和肠激酶。小肠液中常混有脱落的白细胞、肠上皮细胞以及由肠上皮细胞分泌的免疫球蛋白。

只有肠激酶是从小肠腺分泌入肠腔内的消化酶，而在小肠黏膜（尤其是绒毛）上皮细胞表面含有多种消化酶，如肽酶、麦芽糖酶、异麦芽糖酶、脂肪酶、蔗糖酶和乳糖酶等。这些酶可进一步完全分解位于绒毛外表面的营养物质。一旦上皮细胞脱落，这些酶入肠腔后便不再起消化作用。小肠本身对食物进行化学性消化的部位主要为小肠上皮细胞的刷状缘或小肠上皮细胞。

2. 小肠液的作用　大量的小肠液可润滑肠腔、中和胃酸、保护十二指肠黏膜、稀释肠内消化产物、降低肠腔内食糜的渗透压，使食糜利于吸收；为多种酶提供适宜的pH环境；由小肠分泌的肠激酶可激活胰蛋白酶原，促进蛋白质的消化。

3. 小肠液分泌的调节　调节小肠液分泌的主要机制是食糜对肠黏膜的局部机械刺激和化学刺激引起的肠神经系统的局部反射。小肠黏膜对扩张刺激最敏感，小肠内的食糜量越多，则小肠液的分泌就越多。体液因素（如促胃液素、促胰液素、胆囊收缩素和血管活性肠肽等）对小肠液的分泌也有刺激作用。

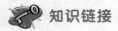 **知识链接**

乳糖不耐受症

乳糖酶是分布在小肠上皮细胞刷状缘的一种寡糖酶。对低乳糖酶症患者或乳糖酶活性低的个体来说，当食用牛奶或含乳糖丰富的食物后，不能消化的乳糖进入结肠，结肠内的细菌会代谢乳糖。乳糖代谢后产生的气体和代谢物不仅可加速结肠运动，还可提高肠内容物的渗透压，妨碍水的吸收，引起腹泻，这称为乳糖不耐受症。乳糖酶的活性与年龄有关，该酶在婴幼儿期活性较高，到青春期则维持在较低状态。世界上几乎50%的成年人都会患乳糖不耐受症，而新生儿患此症却较少见。

四、小肠的运动

（一）小肠的运动形式

小肠壁的平滑肌由较厚的环形肌和相对较薄的纵行肌组成，两者具有较复杂的收缩关系。邻近部位的肌肉收缩在时间和空间上的组合构成了小肠运动的多种形式。小肠运动的功能是推进食糜从小肠上段向下段移动的同时，进一步研磨食糜，使食糜与肠黏膜广泛接触，将食糜与小肠内的消化液充分混合，以利于对营养物质的吸收。在消化间期，受一些来自胃的周期性的移行性复合波的影响，小肠运动会减弱。在消化期内，小肠的运动会加强。小肠的运动形式有以下几种。

1. 分节运动　分节运动（segmentation）是一种由小肠壁环行肌引起的节律性收缩运动和舒张运动，是小肠特有的运动形式。食糜所在的一段肠管上，环行肌以一定的间隔在许多点同时收缩，把食糜分割成许多节段。数秒后，原来收缩的部位开始舒张，原来舒张的部位开始收缩，使每个节段分为两半，相邻的两半又重新组合形成一个新的节段，如此反复进行（图10-7）。分节运动在空腹时几乎不出现，进食后才逐渐变强。小肠各段分节运动的频率不同，上段活动频率较高，下段较低。人的十二指肠分节运动的频率约为11次/分，回肠末端分节运动的频率约为8次/分。这种由肠平滑肌的慢波节律梯度决定的活动梯度，有助于将食糜向远端推进。

小肠的分节运动是一种原地运动，其主要的生理作用如下：使食糜与消化液充分

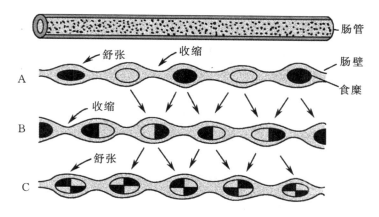

图 10 - 7　小肠的分节运动模式图

混合，便于进行化学性消化；使食糜与肠壁紧密接触，为良好的吸收创造有利条件；挤压肠壁，有利于血液和淋巴液的回流，有利于对营养物质的吸收。

2. 紧张性收缩　小肠平滑肌的紧张性收缩是小肠有效进行其他形式运动的基础，其空腹时即存在，进食后显著加强。小肠紧张性收缩的意义：使小肠维持在一定的形状和位置；保持小肠内的基础压力，有利于小肠内容物与消化液的充分混合。当小肠的紧张性收缩减弱时，肠腔易于扩张，肠内容物的混合和推进减慢；相反，当小肠的紧张性收缩增强时，食糜在肠腔内的混合推进加快，有利于对营养物质的吸收。

3. 蠕动　小肠的任何部位均可发生蠕动，蠕动速度慢，推进距离短，其速度为0.5 ~ 2.0 cm/s。小肠近端蠕动的速度大于远端蠕动的速度，蠕动波通常只进行一段短距离（约数厘米）后即消失，但蠕动可以反复进行。蠕动的意义在于将肠段内经过分节运动作用的食糜向前推进一步，当其到达一个新的肠段后再开始分节运动，促进食糜更好地与消化液混合，有利于消化。

在吞咽动作或食糜进入十二指肠的刺激下，小肠会产生一种行进速度很快（2 ~ 25 cm/s）、传播距离较远的蠕动，这称为蠕动波。它可将食糜从小肠始端一直推送到末端，有时还可推送到大肠，这可为下一步消化做好适应性准备。有些药物（如泻药）的刺激也可以引起蠕动波。此外，在十二指肠和回肠末端还存在着与推进方向相反的逆蠕动，它能使食糜在两段肠内来回移动，延长食糜在小肠内的停留时间，有利于对食物进行充分的消化和吸收。

在非消化期内，小肠还存在起源于胃的下部、向肛门方向缓慢移行的周期性、移行性复合运动，该运动自胃的下部经 60 ~ 90 min 到达回肠末端。移行性复合运动的主要作用：清除肠道内上次进食遗留的食物残渣、脱落细菌及上皮细胞；阻止结肠内的细菌迁移到终末回肠。如果周期性、移行性复合运动减弱，则会造成肠道内细菌的过度繁殖，引起腹胀或腹泻。

肠运动时推动肠腔内容物（如水和气体）产生的声音，称为肠鸣音。当肠蠕动亢进时，肠鸣音增强，常见于饥饿、腹泻等；当肠麻痹时，肠鸣音减弱或消失，常见于麻痹性肠梗阻等。肠鸣音的强弱可以反映肠运动的情况，临床上常通过听取肠鸣音来判定肠的功能是否正常。

(二)回盲括约肌的功能

在回肠末端与盲肠交界处，环行肌显著加厚，并具有括约肌的作用，这称为回盲括约肌。当人体静息时，回盲括约肌保持着轻度收缩的状态，可阻止回肠内容物向结肠排放；当人体进食时，食物进入胃，通过胃回肠反射加强回肠蠕动，当蠕动波到达回肠末端时，回盲括约肌舒张，使约 4 mL 的食糜由回肠进入结肠。在正常情况下，每天有 450~500 mL 的食糜进入大肠。当内容物增多引起盲肠充胀时，可反射性地引起回盲括约肌收缩。回盲括约肌的作用：阻止回肠内容物过快地进入大肠，延长食糜在小肠内的停留时间，以利于小肠内容物的彻底消化和吸收；具有活瓣的作用，可阻止大肠内容物向回肠倒流。

(三)小肠运动的调节

小肠的运动主要受以下三方面因素的调节。①壁内神经丛：壁内神经丛在小肠的运动调节中起着重要作用，食糜对小肠的机械刺激或化学刺激可通过壁内神经丛（主要是肌间神经丛）反射性地增强小肠蠕动。②外来神经：在一般情况下，交感神经和副交感神经分别对小肠的运动起抑制和兴奋的作用，外来神经的作用一般是通过小肠壁内的神经丛来实现的。③体液因素：增强小肠运动的体液因子有促胃液素、胃动素、胰岛素等；抑制小肠运动的体液因子有促胰液素、血管活性肽和生长抑素等。

第五节 大肠的功能

食物经小肠内的消化和吸收后，排入大肠的主要是食物残渣、水和电解质。人类的大肠内无重要的消化活动，其主要功能是吸收水分和无机盐、暂时储存食物残渣、形成并排出粪便。

一、大肠液的分泌

(一)大肠液及其作用

大肠液是由大肠黏膜表面的柱状上皮细胞及杯状细胞分泌的碱性黏稠液体，其pH 值为 8.3~8.4。大肠液中富含黏液和碳酸氢盐，也有少量的二肽酶和淀粉酶，但对消化作用不大。大肠液的主要作用在于其中的黏液蛋白，它能保护肠黏膜并润滑粪便。食物残渣对肠壁的机械刺激可引起大肠液的分泌。副交感神经可促进大肠液分泌，交感神经可限制大肠液的分泌。

(二)大肠内细菌的活动

大肠内的细菌主要来自食物和空气。大肠内的酸碱环境和温度非常适合细菌的生长和繁殖。大肠内的细菌种类繁多，对人体的作用利弊兼有。大肠内的细菌可使糖类和脂肪发酵，使蛋白质腐败，在此过程中会产生一些对机体有害的物质，例如，糖类发酵后产生的 CO_2、乳酸、醋酸、沼气等，蛋白质腐败后产生的硫化氢、氨、胺类和吲哚等，脂肪发酵后产生的甘油、脂肪酸、胆碱等。这些产物一般情况下吸收甚少，对人体无不良影响，但当消化不良及便秘时，其中某些毒物的产生和吸收会增加，可危害人体健康。正常情况下，在机体体表与外界相通的腔道内存在不同种类和数量的对人体无害的微生物，称为正常菌群。正常菌群与人体保持着平衡状态，菌群间也保持着相对平衡，可发挥一定程度的营养、生物拮抗及免疫等作用。

大肠内的细菌可以利用较为简单的物质，合成可被人体利用的 B 族维生素和维生素 K。若长期使用肠道抗菌药物，肠道内的正常菌群被抑制，可引起肠道正常菌群的失调，并导致 B 族维生素、维生素 K 缺乏。

二、大肠的运动和排便

(一)大肠的运动形式

1. 袋状往返运动　袋状往返运动是由环行肌不规则的收缩引起的，空腹时多见，它可使结肠的内容物向前、后两个方向做短距离的位移(并不向前推进)。袋状往返运动有利于内容物与肠黏膜充分接触，有利于促进水和无机盐的吸收。

2. 分节或多袋推进运动　分节或多袋推进运动指通过一个结肠袋或一段结肠收缩，将其内容物缓慢推到下一段的运动形式。分节或多袋推进运动由环形肌的规律性收缩引起，进食及拟副交感神经药可使其加强。

3. 蠕动　蠕动由一些稳定向前的收缩波组成，可将肠内容物向大肠远端推进。大肠内还有另外一种蠕动，它通常开始于横结肠，收缩力强、行进速度快且传播距离远，称为集团蠕动。集团蠕动可使结肠内的压力明显升高，并将一部分大肠内容物推送到降结肠、乙状结肠或直肠，使人产生便意。集团蠕动常见于进食后。

(二)排便

正常人的直肠内平时没有粪便。当结肠的蠕动将粪便推送至直肠时，刺激了直肠壁内的感受器，冲动经盆神经和腹下神经传至脊髓腰骶段，兴奋初级排便中枢，同时上传到高级中枢大脑皮层，引起便意和排便反射。如果条件允许，当排便中枢兴奋后，盆神经传出冲动可增加，进而可收缩降结肠、乙状结肠和直肠，舒张肛门内括约肌；与此同时，阴部神经传出冲动减少，进而可舒张肛门外括约肌，使粪便排出体外(图 10-8)。此外，支配腹肌和膈肌的神经兴奋后，可使腹肌和膈肌收缩，使腹压增高，进一步促进粪便的排出。如果条件不允许，大脑就会发出冲动，抑制脊髓初级中枢的活动，抑制排便。

排便可升高胸膜腔内压，导致一过性血压升高。排便时如果过度使劲，会造成心血管应激，使具有心血管疾病的个体出现心脏病发作或发生中风。意识可加强或抑制排便，如果对便意经常予以有意识地制止，会使直肠逐渐失去对粪便刺激的正常敏感性，导致粪便在大肠内停留过久，水分丢失过多而变得干硬，不易排出，这是便秘产生的常见原因之一。食物中的纤维素具有重要的改善肠道功能的作用。如果直肠黏膜发生炎症，直肠敏感性增高，即使肠内只有少量黏液和粪便，也可产生排便反射，进而产生便意，并在便后有排便未尽的感觉(即"里急后重")。

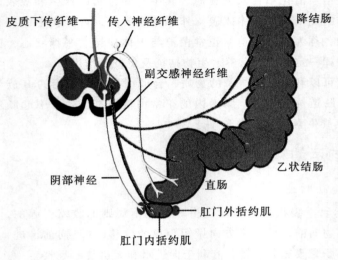

图 10 – 8　排便反射示意图

第六节　吸　收

一、概述

由于组织结构不同、食物在各部位停留的时间及消化程度不同，消化道各部位的吸收能力和吸收速度相差很大。在口腔和食管内，除一些脂溶性药物（如硝酸甘油等）可经口腔黏膜吸收入血外，营养物质实际上是不被吸收的；在胃内，只有少量的水分和酒精被吸收；小肠是吸收营养物质的主要部位。一般认为，绝大部分营养成分是在十二指肠和空肠吸收的，回肠主要吸收胆盐和维生素 B_{12}。通常情况下，当食糜到达回肠时已经吸收完毕，回肠可作为吸收功能的储备（图 10 – 9）。大肠主要吸收水分和盐类。

小肠之所以是吸收营养物质的主要部位，是因为：①小肠的吸收面积大，成人的小肠长 4 ~ 7 m，而且小肠黏膜向肠腔内突起形成许多环行皱襞，皱襞上有大量绒毛，绒毛的柱状上皮细胞顶端有许多微绒毛等结构，这样可使小肠的吸收面积比等长的简单圆筒面积增加约 600 倍，可达 200 m^2 左右（图 10 – 10）；②小肠绒毛内含有丰富的毛细血管、毛细淋巴管、平滑肌纤维和神经纤维网等，绒毛的节律性伸缩和摆动，可促进绒毛内血液和淋巴液的回流，有助于对营养物质的吸收；③食物在小肠内停留的时间较长（3 ~ 8 h），使营养物质有足够的时间被吸收；④食物在小肠内已被消化为适于吸收的小分子物质。

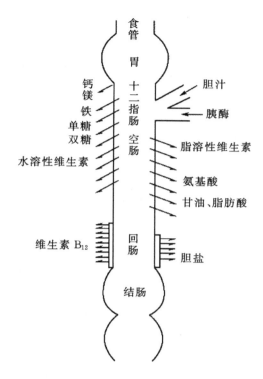

图 10-9 各种物质在小肠的吸收示意图

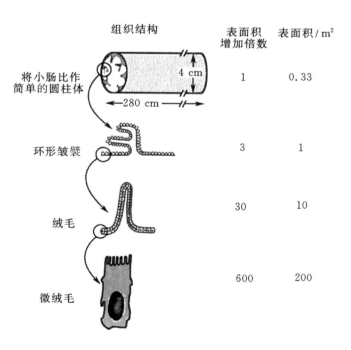

图 10-10 小肠黏膜结构示意图

二、主要营养物质的吸收

（一）糖的吸收

小肠黏膜通常只吸收糖类中的单糖，各种单糖中己糖的吸收很快，戊糖则很慢。在己糖中，葡萄糖和半乳糖的吸收最快，果糖次之，甘露糖最慢。

肠腔内的单糖主要是葡萄糖，约占单糖总量的80%。小肠内单糖的吸收是和 Na^+ 的吸收相偶联的，属继发性主动转运。肠黏膜上皮细胞的刷状缘上有转运蛋白，它每次能把1分子单糖和2个 Na^+ 选择性地从肠腔转运入细胞内，细胞底侧膜上的钠泵则将细胞内的 Na^+ 主动转运出细胞，以维持细胞内有较低的 Na^+ 浓度。糖能逆浓度差转运入细胞内，细胞底侧膜上的非 Na^+ 依赖性载体可将细胞内的单糖易化扩散入细胞间隙，再扩散入血。

（二）蛋白质的吸收

食物中的蛋白质经消化、分解后变为氨基酸和寡肽，这些氨基酸和寡肽大多被小肠吸收。氨基酸的吸收机制与单糖相似，也主要是靠与 Na^+ 转运偶联的载体完成的，属于继发性主动转运。

通过继发性主动转运机制，小肠上皮细胞顶端膜还可将肠腔中的二肽和三肽转运入细胞内，进入细胞内的二肽和三肽分别被二肽酶和三肽酶进一步分解为氨基酸，再进入血液循环。新生儿的小肠黏膜上皮细胞可通过胞饮作用吸收多肽和未经消化的蛋白质（如免疫球蛋白A），因此新生儿可以从母乳中吸收抗体，增加对细菌感染的免疫力。在某些情况下，少量的完整蛋白质也可以通过小肠上皮细胞被吸收入血液，但它们没有营养学意义，相反，可作为抗原引起过敏反应，对人体不利。

（三）脂肪的吸收

在小肠内，脂肪的消化产物有脂肪酸、甘油一酯、胆固醇等，它们可和胆盐形成混合微胶粒。因为胆盐有亲水性，所以脂肪的消化产物容易穿过小肠绒毛表面的静水层，到达微绒毛，被黏膜细胞吸收，而胆盐仍留于肠腔内，重复利用，最终在回肠被吸收。

长链脂肪酸（含12个以上碳原子）及甘油一酯在肠上皮细胞的内质网中大部分被重新合成甘油三酯，并与载脂蛋白合成乳糜微粒。乳糜微粒进入高尔基复合体中被包裹在囊泡内，通过出胞的方式，肠上皮细胞将携带乳糜微粒的囊泡排入组织间质，再扩散入淋巴。

上皮细胞中的中、短链脂肪酸（含12个以下碳原子）和甘油一酯是水溶性的，可以直接扩散入血液循环。因为膳食中的动物油、植物油中含15个以上碳原子的长链脂肪酸较多，所以脂肪的吸收以淋巴循环途径为主。

（四）无机盐的吸收

盐类只有在溶解状态下才可以被吸收。单价碱性盐类（如钠、钾、胺盐等）的吸收很快，多价碱性盐类则吸收很慢，与钙结合后形成沉淀物的盐（如硫酸钙、磷酸钙和草酸钙等）则不能被吸收。

1. **钠的吸收**　肠内容物中95%～99%的 Na^+ 可以被吸收，成人每日摄入250～300 mmol的 Na^+。空肠吸收 Na^+ 的能力最强，回肠次之，结肠最弱。

小肠以主动转运的方式通过跨细胞膜途径吸收 Na^+。肠黏膜上皮细胞的底侧膜上的钠泵可将细胞内的 Na^+ 主动转运入血液，使细胞内 Na^+ 的浓度降低，同时，肠腔内的 Na^+ 依靠刷状缘上的载体，顺浓度梯度以易化扩散的形式进入细胞内。Na^+ 和单糖或氨基酸共用这类载体，因此，单糖和氨基酸的存在可促进 Na^+ 的吸收。Na^+ 的吸收可为其他多种物质的吸收提供动力。

2. 铁的吸收　人每日吸收的铁约为 1 mg，仅为食物中铁含量的 5%~10%。机体对铁的吸收能力与机体对铁的需要有关。当机体（如孕妇、儿童及急性失血者等）缺铁时，机体吸收铁的能力可增强 1~4 倍；而当体内铁过多时，则会抑制对铁的吸收。食物中的铁绝大部分为三价的高价铁，不易被吸收，必须还原为亚铁才能被吸收，亚铁的吸收速度比相同量的高价铁快 2~5 倍。维生素 C 能将高价铁还原为亚铁而促进铁的吸收。铁在酸性环境下易被吸收，故胃液中的盐酸有促进铁吸收的作用，胃大部切除术后的患者，往往会出现缺铁性贫血。

铁主要在十二指肠和空肠内被吸收。铁的吸收过程均是耗能的主动转运过程，其包括铁从肠腔到上皮细胞内和从上皮细胞进入血液两个过程。食物中的三价铁首先被还原为亚铁，位于肠上皮细胞顶端膜上的二价金属转运体将亚铁转运入细胞内。进入细胞内的铁，一部分以主动转运的形式从细胞底侧膜进入血液，其余则与细胞内的去铁蛋白结合成铁蛋白，留在细胞内暂时储存，等机体需要时再释放入血，以防铁被过量吸收。因此，小肠上皮细胞内的铁蛋白可反映体内的含铁量，是铁的暂时储存库。

3. 钙的吸收　小肠上段有吸收钙的能力，只有处于可溶性离子状态的钙才能被吸收。在一般情况下，食物中的钙只有小部分被吸收，大部分随粪便排出体外，正常成人每日钙的吸收量约为 100 mg。机体吸收钙的多少受机体需要量的调节，当需要量增加时，吸收量也增加。维生素 D 可促进钙的吸收，是调节钙吸收的最重要的因素。此外，食物中的脂肪酸、胃酸有助于将钙转变为离子状态，促进其吸收；膳食中的草酸和植酸可与钙形成不溶性化合物，妨碍钙的吸收。钙的吸收是主动转运过程，首先通过肠黏膜细胞刷状缘上的钙结合蛋白进入细胞内，再由基底膜上的钙泵或通过 Ca^{2+} – Na^+ 交换转运入细胞间液，进入血液循环。有些钙还可以通过细胞旁的途径被吸收。

🔑 知识链接

影响人体吸收钙的因素

影响人体吸收钙的因素主要有以下几个方面。①年龄：年龄增加，对钙的吸收水平就会下降，因此处于生长发育期的儿童和青少年对钙的吸收能力强，老年人对钙的吸收能力较弱。②维生素 D：维生素 D 可以促进对钙的吸收，保持血液中钙和磷的比例，使骨骼中能够沉积钙和磷。③体内钙量：当缺钙时，钙的吸收量高；反之，摄入多余的钙会通过汗液、尿液排出体外。④高脂肪：对脂肪吸收不良或摄入高脂肪食物时，脂肪酸可与钙结合，形成不溶性的钙皂而影响对钙的吸收。⑤某些疾病和情绪状态：腹泻和吸收不良、抑郁、紧张、愤懑等均会影响对钙的吸收。⑥某些蔬菜：含草酸高的蔬菜（如茭白、竹笋、菠菜等）可将钙结合为难溶解的草酸钙，进而影响对钙的吸收，故在食用前，先用热水焯可破坏食物中的大部分草酸。⑦其他：食物多样化有促进钙吸收的作用。

4. **负离子的吸收**　小肠内吸收的负离子主要有 HCO_3^- 和 Cl^-。它们主要依靠 Na^+ 吸收造成的电位梯度而被吸收。也有实验证明，负离子可以独立跨膜移动，被机体吸收。

（五）水的吸收

正常成人每日从外界摄取水 1~2 L，消化腺每日分泌 6~8 L 的消化液，因此正常成人每日由胃肠道吸收的液体量约为 8 L。水是靠各种溶质（特别是 NaCl）吸收造成的渗透压差而被吸收的。胃内吸收的水很少，小肠是吸收水的主要部位，经小肠吸收后余下的水可以被大肠吸收。在十二指肠和空肠上段水的净吸收量较小，这是因为在此部位水的吸收量和消化液的分泌量都很大；在回肠，水的净吸收量很大；在结肠，水的净吸收量很小，这是由到此处的肠内容物中水分已很少所致。

（六）维生素的吸收

食物中的维生素可分为脂溶性维生素与水溶性维生素两种。多数维生素在小肠上段被吸收。水溶性维生素（包括 B 族维生素和维生素 C）主要以易化扩散的方式被吸收入血，其中的维生素 B_{12} 需与胃黏膜分泌的内因子结合，形成水溶性复合物才能在回肠被吸收；脂溶性维生素（包括维生素 A、维生素 D、维生素 E、维生素 K 等）的吸收机制与脂肪相似，其先与胆盐结合，形成水溶性复合物，进入小肠黏膜细胞后与胆盐分离，然后透过细胞膜进入血液和淋巴液。

❖ 本章小结

一、本章提要

通过对本章的学习，可使同学们了解机体消化系统各部位消化、吸收的过程及其调节。本章具体包括以下内容。

1. **掌握**　胃液的成分及其作用、胃和小肠的运动形式及其意义、胰液的成分及其作用、神经系统对小肠运动的调节作用。

2. **熟悉**　消化和吸收的概念、胆汁的成分及其作用、小肠在吸收中的重要地位、排便反射的过程、几种主要胃肠激素的名称及其作用。具有分析机体消化系统各部位消化和吸收的过程及其调节的能力，可运用胃肠运动的调节知识解释不同条件下调节胃肠运动的现象，具有运用理论知识在教师的指导下设计哺乳动物胃肠运动实验、分析不同条件刺激下对胃肠运动的影响的能力。

3. **了解**　唾液的性质、成分及其作用，咀嚼与吞咽的过程，消化道平滑肌的一般生理特性，小肠液的性质、成分及其作用，大肠液的成分及其作用，小肠内主要营养物质的吸收过程。

二、本章重、难点

1. **重点**　胃和小肠的机械性消化，胃液、胰液和胆汁的化学性消化，几种主要营养物质的吸收过程，消化道运动的神经调节。

2. **难点**　胃液及胰液的生理作用。

课后习题

一、名词解释

1. 消化　2. 吸收　3. 胃排空　4. 容受性舒张　5. 分节运动

二、选择题

1. 胆盐和维生素 B_{12} 的吸收部位是（　）

  A. 胃　　　　　　　　　B. 十二指肠　　　　　　　C. 空肠

  D. 回肠　　　　　　　　E. 大肠

2. 交感神经和副交感神经起协同作用的器官是（　）

  A. 心　　　　　　　　　B. 支气管　　　　　　　　C. 唾液腺

  D. 膀胱　　　　　　　　E. 胃肠

3. 排便反射的初级中枢位于（　）

  A. 脊髓　　　　　　　　B. 延髓　　　　　　　　　C. 中脑

  D. 脑桥　　　　　　　　E. 大脑皮层

4. 葡萄糖、氨基酸在小肠的吸收过程是（　）

  A. 渗透和滤过　　　　　B. 单纯扩散　　　　　　　C. 易化扩散

  D. 入胞作用　　　　　　E. 主动转运

5. 长期大量使用肠道抗菌药可导致缺乏的维生素是（　）

  A. B 族维生素和维生素 A　　　　　B. B 族维生素和维生素 C

  C. B 族维生素和维生素 D　　　　　D. B 族维生素和维生素 K

  E. 维生素 A 和维生素 K

三、问答题

1. 胃液的成分及其作用分别有哪些？

2. 为什么说小肠是营养物质吸收的主要部位？

3. 消化道的神经支配及其作用分别是什么？

4. 小肠的运动形式有哪些？有何意义？

5. 胃的运动形式有哪几种？有何意义？

四、案例分析

  患者，男，30 岁，饱食自助餐后，出现腹部剧烈疼痛伴呕吐，既往有慢性胃炎史，被紧急送到急诊科，诊断为急性胰腺炎。

  思考问题：

1. 患者出现剧烈腹痛的原因是什么？

2. 在胰腺炎急性期为什么不能摄入食物？

（杨艳梅）

第十一章 肾脏的排泄

学习目标

1. 掌握肾小球的滤过作用。
2. 熟悉肾小管、集合管的重吸收和分泌作用，尿生成的调节，尿液及其排放。
3. 了解肾脏的结构及血液循环特点、尿液的浓缩和稀释。

肾脏是人体重要的器官，可通过尿液的生成和排放来参与维持机体内环境的稳定。肾脏能排出机体的代谢废物及进入机体过剩的物质、异物，调节水和电解质的平衡以及酸碱平衡。

第一节 肾脏的结构特点、血液循环特点及调节

一、肾脏的结构特点

(一)肾单位和集合管

肾单位(nephron)是尿生成的基本功能单位，它与集合管共同完成泌尿功能。人的两肾共有 170 万~240 万个肾单位。肾脏不能再生新的肾单位，若肾脏损伤、患病或正常老化，肾单位的数量将减少。每个肾单位由肾小体和肾小管组成(图 11-1)。

肾小体包括肾小球与包裹在肾小球外面的肾小囊两部分。肾小球是入球小动脉和出球小动脉之间的一团盘曲成球状的毛细血管网。肾小球的包囊是肾小囊，它由两层上皮细胞构成，两层之间为囊腔，与肾小管相通。

肾小管的起始段高度屈曲，走行于肾皮质内，称为近曲小管。走行于髓质内的一段肾小管呈"U"形，称为髓袢。髓袢可分为降支和升支。与近曲小管相连接的是髓袢降支粗段，以后管径缩窄，称为髓袢降支细段。髓袢降支细段在髓袢顶端折返向上，称为髓袢升支细段，以后管径又增粗而成为髓袢升支粗段，髓袢升支粗段与远曲小管相连。远曲小管最后汇入集合管。近曲小管和髓袢降支粗段合称为近端小管；髓袢升支粗段和远曲小管合称为远端小管(图 11-2)。

集合管虽然不包括在肾单位中，但它在尿液生成(尤其在尿液浓缩)的过程中起着重要的作用。许多集合管合并汇入乳头管。生成的尿液经肾盏、肾盂进入输尿管。

(二)皮质肾单位和近髓肾单位

按肾单位所在部位的不同，可将其分为皮质肾单位和近髓肾单位两类(图 11-3)。

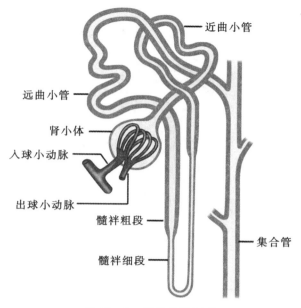

图 11-1 肾单位示意图

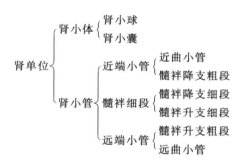

图 11-2 肾单位的组成

皮质肾单位主要分布于外皮质层和中皮质层，占肾单位总数的85%～90%。这类肾单位的肾小球体积相对较小，入球小动脉的口径比出球小动脉的粗，两者之比为2:1。由出球小动脉分支形成的毛细血管，几乎全部分布于皮质部分的肾小管周围，形成肾小管周围毛细血管网。这类肾单位的髓袢甚短，只达外髓质层，有的甚至不到髓质。该肾单位的功能主要是参与尿液的生成。

近髓肾单位分布于靠近髓质的内皮质层，占肾单位总数的10%～15%。这类肾单位的肾小球体积较大，髓袢甚长，可深入内髓质层，有的甚至可到达乳头部。出球小动脉不仅可形成缠绕邻近近曲小管或远曲小管的网状毛细血管，而且可形成细长的"U"形直小血管。直小血管可深入髓质，形成毛细血管网并包绕髓袢升支和集合管。近髓肾单位和直小血管的这些解剖特点，决定了它们在尿液的浓缩和稀释中起着重要的作用。

（三）球旁器

球旁器（juxtaglomerular apparatus）又称近球小体，主要分布在皮质肾单位，由球旁细胞、致密斑和球外系膜细胞组成（图 11-4）。球旁细胞（又称颗粒细胞）是位于入球

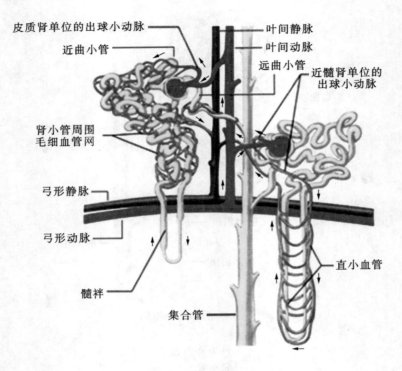

图 11-3　皮质肾单位和近髓肾单位示意图

小动脉管壁上的一种内分泌细胞，能分泌肾素。当交感神经兴奋时，可促使球旁细胞分泌肾素。致密斑位于远曲小管的起始部，为高柱状细胞，排列紧密，呈斑状隆起，能感受小管液中 Na^+ 浓度的变化，并将信息传递给球旁细胞，调节肾素的分泌。球外系膜细胞分布在出球小动脉、入球小动脉和致密斑三者之间，具有吞噬和收缩等功能。

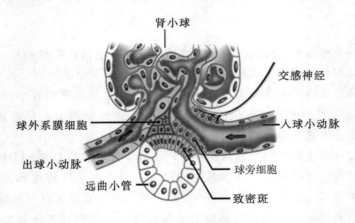

图 11-4　球旁器示意图

二、肾血液循环的特点及调节

肾血液循环的途径：肾动脉—叶间动脉—弓形动脉—小叶间动脉—入球小动脉—

肾小球毛细血管网—出球小动脉—肾小管周围毛细血管网和直小血管—小叶间静脉—弓形静脉—叶间静脉—肾静脉。

(一)肾血液循环的特点

1. 血流量大　正常成人在安静时，每分钟流经两肾的血液量占心输出量的 20%～25%，约为 1200 mL/min，而肾脏仅占体重的 0.5%，因此，肾脏是机体供血最丰富的器官。肾内的血液分配并不均匀，肾血流量的 94% 左右供应给皮质，5%～6% 供应给外髓质层，其余不到 1% 供应给内髓质层。通常所称的肾血流量主要指肾皮质内的血流量。

2. 肾内有串联的两套毛细血管网　第一套毛细血管网是肾小球毛细血管网，它介于入球小动脉和出球小动脉之间。由于肾动脉直接来自腹主动脉，血压较高，加上入球小动脉短而粗，出球小动脉长而细，使得肾小球毛细血管网内的血压较高，有利于肾小球发挥滤过作用。第二套毛细血管网是肾小管周围毛细血管网，它由出球小动脉分支形成，缠绕于肾小管周围或形成与髓袢平行的"U"形直小血管。这些毛细血管内的血压较低，且胶体渗透压较高，有利于肾小管的重吸收。

(二)肾血流量的调节

肾血流量很大，因此，肾血流量的调节除与肾的泌尿功能相适应外，还与全身的血液循环相配合。

1. 自身调节　动脉血压在 10.7～24.0 kPa(80～180 mmHg)范围内变动时，肾血流量不依赖神经调节和体液调节而维持相对稳定，这称为肾血流量的自身调节。当动脉血压升高时，入球小动脉受到牵张刺激，使血管平滑肌紧张性增强，入球小动脉口径缩小，阻力增大，结果是肾血流量不会因动脉血压的升高而增加；反之，当动脉血压降低时，入球小动脉管壁平滑肌舒张，管径变大，阻力减小，这使得肾血流量不会减少。

2. 神经调节和体液调节　肾脏主要受交感神经支配。在正常情况下，肾交感神经的紧张性较低，对肾血流量的调节作用不大；但当机体进行剧烈活动，或发生中毒、休克、大出血等紧急情况时，交感神经兴奋，肾血管收缩，使肾血流量减少，这样可以保证心、脑等重要脏器的血液供应。

在体液因素中，肾上腺素和去甲肾上腺素能使肾血管收缩，减少肾血流量。此外，血管紧张素 Ⅱ 可使肾血管强烈收缩，前列腺素、NO 可使肾血管扩张，在肾血流量的调节中也可起一定的作用。

第二节　尿液的生成过程

尿液的生成包括 3 个基本过程：①血浆在肾小球的滤过，形成超滤液(原尿)；②原尿在肾小管和集合管内大部分被重吸收；③通过肾小管和集合管的分泌，形成终尿。

一、肾小球的滤过作用

当血液流经肾小球时，血浆中的水和小分子物质在有效滤过压的驱动下经滤过膜进入肾小囊形成原尿的过程，称为肾小球滤过（glomerular filtration）。

肾小球滤过是尿液生成的第一步。血液流经肾小球毛细血管网时，除血细胞和大分子的蛋白质外，血浆中的部分水分、电解质和有机物可从肾小球毛细血管网滤入肾小囊内，形成原尿。通过微穿刺技术从肾小囊内抽取原尿进行化学分析，发现原尿中除蛋白质含量极低外，其他各种成分的浓度、晶体渗透压及酸碱度等都与血浆基本相同（表11-1），故原尿是血浆的超滤液。

表 11 -1 血浆、原尿和终尿成分的比较

成分	血浆（g/L）	原尿（g/L）	终尿（g/L）	终尿/血浆（倍数）
Na^+	3.3	3.3	3.5	1.1
K^+	0.2	0.2	1.5	7.5
Cl^-	3.7	3.7	6.0	1.6
HCO_3^-	1.5	1.5	0.07	0.05
$H_2PO_4^-$、HPO_4^{2-}	0.04	0.04	1.5	37.5
尿素	0.3	0.3	18.0	60.0
尿酸	0.04	0.04	0.5	12.5
肌酐	0.01	0.01	1.0	100.0
氨	0.001	0.001	0.4	400.0
葡萄糖	1.0	1.0	极微量	—
蛋白质	70~90	0.3	微量	—
水	900	980	960	1.1

单位时间（每分钟）内两肾所生成的超滤液量，称为肾小球滤过率（glomerular filtration rate，GFR）。据测定，正常成人的肾小球滤过率约为 125 mL/min，每天两肾肾小球滤过液的总量可达 180 L。

当血液流经肾小球时，并非所有的血浆都能被滤过到肾小囊内，生理学上将肾小球滤过率与肾血浆流量的比值称为滤过分数（filtration fraction，FF）。若肾血流量为1200 mL/min，血细胞比容为45%，则肾血浆流量为 660 mL/min。按此计算，滤过分数为19%，即流经肾的血浆约有 1/5 被滤出。当临床上发生急性肾小球肾炎时，肾血浆流量变化不大，而肾小球滤过率却明显降低，因此滤过分数减小；当发生心力衰竭时，肾血浆流量明显减少，而肾小球滤过率却变化不大，因此滤过分数增大。肾小球滤过率和滤过分数都是衡量肾功能的重要指标。

在有足够肾血流量的情况下，肾小球滤过率的大小取决于肾小球滤过膜的面积、通透性及有效滤过压的大小。下面分别讨论它们的作用以及影响肾小球滤过的因素。

（一）滤过膜的结构及其通透性

1. 滤过膜的组成　滤过膜是肾小球滤过作用的结构基础。肾小球滤过膜是一种具有多种孔道的半透膜，由三层结构组成。内层是肾小球毛细血管内皮细胞，中间层是基膜，外层是肾小囊脏层上皮细胞，每层都存在有不同直径的小孔。通过电子显微镜可观察到，毛细血管内皮细胞上小孔的直径为 50 ~ 100 nm，可阻止血细胞的通过，对血浆中的物质几乎无阻挡作用；基膜小孔的直径为 4 ~ 8 nm，可限制血浆蛋白的滤出；肾小囊脏层上皮细胞有许多足样突起，这些足样突起之间的裂隙上覆盖着一层裂隙膜，裂隙膜上小孔的直径为 4 ~ 14 nm，它可限制血浆蛋白的通过，是滤过膜的最后一道屏障（图 11 - 5）。此外，相关研究还发现，在滤过膜的三层结构中，每层都覆盖着一层带负电荷的糖蛋白。三层结构的小孔组成机械屏障，带负电荷的糖蛋白则构成电学屏障。

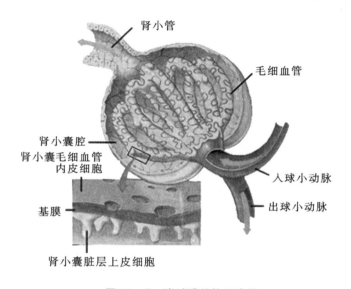

图 11 - 5　滤过膜结构示意图

2. 滤过膜的通透性　不同物质通过滤过膜的能力取决于滤过物质分子的大小及其所带的电荷。一般来说，有效半径小于 2.0 nm 的带正电荷或呈电中性的物质，可以自由滤过，如葡萄糖、水、Na^+ 等；有效半径大于 4.2 nm 的大分子物质则不能滤过；有效半径介于 2.0 ~ 4.2 nm 的各种物质只能部分滤过，且随着有效半径和所带负电荷的增加，滤过量逐渐降低。如血浆白蛋白的有效半径是 3.6 nm，它虽然可以通过机械屏障，但是由于其带负电荷，却不能通过电学屏障，故原尿中几乎不含蛋白质。由此可见，滤过膜的通透性不仅取决于滤过膜上小孔的大小，还取决于滤过膜所带的电荷。

（二）有效滤过压

上述滤过膜的通透性是肾小球滤过的条件，肾小球滤过的完成还需要动力。肾小球滤过的动力是肾小球毛细血管血压和肾小囊内滤液的胶体渗透压；肾小球滤过的阻力是血浆胶体渗透压和肾小囊内滤液的静水压（简称肾小囊内压）（图 11 - 6）。

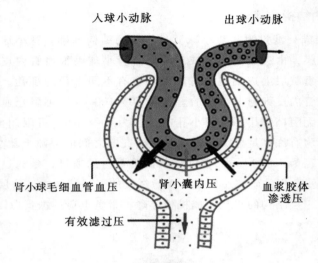

入球小动脉　　　　出球小动脉

肾小球毛细血管血压　　肾小囊内压　　血浆胶体渗透压

有效滤过压

图 11-6　有效滤过压示意图

因为滤液中的蛋白质含量极低，其肾小囊内滤液的胶体渗透压可忽略不计，所以肾小球毛细血管血压就成为肾小球滤过的唯一动力。即：

有效滤过压 = 肾小球毛细血管血压 - （血浆胶体渗透压 + 肾小囊内压）

据测定，肾小球毛细血管两端的压力几乎相等，约为 45 mmHg。因为原尿生成过程中水分不断滤出，血浆蛋白浓度不断升高，所以肾小球毛细血管中的血浆胶体渗透压是变化的，入球端和出球端的血浆胶体渗透压分别为 25 mmHg 和 35 mmHg。肾小囊内压约为 10 mmHg。根据以上数据，肾小球毛细血管入球动脉端和出球动脉端的有效滤过压（effective filtration pressure，EFP）分别为：

入球端的有效滤过压 = 45 - （25 + 10） = 10 mmHg。

出球端的有效滤过压 = 45 - （35 + 10） = 0 mmHg。

由此可见，尽管肾小球毛细血管的全长都可发生滤过，但血液在流经肾小球时，由于水和小分子物质的不断滤出，肾小球毛细血管内的血浆胶体渗透压会逐渐升高，而肾小球有效滤过压会逐渐下降。当有效滤过压下降到零时，就达到滤过平衡（filtration equilibrium），此时，滤过停止。因此，肾小球毛细血管并非全程都有滤液生成，只有从入球小动脉端到出现滤过平衡前这一段毛细血管才发生了滤过作用。滤过平衡点越靠近入球小动脉端，有滤过作用的毛细血管的长度就越短，肾小球滤过率也就越低；滤过平衡点越靠近出球小动脉端，有滤过作用的毛细血管的长度就越长，肾小球滤过率也就越高。滤过平衡点的位置取决于血浆胶体渗透压上升的速率。

（三）影响肾小球滤过的因素

1. 滤过膜的通透性和面积　　在一般情况下，滤过膜的通透性比较稳定，肾小球滤过的成分变化不大，且正常成人两肾滤过膜的总面积在 1.5 m² 以上，足够满足人体血浆的滤过。但当肾脏发生病理改变时，滤过膜的通透性和面积就会发生变化，从而影响尿液的量和成分。如患急性肾小球肾炎时，一方面，炎症对滤过膜的破坏使机械屏障和电学屏障的作用降低，进而使一些本来不能滤过的大分子物质（如血浆蛋白、红细胞等)也能通过滤过膜,患者可出现蛋白尿、血尿等症状;另一方面,肾小球毛细血管内皮细胞增生、肿胀,可使毛细血管管腔狭窄或完全阻塞,造成有效滤过面积减少,导致原尿的生成减少,患者可出现少尿甚至无尿。

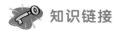 知识链接

为何会出现生理性蛋白尿?

生理性蛋白尿是机体受到某些刺激而引起的暂时性蛋白尿,刺激消除后即可消失。在这种情况下,肾脏本身不存在病理改变,尿蛋白定性试验一般不超 +,定量试验 < 0.5 g/24 h。其常见原因有:①寒冷、剧烈活动、疼痛等因素可引起肾局部血管痉挛,使毛细血管壁通透性增加,引起功能性蛋白尿;②直立位、脊柱前凸姿态等因素可压迫肾静脉,引起体位性蛋白尿;③进食摄入或静脉输入过多蛋白质可引起摄入性蛋白尿;④处于妊娠状态的机体可出现妊娠性蛋白尿;⑤由于尿液中混入生殖系统排泄物等,可造成假性蛋白尿。

2. 有效滤过压 有效滤过压与肾小球毛细血管血压、血浆胶体渗透压、肾小囊内压有关。

(1)肾小球毛细血管血压:因为肾血流量的自身调节作用,当人体动脉血压在 80 ~ 180 mmHg 内波动时,肾血流量能保持相对稳定,肾小球毛细血管血压的变化也不大,所以肾小球滤过率基本不变。若因休克、大出血等导致动脉血压显著下降,尤其是当血压低于 80 mmHg 时,因为超出了肾血流量自身调节的范围,肾小球毛细血管血压会降低,有效滤过压和肾小球滤过率会下降,所以尿量就会减少。若动脉血压低于 50 mmHg,则肾小球滤过率可降为零,导致无尿。

(2)血浆胶体渗透压:在正常情况下,血浆蛋白的浓度比较稳定,血浆胶体渗透压的改变极小,对有效滤过压影响不大,肾小球滤过率变化较小。若因某些疾病使血浆蛋白含量减少时,血浆胶体渗透压降低,则有效滤过压和滤过率增加,尿量增多。快速静脉注射大量生理盐水后可引起尿量增加,其主要原因之一就是血浆被稀释,血浆蛋白浓度降低,引起血浆胶体渗透压下降,有效滤过压增大,肾小球滤过率增加。

(3)肾小囊内压:在正常情况下,肾小囊内压比较稳定。当发生尿路梗阻(如结石、肿瘤、前列腺肥大等),阻塞或压迫尿路时,尿液排出受阻,肾小囊内压可逆行性升高,使有效滤过压和滤过率降低。

3. 肾血浆流量 肾血浆流量对肾小球滤过率的影响主要是通过改变滤过平衡的位置实现的,而非改变有效滤过压。当肾血浆流量增加时,肾小球毛细血管的血浆胶体渗透压上升的速度减慢,滤过平衡点就靠近出球小动脉端,可生成滤液的肾小球毛细血管段延长,肾小球滤过率增大,尿量增多;反之,当肾血浆流量减少时,血浆胶体渗透压上升的速度加快,滤过平衡点就靠近入球小动脉端,有滤过作用的毛细血管长度缩短,使肾小球滤过率降低,尿量减少。当进行剧烈运动或发生严重缺氧、中毒性休克时,交感神经兴奋致肾血管剧烈收缩,肾血流量和肾血浆流量明显减少,进而使肾小球滤过率降低。

二、肾小管和集合管的重吸收作用

由肾小囊进入肾小管的原尿，称为小管液。当小管液流经肾小管和集合管时，其中大部分的水分和溶质透过管壁重新回到血液中的过程，称为重吸收（reabsorption）。正常人每天由肾小球滤过形成的原尿量约为 180 L，而每天排出的终尿量仅为 1.5 L，这说明原尿中的水 99% 以上在流经肾小管和集合管时被重吸收。此外，小管液中的葡萄糖和氨基酸被全部重吸收，Na^+、HCO_3^-、尿素等则被不同程度地重吸收。

（一）重吸收的部位

虽然肾小管各段和集合管都有重吸收的功能，但是近端小管重吸收的物质种类最多、数量最大，因而是各类物质重吸收的主要部位（图 11 - 7），这是由近端小管的一些结构和功能特点决定的。如近端小管上皮细胞的管腔膜上有由大量密集的微绒毛形成的刷状缘，这些刷状缘可使吸收面积达 50 ~ 60 m^2；管腔膜对 Na^+、K^+、Cl^- 等的通透性大；上皮细胞内有大量的线粒体，代谢活跃，管腔膜上的载体数量以及管周膜、基侧膜上钠泵的数量较多。在正常情况下，小管液中的葡萄糖、氨基酸等营养物质几乎全部在近端小管被重吸收。85% 的 HCO_3^-，65%~70% 的水、Na^+、K^+ 及 Cl^- 等也在此被重吸收。余下的水和盐类的绝大部分在髓袢细段、远端小管和集合管被重吸收，少量随尿液排出。

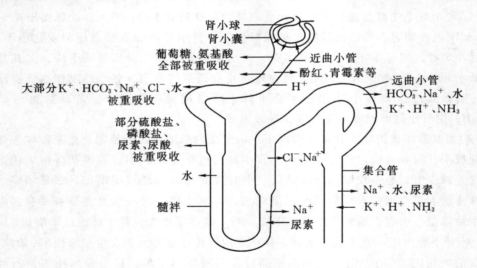

图 11 - 7　肾小管和集合管重吸收及分泌作用示意图

（二）重吸收的方式

肾小管和集合管对各类物质重吸收的方式包括被动重吸收和主动重吸收。

被动重吸收指小管液中的物质顺电化学梯度从管腔内转运到管周组织液并进入血液的过程。如尿素顺浓度差、Cl^- 顺电位差、水顺渗透压差被重吸收的过程就是被动重吸收。

主动重吸收指肾小管上皮细胞和集合管上皮细胞在耗能的情况下，将小管液中的溶质逆电化学梯度转运到管周组织液并进入血液的过程。根据能量提供的情况，可将主动重吸收分为原发性主动重吸收和继发性主动重吸收两类。前者所需能量由 ATP 分解后直接提供，后者所需能量间接来自钠泵。存在于细胞膜上的转运体有两种类型，即同向转运体和逆向转运体。两种转运体都可同时转运两种或两种以上物质。前者转运物质的方向相同，称协同转运，如 Na^+ 和葡萄糖的转运、Na^+ 和氨基酸的转运；后者转运物质的方向相反，称逆向转运，也称为交换，如在集合管发生的 $Na^+ - H^+$ 交换。

（三）几种主要物质的重吸收

1. NaCl 的重吸收　原尿中的 NaCl 的重吸收率约为 99%，通过尿液排出的量不到滤过量的 1%。其中，NaCl 在近端小管的重吸收量占滤液总量的 65%～70%，在髓袢的重吸收量约为 20%，其余在远曲小管和集合管被重吸收。

（1）近端小管：近端小管各段对 NaCl 重吸收的方式和机制不尽相同。在近端小管的前半段，由于肾小管上皮细胞的管腔膜对 Na^+ 的通透性较大，小管液中 Na^+ 的浓度比上皮细胞内高，Na^+ 就以 Na^+ – 葡萄糖同向转运或 $Na^+ - H^+$ 交换的方式进入上皮细胞内，进入上皮细胞内的 Na^+ 被小管上皮细胞基底侧膜上的钠泵转运到细胞间隙，使细胞间隙中的 Na^+ 浓度升高，渗透压升高。水通过渗透作用从小管腔进入细胞间隙，因为上皮细胞间存在紧密连接，所以细胞间隙的静水压升高，可促使 Na^+ 和水进入毛细血管而被重吸收（图 11 – 8）。

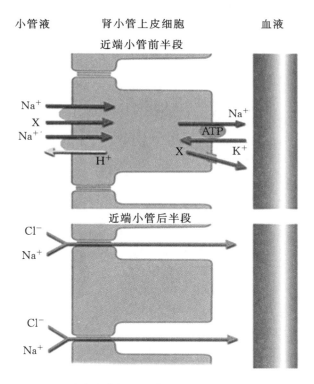

X 代表葡萄糖、氨基酸、磷酸盐和 Cl^-。

图 11 – 8　近端小管物质转运示意图

在近端小管的后半段，NaCl 除与前半段一样有部分继发性主动转运外，主要是通过细胞旁路被重吸收。当大量的 Na^+ 和水在近端小管前半段被重吸收后，使小管液中 Cl^- 的浓度逐渐升高。当小管液到达近端小管后半段时，其中 Cl^- 的浓度比管周组织中

Cl⁻的浓度高20%~40%，因此，近端小管后半段Cl⁻便顺浓度梯度经细胞旁路（即紧密连接）被重吸收回血液（图11-8）。Cl⁻的被动重吸收可造成小管液中正离子的增多，导致管腔内带正电荷而管腔外带负电荷，Na⁺顺电位差经细胞旁路被重吸收。

总的来说，近端小管前半段Na⁺的重吸收，属于依靠钠泵提供能量的主动重吸收，约占NaCl重吸收量的2/3；近端小管后半段主要是Cl⁻顺浓度差、Na⁺顺电位差的被动重吸收，约占NaCl重吸收量的1/3。

（2）髓袢：髓袢降支细段对水的通透性高，但对NaCl不易通透。在髓袢降支细段，由于水在管外髓质的高渗作用下被重吸收（详见本章第三节），使小管液中NaCl的浓度升高至髓袢折返处（髓质深部）后达最高。小管液在流经髓袢升支细段时，由于髓袢升支细段对水不通透，而对Na⁺和Cl⁻的通透性较高，可使小管液中的Na⁺和Cl⁻顺浓度差扩散至管周组织液，形成被动重吸收。髓袢升支粗段对NaCl的重吸收，是由小管膜上同向转运体以Na⁺-K⁺-2Cl⁻的方式主动重吸收的（图11-9）。由此可见，髓袢升支细段是被动重吸收NaCl，升支粗段则为主动重吸收NaCl。髓袢升支粗段这种对水不通透、主动重吸收Na⁺和Cl⁻的特性，使小管液的渗透压不断下降、管周组织液渗透压升高，造成了肾髓质高渗的环境，这一点对尿液的浓缩和稀释具有重要意义。利尿剂中的呋塞米就是抑制了Na⁺-K⁺-2Cl⁻的同向转运，从而使Na⁺和Cl⁻的重吸收减少，进而起到利尿作用的。

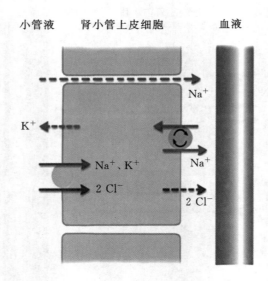

图11-9　髓袢升支粗段对Na⁺和Cl⁻的重吸收机制示意图

（3）远曲小管和集合管：远曲小管和集合管对NaCl的重吸收量约为滤过量的12%。此处对Na⁺、Cl⁻的重吸收可根据机体对水盐平衡的状况进行调节。Na⁺的重吸收主要受醛固酮的调节。在远曲小管和集合管内，Na⁺的重吸收是逆电化学梯度进行的，属于主动重吸收的过程，伴随有H⁺、K⁺的分泌。

在远曲小管初段，小管液中的Na⁺和Cl⁻通过Na⁺-Cl⁻同向转运体进入小管上皮细胞内，然后由钠泵将Na⁺泵出细胞外，经组织液进入血液。噻嗪类利尿剂可通过抑制此处的同向转运体来产生利尿作用。

在远曲小管后段和集合管内，Na^+ 主要是依靠钠泵转运造成的细胞内低钠，进而使 Na^+ 通过主细胞顶端膜中的钠通道进入细胞的，Na^+ 的重吸收使小管液呈负电位，可驱使小管液中的 Cl^- 顺电位差经细胞旁路被重吸收，这也成为 K^+ 从细胞内分泌到小管腔的动力（图 11 – 10）。利尿剂阿米洛利可抑制远曲小管和集合管主细胞顶端膜上的钠通道，进而减少 Na^+、Cl^- 的重吸收。

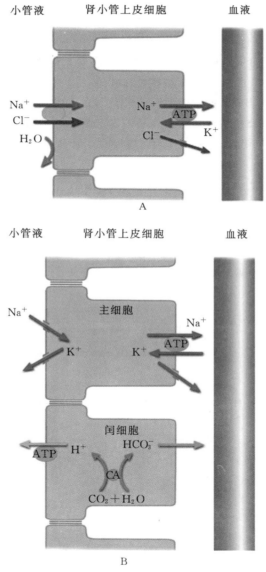

A. 远曲小管初段重吸收 NaCl；B. 远曲小管后段和集合管的物质转运。CA 为碳酸酐酶。

图 11 – 10　远曲小管和集合管重吸收 NaCl、分泌 K^+ 和 H^+ 示意图

2. 水的重吸收　水的重吸收量约占滤过量的 99%。当水的重吸收量减少 1% 时，

尿量将增加1倍，故水的重吸收对尿量的影响很大。除髓袢升支不能重吸收水外，其余肾小管各段均能重吸收水。水是伴随着 Na^+、HCO_3^-、葡萄糖和 Cl^- 等物质的重吸收而被重吸收的，水的重吸收属于渗透性被动重吸收。

水的重吸收可分为以下两部分。①必需性重吸收：近端小管对水的重吸收量占滤过量的 $65\%\sim70\%$，是伴随溶质的重吸收而被动重吸收的，是等渗性重吸收，与机体是否缺水无直接关系，机体不可调节。②调节性重吸收：远曲小管和集合管对水的重吸收量占滤过量的 $20\%\sim30\%$，它受抗利尿激素的调节，依机体需水情况而增减。当机体缺水时，抗利尿激素分泌量增加，远曲小管和集合管对水的重吸收量增多，尿量减少；当机体内水过多时，抗利尿激素分泌量减少，水的重吸收量减少，尿量增多。因此，远曲小管和集合管中水的重吸收，在决定尿量的多少、尿液渗透压的高低以及维持机体的水平衡和血浆晶体渗透压中有着重要的意义。

3. HCO_3^- 的重吸收　HCO_3^- 的重吸收量占滤过量的 99% 以上，其中约有 85% 在近端小管被重吸收，剩余的 15% 主要在远端小管和集合管被重吸收。

肾小管上皮细胞的管腔膜对 HCO_3^- 无通透性，小管液中的 HCO_3^- 是先与肾小管分泌的 H^+ 结合，生成 H_2CO_3，再分解为 CO_2 和 H_2O。CO_2 以单纯扩散的方式进入上皮细胞内，在碳酸酐酶的作用下与 H_2O 重新结合，生成 H_2CO_3，然后又解离出 H^+ 和 HCO_3^-，H^+ 通过 Na^+-H^+ 交换被分泌到小管液中，而进入上皮细胞的 Na^+ 则与 HCO_3^- 一起被重吸收回血液（图11－11）。因为 HCO_3^- 主要是以 CO_2 的形式被重吸收，加上 CO_2 通过管腔膜的速度比 Cl^- 更快，所以 HCO_3^- 的重吸收常优先于 Cl^-。HCO_3^- 是体内重要的碱储备，其优先重吸收对于体内酸碱平衡的维持具有重要的意义。

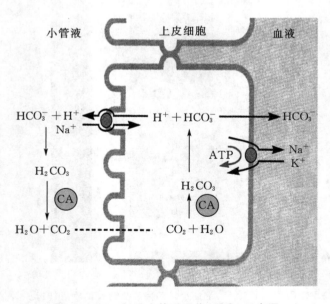

图 11－11　近端小管重吸收 HCO_3^- 示意图

4. K^+ 的重吸收　K^+ 重吸收的量占 K^+ 总滤过量的 90% 以上，其中 $65\%\sim70\%$ 在近端小管被重吸收，$25\%\sim30\%$ 在髓袢被重吸收。K^+ 在这些部位被重吸收的比例是比较固定的。远曲小管和集合管既能重吸收 K^+，又能分泌 K^+，并受多种因素的调节而改变其重吸收和分泌的 K^+ 的量。

5. 葡萄糖的重吸收　葡萄糖的重吸收是继发性主动重吸收。小管液中的葡萄糖、Na^+ 与管腔膜上的 Na^+－葡萄糖同向转运体结合后转运入上皮细胞内，葡萄糖经上皮细胞基底侧膜易化扩散至组织液，然后再进入血液。

原尿中葡萄糖的浓度和血糖的浓度相等，但正常人的终尿中不含葡萄糖，这说明原尿中的葡萄糖在流经肾小管时全部被重吸收。实验表明，葡萄糖重吸收的部位仅限于近端小管（以近曲小管为主），其余各段肾小管没有重吸收葡萄糖的能力，而近端小管对葡萄糖的重吸收是有限度的。所以，当血糖浓度升高到一定水平时，肾小管上皮细胞对葡萄糖的重吸收就达到极限，如果血糖浓度继续升高，将会使小管液中的葡萄糖不能全部被重吸收，导致部分葡萄糖随尿液排出而出现糖尿。通常将尿液中开始出现葡萄糖时的血糖浓度，称为肾糖阈（renal threshold for glucose），其正常值为 160 ~ 180 mg/100 mL（8.9 ~ 10.1 mmol/L）。

需要说明的是，由于糖尿发生在血糖浓度超过肾糖阈时，故糖尿病患者只要血糖浓度不超过肾糖阈就不会出现糖尿；而正常人在情绪激动、交感神经兴奋或一次性摄入大量葡萄糖时，都可引起血糖浓度暂时升高，进而出现糖尿（生理性糖尿）。

6. 其他物质的重吸收　小管液中氨基酸的重吸收机制基本上与葡萄糖相似，也是继发性主动转运，有可能只是转运体不同。HPO_4^{2-}、SO_4^{2-} 与 Na^+ 经上皮细胞刷状缘上的同向转运体进入细胞。在正常情况下，进入小管液中的微量蛋白质，在近端小管内通过入胞作用将其重吸收。尿素则通过在近端小管和内髓部集合管内顺浓度差扩散而被重吸收。

三、肾小管和集合管的分泌功能

肾小管和集合管的分泌（secretion）指的是肾小管上皮细胞将自身的代谢产物或血浆中的某些物质转运到小管液中的过程。肾小管和集合管通过选择性重吸收和分泌作用，既可以排出代谢终产物、体内过剩物质或异物，又可保留有用的物质。

（一）H^+ 的分泌

除髓袢升支细段和髓袢降支细段外，各段肾小管和集合管的上皮细胞均有分泌 H^+ 的功能，但 H^+ 主要由近端小管分泌。H^+ 的分泌机制有两种，即 Na^+－H^+ 交换和质子泵主动分泌 H^+，其中以前者为主。

近端小管和髓袢升支粗段上皮细胞内的 CO_2 与水经碳酸酐酶的催化生成 H_2CO_3，后者又分解成 H^+ 和 HCO_3^-。上皮细胞内的 H^+ 和小管液中 Na^+ 与细胞膜上的转运体结合，H^+ 被分泌到小管液中，小管液中的 Na^+ 则进入上皮细胞，此过程称 Na^+－H^+ 交换（图 11-11）。此后，上皮细胞内生成的 HCO_3^- 与重吸收的 Na^+ 结合生成 $NaHCO_3$ 后回到血液中。在此过程中，每分泌 1 个 H^+，就可重吸收 1 个 $NaHCO_3$ 回血液。

远曲小管最后一段和集合管是质子泵主动分泌 H^+ 的部位，每分泌 1 个 H^+ 就重吸收 1 个 HCO_3^- 回血液，这一点与 Na^+ 的重吸收无关。

（二）NH_3 的分泌

NH_3 来自谷氨酰胺脱氨反应，主要由远曲小管和集合管分泌。NH_3 是脂溶性物质，可通过单纯扩散进入肾小管或管周组织液中。扩散至小管液的 NH_3 可与分泌的 H^+ 结合成 NH_4^+，并进一步与强酸盐（如 $NaCl$）的负离子结合为铵盐后随尿排出（图 11-12），使小管液中 NH_3 和 H^+ 的浓度降低；强酸盐的正离子（如 Na^+）则与细胞内的 H^+ 交换，进入肾小管上皮细胞，然后与细胞内的 HCO_3^- 一起被重吸收回血液。这样既加速了 NH_3 向小管液的扩散，又促进了 H^+ 的分泌。因此，NH_3 的分泌不但可促进 H^+ 的分泌，还可促进 $NaHCO_3$ 的重吸收，间接起到了排酸保碱的作用。

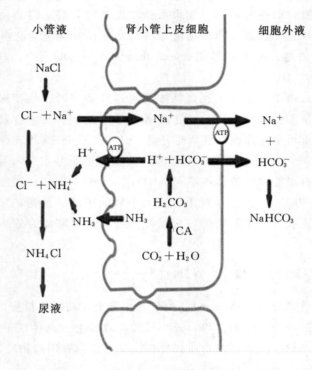

图 11-12　远曲小管和集合管分泌 NH_3 示意图

（三）K^+ 的分泌

滤液中的 K^+ 绝大部分被肾小管各段和集合管重吸收入血液。尿液中的 K^+ 主要是由远曲小管和集合管分泌的。远曲小管和集合管上皮细胞基底侧膜上的钠泵将细胞外的 K^+ 主动转运入细胞内，造成细胞内 K^+ 的浓度高于小管液中 K^+ 的浓度，于是，K^+ 顺浓度差通过钾通道进入小管液，即 K^+ 的分泌。远曲小管和集合管上皮细胞对 Na^+ 的主动重吸收，造成了小管腔内的负电位，也促进了 K^+ 的分泌。因此，K^+ 的分泌与 Na^+ 的主动重吸收有密切的联系。

$Na^+ - K^+$ 交换指在小管液中的 Na^+ 被主动重吸收入细胞内时形成的电位差，可促使 K^+ 被分泌到小管液中。在远曲小管和集合管中，因为 $Na^+ - K^+$ 交换和 $Na^+ - H^+$ 交换都是 Na^+ 依赖性的，所以排 K^+ 和排 H^+ 两者之间有竞争性抑制作用，即当 $Na^+ - H^+$

交换增加时，则 Na^+-K^+ 交换减少，而当 Na^+-H^+ 交换减少时，则 Na^+-K^+ 交换增加。当机体发生酸中毒时，远曲小管上皮细胞和集合管上皮细胞中的碳酸酐酶活性增强，肾小管分泌的 H^+ 增多，导致 Na^+-H^+ 交换增加，而 Na^+-K^+ 交换减少，故 H^+ 的排出虽增多，但 K^+ 的排出却减少。因此，酸中毒时常伴有高血钾。

在一般情况下，尿液中 K^+ 的排出量及机体 K^+ 的摄入量是平衡的，体内血钾浓度保持着相对稳定的状态。但当机体缺钾时，因为尿液中仍有 K^+ 排出，所以会出现血钾浓度下降。机体 K^+ 的代谢特点是多吃多排、少吃少排、不吃也排。因此，食物中缺钾或其他原因引起 K^+ 的摄入不足时，要注意适量补钾。

（四）其他物质的排泄

机体某些代谢产物，如肌酐、对氨基马尿酸等，既能通过肾小球滤过，又能被肾小管分泌到小管液中而排出体外。进入机体的药物，如青霉素、酚红等，也可通过肾小管的分泌而排出。

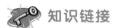　知识链接

水肿与肾病

水肿是机体水钠代谢障碍的产物，当水钠代谢失调时，就会引起水钠潴留，当水钠潴留超过体重的 10% 时，就会出现水肿。发生肾脏疾病时，常常因水钠潴留而引起水肿，这种水肿称为肾性水肿。产生肾性水肿的原因有：肾小球滤过率下降；内分泌激素的作用；血浆胶体渗透压下降，致使水分向组织间隙转移；肾炎水肿的发生。在我们身边的有些患者，尽管其肾脏细胞、肾脏组织已经遭到破坏，肾小球滤过率也降得很低，但是因为肾小管重吸收能力比肾小球滤过率更差，并没有引发水钠潴留，所以患者可以没有肾性水肿的症状或水肿的程度很轻，由此证明水肿的程度与肾脏损害的程度之间没有直接关系。

第三节　尿液的浓缩与稀释

尿渗透浓度可由体内缺水或水过剩等不同情况而引发大幅度的变动。当体内缺水时，机体将排出渗透浓度明显高于血浆渗透压的高渗尿（hypertonic urine），即尿液被浓缩。而当体内水过剩时，将排出渗透浓度低于血浆渗透压的低渗尿（hypotonic urine）。正常人尿液的渗透浓度可在 50～1200 mOsm/(kg·H_2O) 间波动。所以，根据尿液的渗透浓度可以了解肾的浓缩能力和稀释能力。肾的浓缩能力和稀释能力在维持体液平衡和渗透压恒定中有着极为重要的作用。本节将重点阐述尿液浓缩和稀释的机制。

一、尿液的稀释

尿液的稀释是由小管液中的溶质被重吸收，而水不被重吸收造成的。这种情况主要发生在髓袢升支粗段。髓袢升支粗段能主动重吸收 Na^+ 和 Cl^-，而对水不通透，故水

不被重吸收，可使髓袢升支粗段的小管液成为低渗溶液。当体内水过剩而抗利尿激素释放被抑制时，远曲小管和集合管对水的通透性非常低，因此，髓袢升支粗段的小管液流经远曲小管和集合管时，NaCl 继续被重吸收，而水不被重吸收，使小管液渗透浓度进一步下降，可降低至 30 mOsm/(kg·H_2O)，造成尿液的稀释。假如抗利尿激素完全缺乏，则会出现尿崩症，患者每天可排出高达 20 L 的低渗尿。

二、尿液的浓缩

尿液的浓缩是由小管液中的水被重吸收，而溶质仍留在小管液中造成的。因为水的重吸收是靠渗透作用而实现被动重吸收，所以肾脏必须建立一个高渗的环境才能将水从肾小管中转运出来。用冰点降低法测定鼠肾的渗透压，可观察到肾皮质组织液渗透压与血浆渗透压的比值为 1.0，这说明肾皮质组织液是等渗的；肾髓质组织液渗透压与血浆渗透压的比值，可随着从外髓到乳头部的深入而逐渐升高，分别为 2.0、3.0、4.0（图 11-13），这表明肾髓质组织液是高渗的，并有明确的渗透压梯度。

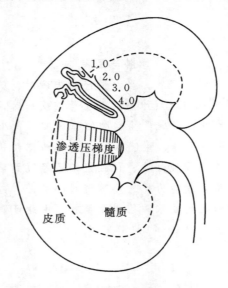

图 11-13　肾髓质高渗透压梯度示意图

（一）肾髓质高渗透压梯度形成的机制

髓袢的形态和功能特点是形成肾髓质渗透梯度的重要条件，其"U"形结构和小管液的流动方向以及髓袢各段对水、溶质的通透性与重吸收机制不同，通过逆流倍增机制建立了从外髓部至内髓部的渗透梯度。

物理学中的"逆流"是指两个并列的管道，其中液体流动的方向相反，如图 11-14 所示，甲管中液体向下流，乙管中液体向上流。含有 Na^+ 的液体从甲管流进，通过管下端的弯曲部分又折返流入乙管，然后从乙管反向流出，构成逆流系统。当溶液流动时，因为 M_1 膜能主动将 Na^+ 由乙管泵入甲管，而 M_1 膜对水的通透性又很低，所以甲管中溶液的 Na^+ 浓度在向下流动的过程中将不断增加（倍增）。结果，甲管中溶液自上而下的渗透压会越来越高，到甲管下端的弯曲部分时 Na^+ 浓度最高。当溶液折返流入乙管并向上流动时，由于 Na^+ 被泵出，溶液中的 Na^+ 浓度随之下降，渗透压也相应下降。这样，不论是甲管还是乙管，自上而下比较，溶液的渗透压均逐渐升高，即出现了逆流倍增现象，形成了渗透梯度。如果有渗透浓度较低的溶液从丙管向下流动，且 M_2 膜对水能通透，对溶质不通透，水将因渗透作用而进入乙管。这样，丙管内溶质的浓度将逐渐增加，从丙管下端流出的液体就成了高渗溶液。

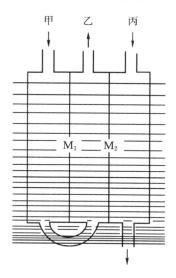

图 11 - 14　逆流倍增模型

　　髓袢和集合管的结构排列与上述的逆流倍增模型很相似，这对理解尿液浓缩机制是有帮助的。

　　1. 外髓部高渗梯度的形成　因为髓袢升支粗段能主动重吸收 Na^+ 和 Cl^-，对水不通透，所以髓袢升支粗段内小管液的渗透压逐渐下降，髓袢升支粗段管周组织间液则变成高渗液。髓袢升支粗段位于外髓部，故外髓部的渗透梯度主要是由髓袢升支粗段对 NaCl 的主动重吸收形成的。越靠近皮质部，渗透压越低；越靠近内髓部，渗透压越高。

　　2. 内髓部高渗梯度的形成　内髓部渗透梯度的形成与尿素的再循环和 NaCl 的重吸收有密切关系（图 11 - 15）。①远曲小管及皮质部、外髓部的集合管对尿素不易通透，因此，当小管液流经远曲小管及皮质部和外髓部的集合管时，在抗利尿激素的作用下，对水的通透性增加，因为外髓部高渗，水被重吸收，所以小管液中尿素的浓度逐渐升高。②当小管液进入内髓部集合管时，由于管壁对尿素的通透性增大，小管液中的尿素就顺浓度梯度通过管壁向内髓部组织间液扩散，造成了内髓部组织间液中尿素浓度的增高，渗透压随之升高。③髓袢降支细段对 NaCl 不易通透，对水则易通透，因此，在渗透压的作用下水被"抽吸"出来，从髓袢降支细段进入内髓部组织液。这样自上而下，髓袢降支细段小管液中 NaCl 的浓度越来越高，渗透浓度就不断升高。④当小管液经过髓袢顶端折返入髓袢升支细段时，它同组织间液之间的 NaCl 渗透梯度就明显地建立起来。因为髓袢升支细段对水不通透，而对 NaCl 通透，所以 NaCl 就顺浓度梯度被动扩散至内髓部组织间液，这样就进一步提高了内髓部组织间液的渗透压。由此看来，内髓部组织间液的渗透压是由内髓部集合管扩散出来的尿素以及髓袢升支细段扩散出来的 NaCl 两个因素形成的，两者的作用各占一半。⑤小管液在髓袢升支细段流动的过程中，因为 NaCl 扩散到组织间液，而且该段管壁对水不易通透，所以造成了管内 NaCl 浓度的逐渐降低，渗透浓度也逐渐降低，这样髓袢降支细段与髓袢升支细段就构成了一个逆流倍增系统，使内髓部的组织间液形成了渗透梯度。⑥尿素是可以再循环的。因为髓袢升支细段对尿素具有中等的通透性，所以从内髓部集合管扩散到组织间液的尿素可以进入髓袢升支细段，而后流过髓袢升支粗段、远曲小管、皮质部和外髓部集合管，又回到内髓部集合管处，然后扩散到内髓部组织间液，这样就形成了尿素的再循环。

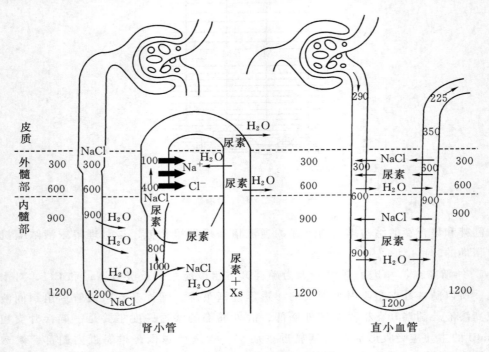

图 11-15　尿液浓缩机制示意图

粗箭头表示髓袢升支粗段主动重吸收 NaCl，Xs 表示未被吸收的溶质，数字表示该处的渗透浓度。

从髓质渗透梯度形成的全过程来看，髓袢升支粗段对 NaCl 的主动重吸收是髓质渗透梯度建立的主要动力，而尿素和 NaCl 是建立髓质渗透梯度的主要溶质。

(二)肾髓质高渗梯度的保持

伸入髓质内部的直小血管呈"U"形，与髓袢相似，可在髓质中形成逆流倍增系统。直小血管对溶质和水的通透性较高，当血液顺直小血管降支向髓质深部下行时，直小血管降支内的血液最初为等渗，进入髓质后，髓质组织间液中浓度较高且越来越高的 NaCl 和尿素扩散到直小血管降支中，而其中的水则渗出到组织间液内。越向内髓部深入，小血管降支中 NaCl 和尿素的浓度就越高。当血液折返流入直小血管升支并向皮质方向流动时，髓质渗透液的浓度越来越低，此时血管内 NaCl 和尿素的浓度比同一水平组织间液的浓度高，因此，NaCl 和尿素又顺着浓度差扩散到组织间液，组织间隙的水则重新渗入直小血管升支。扩散到组织间液中的溶质可再次进入直小血管降支，反复循环。当血液从直小血管升支离开外髓部时，只把多余的水分带走，而溶质则保留于组织间液内，这样就使肾髓质的高渗梯度得以维持。

（三）尿液浓缩的基本原理

尿液的浓缩依赖于以下条件：①远曲小管和集合管在抗利尿激素的作用下对水的通透性增高，这是水被重吸收的条件；②远曲小管周围的组织间液为高渗环境，且肾髓质组织间液的渗透浓度从外向内逐渐增加，形成渗透梯度，这是水被重吸收的动力。当小管液在远曲小管和集合管内从皮质流向髓质时，在远曲小管和集合管内外渗透压梯度的作用下，水逐渐被重吸收，此即尿液被浓缩的基本原理。

（四）影响尿液浓缩和稀释的因素

尿液的浓缩或稀释一般取决于水的重吸收量的多少，而水的重吸收量除取决于肾髓质组织间液和小管液之间的渗透压差外，还取决于远曲小管和集合管对水的通透性。当这些因素发生改变时，都可影响肾对尿液的浓缩或稀释（表 11 - 2）。

表 11 - 2 影响尿液浓缩和稀释的因素、机制及常见原因

影响因素	机制及常见原因
髓袢功能	髓质高渗梯度降低：髓袢过短（小儿）、肾疾病（如肾囊肿）使髓袢功能受损；升支粗段协同转运 NaCl 减少（应用呋塞米、依他尼酸等）
直小血管的血流速度	过快：NaCl、尿素被带走，髓质高渗梯度升高。过慢：水不能被及时带走，髓质高渗梯度降低
尿素浓度	蛋白质摄入不足（如营养不良）或代谢障碍可使尿素生成减少

第四节 尿液生成的调节

机体对尿液生成的调节是通过调节肾小球的滤过以及肾小管、集合管的重吸收和分泌来完成的。关于肾小球滤过的调节在前文已有阐述，因此，本节主要讨论机体对肾小管和集合管物质转运功能的调节（包括自身调节、神经调节和体液调节）。

一、自身调节

（一）小管液中溶质的浓度

由小管液中溶质的浓度所形成的渗透压，是对抗肾小管重吸收水的力量。当小管液中溶质的浓度增高时，小管液的渗透压增高，导致肾小管和集合管内外的渗透压差减小，使肾小管和集合管对水的重吸收减少、尿量增多（利尿）。这种由于肾小管内溶质浓度升高、渗透压升高而引起的尿量增多，称为渗透性利尿（osmotic diuresis）。如糖尿病患者，就是因为其血糖浓度升高，超过了肾糖阈，肾小管上皮细胞不能将小管液中的葡萄糖全部重吸收，导致小管液中的葡萄糖含量增加，小管液渗透压升高，阻碍了水的重吸收，使尿量增多并出现糖尿。临床上常根据这一原理，给水肿患者使用一些可被肾小球滤过但不被肾小管重吸收的物质（如20%甘露醇），以增加肾小管液中的渗透压，阻碍水的重吸收，达到利尿消肿的目的。

（二）球管平衡

肾小球的滤过率与近端小管的重吸收率保持着动态平衡。无论肾小球滤过率增加还是降低，近端小管对滤液中水和 Na^+ 的重吸收率始终占肾小球滤过率的 $65\% \sim 70\%$，这个现象称为球管平衡（glomerulotubular balance）。其生理意义在于使尿量和尿钠不致因肾小球滤过率的增减而出现大幅度的变动。在某些情况下，球管平衡状态可被打破。如渗透性利尿时，虽然肾小球滤过率不变，近端小管的重吸收率却减少，近端小管的重吸收率明显小于65%，结果使尿量增加。

二、神经调节

肾脏受交感神经支配，肾交感神经兴奋可通过下列作用影响尿液的生成：①使入球小动脉和出球小动脉收缩，且前者收缩比后者明显，导致肾小球毛细血管的血浆流量减少，肾小球毛细血管血压下降，有效滤过压降低，进而使肾小球的滤过率减少；②刺激球旁细胞分泌肾素，使血液中血管紧张素Ⅱ和醛固酮的含量增加，进而增加肾小管和集合管对 NaCl 和水的重吸收；③直接刺激近端小管和髓袢对 NaCl 和水的重吸收。

三、体液调节

（一）抗利尿激素

1. 抗利尿激素对肾脏的作用　抗利尿激素（antidiuretic hormone，ADH）又称血管升压素（vasopressin，VP），由下丘脑视上核神经元和室旁核神经元合成，经下丘脑垂体束运输至神经垂体储存，当机体需要时可由此释放入血。其生理作用是增加远曲小管和集合管管壁对水的通透性，从而促进水的重吸收，使尿量减少。抗利尿激素主要通过与远曲小管上皮细胞管周膜和集合管上皮细胞管周膜上的 V_2 受体结合，从而激活膜内的腺苷酸环化酶，使细胞内的 cAMP 生成增多。cAMP 可激活细胞内的蛋白激酶，导致管腔膜上的水通道增加、水的重吸收增多、尿液浓缩、尿量减少。

2. 调节抗利尿激素释放的因素　影响抗利尿激素释放的因素很多，但主要的因素是血浆晶体渗透压和循环血量的改变。

（1）血浆晶体渗透压的改变：血浆晶体渗透压是调节抗利尿激素释放最重要的因素。在下丘脑视上核及室旁核附近存在对血浆晶体渗透压改变十分敏感的渗透压感受器，其可调节抗利尿激素的合成和释放。当机体水分丢失较多（如大量出汗或发生严重呕吐、腹泻）时，血浆晶体渗透压升高，刺激渗透压感受器，使抗利尿激素合成和释放增加，远曲小管上皮细胞和集合管上皮细胞对水的重吸收增加、尿量减少，结果保留了体内的水分，有利于血浆晶体渗透压恢复正常；反之，当短时间内大量饮入清水时，由于大量水分被吸收入血，造成血液稀释，血浆晶体渗透压降低，引起渗透压感受器抑制，使抗利尿激素合成和释放减少，远曲小管上皮小管和集合管上皮细胞对水的重吸收减少，进而使尿量增多，从而排出体内多余的水分。这种短时间内大量饮入清水引起尿量明显增多的现象，称为水利尿（water diuresis）（图 11 - 16）。若饮用的是等量生理盐水，尿量仅在 30 min 后轻度增多，这是水、盐被同时吸收入血，血浆晶体渗透压不会发生改变的缘故。

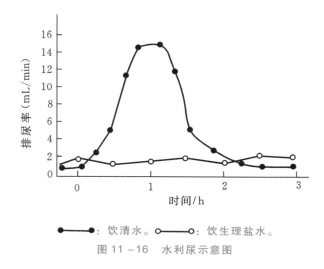

● ─ ●：饮清水。 ○ ─ ○：饮生理盐水。

图 11 - 16 水利尿示意图

（2）循环血量的改变：循环血量的改变可通过左心房和胸腔内大静脉管壁上的容量感受器，反射性地影响抗利尿激素的释放。当急性大失血、严重呕吐或腹泻，造成循环血量降低 10% 以上时，由于容量感受器所受的刺激减弱，引起抗利尿激素的合成和释放增多、水的重吸收增加、尿量减少，以保留较多水分，这有利于循环血量和动脉血压的恢复。

（3）其他因素：动脉血压升高可刺激颈动脉窦压力感受器，反射性地抑制抗利尿激素的合成和释放，使水的重吸收减少、排出增多，造成血容量减少、血压下降。另外，疼痛、精神紧张、低血糖和窒息等因素，均可促进抗利尿激素的释放；而寒冷、酒精、心房钠尿肽则可抑制抗利尿激素的释放。

（二）肾素 – 血管紧张素 – 醛固酮系统

肾素 – 血管紧张素 – 醛固酮系统（renin – angiotensin – aldosterone system，RAAS）的组成在第八章中已介绍，其中的血管紧张素 II（angiotensin II，Ang II）和血管紧张素 III（angiotensin III，Ang III）均可刺激肾上腺皮质，使之分泌醛固酮。

1. 血管紧张素 II 调节尿液生成的功能 Ang II 调节尿液生成的功能包括对肾小管重吸收和肾小球滤过率的调节。Ang II 在生理浓度时，可促进近端小管对 Na^+ 的重吸收，还可以通过促进血管升压素和醛固酮的释放而发挥作用。它对肾小球滤过率的影响较为复杂，可使入球小动脉收缩，减小肾小球滤过率；但当肾动脉血压降低时，肾内局部 Ang II 生成增多，可使出球小动脉收缩，进而使肾小球滤过率维持正常。

2. 醛固酮的生理作用 醛固酮由肾上腺皮质球状带分泌，其主要作用是促进远曲小管上皮细胞和集合管上皮细胞对 Na^+ 的重吸收和对 K^+ 的分泌。由于 Na^+ 被重吸收的同时，伴随着 Cl^- 和水的重吸收，因此，醛固酮有保钠、保水和排钾的作用。

醛固酮的作用机制：醛固酮进入远曲小管上皮细胞和集合管上皮细胞后，与胞浆内的受体结合，形成激素受体复合物，该复合物通过核膜进入核内，通过基因调节机制，生成多种诱导蛋白，使管腔膜对 Na^+ 的重吸收增强，并使 K^+ 的分泌增多。

3. **肾素分泌的调节**　RAAS 对尿生成的调节作用是通过机体对肾素分泌的调节来实现的，肾素的分泌受多方面因素的调节，包括肾内机制、神经机制和体液机制。

(1)肾内机制：肾内机制是指可在肾内完成的调节，其感受器位于入球小动脉的牵张感受器和致密斑内。前者能感受到肾动脉的灌注压(动脉壁的牵张程度)，后者能感受到流经该处的小管液中 Na^+ 的浓度。当肾动脉灌注压降低时，入球小动脉壁受牵拉的程度减小，可刺激肾素释放；反之，当肾动脉灌注压升高时，则肾素释放减少。当肾小球滤过率减少或其他因素导致流经致密斑的小管液中 Na^+ 的浓度降低时，肾素释放增加；而通过致密斑处 Na^+ 的浓度升高时则肾素释放减少。

(2)神经机制：肾交感神经兴奋时可释放去甲肾上腺素，后者作用于球旁细胞，刺激肾素释放。如发生急性失血时，血量减少，血压下降，可反射性地兴奋肾交感神经，从而使肾素释放增多。

(3)体液机制：循环血液中的儿茶酚胺(肾上腺素和去甲肾上腺素)，可刺激球旁细胞释放肾素；Ang II、血管升压素、心房钠尿肽、内皮素和 NO 则可抑制肾素的释放。

总之，当体内细胞外液量和(或)循环血量不足或动脉血压明显下降、交感神经兴奋、肾上腺髓质激素释放增多、肾血流量减少时，均可通过以上各种机制刺激肾素的释放，通过 RAAS 活动的加强，可使细胞外液量(或)循环血量，以及动脉血压恢复正常。

(三)心房钠尿肽

心房钠尿肽(atrial natriuretic peptide，ANP)是由心房肌细胞合成和分泌的肽类激素，具有强大的利尿和促进 NaCl 排出的作用。ANP 的作用机制为：①直接抑制集合管上皮细胞对 NaCl 的重吸收；②抑制肾素和醛固酮的分泌，使 NaCl 和水重吸收减少；③使入球小动脉舒张，增加肾血浆流量和肾小球滤过率；④抑制抗利尿激素的分泌，使水的重吸收减少。当循环血量的增多使心房扩张时，可刺激心房钠尿肽的分泌。

第五节　尿液及其输送、储存与排放

一、尿液

由于尿液来源于血浆，尿液的改变除可反映肾脏的改变外，也可反映机体其他方面的一些变化。因此，临床上将尿量的测定和尿液的理化性质的检验，作为发现机体某些病理变化的途径之一。

(一)尿量

正常成人的尿量为 $1.0 \sim 2.0$ L/d，平均为 1.5 L/d。尿量受摄入的水量和通过其他途径排出的水量的影响。当摄入的水量过多或出汗很少时，尿量增多；反之，当摄入的水量少或出汗很多时，尿量减少。如果每天的尿量长期保持在 2.5 L 以上，为多尿

(polyuria)；每天尿量持续在 0.1～0.5 L/d 范围内，为少尿(oliguria)；少于 0.1 L/d，为无尿(anuria)。多尿、少尿和无尿均属不正常现象。正常成人每天约产生 35 g 固体代谢产物，最少需 0.5 L 尿液才能将其溶解并排出。多尿会使机体丧失大量水分，导致脱水；少尿或无尿会使代谢产物在体内堆积。这些变化都会使内环境的理化性质遭到破坏，影响机体正常的生命活动。

(二)尿液的理化性质

1. 尿液的化学成分　尿液的成分中 95%～97% 是水，其余是溶解于其中的固体物质。固体物质以电解质和非蛋白含氮化合物(如尿素氮、肌酐、氨等)为主。正常尿液中糖、蛋白质的含量极微，临床常规方法不能将其测出。如用常规方法在尿液中检测出糖或蛋白质，则为异常。但正常人一次性食入大量的糖或精神高度紧张时，也可出现一过性糖尿。

2. 颜色　新鲜尿液呈淡黄色、透明。当尿少或存放时间长时，尿液的颜色加深且变混浊。尿液的颜色主要来自胆色素的代谢产物，并可受食物和药物的影响。当大量摄入胡萝卜素或用小檗碱、维生素 B_2 等药物时，尿液呈深黄色；在病理情况下，尿液中出现较多的红细胞，尿液呈淡红色；当尿液中有淋巴液时，尿液呈乳白色；当肝细胞严重受损时，胆红素随尿液排出，尿液呈深黄色。

3. 密度　正常尿液的密度为 1.015～1.025 g/cm³，其最大变动范围为 1.002～1.035 g/cm³。当人体大量饮水后，尿液被稀释，颜色变浅，密度降低；当尿量少时，尿液被浓缩，颜色变深，密度升高。若尿液的密度长期在 1.010g/cm³ 以下，表示有尿浓缩功能障碍，为肾功能不全的表现。

4. 酸碱度　尿液的酸碱度变动范围很大，其 pH 值可由 5.0 变动至 8.0。因为体内的代谢产物多偏酸性，所以通常尿液的 pH 值为 5.0～7.0。尿液的酸碱度主要取决于食物的成分。荤素杂食者，由于蛋白质分解后产生的硫酸盐和磷酸盐等经肾排出，故尿液的 pH 值约为 6.0；植物酸可在体内液氧化，酸性产物较少，排出的碱基较多，故素食者的尿液偏碱性。

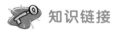 **知识链接**

管型尿

尿蛋白在远端肾小管和集合管内发生凝固后形成的一种圆柱状的结构物，称管型尿。若尿蛋白与尿液中红细胞、白细胞、上皮细胞或上皮碎片凝固在一起，则分别称为红细胞管型、白细胞管型、上皮细胞管型或颗粒管型。若尿凝固物不带上述任何有形成分则称为透明管型。

二、尿液的输送、储存与排放

尿液的生成是一个连续不断的过程。尿液经输尿管到达膀胱，输尿管每分钟蠕动 1～5 次，将尿液从肾盂运送到膀胱。当尿液在膀胱内储存并达到一定量时，才能引起排尿反射，将尿液排出体外。

（一）膀胱的储尿功能

膀胱是一个中空的由平滑肌组成的器官，它的肌肉被称为逼尿肌。逼尿肌具有较大的伸展性。当膀胱内的尿液在 0.4 L 以下时，膀胱内压无明显变化，且经常保持在 10 cmH$_2$O 以下。当膀胱内的尿液增至 0.5 L 时，膀胱内压可超过 10 cmH$_2$O，并产生尿意。当膀胱内的尿液增加到 0.7 L 时，膀胱内压可迅速上升至 35 cmH$_2$O，排尿欲望将明显增强，但尚能控制。当膀胱内压上升至 70 cmH$_2$O 时，会产生明显的痛觉，以至于不得不排尿。

（二）膀胱和尿道的神经支配

膀胱和尿道受盆神经、阴部神经和腹下神经等的支配：①盆神经属副交感神经，由骶段脊髓发出，其兴奋时可引起膀胱逼尿肌收缩和尿道内括约肌舒张，促进排尿；②腹下神经属交感神经，由腰段脊髓发出，其兴奋时主要引起膀胱逼尿肌舒张和尿道内括约肌收缩，阻止排尿；③阴部神经属躯体神经，由骶髓发出，支配尿道外括约肌，其兴奋时可使尿道外括约肌收缩，阻止排尿，这一作用受意识控制。

（三）排尿反射

当膀胱内的尿量达到一定程度（400～500 mL）时，可刺激膀胱壁的牵张感受器，冲动沿盆神经传入脊髓骶段的初级排尿中枢，同时上传到大脑皮质的高位中枢，产生尿意。如环境不允许排尿，大脑皮质可暂时抑制脊髓初级排尿中枢的活动，不发生排尿反射。当环境允许排尿时，抑制解除，脊髓排尿中枢可发出冲动，沿盆神经传出，使逼尿肌收缩，尿道内括约肌松弛，同时抑制阴部神经的活动，使尿道外括约肌松弛，于是发生排尿。当尿液流经尿道时，可刺激尿道壁感受器，冲动沿阴部神经再次传入脊髓初级排尿中枢，可进一步加强其活动，使逼尿肌的收缩逐渐加强，尿道外括约肌更加松弛，进而使排尿活动进一步加强，这是一种正反馈。排尿末期，腹肌和膈肌都发生收缩，以增加对膀胱的压力，最后尿道海绵体也会发生收缩，使残留于尿道中的尿液排出体外（图 11-17）。

（四）排尿异常

上述排尿反射的任何一个环节发生障碍，均会造成排尿异常。临床上常见的排尿异常有尿频、尿失禁和尿潴留等。

1. 尿频　正常成人白天排尿 3～5 次，夜间排尿 0～1 次，每次尿量为 200～400 mL。若排尿次数增多，而每次尿量不多，称为尿频。尿频主要见于患膀胱炎症或受到机械性刺激（如膀胱结石）时。生理性尿频常见于饮水过多、精神紧张或气候改变等情况下。

2. 尿失禁　当排尿失去意识控制时，尿液不自主地流出的现象称为尿失禁。当脊髓受损，使初级排尿中枢失去高级中枢控制，在脊休克发生后可出现尿失禁现象。

3. 尿潴留　膀胱内尿液充盈但不能自主排出的现象称为尿潴留。尿潴留可由支配膀胱的盆神经或脊髓初级排尿中枢活动障碍、尿道机械性受阻（如前列腺肥大、肿瘤压迫尿道）或其他各种原因引起。

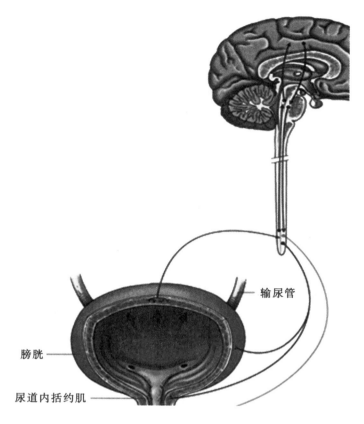

图 11 - 17 排尿反射示意图

输尿管

膀胱

尿道内括约肌

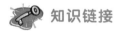知识链接

导尿时，为何第一次放尿不能超过 1000 mL？

导尿术是临床上为治疗或协助临床诊断而采取的一种与排尿有关的护理技术。在对尿潴留患者实施导尿术，引流出尿液以减轻患者痛苦时，如果大量放出尿液，可造成腹腔内压急剧下降，血液则大量滞留在腹腔血管内，使血压下降，甚至发生虚脱。此外，因大量放尿造成膀胱内压突然降低，可使膀胱黏膜急剧充血，从而发生血尿。因此，对膀胱高度膨胀且又极度虚弱的尿潴留患者，一定要注意第一次放尿不得超过 1000 mL。

思政案例

"一代国医"——吴阶平院士

吴阶平同志是中国科学院、中国工程院院士，著名的医学科学家、医学教育家、泌尿外科专家和社会活动家，九三学社的杰出领导人，第八届、第九届全国人民代表大会常务委员会副委员长。

吴阶平同志是享誉海内外的医学家、新中国泌尿外科事业的创始人。在早年参加工作和赴美留学期间，吴阶平同志开始对泌尿外科进行深入研究。1949 年，他在北京医学院第一附属医院的外科病房中，以 3 张病床专门收治泌尿外科患者，新中国的泌尿外科事业由此正式起步。

此后，他又协助北京协和医学院重建泌尿外科，在北京医院正式成立独立完整的泌尿外科，协助北京友谊医院建设泌尿外科，积极推动我国泌尿外科事业发展。他毕生致力于泌尿外科医学研究，取得了一系列重大研究成果，先后撰写学术论文 150 余篇，出版专著 21 部，不仅在国内引起轰动，而且在国际上产生了重大影响。他建立了泌尿外科研究所，创办了《中华泌尿外科》杂志，建立了泌尿外科学会，推动了我国泌尿外科专业理论研究和学术交流工作。

吴阶平同志是著名的医学教育家。1955 年，他在北京医学院开始培养研究生。在北京第二医学院工作期间，他坚持基础教学与临床实践相结合，使当时基础相对薄弱的北京第二医学院从一开始就走了一条新路子。他与施锡恩教授合著的《泌尿外科学》，是新中国第一本自己的泌尿外科专业参考书。

1981 年，吴阶平同志光荣当选中国科学院学部委员；1995 年，获国际泌尿外科界公认的最高荣誉——美国泌尿外科学会荣誉会员称号；1997 年获香港中文大学荣誉博士；2001 年获香港大学荣誉科学博士。他先后担任发展中国家科学院院士、美国医师学院荣誉院士、英国爱丁堡皇家外科医师学院荣誉院士、比利时皇家医学科学院国外院士、香港外科医师学院荣誉主席、国际外科学会荣誉会员，为推动我国医学事业国际交流作出了卓越贡献。

吴阶平同志一生勤奋工作、锲而不舍，始终保持为党和人民事业不懈奋斗的进取之心。他在医学、教育、政治、社会活动等多个领域成就赫然，这不仅是依靠个人的天赋，更来自他的辛勤耕耘和不懈努力。

案例内涵

（1）吴阶平谢绝了导师挽留他在美国工作的一番好意，毅然回国。他一生热爱祖国、热爱人民，始终保持对国家和民族无限忠诚的赤子之心。他把个人的理想、追求同祖国的利益紧密地连在一起，把自己的一切融于党和人民的事业之中，体现了强烈的爱国、奉献精神。

（2）吴阶平开创新中国的泌尿外科事业，主持编译《性医学》专著，使人们认识到性教育在中国的重要性。他一生勤奋工作、锲而不舍，始终保持为党和人民事业不懈奋斗的进取之心。

（3）吴阶平一生心系患者、服务群众，始终保持为人民无私奉献的大爱之心。他医德高尚，平易近人，始终对国家和人民忠心耿耿，体现了救死扶伤、甘于奉献的职业道德和崇高的敬业精神。

本章小结

一、本章提要

通过对本章的学习，可使同学们了解尿液生成的过程及其影响因素、尿液浓缩和稀释的机制、尿液的理化性质及其排放。本章具体包括以下内容。

1. **掌握**　肾小球滤过率、重吸收、分泌、肾糖阈、渗透性利尿、水利尿的概念，影响肾小球滤过的因素，近端小管、远曲小管及集合管对 Na^+、Cl^- 和水的重吸收机制与特点，抗利尿激素和醛固酮的生成部位、作用及其分泌的调节。

2. 熟悉 球管平衡的概念及生理意义、交感神经对肾血流量和肾小球滤过率的调节、肾素释放的调节及其调节的机制、排尿反射。

3. 了解 肾血流量自身调节的概念及其机制、尿液的浓缩和稀释的过程及其机制、几种排尿异常。

二、本章重难点

1. 重点 尿液生成的过程及其影响因素。

2. 难点 尿液浓缩和稀释的机制。

课后习题

一、名词解释

1. 肾单位　2. 肾小球滤过　3. 肾小管和集合管的重吸收　4. 肾小球滤过率 5. 滤过分数　6. 水利尿　7. 渗透性利尿　8. 球管平衡　9. 肾糖阈　10. 肾小球有效滤过压

二、选择题

1. 当动脉压由 120 mmHg(16 kPa)上升到 150 mmHg(20 kPa)时，肾血流量的变化是（　　）

  A. 明显增加   B. 明显减少

  C. 无明显改变   D. 先增加、后减少

  E. 先减少、后增加

2. 肾炎患者出现蛋白尿主要是由于（　　）

  A. 血浆蛋白浓度升高   B. 肾小球滤过率增高

  C. 囊内压降低   D. 肾小球毛细血管血压升高

  E. 滤过膜上的糖蛋白减少或消失

3. 使肾小球滤过率降低的因素是（　　）

  A. 肾小球毛细血管血压降低   B. 血浆蛋白减少

  C. 肾小球的血浆流量增加   D. 近端小管的重吸收量增加

  E. 肾小囊内压降低

4. 终尿量的多少主要取决于（　　）

  A. 近端小管   B. 髓袢升支

  C. 髓袢降支   D. 远曲小管和集合管

  E. 以上都是

5. 糖尿病患者尿量增多的原因是（　　）

  A. 肾小球滤过率增加   B. 渗透性利尿

  C. 水利尿   D. 血管升压素的分泌减少

  E. 醛固酮的分泌减少

三、问答题

1. 对大量失血造成低血压休克的患者来说，其尿量会发生什么变化？为什么？

2. 大量饮清水和饮等量生理盐水后，尿量分别会发生什么变化？为什么？

3. 大量出汗后，尿量会发生什么变化？为什么？

4. 如何用所学的生理学知识解释糖尿病患者多尿和糖尿的原因？

四、案例分析

杨某，女，40 岁，腰痛，颜面水肿，少尿 4 d（尿量约为 1000 mL/d）。无尿频、尿急、尿痛，无咽痛。查体：尿蛋白（＋＋＋），潜血试验（＋＋）。泌尿系统 B 超示双肾、输尿管未见异常。患者被诊断为急性肾小球肾炎。

思考问题：

本题中的患者出现尿少、蛋白尿和血尿的原因是什么？请结合滤过膜的结构和通透性的有关知识回答。

（舒　丹）

第十二章　感觉器官的功能

学习目标

1. 掌握视近物时眼的调节、视力与视野的概念。

2. 熟悉眼的折光异常及矫正方法、眼的感光功能、声波的传导途径、视力的测定方法。

3. 了解与视觉有关的生理现象、耳蜗的感音功能。

用眼睛看、用耳朵听，对于我们来说似乎习以为常，这些感觉器官到底是如何感知这个世界的呢？感觉（sensation）是客观事物在人脑内的主观反映，是由感受器（或感觉器官）、传入神经和感觉中枢三部分共同完成的。

第一节　概　述

一、感受器与感觉器官

感受器（receptor）是人体感受内外环境变化的特殊结构或装置。感受器的种类很多，结构也多种多样。最简单的感受器可以是感觉神经末梢，如痛觉感受器；有一些感受器是高度分化了的感受细胞，如视网膜中的视锥细胞、视杆细胞，耳蜗中的毛细胞等。

感觉器官（sense organ），简称感官，由感受器及其附属器官构成。如视觉器官，除含有感光细胞外，还包括眼球壁的一些其他结构和眼球的内容物等。附属结构对感受器细胞可起到营养、支持及保护的作用。

感受器的种类很多，分类方法也不尽相同。根据所感受刺激的性质不同，可将感受器分为机械感受器、化学感受器、光感受器和温度感受器等；根据所感受刺激的来源的不同，可将感受器分为外感受器和内感受器。外感受器多分布在体表，可感受外环境变化的信息，通过感觉传入神经传到中枢，引起清晰的主观感觉。内感受器存在于身体内部的器官或组织中，可感受内环境变化的信息，当其发出的冲动传到中枢后，往往不引起主观意识上的感觉，或只产生模糊的感觉，它们对维持机体功能的协调统一和内环境稳态起着重要的作用。

二、感受器的生理特性

（一）感受器的适宜刺激

一种感受器通常只对一种特定形式的刺激敏感，这种形式的刺激称为该感受器的适宜刺激（adequate stimulus）。如视锥细胞和视杆细胞的适宜刺激是一定波长的光波，耳蜗中毛细胞的适宜刺激是一定频率的声波。在适宜刺激作用下，感受器所需的强度阈值最低，对于非适宜刺激则一般不引起反应。正因为如此，当机体的内外环境发生某些变化时，这些变化所形成的刺激总是先作用于与它们相对应的那种感受器。这种现象是动物在长期进化过程中逐步形成的。这样，可使机体准确地对内外环境中那些有意义的变化进行灵敏的感受和精确的分析。

（二）感受器的换能作用

感受器的换能作用（transducer function）是指它具有转换能量形式的作用。各种感受器所能感受的刺激形式虽然不同，但是它们在功能上有一个共同的特点，就是都能把感受到的各种形式的刺激能量，如声能、光能、热能、机械能、化学能等，转换为生物电形式的电能，最终以神经冲动的形式传入中枢。因此，感受器可以被看成是生物换能器。

感受器在换能过程中，一般不是把刺激能量直接转变成神经冲动，而是先在感受器细胞内引起过渡性电变化，这称为感受器电位（receptor potential）。感受器电位与局部电位一样，是一种慢电位，其大小与刺激强度、感受器的功能状态有关，可发生总和，并以电紧张的形式沿所在的细胞膜做短距离扩布。感受器电位虽然是一种过渡性电位，但当它达到一定水平或经过一定的信息处理过程后，便可触发传入神经纤维产生动作电位。

（三）感受器的编码作用

感受器在把外界刺激转换成神经动作电位时，不仅发生了能量形式的转换，而且把刺激所包含的各种信息也转移到了动作电位的序列之中，这种现象称为感受器的编码作用（sensory coding）。人的感觉中枢就是根据这些电信号序列变化才产生不同感觉的。在实际生活中，各种千差万别的刺激信号是如何在神经冲动的电信号中进行编码的目前尚不清楚。

（四）感受器的适应现象

用某一恒定强度的刺激持续作用于感受器时，传入神经冲动的频率逐渐下降甚至停止的现象称为感受器的适应（adaptation）现象。一般的感受器均有适应现象，但适应出现的快慢在不同感受器上有很大的差别，如人的触觉、嗅觉感受器的适应较快，而痛觉感受器很难产生适应现象。

快适应有利于机体探索新异的物体或障碍物，有利于感受器和中枢再接受新的刺激；慢适应则有利于机体对某些功能状态进行长时间的监测，并根据其变化随时调整机体的功能状态。

第二节 视觉器官

视觉（vision）是视觉中枢对视网膜传入信息处理后形成的主观感觉，是通过视觉器官、视神经和视觉中枢的共同活动来完成的。眼是人的视觉器官，它是由感光系统（含有感光细胞的视网膜)和折光系统构成的(图 12－1)。人眼的适宜刺激是波长 370～740 nm的电磁波。人脑获得的外界信息绝大部分来自视觉。因此，眼是人体最重要的感觉器官。

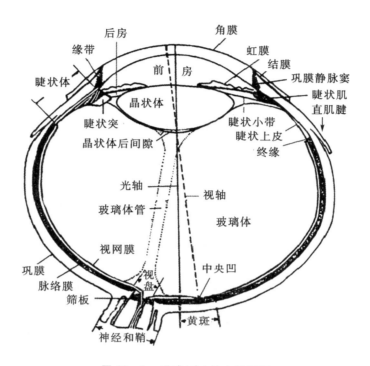

图 12－1　眼球(右)的水平切面

从外界进入眼内的光线在到达视网膜前要经过折光系统(又称屈光系统)发生多次折射(折射率最大的是角膜)才能在视网膜上成像。因此，眼折光成像的原理虽然与凸透镜成像原理很相似，但要复杂得多。

为了便于理解及实际应用，通常用简化眼(reduced eye)来描述眼内光的折射。简化眼是一个折光效果与正常安静眼基本相同，但更为简单的光学系统模型，其后主焦点相当于视网膜的位置(图 12－2)，这个模型和正常安静时的人眼一样，正好能使平行光线聚焦在视网膜上。

一、眼的折光功能

眼的折光功能是将外界射入眼内的光线经过折射后，在视网膜上形成清晰的物像，它是通过折光系统来实现的。折光系统包括角膜、房水、晶状体和玻璃体。这 4 种折光体都透明且无血管分布，但它们的折光率和曲率半径是各不相同的。

(一)眼视近物时的调节

对于正常眼来说，视远物(6 m 以外)时，物体发出的或反射出的光线相当于平行光线，经折射后正好落在视网膜上，形成清晰的像，故不需要调节。通常将人眼不做任何调节时所能看清物体的最远距离称为远点(far point)。从理论上来说，正常眼的远

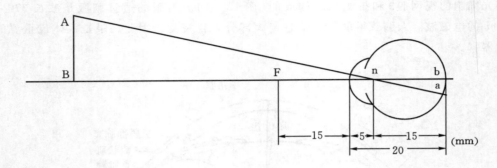

n 为节点，△AnB 和 △anb 是两个相似三角形。如果物距为已知，
就可由物体大小算出物像大小，也可算出两个三角形对顶角（即视角）的大小。

图 12 - 2　简化眼及其成像情况

点为无限远，但实际上是有限度的。如果来自某物体的光线过弱、物体过小或者它们离眼的距离太远，即使成像在视网膜上，也不能产生视觉。

当眼看近物（6 m 以内）时，如果眼不做调节，从物体上发出的进入眼内的光线呈不同程度的辐射状，经折射后物像落在视网膜之后，在视网膜上形成的是模糊不清的物像，需经过眼的调节才能形成清晰的物像。眼的调节包括晶状体的调节、瞳孔的调节和两眼会聚。这三种调节方式是同时进行的，其中以晶状体的调节最为重要。

1. **晶状体的调节**　视近物时眼的调节主要是晶状体变凸，折光能力增强。其调节过程如下（图 12 - 3）：眼视近物时，物体在视网膜上形成模糊的物像，此种信息传送到视觉中枢后，反射性地引起睫状肌收缩，使睫状小带（即悬韧带）松弛，晶状体变凸，折光能力增强，进而使物像前移，在视网膜上形成清晰的物像。

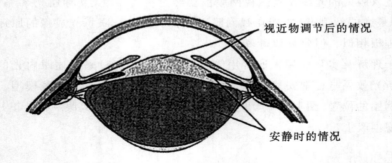

视近物调节后的情况

安静时的情况

图 12 - 3　视近物时的晶状体调节

晶状体的调节能力是有一定限度的，这主要取决于晶状体的弹性。晶状体的弹性越好，其可变凸的程度越大，看清物体的距离就越近。晶状体的调节能力可用近点（near point）来表示。所谓近点，是指眼在尽最大能力调节时所能看清物体的最近距离。近点越近，说明晶状体的弹性越好，亦即眼的调节能力越强。晶状体的弹性与年龄有关，年龄越大，弹性越差，调节能力也就越弱。如 10 岁儿童的近点平均为 8.3 cm，20 岁左右的成人的近点约为 11.8 cm。一般人在 45 岁以后晶状体的调节能力显著减退，

表现为近点变远，60 岁时近点可增大到 83.3 cm 或更远。由于年龄原因造成晶状体的弹性明显下降的人，看近物时模糊不清，这种现象称为老视（presbyopia），即通常所说的老花眼。矫正的方法是，看近物时配戴相应度数的凸透镜，增加折光能力，以弥补晶状体凸起能力的不足。

2. **瞳孔的调节** 瞳孔大小的改变可以调节入眼的光线量。引起瞳孔调节的情况有两种：一种是由所视物体的远近引起的调节，称为瞳孔近反射（near reflex of the pupil）；另一种是由进入眼内光线的强弱引起的调节，称为瞳孔对光反射（pupillary light reflex）。

（1）瞳孔近反射：视近物时双侧瞳孔反射性缩小。其作用在于减少入眼的光线量，并减少由折光系统产生的球面像差和色像差，使视网膜成像更为清晰。

（2）瞳孔对光反射：瞳孔的大小随着光线的强弱而发生变化，在强光下瞳孔缩小，在弱光下瞳孔扩大。瞳孔对光反射与视近物无关，是眼的一种适应功能，其意义在于调节进入眼内的光线量，使视网膜不致因光线过强而受到损害，也不会因光线过弱而影响视觉。因为瞳孔对光反射中枢在中脑，其反应灵敏，又便于检查，所以临床上常检查瞳孔对光反射，以判断中枢神经系统病变的部位、麻醉深度和病情的危重程度。

3. **两眼会聚** 视近物时双眼球视轴反射性地向鼻侧会聚，称为两眼会聚（又称辐辏反射），其作用在于看近物时使物像落在两眼视网膜的对称位置，产生清晰的视觉。

（二）眼的折光异常

正常眼的折光系统不需要调节就能将平行光线聚焦在视网膜上，因而可看清远处的物体，经过眼的调节，也能看清 6 m 以内距离不小于近点的物体。若眼的折光系统异常或眼球的形态异常，使平行光线不经调节就不能聚焦在视网膜上，称为眼的折光异常（或屈光不正）。眼的折光异常包括近视、远视和散光。

1. **近视（myopia）** 多数是由眼球的前后径过长引起的（轴性近视），也有一部分人是由折光系统的折光力过强引起的（屈光性近视），如角膜或晶状体的球面弯曲度过大等。

当用近视眼看远物时，由远物发来的平行光线聚焦在视网膜之前，在视网膜上形成模糊的图像，故视物模糊不清；当用近视眼看近物时，因为近物发出的光线呈辐射状，所以不需要调节或只需要做较小程度的调节，就能使光线聚焦在视网膜上，进而能看清近处物体。近视眼的形成，一部分是由先天遗传引起的，另一部分是由后天用眼不当造成的，如阅读姿势不正确、照明不足、阅读距离过近或持续时间过长、所阅读内容字迹过小或字迹不清等。因此，纠正不良的阅读习惯，注意用眼卫生，是预防近视眼的有效方法。矫正近视眼通常使用的办法是配戴合适的凹透镜。

2. **远视（hyperopia）** 可由眼球前后径过短引起（轴性远视），也可由折光系统的折光力过弱引起（屈光性远视）。远视眼在安静状态下看远物时，所形成的物像落在视网膜之后，因而不能清晰地成像在视网膜上。远视眼的特点是在看远物时就需要调节，看近物时需做更大的调节才能看清物体。由于远视眼不论看近物还是看远物都需要进行调节，故容易发生视觉疲劳。矫正远视眼的办法是配戴合适的凸透镜（图 12 - 4）。

3. **散光** 在正常情况下，折光系统的各个折光面都是正球面，球面上每个方位的曲率半径都是相等的，因而到达角膜表面各点的平行光线经折射后均能聚焦在视网膜

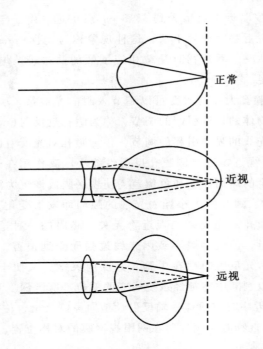

实线为矫正前的折射情况，虚线为矫正后的折射情况。

图 12-4 眼的折光异常及其矫正

上。因为角膜在不同方位上的折光力不一致，所以平行光线经角膜表面各个方向进入眼睛后，不能在视网膜上形成焦点。这就造成了视物不清或物像变形等情况。散光眼的矫正方法是配戴合适的圆柱状透镜，使角膜某一方位的曲率异常情况得到纠正。

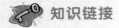 **知识链接**

近视的矫正方法

框架眼镜：对眼睛无损伤，但双眼近视度数相差 250 度者不适合配戴。

隐形眼镜：又称角膜接触镜，它对眼睛的伤害主要集中在角膜和结膜，最容易造成角膜缺氧，进而导致角膜水肿、糜烂，表现为视物模糊、流泪、眼部刺痛等。这些症状一般在停止佩戴后可以恢复。隐形眼镜可增加角膜感染的概率，使其发病率高出约 6 倍。细菌性角膜炎在及时、规律应用抗生素后一般可治愈。严重的角膜溃疡则容易导致角膜穿孔，愈后留疤，影响视力，大多需要进行角膜移植。

屈光手术：目前屈光手术的主流是准分子激光原位角膜磨镶术（Laser‑assisted in situ keratomileusis, LASIK）。其最高矫正度数取决于患者角膜的厚度。LASIK 术后的后遗症包括干眼症、眩光、夜视能力差、圆锥角膜、视网膜病变等。

二、眼的感光功能

(一)视网膜的感光换能系统

眼的感光系统位于视网膜上。来自外界物体的光线，通过眼内的折光系统在视网膜上形成物像后，被感光细胞所感受，转换成电信号，电信号经视神经传入视觉中枢后能形成视觉。

按主要的细胞层次的不同，可将视网膜分为 4 层(图 12 - 5)。其由外向内依次为色素上皮细胞层、光感受器细胞层、双极细胞层和神经节细胞层。在视网膜的光感受器细胞层中，有视杆细胞和视锥细胞两种感光细胞。视杆细胞和视锥细胞在形态上都可分为 4 个部分，由外向内依次为外段、内段、胞体和终足。其中外段是感光色素集中的部位，在感光换能过程中起重要作用。因为两种感光细胞的结构和功能的不同，所以形成了功能上相互独立的两种感光系统，即视锥系统和视杆系统。

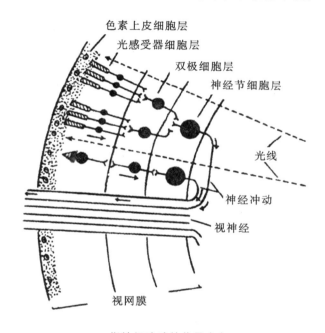

色素上皮细胞层
光感受器细胞层
双极细胞层
神经节细胞层
光线
神经冲动
视神经
视网膜

→指神经冲动的传导方向。

图 12 - 5　视网膜的主要细胞层次及其联系模式图

1. 视锥系统　视锥系统指由视锥细胞和与它有关的传递细胞(如双极细胞和神经节细胞等)共同组成的感光换能系统。其功能特点如下：对光线的敏感性较差，只有在较强的光线刺激下才能发生反应；有很高的分辨率，对物体的细节都能看清；能分辨颜色。因为视锥系统的主要功能是白昼视物，所以视锥系统也称为昼光觉系统(或明视觉系统)。以白昼活动为主的动物，如鸡、鸽、松鼠等，其视网膜的感光细胞几乎全是视锥细胞。

2. 视杆系统　视杆系统指由视杆细胞和与它有关的传递细胞(如双极细胞和神经节细胞等)共同组成的感光换能系统。其功能特点如下：对光线的敏感度较高，能感受弱光刺激而引起视觉；分辨率较低，视物时的精细程度较差；不能分辨颜色，只能辨别明暗和大致轮廓。因为该系统的主要功能是在暗光下视物，所以其又称晚光觉系统或暗视觉系统。在自然界中，以夜间活动为主的动物，如鼠、猫头鹰等，它们的感光细胞以视杆细胞为主。

因为视杆细胞主要分布在视网膜的周边，所以在黑暗中看物体时，正盯着物体观看（成像在中央凹）反倒不如稍旁边些看得清楚，如夜间看夜光表即是如此。

在视神经穿过视网膜的地方形成视神经乳头，此处没有感光细胞，故没有感光功能，是生理上的盲点（blind spot），其大约在中央凹鼻侧的 3 mm 处。如果一个物体的成像正好落在此处，人将看不到该物体。正常时由于用两眼视物，一侧盲点可被另一侧视觉补偿，因此，平时人们并不觉得有盲点的存在。

（二）视网膜的光化学反应

1. 视锥细胞的光化学反应　视锥细胞功能的重要特点是它具有辨别颜色的能力。关于颜色视觉的形成，目前广为接受的是"三原色学说"。该学说认为，视网膜上有3 种视锥细胞，分别能感受红、绿、蓝 3 种基本颜色。当不同波长的光线作用于视网膜时，3 种视锥细胞可发生不同程度的兴奋，进而产生不同的色觉。当红、绿、蓝 3 种视锥细胞兴奋程度的比例为 4 : 1 : 0 时，即产生红色色觉，当其比例为 2 : 8 : 1 时，即产生绿色色觉。

2. 视杆细胞的光化学反应　视杆细胞的感光色素为视紫红质（rhodopsin）。在正常生理情况下，视紫红质的光化学反应是可逆的，既有分解过程，又有合成过程，两者处于动态平衡状态。在受光线照射时，视紫红质分解为视蛋白和全反型视黄醛；在暗处，视黄醛由全反型视黄醛转变为 11 – 顺型视黄醛，再与视蛋白结合成视紫红质（图 12 –6）。在视紫红质分解与合成的过程中，部分视黄醛被消耗，由体内的维生素 A 来补充，如果长期维生素 A 摄入不足，会影响人的暗视觉，引起夜盲症（nyctalopia）。

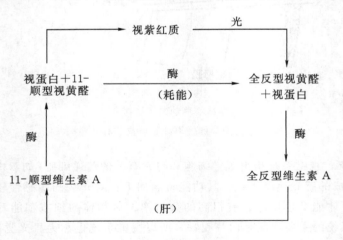

图 12 –6　视紫红质的光化学反应

三、与视觉有关的几种生理现象

(一)视力

视力又称视敏度(visual acuity),指眼对物体细微结构的分辨能力,也就是分辨物体上两点间最小距离的能力,通常以视角(visual angle)的大小作为衡量视力的标准。视角是指物体上两点发出的光线射入眼球后,在节点交叉时所形成的夹角。眼能辨别两点所构成的视角越小,表示视力越好。视力表就是根据这个原理设计的,视力表上1.0行的E字符号,每一笔画的宽度和每两笔之间的距离均为1.5 mm。此时相距1.5 mm的两个光点所发出的光线交叉并通过节点,交叉所形成的夹角(即视角)为1′,利用简化眼可算出此时视网膜像的大小正好为5 μm。因此,把能够辨认1.0行的E字作为眼的正常视力的判断标准。

(二)视野

当用单眼固定地注视前方一点时,该眼所能看到的范围称为视野(visual field)。在同一光照条件下,各种颜色的视野范围不一致,大小依次为白色 > 黄色 > 蓝色 > 红色 > 绿色。另外,正常人的视野受面部结构的影响,鼻侧和上方视野较小,颞侧和下方视野较大。临床上通过检查视野,可帮助诊断视网膜或视觉传导通路上的某些疾病。

(三)暗适应与明适应

1. 暗适应 若人长时间在亮处,突然进入暗处时,最初看不清楚任何东西,经过一定时间后,能逐渐看清暗处的物体,这一过程称为暗适应(dark adaptation)。暗适应的产生机制是在亮处时,因为受到强光的照射,视杆细胞中的视紫红质大量分解,使视紫红质的储存量很小,到暗处后不足以引起对暗光的感受,加上视锥细胞对弱光不敏感,所以,进入暗环境的开始阶段什么也看不清。待一定时间后,由于视紫红质的合成,使视紫红质的含量得到补充,于是视力逐渐恢复。整个暗适应过程约需30 min。

2. 明适应 人长时间在黑暗处,突然进入明亮处时,最初感到光线刺眼,不能视物,稍待片刻后才能恢复视觉,这一过程称为明适应(light adaptation)。明适应需时很短,通常在1 min内即可完成。明适应的产生机制是在暗处视杆细胞内蓄积了大量的视紫红质,到亮处时视紫红质遇强光迅速分解,因而产生耀眼的光感。待视紫红质大量分解后,视锥细胞便维持着亮光下的明视觉。

(四)双眼视觉和立体视觉

双眼视觉指两眼同时观看同一物体时所产生的视觉。当用双眼视物时,物像必须落在两眼视网膜的对称点上,才能产生单一物体的感觉。双眼视觉可以扩大视野,互相弥补单眼视野中的生理性盲点,并可产生立体感。一般来说,当用单眼视物时,只能看到物体的平面,即只能感觉到物体的大小;当用双眼视物时,不仅能感觉到物体的大小,而且能感觉到距离物体的远近和物体表面的凹凸情况,即形成所谓的立体视觉。立体视觉的形成,主要是因为同一物体在两眼视网膜上形成的像并不完全相同,左眼看到物体的左侧面较多些,右眼看到物体的右侧面较多些。这种信息传到中枢神经系统后,经过中枢神经系统的整合作用,就会产生一个有立体感的物体的形象。

（五）色觉障碍

人眼可区分波长在 370～740 nm 的约 150 种颜色，但主要是光谱上的红、橙、黄、绿、青、蓝、紫 7 种颜色。

色觉障碍有色盲与色弱两种。色盲可分为全色盲和部分色盲。全色盲极为少见，对全部颜色或部分颜色缺乏分辨能力，表现为不能分辨任何颜色，只能分辨光线的明暗，呈单色视觉。较为常见的是部分色盲。部分色盲又可分为红色盲、绿色盲和蓝色盲。色盲又分为先天性色盲和后天性色盲。先天性色盲属遗传缺陷疾病（即缺乏某种视锥细胞），患者常主观辨色无困难，多在检查时发现。后天性色盲又称获得性色盲，多继发于一些眼底疾病，如视神经疾病、视网膜疾病，也可由药物中毒引起。对某种颜色的识别力较差称为色弱，它是由某种视锥细胞的反应能力较弱引起的，表现为对某种颜色的识别能力较正常人稍差，常由后天因素引起。

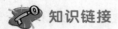 **知识链接**

色觉

虽然视觉是个复杂混合体，但是对颜色种类的计算却是很简单的。每种视锥细胞能区分上百种色度，可组合的颜色总数达上百万种。虽然几乎所有的其他哺乳类动物（如狗）都是双色视觉（绿和蓝），但能与我们人类同看这美丽世界的只有鸟类和某些昆虫类，它们甚至可以感受到光谱中的紫外线。

有类特殊人群，拥有 4 种视锥细胞，能分辨出近亿种颜色，或许能感受到光谱以外的非可见光。由于感官色彩是个人的视觉体验，这类人群并不知道他们能看得到比其他人更广、更多的色彩，正如我们难以向双色视觉者描述色觉差异一样。同理，色盲是很难被自己和他人发现的。绝大多数是体检时通过专门的色盲检查图谱测定得知。男性色盲的发病率远远高于女性。

18 世纪，英国化学家、物理学家、近代化学之父约翰·道尔顿（1766—1844），在圣诞节前夕买了一件礼物——一双"棕灰色"的袜子送给妈妈。妈妈看到袜子后，感到颜色过于鲜艳，对道尔顿说："你买的这双樱桃红色的袜子，让我怎么穿呢？"道尔顿感到奇怪：明明是棕灰色的袜子，为什么妈妈说是樱桃红色呢？疑惑不解的道尔顿拿着袜子去问别人，除了弟弟和自己的看法相同以外，被问的其他人都说袜子是樱桃红色的。道尔顿经过认真分析比较，发现他和弟弟的色觉与别人不同，原来两人都是色盲。道尔顿虽然不是生物学家和医学家，却成了第一个发现色盲症的人，也是第一个被发现的色盲症患者。为此，他写了一篇论文《论色盲》，成为世界上第一个提出色盲问题的人。人们为了纪念他，又把色盲症称为道尔顿症。

因为色盲患者对光线明暗的变化要敏感得多，所以夜视能力很强。二战中盟军曾招募色盲人员作为狙击手和投弹手正是这个缘故。

色盲可以通过色盲矫正镜得以矫正。

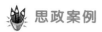 **思政案例**

中国天眼

在我国贵州省平塘县建设的世界最大单口径射电望远镜——500 m 口径球面射电望远镜（FAST），被誉为"中国天眼"。它由中国天文学家南仁东先生于 1994 年提出构想，历时 22 年建成，于 2016 年 9 月 25 日落成启用。

1994 年，南仁东从美国观看阿雷西博望远镜之后，立志要在中国修建一座属于自己的射电望远镜。从选址到突破一个个技术难题，在整个工程建设中，南仁东带领团队实现了三项自主创新：一是利用贵州天然的喀斯特洼地作为台址；二是在洼坑内铺设数千块单元，组成 500 m 口径球形主动反射面；三是采用轻型索拖动机构和并联机器人，实现了望远镜接收机的高精度定位。

2016 年 9 月，这座 500 m 口径球面射电望远镜，终于落成启用了。经过 22 年的设计、实施和修建，南仁东终于率领团队把图纸变成国之重器。天眼从设计到技术攻关，从材料到建造，"国产化"贯穿始终。"天眼"工程的孕育和诞生，烙印着让我们自豪的"中国制造"。最终建成的"天眼"拥有 500 m 的口径、相当于 30 个足球场的接收面积。与德国波恩 100 m 望远镜相比，其灵敏度提高了大约 10 倍；比美国阿雷西博 305 m 望远镜的综合性能，也提高了大约 10 倍。科学家打了个比方，有人在月亮上打手机，也逃不过它的"眼睛"。

借助这只巨大的"天眼"，科研人员可以窥探星际之间互动的信息，观测暗物质，测定黑洞质量，成为名副其实的"看星星的孩子"。"天眼"寻找脉冲星的表现，就像南仁东为它取的英文名字一样有着更深的寓意，它的英文名缩写"FAST"代表着迅速、敏锐。凭借多项技术突破，天眼成为世界射电望远镜中的佼佼者，为世界天文学的新发现提供了重要机遇。

案例内涵

通过"中国天眼"建设历程分析，培养学生对科技的兴趣及积极主动探索新知的精神，深刻体会伟大科学工作者不畏艰辛、勇于探索、科技强国的信心和勇气。通过分享"中国天眼"所取得的成就，显示我国科技的先进、国家的强大、为世界外太空探测作出的巨大贡献，展现我国科技工作者为国家的科技进步付出的不懈努力，进而拓展介绍我国科技取得的世界瞩目的成就，增强学生的民族自信，弘扬爱国主义精神。

第三节　听觉器官

听觉器官是耳。耳包括外耳、中耳和内耳的耳蜗三部分。耳的适宜刺激是频率范围为 20～20000 Hz 的声波。

听觉的产生过程：由声源振动引起空气产生的疏密波（即声波），通过传音系统（外耳和中耳）传到内耳的耳蜗，经耳蜗的换能作用将声波转化为听神经的神经冲动，然后传到大脑皮层的听觉中枢，产生听觉。

一、外耳与中耳的传音功能

（一）外耳的传音功能

外耳由耳郭和外耳道组成。耳郭的形状有利于收集声波，在一定程度上还可帮助判断声源的方向。人的耳郭运动能力已退化，但可通过头部运动来判断声源的位置。

外耳道是声波传导的通路，对声波起共鸣腔的作用。

（二）中耳的传音功能

中耳由鼓膜、听骨链和咽鼓管等结构组成，它们在传音过程中起着重要的作用。

1. 鼓膜　鼓膜为椭圆形半透明稍向内凹的薄膜，面积为 $50 \sim 90 \ mm^2$。鼓膜的振动与声波同步，具有较好的频率响应和较小的失真度，能将声音如实地传递给听骨链。

2. 听骨链　听骨链由锤骨、砧骨和镫骨构成。其中，锤骨柄附着于鼓膜，镫骨底与内耳的前庭窗相连，相互之间构成一个具有固定夹角的杠杆系统。这个杠杆系统的支点刚好在听骨链的重心上，使其在能量传递过程中消耗最小，效率最高。

3. 咽鼓管　咽鼓管是连接鼓室和鼻咽部的通道，鼓室内的空气借此与大气相通。咽鼓管常处于闭合状态，在吞咽、打哈欠时开放。咽鼓管的主要功能是调节鼓室内的压力，使之与外界大气压保持平衡，这对于维持鼓膜的正常位置、形状和振动性能具有重要的意义。如果咽鼓管由于发生炎症而阻塞，鼓室内的空气将由于被组织吸收而使压力降低，引起鼓膜内陷，产生疼痛、耳鸣，使听力受到影响。

知识链接

"飞行耳"是怎么回事？

当飞机起飞和降落时，有些人的耳朵常会莫名地痛起来，特别是当飞机降落时，随着飞机高度的降低，耳痛也会加剧，而感冒、过敏、中耳炎、鼻窦炎等会加剧这种疼痛。为什么会有"飞行耳"呢？

在飞机起飞和降落时，人体的空间位置快速大幅度地升降，咽鼓管鼻咽部的开口不能及时开放，会引起鼓室内外空气压力的不平衡。8000 m 高空的大气压（飞机飞行高度一般为 $8000 \sim 10000 \ m$）远低于地面的大气压。飞机在高空飞行期间，个体咽鼓管内的气压会变低。随着飞机降落，气压逐渐升高，鼓膜外的气体会把鼓膜向压力小的耳内侧推进，引起耳痛。

如何缓解耳痛呢？只要让空气通过咽鼓管到达中耳，平衡内外压力即可。吞咽、咀嚼、打哈欠、捏鼻鼓气法等都能起到缓解耳痛的作用。对因感冒、过敏加重的"飞机耳"可应用消肿药物或抗过敏药物来缓解。

二、声波传入内耳的途径

声波是通过气传导与骨传导两条途径传入内耳的。

（一）气传导

声波经外耳道空气的振动引起鼓膜振动，再经听骨链和前庭窗（也称卵圆窗）进入耳蜗，这种传导途径称为气传导（air conduction），简称气导。气导是引起正常听觉的主要途径。当鼓膜穿孔或听骨链损坏时，声波也可通过外耳道和鼓室内的空气传至蜗窗（也称圆窗），经蜗窗传至耳蜗。

（二）骨传导

声波直接引起颅骨的振动，再引起位于颞骨骨质中的耳蜗内淋巴的振动，这种传导途径称为骨传导（bone conduction），简称骨导。在正常情况下，骨导的效率比气导的效率低得多，因此人们几乎感觉不到它的存在。只有较强的声波，或者是自己的说话声，才能引起颅骨较明显的振动。

若声波传导的过程受到某种原因影响而中断，就会产生听力障碍，各种听力障碍统称为耳聋。当外耳或中耳发生病变引起传音性（或传导性）耳聋时，气传导的作用减弱而骨传导的作用代偿性增强；当内耳耳蜗或听神经、听觉中枢发生病变引起感音性（或神经性）耳聋时，气传导和骨传导的作用均减弱。

三、内耳耳蜗的感音功能

内耳又称为迷路，包括耳蜗和前庭觉器官两部分。其中，与听觉有关的是耳蜗，前庭觉器官则与平衡觉、位置觉有关。

（一）耳蜗的结构

耳蜗是一个形似蜗牛壳的骨质管道，可被前庭膜和基底膜分为前庭阶、蜗管和鼓阶三部分。前庭阶内和鼓阶内充满外淋巴液，前庭阶与鼓阶借蜗管相互沟通，蜗管为一盲管，管内充满内淋巴液（图 12-7）。耳蜗基底膜上有听觉感受器——螺旋器（也称柯蒂器），螺旋器上有数行纵向排列的毛细胞。毛细胞的顶部有听毛，底部有丰富的听神经末梢。听毛上方为盖膜，盖膜一端（内侧）是固定的，另一端悬浮于内淋巴液中。

（二）基底膜振动和行波学说

内耳耳蜗的感音作用是把传到耳蜗的机械振动转变为听神经的神经冲动，即将机械能转换为生物电能。在这一转变过程中，耳蜗基底膜的振动起着关键作用。

当声波振动通过听骨链到达前庭窗膜时，如果镫骨的运动方向是压向前庭窗膜的，就会引起前庭窗膜内移，前庭膜和基底膜将下移，鼓阶的外淋巴液压迫蜗窗膜并使之外移；相反，当前庭窗膜外移时，则整个耳蜗内的淋巴液和膜性结构均会做反方向的移动，如此反复，便形成了耳蜗基底膜的振动。在耳蜗基底膜振动时，其与盖膜之间的相对位置也会随之发生相应的变化，进而可使毛细胞受到刺激而引起生物电变化。

行波学说认为，基底膜的振动最先发生在蜗底，随后以类似波浪的方式向蜗顶传播。不同频率的声波，行波传播距离和最大振幅出现的部位不同。声波频率越高，行波传播距离越近，最大振幅出现的部位就越靠近耳蜗底部；声波频率越低，行波传播

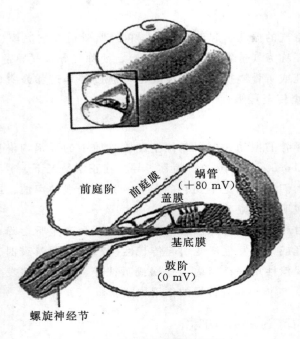

前庭阶　前庭膜　蜗管（+80 mV）
盖膜
基底膜
鼓阶（0 mV）
螺旋神经节

图 12 –7　蜗管的横截面图

距离越远，最大振幅出现的部位就越靠近耳蜗顶部。因此，耳蜗的底部可感受高频声波，耳蜗的顶部可感受低频声波。

第四节　前庭觉器官

前庭觉器官在结构上属于内耳迷路的一部分，它包括椭圆囊、球囊和 3 个半规管。前庭觉器官是前庭觉的感受器，可感受人体自身姿势、运动状态和头部空间位置，在保持身体平衡和维持正常姿势中起着重要的作用。

一、椭圆囊和球囊的功能

内耳的椭圆囊和球囊的感受细胞为毛细胞。其主要功能是感受直线变速运动和头部空间位置的改变，使人体产生相应的运动觉和位置觉，并引起相应的躯体功能、内脏功能反射，以维持机体姿势和身体平衡。

二、半规管的功能

半规管由 3 个互相垂直的半环形管道组成，分别代表空间的 3 个平面。半规管的感受器为壶腹嵴，其主要功能是感受空间任何方向的正、负角加速度，即感受身体或头部做旋转变速运动，使人体产生旋转的感觉，引起眼震颤及躯体、四肢骨骼肌紧张性的改变，以调整姿势，维持身体平衡。大脑正是根据两侧 3 对半规管传入的信号差别来判断旋转方向和旋转状态的。

三、前庭反应和眼震颤

（一）前庭反应

前庭觉器官的传入冲动，除引起运动觉和位置觉外，还能引起各种不同的骨骼肌和自主神经功能的改变，这些现象称为前庭反应。前庭反应包括前庭器官的姿势调节反射、眼震颤和前庭自主神经反应。例如，在乘车过程中，当车突然加速时，人体会有背肌紧张加强而后仰的现象，这就是姿势调节反射，其作用是缓冲外部运动变化，以维持躯体姿势和保持身体平衡。另外，若前庭觉器官功能过于敏感或受过强、过长的刺激时，会引起心率加快、血压下降、出汗、恶心、呕吐、眩晕和皮肤苍白等症状，这称为前庭自主神经性反应，如晕车、晕船等。

（二）眼震颤

人体做旋转运动，引起眼球发生不随意的、特殊的往返运动的过程，称为眼震颤。其主要是由半规管受刺激引起的。临床上常通过检查眼震颤来判断前庭觉器官的功能状态。

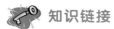 **知识链接**

旋转双重试验检查

旋转双重试验检查是检查前庭觉器官功能的方法之一。各半规管的检查时间间隔为 5 s。

（1）水平半规管的检查方法：受检者闭眼，头前倾 30°，以每圈 2 s 的速度将转椅顺时针旋转，旋转 5 圈后突然停止，嘱其立即向前弯腰至 90°，5 s 后睁眼并迅速抬头坐正。

（2）后垂直半规管的检查方法：受检者闭眼，头向右肩倾斜 90°，以每圈 2 s 的速度将转椅逆时针旋转，旋转 5 圈后突然停止，5 s 后睁眼并迅速将头摆正。

（3）上垂直半规管的检查方法：受检者闭眼，低头并弯腰至 120°，以每圈 2 s 的速度将转椅顺时针旋转，旋转 5 圈后突然停止，5 s 后睁眼并迅速抬头坐正。

各半规管检查评定等级具体如下。

0 度：无不良反应。

1 度：轻微头晕、恶心、面色苍白、微汗等且恢复快。

2 度：头晕、恶心、颜面苍白、出汗等。

3 度：明显头晕、恶心、呕吐、颜面苍白、大汗淋漓、肢体震颤、精神萎靡等。

延迟反应：指检查后经一段时间才出现的前庭神经反应，重者可出现食欲不振、卧床不起等。

本章小结

一、本章提要

通过对本章的学习，可使同学们了解视觉器官和听觉器官的功能。本章具体包括以下内容。

1. 掌握　折光异常的种类和矫正方法，两种感光细胞功能的区分，视力、视野的概念，视觉感受器、听觉感受器的名称和所在部位，近点的概念。

2. 熟悉　折光系统的构成、眼视近物的调节方法、声波传导的途径。学会做视觉和听觉功能的相关测试，并会用理论知识来解释测试结果。

3. 了解　感受器的一般生理特性、视觉器官和听觉器官的适宜刺激。

二、本章重、难点

1. 重点　折光异常的种类和矫正方法、视力和视野的概念。

2. 难点　眼视近物时的调节方法。

课后习题

一、名词解释

1. 视力　2. 视野　3. 近点

二、选择题

1. 眼的折光系统不包括（　　）

    A. 角膜　　　　　　　　B. 房水　　　　　　　　C. 晶状体

    D. 玻璃体　　　　　　　E. 视网膜

2. 眼的感光系统位于（　　）

    A. 角膜　　　　　　　　B. 房水　　　　　　　　C. 晶状体

    D. 玻璃体　　　　　　　E. 视网膜

3. 老花眼的原因是（　　）

    A. 晶状体弹性变差　　　B. 眼球前后径过短　　　C. 视力疲劳

    D. 感光色素减少　　　　E. 缺少维生素 A

4. 声音传入内耳的主要途径是（　　）

    A. 外耳—鼓膜—听骨链—蜗窗—内耳

    B. 外耳—鼓膜—听骨链—前庭窗—内耳

    C. 颅骨—内耳的耳蜗

    D. 外耳—鼓膜—鼓室—咽鼓管

    E. 颅骨—中耳—内耳

5. 视远物时，平行光线聚焦于视网膜之前的眼为（　　）

    A. 近视眼　　　　　　　B. 远视眼　　　　　　　C. 散光眼

    D. 斜视眼　　　　　　　E. 正视眼

三、问答题

1. 视近物时，眼的调节有哪些？

2. 眼的屈光不正主要有哪几种？其形成原因和矫正方法分别是什么？

（卫丽霞）

第十三章　神经系统的功能

学习目标

1. 掌握突触的概念、类型及突触传递的过程与特征，特异投射系统和非特异投射系统的概念与功能，大脑皮层的感觉功能代表区，内脏痛、牵涉痛的概念及不同内脏器官牵涉痛的部位，自主神经系统的结构和功能特点，自主神经系统的递质和受体。

2. 熟悉神经元和神经纤维，神经纤维兴奋传导的特征，中枢兴奋传递的特征，脊髓、脑干的感觉传导功能，脊髓、小脑、大脑皮层对躯体运动的调节和脑干对肌紧张的调节，牵张反射的概念、类型，小脑的功能，下丘脑对内脏活动的调节，去大脑僵直，脊休克，体表感觉区的部位及投射特征，条件反射，大脑皮层的语言中枢。

3. 了解兴奋性突触后电位、抑制性突触后电位、神经递质、基底神经节对躯体运动的调节。

神经系统是人体内最重要的调节系统。人体内各系统和器官的功能活动都是在神经系统的直接或间接调控下完成的，通过神经系统的调节可使机体适应复杂多变的内外界环境，维持正常的生命活动。神经系统一般分为中枢神经系统和周围神经系统两大部分：前者指脑和脊髓部分；后者则为脑和脊髓以外的部分。本章主要介绍中枢神经系统的生理功能。

第一节　神经系统功能活动的一般规律

神经系统主要由神经细胞(nerve cell)和神经胶质细胞(neuroglial cell)组成。神经细胞又称神经元(neuron)，是神经系统的结构、功能单位，其总数在 1000 亿个以上。神经胶质细胞简称胶质细胞(glial cell)，广泛分布于中枢神经系统和周围神经系统中，对神经系统结构的稳定性，以及神经元的营养、修复和再生等起重要作用。

一、神经元和神经胶质细胞

(一)神经元

1. 神经元的基本结构与功能

(1)神经元的基本结构：神经元的形状和大小不一，多数神经元由胞体和突起两部分组成(图 13 - 1)。胞体主要位于脑、脊髓、神经节以及某些器官的神经组织中，它是神经细胞代谢和营养的中心，能够接受和整合传入的信息并发出指令。突起分树突与轴突两种。一个神经元可有一个或多个树突，但一般只有一个轴突(axon)。轴突的起始部分称为始段。轴突细而长，可发出侧支，其末端分成许多分支，每个分支的末梢部分膨大呈球形，称为突触小体(synaptic knob)。突触小体与另一神经元相接触而形成突触(synapse)。轴突和感觉神经元的长树突称为轴索，轴索外包裹着髓鞘或神经膜，构成神经纤维(nerve fiber)，其中有髓鞘者为有髓纤维，无髓鞘者为无髓纤维。神经纤维的末端称为神经末梢(nerve terminal)。

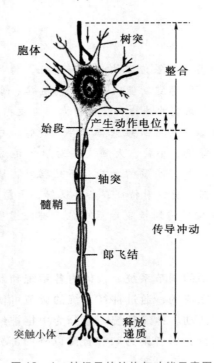

图 13-1　神经元的结构与功能示意图

（2）神经元的基本功能：神经元的基本功能是接受刺激和传递信息，对刺激信号加以分析、整合或储存，并将经整合的信息传出。一个神经元一般可分为以下几个部分：①胞体或树突是感受刺激，对刺激信号加以分析、整合或储存的部位；②轴突始段是产生动作电位的部位；③轴突是传导神经冲动的部位；④突触小体是释放递质的部位。此外，有些神经元还能分泌激素，将神经信号转变为体液信号。

2. 神经纤维及其传导兴奋的特征

（1）神经纤维的分类：神经纤维常用的分类方法有以下两种：一种是根据传导速度的不同，将神经纤维分为 A、B、C 三类，又可进一步将 A 类纤维分为 Aα、Aβ、Aγ 和 Aδ，这种分类方法主要用于传出纤维；另一种分类方法是根据来源与直径的不同，将神经纤维分为Ⅰ、Ⅱ、Ⅲ和Ⅳ类，其中Ⅰ类又可分为Ⅰa 和Ⅰb 两类，这种分类方法主要用于传入纤维。

（2）神经纤维传导兴奋的速度：神经纤维传导兴奋的速度受多种因素的影响。神经纤维越粗，传导速度越快。神经纤维的直径与传导速度的关系大致是：

$$传导速度(m/s) \approx 直径(\mu m) \times 6$$

式中的直径指轴索和髓鞘一起的总直径。

髓鞘以跳跃的方式传导兴奋，因此，其传导速度远比无髓纤维快。在一定范围内，传导速度与温度成正比，临床上使用的低温麻醉即依据此原理。神经传导速度的测定有助于诊断神经纤维的疾病和估计神经损伤的预后。

（3）神经纤维传导兴奋的特征：神经纤维传导兴奋的主要特征有以下几点。①生理完整性：指神经纤维只有在结构和功能两方面都保持完整时才能完成其正常传导兴奋的功能。如果神经纤维受损或因麻醉、低温等，其结构或功能的完整性即可遭受破坏，其兴奋传导就会发生障碍。②绝缘性：一条神经干中含有许多条神经纤维，但各条神经纤维在传导兴奋时不会相互干扰，此即神经纤维的绝缘性，其生理意义在于保证神经调节的精确性。③双向性：在实验条件下，刺激神经纤维中任何一处引起的兴奋，可同时向神经纤维的两端传导。④相对不疲劳性：与突触传递相比较，神经纤维具有长时间接受刺激而不疲劳，仍保持传导兴奋的能力。

（4）神经纤维的轴浆运输：神经元轴突内的胞浆称为轴浆，轴浆经常处于流动状态。这种通过神经元胞体与轴突之间的轴浆流动进行的物质运输和交换的过程称为轴浆运输（axoplasmic transport）。轴浆运输对维持神经元的结构和功能的完整具有重要作用，如切断轴突不仅轴突远端部分发生变性，而且近端（甚至胞体）也将发生功能障碍。

轴浆运输有以下两种方向。①顺向运输：轴浆由胞体向轴突末梢方向流动，流动有快、慢两种速度。其中神经内分泌颗粒及囊泡、线粒体等有膜结构物质是以快速顺向的形式运输的（250～300 mm/d）；而微丝、微管以及轴突中其他可溶性成分是以慢速顺向的形式运输的（1～2 mm/d）。②逆向运输（retrograde transport）：轴浆由轴突末梢向胞体方向流动，逆向运输的速度为快速顺向运输速度的一半（150～200 mm/d）。逆向运输也是沿着微管由动力蛋白进行运输的。囊泡的再利用、轴突末梢胞吞某些物质（如神经生长因子、狂犬病毒、破伤风毒素等）都是通过轴浆的逆向运输来进行的。神经元轴浆运输物质的速度和数量在发育及损伤时可以变化，但与神经元的电活动无关。

3. 神经的营养性作用　神经纤维经常能通过末梢释放的一些物质，调整被支配组织的代谢活动，持续地影响其组织结构和生理功能，这种作用称为神经的营养作用（neurotrophic action）。神经的营养作用在神经被切断或损伤后发生的变性、坏死过程中可明显地表现出来，它所支配的肌肉内糖原合成减少、蛋白质分解加速、肌肉逐渐萎缩。当脊髓灰质炎患者受损的前角神经元丧失功能后，其所支配的肌肉会发生明显的萎缩。

4. 神经营养因子　神经的营养性作用可使其所支配的组织维持正常的代谢和功能；反过来，神经元也需要其所支配的组织或其他组织的营养性支持。神经营养因子（neurotrophin，NT）是一种由神经所支配的组织（如肌肉）和星形胶质细胞产生的且为神经元生长与存活所必需的蛋白质分子。神经营养因子通常以受体介导式入胞的方式进入神经末梢，再经轴浆逆向运输抵达胞体，促进胞体合成相关的蛋白质，从而发挥其支持神经元生长、发育及功能完整性的作用。近年来发现，有些NT由神经元产生，经轴浆顺向运输到达神经末梢，对突触后神经元的形态和功能的完整性起支持作用。

目前已经确定的NT有神经生长因子（nerve growth factor，NGF）、脑源性神经营养因子（brain - derived neurotrophic，BDNF）、神经营养因子 - 3（NT - 3）、神经营养因子 - 4（NT - 4）及神经营养因子 - 5（NT - 5）等。

此外，相关研究还发现有上皮生长因子（epidermal growth factor，EGF）、血管内皮生长因子（vascular endothelial growth factor，VEGF）、睫状神经营养因子（ciliary neurotrophic factor，CNTF）、胶质细胞源性神经营养因子（glial cell derived neurotrophic factor，GD-NF）、白血病抑制因子（leukemia inhibitory factor，LIF）、胰岛素样生长因子（insulin - like growth factor，IGF）、转化生长因子（transforming growth factor，TGF）、成纤维细胞生长因子（fibroblast growth factor，FGF）和血小板源性生长因子（platelet - derived growth factor，PDGF）等，它们对神经元的生长以及受伤后的恢复都有一定的作用。

（二）神经胶质细胞

神经胶质细胞广泛分布于中枢神经系统和周围神经系统中。在中枢神经系统中，胶质细胞主要有星形胶质细胞、少突胶质细胞、小胶质细胞，其总数可达$(1\sim5)\times10^{12}$个，为神经元的 10～50 倍。在周围神经系统的神经胶质细胞中可形成髓鞘的施万细胞和位于神经节中的卫星细胞等。

1. **胶质细胞的特征**　与神经元相比，胶质细胞在形态和功能上有很大差异。神经胶质细胞有突起，但无树突、轴突之分。它们与相邻细胞不构成突触样结构。神经胶质细胞的细胞膜对 K^+ 通透性很高，它们有着随细胞外液 K^+ 浓度改变而改变的膜电位，但绝不产生动作电位。在星形胶质细胞上还存在多种神经递质的受体。此外，胶质细胞具有终身分裂增殖的能力。

2. **神经胶质细胞的功能**

（1）支持、绝缘、屏障作用：在中枢神经系统内大量的神经胶质细胞充填于神经元及其突起之间的空隙内，可为神经元提供一定的支持作用。尤其是星形胶质细胞的长突，不仅可在脑和脊髓中交织成网或互相连接构成支架，支持神经元的胞体和纤维，而且可在神经元与其他组织相邻界面之间形成鞘或界膜。神经胶质细胞可分隔神经元，起隔离、绝缘作用。少突胶质细胞和施万细胞可形成有髓纤维的髓鞘，防止神经冲动传导时电流的扩散，使神经元活动互不干扰。此外，神经胶质细胞可参与血脑屏障的组成。

（2）修复、再生作用：当神经元因为疾病、缺氧或损伤而发生变性时，小胶质细胞能转变成巨噬细胞。这些巨噬细胞与来自血液中的单核细胞的巨噬细胞，共同参与变性、坏死神经元的组织碎片的清除。清除碎片后留下的缺损由神经胶质细胞（特别是星形胶质细胞）的增生来充填，从而起到修复作用和再生作用。如果神经胶质细胞增生过强，可形成脑瘤。在周围神经再生的过程中，轴突必须沿着施万细胞构成的索道生长。

（3）代谢、营养作用：星形胶质细胞的长突终止于毛细血管，其余突起穿行在神经元之间，提示它可能对神经元的营养物质的运输、供应以及代谢产物的排出有关。星形胶质细胞还能产生神经营养因子，用来维持神经元的生长、发育及其正常功能。近年来，研究人员发现神经胶质细胞可参与神经递质的代谢，如星形胶质细胞内的谷氨酰胺合成酶可将摄取的谷氨酸和 γ - 氨基丁酸合成谷氨酰胺，然后再将谷氨酰胺转运到神经元，作为递质的合成原料。

（4）维持内环境的稳定：星形胶质细胞的细胞膜对 K^+ 有较高的通透性，且其质膜上存在钠钾泵。当神经元电活动引起细胞外液 K^+ 的浓度升高时，星形胶质细胞通过开放钾通道和加强钠钾泵的作用，使集聚在细胞外的 K^+ 进入细胞内，再通过缝隙连接（gap junction）迅速扩散，降低细胞内 K^+ 的浓度，维持细胞内外 K^+ 的平衡，避免细胞外液 K^+ 的浓度过高对神经元正常活动的干扰，维持了内环境的稳定。当脑损伤造成神经胶质细胞过度增生时，会使神经胶质细胞的泵钾能力减弱，细胞外高 K^+ 将导致神经元去极化、兴奋性增高，形成局部癫痫病灶。

（5）合成、分泌活性物质：星形胶质细胞能摄取神经元释放的某些物质（如谷氨酸和 γ-氨基丁酸），将其转变成谷氨酰胺并转运到神经元内，从而消除这类递质对神经元的持续作用，同时也为氨基酸递质的合成提供前提物质。此外，星形胶质细胞还能合成、分泌多种生物活性物质，如血管紧张素（angiotensin）、NGF、IGF、白介素（interleukin，IL）、γ 干扰素（interferon - gamma，IFN - γ）以及其他细胞外基质（extracellular matrix，ECM）等；施万细胞可分泌 NGF、NF_3、NF_4、NF_5 及 ECM。这些生理活性物质对维持神经元的生长、存活以及正常功能的发挥都有重要的作用。

二、神经元之间的信息传递

神经系统的功能需要许多神经元的参与，神经元之间虽然在结构上没有原生质的直接相连，但它们在功能上却存在着密切的联系，即一个神经元的兴奋可以传递给另一个神经元，这种神经元之间的信息传递十分常见。正是神经元之间的相互作用，才能完成神经系统的各项功能。神经元之间相互作用的方式有多种，如化学性突触、电突触，其中以化学性突触的传递为主，化学性突触信息传递是以化学递质为中介的。化学性突触包括经典突触和非定向突触。

（一）经典突触

一个神经元的轴突末梢与其他神经元的突起或胞体相接触，并进行兴奋或抑制传递，这个相邻的特殊连接部位称为突触。突触数量巨大，一个神经元平均可形成2000 个突触结构。脊髓的运动神经元甚至可达10000 多个，其 40% 的胞体和 75% 的树突被突触覆盖。突触与神经元数量之比约为 40000∶1。

1. 突触的结构　一个神经元的轴突末梢可分成许多分支，每个分支的末端膨大，呈球状，称为突触小体。突触小体贴附在突触后神经元的胞体或突起的表面，形成突触。一个神经元表面可以有多达数千个突触。经典突触由突触前膜、突触后膜和突触间隙三部分组成（图 13 - 2）。轴突末梢的轴突膜称为突触前膜，与突触前膜相对的胞体或突起的膜为突触后膜，突触前膜和突触后膜之间是 1 个 20~40 nm 的间隙，这称为突触间隙（synaptic cleft）。在突触前膜内侧有致密突起，它与网格形成囊泡栅栏，其间隙正好可容纳一个囊泡，这种栅栏结构有引导囊泡前移与突触前膜接触、促进囊泡内递质释放的作用。在突触小体的轴浆内含有较丰富的线粒体和突触小泡（synaptic vesicle）。突触小泡的直径为 20~80 nm，其内含高浓度的神经递质。不同突触含有不同类型的囊泡，且囊泡内所含递质也不尽相同，从而构成了人体内极为复杂的突触传递，有利于完成神经元间复杂的信息传递与交换。

根据突触连接部位的不同，可将经典突触分为轴体突触、轴轴突触、轴树突触三类（图 13 - 3），其中最常见的是轴树突触。轴树突触指一个神经元的轴突末梢与后继神经元的树突发生功能性的连接。轴轴突触多见于感觉通路，指一个神经元的轴突末梢与后继神经元的轴突发生功能性的连接。

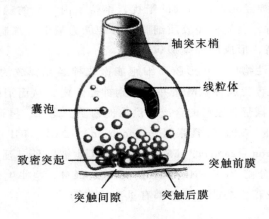

图 13 - 2　突触结构模式图

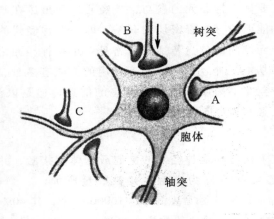

A. 轴体突触；B. 轴轴突触；C. 轴树突触。

图 13 - 3　经典突触分类示意图

2. **突触传递**　突触传递（synaptic transmission）是一个电化学反应过程，即突触前神经元兴奋产生动作电位，动作电位传导至轴突末梢，引起轴突末梢化学性递质的释放，进而引起突触后神经元的生物电变化。突触传递的过程与神经 - 肌接头处的传递过程相似。突触传递的整个过程可以分为突触前阶段和突触后阶段。

（1）突触前阶段：当突触前神经元兴奋，冲动到达神经末梢时，突触前膜去极化并使电压门控通道开放，然后细胞外液中的 Ca^{2+} 顺着浓度梯度进入突触小体。突触小体内 Ca^{2+} 浓度的升高，一方面可降低轴浆的黏度，有利于突触小泡向突触前膜移动，另一方面可以消除突触前膜上的负电荷，有利于突触小泡与突触前膜的接触、融合和破裂，最终使神经递质释放到突触间隙。释放的神经递质通过物理弥散的方式到达突触后膜。

（2）突触后阶段（postsynaptic stage）：神经递质通过弥散与突触后膜上相应的受体

特异性地结合，改变了突触后膜对 Na^+、K^+、Cl^- 的通透性，使突触后膜产生相应的局部电变化，这称为突触后电位（postsynaptic potential）。根据突触后电位发生的去极化或超极化的不同，可将突触后电位分为兴奋性突触后电位（excitatory postsynaptic potential，EPSP）和抑制性突触后电位（inhibitory postsynaptic potential，IPSP）。①EPSP：突触前神经元轴突末梢释放的是兴奋性递质，此递质与突触后膜上相应的受体结合后，提高了突触后膜对 Na^+、K^+ 等离子（尤其是 Na^+）的通透性，从而导致突触后膜的去极化，使此突触后神经元的兴奋性升高，产生 EPSP，EPSP 经过总和达到阈电位水平，引起突触后神经元产生动作电位（图 13-4）。②IPSP：突触前神经元轴突末梢释放的是抑制性递质，此递质与突触后膜上相应的受体结合后提高了突触后膜对 Cl^-、K^+ 等离子（尤其是 Cl^-）的通透性，从而导致突触后膜的超极化，使该突触后神经元的兴奋性降低，产生 IPSP（图 13-5）。

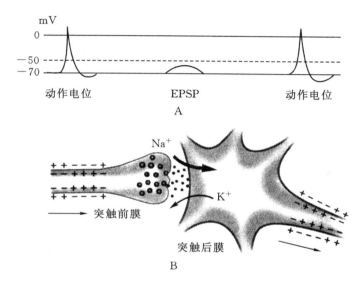

A. 电位变化；B. 突触传递。

图 13-4 EPSP 的产生机制示意图

IPSP 降低了突触后膜的兴奋性，它也可以总和，进一步阻止突触后神经元发生兴奋，呈现出抑制效应（表 13-1）。神经递质在发挥其各自的生理作用后，通过灭活酶机制或通过突触前膜再摄取机制终止其活动，以保证突触传递的灵活性。

表 13-1 EPSP 与 IPSP 的比较

项目	EPSP	IPSP
突触前膜释放递质的性质	兴奋性递质	抑制性递质
突触前膜释放的递质	Na^+、K^+	Cl^-、K^+
突触后膜的效应	去极化	超极化

任何一个神经元会同时接受许多兴奋性突触与抑制性突触的影响，既产生 EPSP，

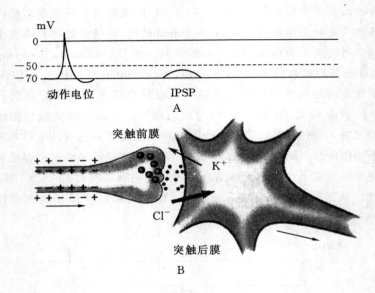

A. 电位变化；B. 突触传递。

图 13 – 5　IPSP 的产生机制示意图

又产生 IPSP。因此，某一时间突触后膜的电位状态实际上是 EPSP 和 IPSP 的代数和，如果是 EPSP 占优势，而且发生总和后能达到阈电位水平，突触后神经元就呈现出兴奋状态，如果是 IPSP 占优势，突触后神经元就呈现出抑制状态。

　　3. 突触传递的特征

　　（1）单向传递：单向传递即兴奋只能向一个方向传导，因为突触结构和功能的特点，只有突触前膜释放递质，突触后膜才有相应的受体，所以神经冲动通过突触传递只能从突触前神经元向突触后神经元方向传导，而不能逆传。

　　（2）突触延搁：因绝大多数的突触传递都是经过电化学反应的形式进行的，其消耗时间较长，生理学上将这种现象称为突触延搁或中枢延搁。突触延搁主要消耗在突触前膜递质释放、递质弥散及发挥作用的过程。兴奋通过一个突触至少需要 0.5 ms，这相当于 EPSP 产生的潜伏期。要确定一个特定反射通路是单突触还是多突触，只要测定此反射的反射时间（reflex time），用反射时间减去兴奋传入和传出的时间，就是兴奋在中枢传递的时间，即中枢延搁的时间。显然反射过程中通过的突触越多，中枢延搁所消耗的时间就越长，也就是潜伏期越长。

　　（3）总和与阻塞：在兴奋性突触传递时，一次冲动所引起的 EPSP 不足以使突触后神经元产生动作电位。如果在前一次冲动所引起的 EPSP 消失前，紧接着又来第二次及多次冲动，则所产生的 EPSP 会和前面的 EPSP 叠加。叠加后的 EPSP 一旦达到阈电位水平，就会使突触后神经元产生动作电位。这种由时间前后产生的电位相加的现象称为时间总和（temporal summation）。如果一个突触后神经元同时或几乎同时接受不同轴突末梢传来的冲动，则在此神经元的不同部位就会产生 EPSP 叠加起来的现象，这种现象称为空间总和（spatial summation）。IPSP 也可以产生类似的时间总和与空间总和。神经冲动在神经元网络中传导，还会产生阻塞（occlusion）现象。阻塞现象既包括在某一神经元上的抑制性突触总和作用大于兴奋性突触的总和作用，使此神经元暂时不能兴奋的现象，也包括同时刺激两个神经元的效应比单独刺激各个神经元的效应减弱的现象。

（4）后放：在反射活动中，当刺激停止后，传出神经元仍可在一定时间内继续发放神经冲动，这种现象称为后放（after discharge）。产生后放的主要原因有两个：一是中枢内存在中间神经元的环状联系，产生后放现象；二是当有效应器发生反应时，效应器内的感受器受到刺激而兴奋，冲动经过传入神经到达中枢，产生后放现象。

（5）对内环境变化的敏感性和易疲劳性：在反射活动中，突触部位最容易受到内环境变化的影响，例如缺氧、P_{CO_2} 增高、pH 变化、麻醉剂等因素均可作用于突触，改变其兴奋性，从而影响突触部位的兴奋传递。不少作用于神经系统的药物，其作用环节就是突触部位。突触部位是最容易发生疲劳的环节之一。

（6）兴奋节律的改变：在反射活动中，传出神经元的放电频率与传入神经元的放电频率不同，这提示兴奋通过中枢的突触传递，其兴奋节律发生了改变。这是因为传出神经元的放电频率不仅取决于传入神经元的冲动频率，而且与其本身及中间神经元的功能状态有密切的关系。

（二）非定向突触

除经典突触外，在神经元之间还存在着另一种突触。这类神经元的轴突末梢有许多分支，而分支上布满许多含有生物活性物质囊泡的串珠状膨大结构，形成曲张体（varicosity）（图 13 - 6）。曲张体并不与突触后成分直接接触，而是位于它们的近旁，形

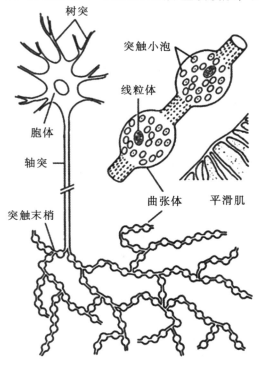

图 13 - 6　非定向突触传递模式图

成非定向突触。当该神经元兴奋时，神经冲动到达轴突末梢，使曲张体内的囊泡释放生物活性物质。这些生物活性物质通过扩散到达邻近的靶细胞，与靶细胞细胞膜上的受体结合而产生一定的生理效应。与化学性突触传递相比，非定向突触传递有以下特点：①没有经典突触的前、后膜的特殊结构；②一个曲张体可作用于多个靶细胞，不存在经典化学性突触那样的一对一关系；③化学递质弥散距离远，因此传递时间长；④化学递质有无效应取决于靶细胞细胞膜上有无相应的受体。

（三）电突触

电突触传递与上述经典突触传递和非定向突触传递有本质上的差别，它不属于化学性传递，而是一种电传递（表13−2）。电突触的结构基础是缝隙连接（gap junction）。其突触前膜与突触后膜紧密接触，两层膜之间只有2～3 nm，膜两侧的细胞质内无突触小泡存在。缝隙连接处的膜两侧由类似桥状结构的水通道蛋白连接组成，允许带电离子和直径小于1 nm的分子通过。因为电突触无突触前膜、后膜之分，所以它的传递是双向的；又因为它是低电阻通道，局部电流可以迅速通过，所以传递速度很快，几乎不存在潜伏期。电突触的功能是促进同类神经元产生同步性活动。

表13−2　电突触与化学性突触的比较

项目	电突触	化学性突触
前后膜间隙	窄，2～3 nm	宽，20～40 nm
传导介质	电	神经递质
传导方向	双向	单向，由前膜至后膜
传导速度	快	慢，有延迟

三、神经递质和受体

（一）神经递质

神经递质（neuromodulator）简称递质，指由神经合成、突触前末梢释放，能特异性地作用于突触后膜受体，并产生突触后电位的信息传递物质。

1. 递质的鉴定　一般认为，神经递质应符合或基本符合以下条件。①存在：在突触前神经元内存在合成递质的前体物质和合成酶系统。②释放：递质存储于突触小泡内，当神经冲动到达时，突触小泡内的递质释放到突触间隙。③效应：突触前神经元兴奋所释放的递质能与突触后膜上的受体结合，产生某种生理效应，而用递质的拟似剂或受体阻断剂可产生加强或阻滞递质的信息传递作用。④灭活：存在递质灭活酶或递质摄取、回收机制。

2. 神经调质的概念　神经调质（neuromodulator）简称调质，指除递质外，神经元合成和释放的另一类与递质不同的化学物质。神经调质在神经元之间不起直接的信息传递作用，而是增强或削弱递质的信息传递作用。调质所发挥的这种作用称为调制作用（modulation）。调质一般为肽类物质。调质是从递质中派生出来的概念，在不少情况下，递质包含着调质；另外，有些递质在某些情况下又发挥着调质的作用。因此，递质和调质之间并无十分明显的界限。

3. 递质的分类　目前已知的递质有 100 多种。

（1）根据化学性质的不同，可将递质分为胆碱类、胺类、氨基酸类、肽类、嘌呤类、气体类及脂类等（表 13 - 3）。

表 13 - 3　递质按照不同化学性质的分类及主要成员

分类	主要成员
胆碱类	乙酰胆碱
胺类	多巴胺、去甲肾上腺素、肾上腺素、5 - HT、组胺
氨基酸类	谷氨酸、门冬氨酸、甘氨酸、γ - 氨基丁酸
肽类	P 物质和其他速激肽[①]、阿片肽[①]、下丘脑神经肽[①]、血管升压素、催产素、脑肠肽[①]、心房钠尿肽、降钙素基因相关肽、神经肽 Y 等
嘌呤类	腺苷、ATP
气体类	氧化亚氮、一氧化碳
脂类	花生四烯酸及其衍生物（如前列腺素等）[①]、神经活性类固醇[①]

注：带"[①]"物质为一类物质的总称。

（2）按照递质存在部位的不同，可以其分为外周神经递质和中枢神经递质两大类。

1）外周神经递质：主要有乙酰胆碱和去甲肾上腺素，其产生部位和生理作用将在本章第四节中介绍。近年来，研究人员发现一些外周神经的神经元能释放嘌呤类递质和肽类递质，如 ATP、VIP 等，它们主要存在于消化道内。这类神经元的胞体位于消化道的壁内神经丛中，接受副交感神经节前纤维的支配，可引起消化道平滑肌的电位变化和活动改变。

2）中枢神经递质：现已被确定为中枢神经递质的化学物质较多，主要有以下几类（表 13 - 4）。这里仅介绍胆碱类、胺类、氨基酸类、肽类递质。

胆碱类：主要是乙酰胆碱。乙酰胆碱是最重要的中枢神经递质之一，分布很广。在脊髓前角运动神经元、丘脑后腹核的特异性投射神经元、脑干网状结构上行激动系统、纹状体和边缘系统的梨状区、杏仁核和海马等部位都有乙酰胆碱。一般认为，乙酰胆碱是兴奋性递质，很少引起抑制效应，其功能与感觉、运动、学习和记忆等活动有关。

胺类：这类递质包括多巴胺、去甲肾上腺素和 5 - HT 等。多巴胺主要包括黑质纹状体部分、中脑边缘系统和结节漏斗部分。多巴胺主要由黑质合成，沿黑质纹状体投射系统分布，在纹状体储存，与躯体运动的调节有关。去甲肾上腺素主要位于中脑网状结构、脑桥的蓝斑和延髓网状结构的腹外侧部分，对调节觉醒、情绪活动、维持血压、内脏功能和神经内分泌功能起重要作用。5 - HT 的胞体主要集中在低位脑干中缝核内，其上行纤维投射到纹状体、丘脑、下丘脑、边缘前脑和大脑皮层，其下行纤维可达脊髓胶质区、侧角和前角，与镇痛、睡眠、自主神经功能等活动有关。

表 13 – 4　常见的中枢神经递质

类型	名称	主要分布部位	功能特点
胆碱类	乙酰胆碱	脊髓、脑干网状结构、丘脑、边缘系统	与感觉、运动、学习和记忆等活动有关
胺类	去甲肾上腺素	低位脑干网状结构	与觉醒、睡眠和情绪等活动有关
	多巴胺	多沿黑质纹状体投射系统分布	为锥体外系的重要递质
	5 – HT	主要分布于中缝核	与镇痛、睡眠、自主神经功能等活动有关
氨基酸类	谷氨酸	大脑皮层和感觉传入系统	为兴奋性递质
	γ－氨基丁酸	黑质、苍白球、下丘脑、小脑、大脑皮层	为抑制性递质
	甘氨酸	脊髓	为抑制性递质
肽类	下丘脑神经肽	下丘脑	调节自主神经等活动
	阿片肽	脑内	调节痛觉
	脑肠肽	脑内	与摄食活动等有关

氨基酸类：有谷氨酸、γ－氨基丁酸和甘氨酸等。谷氨酸分布广泛，是哺乳动物最主要的兴奋性递质，可参与神经发育、老化、突触发生及可塑性等许多生命过程。γ－氨基丁酸广泛存在于脑内，在大脑皮层内尤其重要。有人估计脑内超过 30% 的突触是以 γ－氨基丁酸作为神经递质传递信息的。有些神经元虽然不直接受控于 γ－氨基丁酸，但它们的细胞膜上存在 γ－氨基丁酸受体，因此 γ－氨基丁酸几乎对所有的神经元都有抑制作用。甘氨酸广泛分布在中枢神经系统内，以脊髓腹侧部含量最高，闰绍细胞释放的递质就是甘氨酸。

肽类：肽类递质广泛分布于神经系统内，种类繁多，包括下丘脑神经肽、阿片肽（如内啡肽、脑啡肽、强啡肽等）及脑肠肽等。现已发现几十种肽类递质。

4. 递质共存现象　两种或两种以上递质（包括调质）共存于同一神经元内，这种现象称为递质共存（neurotransmitter coexistence）。递质共存的意义在于协调某些生理活动，如调节猫唾液腺的副交感神经末梢内的 ACh 和 VIP 的活动。ACh 可引起唾液腺分泌，而 VIP 可增加唾液腺的血液供应、提高唾液腺上 ACh 受体的亲和力，从而增强 ACh 分泌唾液的作用。

5. 递质的代谢　递质的代谢指递质的生物合成、储存、释放、灭活和再摄取等过程。递质的代谢障碍常可引发神经冲动传导功能的紊乱。用药物干预递质的代谢过程可起到治疗疾病的作用。因此，了解递质的代谢有重要的临床意义。

（二）受体

神经递质受体（receptor）指突触后膜或神经元支配的效应器细胞的细胞膜上能与某些化学物质（如递质、调质、激素等）特异性结合才能完成信息传递，产生生理效应的蛋白质。能与受体发生特异性结合并产生生物效应的化学物质称为激动剂（agonist）。只发生特异性结合，但不产生生物效应的化学物质称为拮抗剂（antagonist）。两者统称为配体（ligand）。受体与配体的结合具有以下 3 个特点。①特异性：一定的受体只能与特定的配体结合，才能产生特定的生物效应。这种特异性并非绝对的，而是相对的。②饱和性：由于分布在细胞膜上的受体数量有限，因此，能结合配体的数量也是有限的，这称为饱和性。③可逆性：配体与受体的结合是可逆的，两者可以结合，也可以解离，但不同配体的解离常数差别较大，有些拮抗剂与受体结合后很难解离，几乎为不可逆性结合。

1. 受体的亚型　目前，生理学界认为，每一种受体都有多种亚型（subtype）。如 NA 受体可分为 α 受体和 β 受体，α 受体又可分为 α_1 受体和 α_2 受体，β 受体又可分为 β_1 受体和 β_2 受体。受体亚型的存在为受体的多种选择性结合以及产生多样化的作用提供了可能。

2. 突触前受体　大多数受体存在于突触后膜，但还是有部分受体存在于突触前膜。存在于突触前膜上的受体称为突触前受体（presynaptic receptor），它们与配体结合后，多数可抑制突触前递质的进一步释放，因此，它们对递质释放起负反馈控制作用。如释放的 NA 作用于 α_2 受体后，α_2 受体可抑制 NA 的进一步释放。

3. 受体的作用机制　受体与递质发生特异性结合后被激活，然后通过一定的跨膜信号传导途径，使突触后神经元活动改变或效应器细胞产生效应。根据跨膜信号传导途径的不同，可将递质受体大致分成离子通道受体和 G 蛋白耦联受体两大家族。

4. 脱敏　当受体较长时间暴露于配体时，大多数受体会失去反应性，即产生脱敏现象。脱敏可分为同源脱敏（homologous desensitization）和异源脱敏（heterologous desensitization）。同源脱敏指仅仅丧失对特殊配体的反应性，而继续保持对其他配体的反应性；异源脱敏则指对其他配体的反应性也丧失了。

四、神经元之间的联系方式

依据在反射弧中所处位置的不同，可将中枢神经系统的神经元分为传入神经元、中间神经元和传出神经元。其中以中间神经元数量最多，仅大脑皮层就有 140 亿个。中枢神经元的联系方式十分复杂，主要的联系方式有以下几种（图 13 - 7）。①辐散式：指一个神经元的轴突通过分支与许多神经元建立突触联系，这种联系方式有可能使一个神经元的兴奋引起许多神经元同时兴奋或抑制。传入神经元与其他神经元发生突触联系常采用这种方式。②聚合式：指一个神经元的胞体和树突可同时接受许多不同轴突来源的突触联系，这种方式可使来自许多不同作用神经元的兴奋和抑制在同一神经元上发生整合效应。传出神经元接受不同轴突来源的突触联系常表现为聚合式。③链锁式：指神经元之间通过侧支依次连接，形成传递信息的链锁，在纵向和横向同时向外传递信息，中间神经元的联系多见，这种联系方式在空间上扩大了作用范围。④环路式：指一个神经元通过轴突侧支与中间神经元相连，中间神经元又反过来再与该神经元发生突触联系，构成闭合环路。这种联系方式可引起正反馈和负反馈，产生后发放或者使兴奋及时终止。

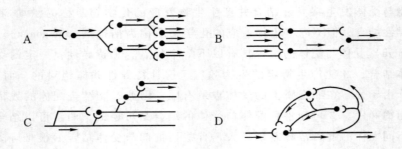

A. 辐散式；B. 聚合式；C. 链锁式；D. 环路式。

图 13 – 7　中枢神经元的联系方式

在神经活动中，中枢神经系统内既有兴奋活动，也有抑制活动，两者相辅相成，从而使反射活动按一定的次序和强度协调地进行。本节主要介绍抑制活动，根据抑制发生部位的不同，可将中枢抑制分为突触后抑制和突触前抑制两类。

（一）突触后抑制

突触后抑制（postsynaptic inhibition）指由于突触后神经元产生抑制性突触后电位而发生的抑制。此类抑制主要通过抑制性中间神经元来完成，可分为传入侧支性抑制和回返性抑制两种。

1. 传入侧支性抑制　传入神经纤维在兴奋一个中枢神经元的同时，发出侧支，兴奋一个抑制性中间神经元，进而引起另一个神经元抑制，这种现象称为传入侧支性抑制，又称交互抑制（图 13 – 8A）。

2. 回返性抑制　兴奋从中枢神经发出后，通过反馈环路，再抑制原先发动兴奋的神经元及邻近的神经细胞，这种现象称为回返性抑制。如图 13 – 8B 所示，当脊髓前角运动神经元支配骨骼肌时，可发出侧支，兴奋一个抑制性中间神经元（即闰绍细胞），其轴突返回，抑制原先发放冲动的运动神经元的活动和脊髓前角中的其他运动神经元。其意义

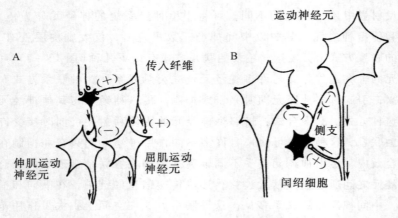

A. 传入侧支性抑制；B. 回返性抑制。黑色星形细胞为抑制性中间神经元。

（＋）表示兴奋；（－）表示抑制。

图 13 – 8　两类突触后抑制示意图

在于使神经元的活动及时终止，促使同一中枢神经内许多神经元之间的活动协调一致。

（二）突触前抑制

突触前抑制指通过改变突触前膜的活动而使突触后神经元兴奋活动减弱的现象。如图 13 – 9 所示，轴突 A 与轴突 B 构成轴轴突触，轴突 A 的末梢又与运动神经元 C 构成轴体突触。当刺激轴突 A 时，可引起运动神经元 C 出现 10 mV 的兴奋性突触后电位；当仅有轴突 B 兴奋冲动传入时，不能引起该运动神经元的反应。但是，如果先使轴突 B 兴奋后再刺激轴突 A，则轴突 A 兴奋只能使运动神经元 C 产生 5 mV 的兴奋性突触后电位，这说明轴突 B 的活动能抑制轴突 A 的兴奋作用。突触前抑制的结构基础是轴轴突触，发生的机制是轴突 B 末梢释放的递质使轴突 A 末梢去极化，也就是使跨膜静息电位减小，导致轴突 A 产生的动作电位变小，它与神经元 C 之间的轴体突触释放的递质也减少，从而使运动神经元 C 的兴奋突触后电位减小。突触前抑制在中枢神经系统内广泛存在，尤其多见于感觉传入途径中，对调节感觉传入活动有着重要的作用。

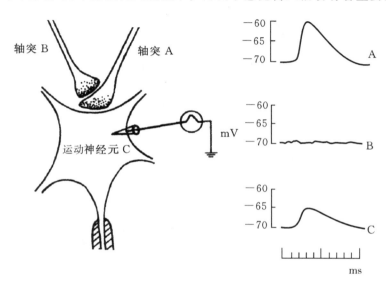

A. 单独刺激轴突 A 引起的 EPSP；B. 单独刺激轴突 B 不引起突触后电位；

C. 先刺激轴突 B，再刺激轴突 A，引起的 EPSP 较小。

图 13 – 9　突触前抑制示意图

第二节　神经系统的感觉功能

人体内外的各种刺激，在由感受器感受后被转换成传入神经上的冲动，然后通过特定的神经通路传向特定的中枢并加以分析。因此，各种感觉都是由专门的感受器、特定的传入神经及中枢特定部位的共同活动而完成的。

躯体感觉包括机械的感觉、温度的感觉（热和冷）、化学的感觉和电磁感觉。生理学所指的躯体感觉就是皮肤感觉。皮肤感觉一般是通过刺激皮肤及其附属的感受器而产生的各种感觉，包括触觉、压觉、温度觉和痛觉等。

一、脊髓的感觉传导功能

脊髓是躯干、四肢和一些内脏器官感觉传入冲动经过的基本部位。神经纤维由后根进入脊髓后，分别组成浅感觉和深感觉两条传导通路，并向高位中枢传导冲动。浅感觉包括痛觉、温度觉和轻触觉，传入纤维由后根的外侧部进入脊髓，在后角换元后发出纤维交叉到对侧，再经脊髓丘脑侧束（痛觉、温度觉）和脊髓丘脑前束（轻触觉）上行抵达丘脑。深感觉包括本体感觉和深部压觉，传入纤维由后根的内侧部进入脊髓，在同侧后索上行抵达延髓薄束核和楔束核后换元，然后发出纤维并交叉到对侧，经内侧丘系到丘脑。躯体感觉的传导见图 13 - 10。

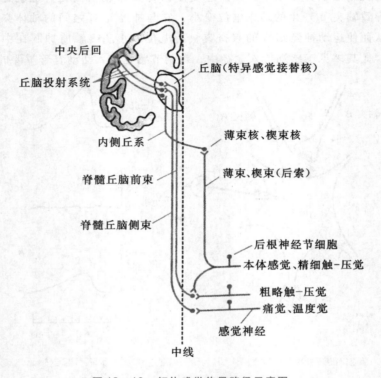

图 13 - 10　躯体感觉传导路径示意图

外周的躯体感觉信息传导到中枢有两大系统：①轻触觉及主要由细纤维传导的温度觉和痛觉，它们在脊髓内传导的路径是先交叉、后上行；②由粗纤维传导的深感觉和本体觉，它们在脊髓内传导的路径是先上行、后交叉。因此，临床上发生脊髓半横断的布朗 - 塞卡综合征（Brown-Sequard syndrome）患者可表现为浅感觉障碍发生在离断对侧的下方，深感觉障碍发生在离断同侧的下方。脊髓空洞症（syringomyelia）患者因为较局限地损害了中央管前交叉的浅感觉传导通路，仅使相应节段双侧皮肤的痛觉、温度觉发生障碍，而轻触觉基本不受影响，表现为痛觉障碍、温度觉障碍与轻触觉障碍的分离现象。

二、丘脑及其感觉投射系统

(一)丘脑的感觉功能

对大脑皮层不发达的动物来说，丘脑是其感觉的最高级中枢；对大脑皮层高度发达的人类来说，丘脑只是感觉传导的接替站，并可进行感觉的整合和粗略分析。除嗅觉外，人体其他所有的感觉信息都要经过丘脑的中继，即感觉信息在这里进行加工、整合和粗略分析处理后再传导到大脑皮层。丘脑的核团大致可划分为以下三大类。

1. **特异性感觉接替核** 特异性感觉接替核(specific sensory relay nucleus)指接受感觉的投射纤维，经换元后进一步投射到大脑皮层特定区域的细胞群(包括腹后核的外侧与内侧部分、内侧膝状体、外侧膝状体等)。它们是特定感觉冲动(除嗅觉外)传向大脑皮层的换元站。

2. **联络核** 联络核(associated nucleus)指接受丘脑感觉接替核和其他皮层下由中枢传来的纤维，经过换元后投射到大脑皮层的某一特定区域的细胞群(包括丘脑前核、腹外侧核和丘脑枕等)。它们是各种感觉通向大脑皮层的联系、协调部位。

3. **非特异投射核** 非特异投射核(nonspecific thalamic nuclei)主要是髓板内核群，其一般不与大脑皮层直接联系，而是通过多突触的接替换元，弥散地投射到整个大脑皮层。

(二)感觉投射系统

各种躯体感觉通路(除嗅觉外)主要在丘脑转换神经元，然后再向大脑皮层投射。根据投射特征的不同，可将由丘脑到大脑皮层的感觉投射系统分为特异性投射系统和非特异性投射系统(图13-11)。

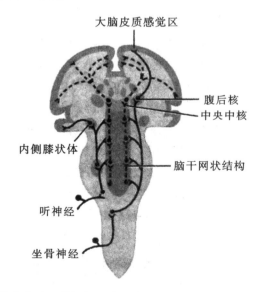

实线代表特异性投射系统，虚线代表非特异性投射系统。

图13-11 感觉投射系统示意图

1. 特异性投射系统 特异性投射系统（specific projection system）指丘脑的特异感受接替核及其投射到大脑皮层的传导束。除嗅觉外的各种经典感觉传导通路是由三级神经元构成的：第一级神经元位于脊髓神经节或脑神经节内；第二级神经元位于脊髓后角或脑干的神经核内；第三级神经元位于丘脑的感觉接替核内，其投射纤维主要终止于大脑皮层的第四级神经元。特异性投射系统具有点对点的投射关系，其功能是使大脑皮层产生特定感觉，并激发大脑皮层发出神经冲动。

2. 非特异性投射系统 非特异性投射系统（non-specific projection system）指丘脑的髓板内核群及其投射到大脑皮层的传导束。该投射系统经多次换元后，抵达丘脑的髓板内核群，弥散地投射到大脑皮层的多个区域。其特点是感觉传导投射系统不具有专一性，与大脑皮层间不存在点对点的投射关系。其功能是维持和改变大脑皮层的兴奋性，使机体保持觉醒状态。当这一系统受到损伤后，患者可发生昏睡不醒。因为此系统是一个多次突触接替的上行激动系统，所以其容易受到药物的作用而发生传导阻滞。如巴比妥类药物之所以能产生镇静催眠作用，就是因为阻断了这个上行激动系统。一些全身性麻醉药的作用也可能是阻断了这个上行激动系统的冲动传导，抑制了大脑皮质的兴奋活动而产生麻醉效果的。特异性投射系统与非特异性投射系统的比较见表13-5。

表13-5 特异性投射系统与非特异性投射系统的比较

项目	特异性投射系统	非特异性投射系统
传导途径	有专一的传导途径	无专一的传导途径
传入神经元	经过较少（一般为三级）的神经元接替	经过较多的神经元接替
投射部位	大脑皮层的特定区域	大脑皮层的多个区域
有投射特点	有点对点联系	无点对点联系
生理功能	可产生特定感觉，激发大脑皮层传出冲动	可维持和改变大脑皮层的兴奋性，使大脑维持觉醒状态

知识链接

网状结构上行激动系统

19世纪末20世纪初，欧洲曾流行昏睡性脑炎，解剖发现患者的中脑网状结构（尤其是中脑导水管）周围的中央灰质出现损害，因此推测，中脑网状结构是维持觉醒状态的重要部位。此后的相关研究表明，电刺激中脑网状结构可唤醒动物，使其出现觉醒状态的脑电波，若在中脑头端切断脑干网状结构，则可引起类似睡眠的现象和相应的脑电波，这提示在脑干网状结构内存在着上行的起唤醒作用的功能系统（称为网状结构上行激动系统），其功能主要是通过丘脑非特异性投射系统来完成的。

三、大脑皮层的感觉分析功能

人类大脑皮层是产生感觉的最高级中枢，各种感觉的形成都是经过大脑皮层对传入信息进行分析、综合而完成的。从丘脑后腹核携带的躯体感觉信息经特异性投射系统投射到大脑皮层的特定区域，该区域称为躯体感觉代表区（somatic sensory area）。不同的躯体感觉在大脑皮层有不同的代表区（图13-12）。躯体感觉代表区可分为体表感觉代表区、本体感觉代表区、内脏感觉代表区、视觉代表区、听觉代表区、嗅觉代表区及味觉代表区等。

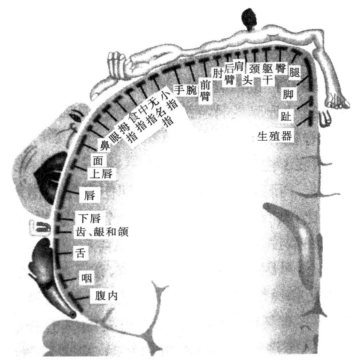

图13-12　大脑皮层躯体感觉代表区示意图

（一）体表感觉代表区

全身体表感觉在大脑皮层的投射区主要位于中央后回，称为第一体表感觉投射区。中央后回的感觉投射规律有：①交叉投射，即一侧体表感觉传入冲动投射到对侧大脑皮层，但头面部的感觉呈双侧性投射；②上下倒置投射，下肢代表区在顶部，上肢代表区在中间部，头面部代表区在底部，总的安排是倒置的，但头面部内部的安排仍然是正立的；③投射区的大小与感觉的灵敏程度成正相关，感觉越灵敏的部位在中央后回的代表区也越大。

在人脑中央前回与岛叶之间还存在有第二体表感觉区，其面积远比第一体表感觉区小。第二体表感觉区内的投射是双侧性的，安排是正立的，而不是倒置的，定位较差。该区与痛觉有较密切的关系，它可能接受痛觉传入投射。不过人类切除第二体表感觉区后，并不引起显著的感觉障碍。

（二）本体感觉代表区

本体感觉是指肌肉和关节的运动觉、位置觉，其代表区在中央前回，主要接受来自肌肉、关节等处的感觉信息，从而感知身体在空间的位置、姿势以及身体部分在运动中的状态。

(三)内脏感觉代表区

内脏感觉代表区位于第一体表感觉区、第二体表感觉区、运动辅助区和大脑边缘系统等部位，其投射区较小，分布范围较弥散，不集中。这可能是内脏感觉定位不够准确和性质模糊的原因之一。

(四)视觉代表区

枕叶皮层距状裂的上、下缘是视觉代表区。左侧枕叶皮层接受左眼的颞侧视网膜和右眼的鼻侧视网膜的传入纤维投射，右侧枕叶皮层接受右眼的颞侧视网膜和左眼的鼻侧视网膜的传入纤维投射；视网膜上半部投射到距状沟的上缘，下半部投射到距状沟的下缘；视网膜中央的黄斑区投射到距状沟的后部，视网膜周边区投射到距状沟的前部。当视觉传导通路不同部位受损后将引起不同视野的缺损。

(五)听觉代表区

颞叶皮层的颞横回和颞上回是听觉代表区。听觉投射是双侧性的，即一侧皮层代表区与双侧耳蜗感受功能有关。电刺激上述区域能导致受试者产生铃声或吹风样的主观感觉。

(六)嗅觉代表区和味觉代表区

嗅觉代表区在边缘叶的前底部(包括梨状区皮层的前部、杏仁核的一部分等)。刺激这些相应的结构可以引起特殊的主观嗅觉。

味觉代表区在中央后回头面部感觉投射区的下方。

四、痛觉

疼痛是机体受到伤害性刺激后引起的一种复杂的生理、心理现象。疼痛包括痛觉和痛反应两个成分。痛觉是伤害性刺激作用于伤害性感受器，再通过感觉传导通路，最终在大脑皮层产生的不愉快感觉。生理学上把刚能引起痛觉的最小刺激强度称为痛阈(pain threshold)，能够耐受的最大刺激强度称为耐痛阈(pain tolerance threshold)。痛反应是个体对伤害性刺激的反应，主要表现为机体各种生理功能的变化。在临床上，疼痛又常是许多疾病的一种症状，因此，认识痛觉产生的原因及规律具有重要意义。这里将对痛觉进行重点介绍。

(一)急性痛和慢性痛

急性痛(acute pain)是各种伤害性刺激作用于机体而产生的即时性疼痛，一旦伤害性刺激作用停止，疼痛也随之消失。急性痛一般是由较少的组织损伤甚至还没有产生损伤时引起的一种警示性痛觉，其意义在于使机体及时排除此伤害性刺激的继续作用，以维持机体的完整和健康。因此，有人称其为生理性疼痛(physiological pain)。慢性痛(chronic pain)可以是急性痛的继续和发展，往往伴有持续的、明显的组织损伤或炎症等，这时伤害性刺激可能还存在，也可能已经消失。慢性痛均发生在病理条件下，故又称病理性疼痛(pathological pain)。

（二）致痛物质和痛觉感受器

当各种形式的伤害性刺激作用于组织细胞时，往往会引起不同程度的组织细胞损伤，生理学上将由损伤细胞释放的能产生疼痛的化学物质称为致痛物质（algesic substances）。常见的致痛物质有 K^+、5-HT、缓激肽、组胺及前列腺素等，这些致痛物质可直接激活伤害性感受器，从而激活痛感觉神经元，或使伤害性感受器敏感化。因此，致痛物质既参与了疼痛的发生过程，又参与了疼痛的发展过程和过敏过程。

痛觉感受器是游离的神经末梢，广泛分布于皮肤、肌肉、关节和内脏等处。痛觉不需要特殊的适宜刺激，任何形式的刺激只要达到伤害程度都能产生痛觉。感受痛觉的游离神经末梢是一种化学感受器，各种伤害性刺激可通过引起组织释放内源性的致痛物质使游离神经末梢发生去极化，进而产生痛觉传入冲动，痛觉传入冲动传入中枢后可引起痛觉。

（三）皮肤痛觉与传导通路

当伤害性刺激作用于皮肤时，可先后引起快痛和慢痛两种性质不同的痛觉。

快痛是一种尖锐而定位明确的"刺痛"，在刺激的瞬时很快发生，在刺激消除后很快消失。传导快痛的主要是直径粗、有髓鞘的 Aδ 纤维，其传导速度快、兴奋阈较低。

慢痛是一种定位不清楚的"烧灼痛"，在受刺激后 0.5~1.0 s 才能被感觉到，痛感强烈并且难以忍受，撤除刺激后痛感仍可持续几秒钟，并常常伴有情绪反应及心血管、呼吸等方面的变化。传导慢痛的神经纤维主要是直径细、无髓鞘的 C 类纤维，其传导速度慢、兴奋阈较高。

（四）内脏痛与牵涉痛

1. **内脏痛** 内脏痛（visceral pain）是临床上一种常见的症状，通常由胀、压等机械性刺激，炎症和代谢产物等化学性刺激引起，加上内脏中痛觉感受器稀少，故内脏痛的特点是疼痛缓慢、持久、定位不明确，对刺激分辨力也差。内脏痛特别容易引起不愉快的情绪反应，这可能是内脏痛的传入通路和引起恶心、呕吐及其他自主神经效应的通路之间有密切关系的缘故。内脏中感受痛刺激的神经末梢对机械切割或烧灼不敏感，但对机械牵拉、缺血、痉挛和炎症非常敏感。当发生胃肠痉挛、胆管或输尿管结石所致的强烈蠕动时，可引起剧烈的绞痛。

内脏通与皮肤痛相比具有以下特征：①疼痛缓慢、持续时间长、定位不明确、对刺激分辨能力差；②对切割、烧灼等刺激不敏感，但对机械性牵拉、缺血、痉挛和炎症等刺激敏感；③有明显的情绪反应，常伴有牵涉痛。

内脏痛也可以是由某些致痛物质（如 K^+、HCl、5-HT、组胺和缓激肽等）作用于内脏中的痛觉感受器，刺激通过自主神经内的传入纤维传入，沿着与躯体感觉相同的通路上行，也可经脊髓丘脑束和感觉投射系统到达大脑皮层。

2. **牵涉痛** 牵涉痛（referred pain）指内脏疾病常引起体表一定部位发生疼痛或痛觉过敏的现象。出现牵涉痛的部位与真正产生疼痛的患病内脏器官有一定的解剖关系。例如：当心肌发生缺血或梗死时，可发生心前区、左肩和左上臂的疼痛；当胆囊出现病变时，可牵涉到右肩区出现疼痛；当发生阑尾炎时，患者常可感到上腹部或脐区有疼痛。牵涉痛的出现在临床上对诊断某些疾病有一定的价值（表 13-6）。

表 13-6　常见的内脏疾病牵涉痛的部位

患病器官	牵涉痛的部位
心脏	心前区、左上臂尺侧
胃、胰腺	左上腹、肩胛间区
肝、胆囊	右肩胛区
肾	腹股沟区
阑尾	上腹部、脐周

第三节　神经系统对躯体运动的调节

躯体运动是指全身或局部骨骼肌的运动，是人类最基本的功能之一。人类和其他动物的躯体运动是在神经系统的调节下，通过骨骼肌的收缩和舒张来完成的。神经系统对躯体运动的调节是复杂的反射活动，它由大脑皮质、皮层下核团、小脑、脑干下行系统及脊髓共同配合完成。一旦骨骼肌失去神经系统的支配，人体就会发生运动障碍。

一、脊髓对躯体运动的调节

（一）脊髓的运动神经元与运动单位

在脊髓前角内存在着大量的支配骨骼肌运动的 α 运动神经元和 γ 运动神经元，它们末梢释放的递质都是乙酰胆碱。α 运动神经元支配肌纤维，可引起肌肉收缩，产生运动。由一个 α 运动神经元及其支配的全部肌纤维组成的功能单位，称为运动单位（motor unit）。γ 运动神经元支配骨骼肌的梭内肌纤维，它的兴奋性较高且具有持续的高频电活动，可调节肌梭对牵拉刺激的敏感性。

（二）屈肌反射与对侧伸肌反射

当肢体皮肤受到较弱的伤害性刺激时，可反射性地引起受刺激一侧肢体的屈肌收缩，使肢体屈曲，这种反射称为屈肌反射（flexor reflex）。屈肌反射可使肢体脱离伤害性刺激，具有保护性意义。当肢体皮肤受到较强的伤害性刺激时，在同侧肢体屈曲的同时，还会出现对侧肢体伸肌的反射活动，这称为对侧伸肌反射（crossed extensor reflex）。对侧伸肌反射是一种姿势反射，当一侧肢体屈曲时，对侧肢体伸直可以支撑体重，防止歪倒，这对于维持姿势、保持身体平衡具有重要意义。

（三）牵张反射

当骨骼肌受到外力牵拉时，能反射性地引起受牵拉肌肉收缩的反射性活动，这称为牵张反射（stretch reflex）。牵张反射有腱反射和肌紧张两种类型（表 13-7）。

表 13 - 7　牵张反射的类型

项目	腱反射	肌紧张
定义	快速牵拉肌腱时发生的牵张反射	缓慢、持续牵拉肌腱时发生的牵张反射
感受器	肌梭	肌梭
效应器	同一块肌肉的快肌纤维	慢肌纤维
突触接替	单突触反射	多突触反射
功能意义	同步收缩，主要表现在伸肌，同一关节的协同肌同时兴奋，而拮抗肌受抑制。腱反射减弱或消退提示反射弧某一环节受损；腱反射亢进，提示有高位中枢病变	对抗重力牵拉，维持直立姿势而做的同一块肌肉不同运动单位交替收缩，是姿势反射的基础

1. 腱反射　快速牵拉肌腱时发生的牵张反射称为腱反射(tendon reflex)，又称为位相性牵张反射，它表现为被牵拉的肌肉迅速而明显地缩短。例如，当膝关节半屈曲时，叩击股四头肌肌腱，可使股四头肌因受牵拉而发生快速的反射性收缩，这称为膝跳反射。腱反射的反射时间很短，约为 0.7 ms，只够一次突触传递产生的时间延搁，是单突触反射。它的中枢常只涉及 1 或 2 个脊髓节段，反应的范围仅限于受牵拉的肌肉。在正常情况下，腱反射受上位脑的下行控制，临床上常采用检查腱反射的方法了解神经系统的某些功能状态，如腱反射亢进常提示上位脑受损，腱反射减弱常提示该反射弧的某个部分有损伤。

2. 肌紧张　缓慢而持续地牵拉肌腱所引起的牵张反射称为肌紧张(muscle tone)，又称为紧张性牵张反射，它表现为受牵拉的肌肉轻度而持续地收缩，使肌肉维持一定的张力。肌紧张是由肌肉中的肌纤维轮流收缩产生的，不易发生疲劳，产生的收缩力量也不大，不会引起躯体明显的位移。肌紧张的反射弧与腱反射相似，但它的中枢为多突触接替，属于多突触反射。肌紧张是维持躯体姿势的最基本的反射活动，也是其他姿势反射的基础。肌紧张反射弧的任何部分受到破坏，即可出现肌张力的减弱或消失，表现为肌肉松弛，无法维持身体的正常姿势。

(四)脊髓休克

当脊髓与高位中枢突然离断后，断面以下的脊髓会暂时丧失反射活动能力而进入无反应的状态，这种现象称为脊髓休克(spinal shock)。其主要表现为躯体运动和内脏反射活动消失、骨骼肌紧张性下降、外周血管扩张、血压下降、出汗被抑制、粪或尿潴留等。脊髓休克是暂时的，之后一些以脊髓为反射中枢的反射活动可逐渐恢复，恢复的速度与动物的种类及脊髓反射对高位中枢的依赖程度有关。低等动物(如蛙)在脊髓离断后数分钟内即可恢复，犬需数天，而人类恢复最慢，需数周至数月。在反射恢复的过程中，首先恢复的是一些比较简单、原始的屈反射和腱反射，而后才是较复杂的对侧伸肌反射及一定程度的排尿、排便等内脏反射活动。脊髓休克的发生，并不是由脊髓切断的损伤刺激引起的，而是由离断面以下的脊髓突然失去高位中枢的调控，进入了无反应状态引起的。这说明脊髓能完成某些简单的反射活动，是最基本的躯体运动中枢；在正常情况下，脊髓的功能是在高级中枢的调控下进行的，并且动物进化得越高级，反射活动越复杂，脊髓对高位中枢的依赖程度也就越大。

二、脑干对肌紧张的调节

脑干对肌紧张有重要的调节作用。用电刺激动物脑干网状结构可发现两个区，即加强肌紧张的易化区和抑制肌紧张的抑制区。

（一）脑干网状结构易化区

脑干网状结构易化区的范围较广，包括延髓网状结构的背外侧部分、脑桥的被盖、中脑的中央灰质及被盖。下丘脑和丘脑中线核群对肌紧张也有易化作用，因此它们也包含在易化区的概念之内（图13-13）。此外，延髓的前庭核、小脑前叶两侧部也协同易化区参与对肌紧张的易化作用。

相关动物实验发现，脑干网状结构易化区有自发放电现象，这种现象与进入脑干网状结构的感觉信息有关。

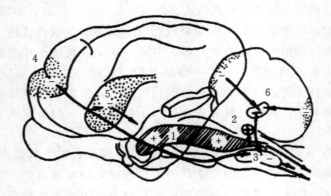

1—脑干网状结构易化区；2—延髓前庭核；3—脑干网状结构抑制区；4—大脑皮质；5—尾状核；6—小脑。

+表示脑干网状结构易化区；－表示脑干网状结构抑制区。

图13-13　猫脑干网状结构下行抑制和易化系统示意图

（二）脑干网状结构抑制区

脑干网状结构抑制区位于延髓网状结构的腹内侧部，面积较小（图13-13）。大脑皮层运动区、纹状体、小脑前叶蚓部等处抑制肌紧张的作用是通过加强脑干网状结构抑制区的活动来实现的。脑干网状结构抑制区没有自发放电现象，其正常活动依赖于与大脑皮层运动区、纹状体等区域的联系。在正常情况下，易化区的活动较强，抑制区的活动较弱，两者在一定水平上保持相对平衡，以维持正常的肌紧张。

（三）去大脑僵直

在麻醉动物时，于中脑的上、下丘之间切断脑干后，动物立即出现四肢伸直、脊柱后挺、头尾昂起、角弓反张等状态，这种状态称为去大脑僵直（decerebrate rigidity）（图13-14）。去大脑僵直产生的原因是脑干网状结构抑制区失去了与大脑皮层运动区和纹状体的联系，其活动减弱，而脑干网状结构易化区的活动相对增强，造成牵张反射过度增强。

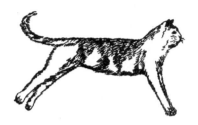

图13-14 猫去大脑僵直的表现

在临床上，蝶鞍上的囊肿往往能使皮层与皮层下失去联系，患者可出现明显的下肢伸肌僵直，而上肢呈半屈曲状态，这称为去皮层僵直（decorticate rigidity）。肿瘤压迫中脑的患者可出现典型的去皮层僵直现象，表现为头后仰，上下肢僵硬、伸直，上臂内旋，手指屈曲。临床上当患者出现去皮层僵直的表现时，表明病变已严重侵犯脑干，是预后不良的信号。

三、小脑对躯体运动的调节

依据与小脑联系的传入纤维和传出纤维的情况，可将小脑分为前庭小脑、脊髓小脑和皮层小脑三个主要的功能部分，它们对躯体运动的调节作用各有其特点。

（一）前庭小脑

维持身体平衡及参与眼球运动是前庭小脑的功能。前庭小脑又称古小脑，主要是指绒球小结叶。它多接受前庭器官的传入，传出纤维均在前庭核换元，再经前庭脊髓束到达脊髓前角内侧部分的运动神经元，以调节身体平衡；前庭小脑也接受来自外侧膝状体、上丘和视皮层等处的视觉传入，并通过对眼外肌的调节来控制眼球运动，从而协调头部运动时眼的凝视运动。临床上也观察到，当前庭小脑受损或肿瘤压迫第四脑室时，患者会出现平衡失调、步态困难，表现为站立不稳、头和躯干摇晃不定、步态蹒跚、没有支撑不能行走等症状，但肌肉运动的协调性良好。

绒球小结叶调节身体平衡的反射途径为前庭器官→前庭神经核→前庭小脑→前庭神经核→脊髓运动神经元→肌肉。

（二）脊髓小脑

脊髓小脑的功能是调节肌紧张及协调随意运动。脊髓小脑又称旧小脑，包括小脑前叶和小脑后叶的中间带。其对肌紧张的调节具有易化和抑制的双重作用。小脑前叶蚓部和两侧部，分别通过脑干网状结构抑制区和脑干网状结构易化区的活动，发挥抑制肌紧张和加强肌紧张的作用。在进化的过程中，小脑前叶对肌紧张的易化作用占优势。脊髓小脑后叶中间带对肌紧张也有易化作用。小脑对肌紧张的调节作用，在不同的动物身上表现不一样。当人类小脑受损后，可出现肌紧张性降低（即易化作用减弱）、肌无力等症状。

（三）皮层小脑

参与随意运动的设计和程序的编制是皮层小脑。皮层小脑又称新小脑，主要是指小脑半球的外侧部。皮层小脑只接受从大脑皮层广大区域传来的信息，不接受从外周传入的信息，它与大脑皮层运动区、联络区、基底神经节之间存在着联合活动，并共同参与了运动计划的形成和运动程序的编制过程。如在开始学习某种精巧运动的阶段，大脑皮层所发动的随意运动是不协调的，这是小脑还没有发挥其调节作用的缘故。在学习过程中，大脑皮层和小脑之间不断进行联合活动，同时小脑又不断接受感觉传入冲动的信息，逐步纠正运动过程中所发生的偏差，使运动逐渐协调起来。当精巧运动逐步熟练完善后，皮层小脑就储存了一整套程序。当大脑皮层再次发动精巧运动时，首先通过下行通路从皮层小脑中提取储存的程序，并将程序回输到大脑皮层运动区内，再通过皮质脊髓束和皮质脑干束发动运动，这时发动的运动可以是快速、协调、精巧的。小脑半球损伤的患者不能完成弹钢琴、打字等精巧活动。

临床上，对小脑损伤的患者来说，其随意运动的力量、方向及准确度将发生变化，动作不是过度就是不及，行走摇晃，步态蹒跚，这种动作性协调障碍，称为小脑性共济失调（cerebellar ataxia）。小脑损伤时还可出现肌肉意向性震颤、肌张力减退和肌无力等症状。

四、基底神经节对躯体运动的调节

基底神经节（basal ganglia）是皮层下一些核团的总称，主要包括纹状体、黑质、丘脑底核和红核。纹状体包括尾状核、壳核和苍白球。其中苍白球称旧纹状体，尾状核和壳核称新纹状体。

基底神经节对躯体运动的调节有重要作用。它与随意运动的稳定、肌紧张的控制、本体感觉传入信息的处理等都有关系。另外，基底核可能还参与了运动设计和程序编制。基底神经节损伤的主要临床表现有两大类：一类是运动过少而肌紧张增强的综合征，如震颤麻痹（帕金森病）；另一类是运动过多而肌紧张降低的综合征，如舞蹈病与手足徐动症等。

目前认为，震颤麻痹的病变部位主要在中脑黑质。中脑黑质是多巴胺神经元存在的主要部位，可发挥抑制纹状体ACh递质系统活动的功能（图13－15）。如中脑黑质细胞受损，多巴胺含量将明显减少，不能抑制纹状体ACh递质系统的活动，进而导致后者功能亢进，出现全身肌紧张增强、肌肉强直、随意运动减少、动作缓慢、面部表情呆板等症状。此外，患者常伴有上肢静止性震颤。给予左旋多巴，使体内多巴胺合成增加，或应用M型胆碱能受体阻断剂阻断胆碱能神经元的作用，均可治疗震颤麻痹。舞蹈病的主要病变部位在纹状体，患者纹状体内的胆碱能神经元与γ-氨基丁酸能神经元的功能明显减退，但黑质多巴胺能神经元功能相对亢进，这样就会引起肌张力降低、上肢和头部不自主的舞蹈样动作等症状。

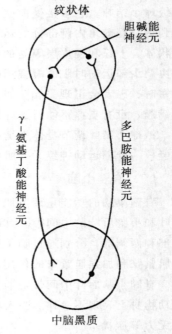

图13－15 中脑黑质纹状体环路示意图

纹状体
胆碱能神经元
γ－氨基丁酸能神经元
多巴胺能神经元
中脑黑质

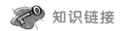知识链接

帕金森病

帕金森病是一种常见于中老年的神经系统变性疾病，其发病率随年龄的增长而逐渐增加。其主要症状是全身肌紧张增强、肌肉强直、随意运动减少、动作缓慢、面部表情呆板，常伴有静止性震颤等。目前，临床上使用左旋多巴可缓解帕金森病患者肌肉强直、动作缓慢等症状。另外，研究人员在帕金森病动物模型中发现，胶质细胞神经营养因子在离体实验中能支持脑中多巴胺神经元的生存，可提高多巴胺神经元的存活率和神经末梢的密度，进而改善相关的症状。

五、大脑皮层对躯体运动的调节

大脑皮层是调节躯体运动的最高级中枢，其信息经下行通路抵达位于脊髓前角和脑干的运动神经元，进而控制躯体运动。

(一)大脑皮层运动区

人类的大脑皮层运动区主要在中央前回。它对躯体运动的控制具有下列特征：①交叉支配，即一侧皮层运动区支配对侧躯体的骨骼肌，但头面部肌肉的支配多数是双侧的；②倒置排列，功能定位精细，即运动区的不同部位管理躯体不同部位的肌肉活动，其总的安排与体表感觉区相似，为倒置的人体投影分布，但头面部代表区的内部安排仍为正立分布；③运动代表区的大小与运动的精细程度成正相关，运动越精细、越复杂的部位，在皮层运动区内所占的范围就越大。如手(包括五指)所占的代表区几乎与整个下肢所占的代表区的大小相等(图 13 - 16)。

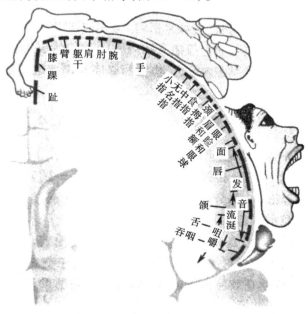

图 13 - 16　大脑皮层运动区示意图

除中央前回以外，大脑皮层还有许多区域在参与躯体运动的调节，如大脑半球内侧面的运动辅助区等。

（二）皮层运动信号下行系统

大脑皮质主要通过两条下行路径管理躯体运动，即锥体系与锥体外系（图13-17）。

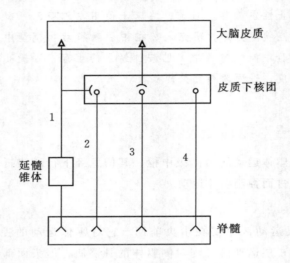

1—锥体系；2—旁锥体系；3—由皮质起源的锥体外系；4—锥体外系。

图13-17　锥体系与锥体外系示意图

1. 锥体系　锥体系一般包括上、下两个运动神经元。上运动神经元位于大脑皮层。下运动神经元包括脊髓前角运动神经元和脑神经核运动神经元。由大脑皮层发出经延髓锥体后下达脊髓的皮层脊髓束和由皮质发出抵达脑神经运动核的皮层脑干束共同组成了锥体系。

锥体系的主要功能是执行大脑皮层运动区的指令，分别控制头面部、躯干和四肢肌肉的随意运动。锥体系下传的冲动既可以引起α运动神经元兴奋，以发动随意运动，又可以引起γ运动神经元兴奋，以调整肌梭的敏感性、协调肌肉的运动。

当锥体系受损时，可引起随意运动障碍，即出现瘫痪。损伤的部位不同，则临床表现有很大差别。一般来说，上运动神经元损伤常表现为范围广泛的随意运动麻痹、骨骼肌张力增加、腱反射亢进（痉挛性瘫痪），同时可出现典型的病理反射，如巴宾斯基征阳性等；下运动神经元损伤常表现为范围局限的肌肉麻痹、骨骼肌张力降低、腱反射减弱或消失，为弛缓性瘫痪（软瘫）。

2. 锥体外系　锥体外系指锥体系以外的与躯体运动有关的各种下行传导系统，包括皮层起源的锥体外系和旁锥体系。由皮层起源的锥体外系主要指由大脑皮层发出，通过皮层下核团（如基底核、红核等）接替，然后经过网状脊髓束、红核脊髓束、顶盖脊髓束和前庭脊髓束抵达脊髓前角运动神经元的锥体外系。旁锥体系指由锥体束侧支进入皮层下核团，进而控制脊髓前角运动神经元的传导系统。

锥体外系的主要功能是调节肌紧张，协调随意运动。相关实验研究发现，完全切断动物的延髓锥体后，它的随意运动并未完全消失，这说明锥体外系也参与了对躯体运动的管理。

第四节　神经系统对内脏功能的调节

　　调节内脏功能的神经系统称为自主神经系统（autonomic nervous system），也称内脏神经系统。自主神经系统包括传入神经和传出神经两部分，但通常所说的自主神经系统主要是指其传出神经部分。自主神经系统包括交感神经（sympathetic nerve）和副交感神经（parasympathetic nerve），它们分布在内脏、心血管中，可以调节这些器官的功能。在整体情况下，自主神经也受中枢神经的控制。

一、自主神经系统的结构特征与功能特征

（一）自主神经系统的结构特征

　　1. 中枢起源　交感神经起源于脊髓的胸腰段（$T_1 \sim L_3$）灰质侧角的中间外侧柱。副交感神经起源比较分散，一部分起源自脑干的脑神经副交感核，另一部分起源自骶段脊髓（$S_2 \sim S_4$）灰质相当于侧角的部位（图 13－18）。

　　2. 外周神经节换元　从中枢发出的神经纤维是节前纤维，在到达效应器之前，它需进入外周神经节内换元，其后发出的神经纤维是节后纤维。外周神经节位置不同，一般交感神经节前纤维较短而节后纤维较长，副交感神经则节前纤维较长而节后纤维较短。

　　3. 分布范围　交感神经分布广泛，几乎支配所有的内脏器官；而副交感神经的分布较局限，有些器官无副交感神经支配，如皮肤和肌肉内的血管、汗腺、竖毛肌、肾上腺髓质等（图 13－18）。一根交感神经节前纤维与许多个节后纤维联系，因此刺激交感节前纤维后引起的反应比较弥散。而副交感神经则不同，其节前纤维仅与较少的节后神经元联系，因此一次引起的反应比较局限。

　　交感神经和副交感神经由中枢发出后，在到达效应器之前，均需进入外周神经节内换元，故有节前纤维和节后纤维之分。因为交感神经节远离效应器，副交感神经节则离效应器较近或就在效应器壁内，所以交感神经的节前纤维较短、节后纤维较长，副交感神经的节前纤维较长、节后纤维较短。

（二）自主神经系统的功能特征

　　1. 双重神经支配，功能相互拮抗　人体多数内脏器官接受交感神经和副交感神经的双重支配，如心脏受交感神经和迷走神经的双重支配，其中交感神经起兴奋作用，而迷走神经起抑制作用。正是这种拮抗作用，能从正、反两方面调节内脏器官的活动，使之与机体当时所处的环境相适应。但也有例外，如肾上腺髓质、汗腺、竖毛肌、皮肤和骨骼肌内的血管就只受交感神经的支配。

　　2. 有紧张性作用　自主神经系统持续发放低频率的神经冲动，使效应器经常维持一定的活动状态，这称为紧张性作用。各种功能调节都是在紧张性活动的基础上进行的。交感神经和副交感神经都有紧张性。研究人员在相关的动物实验中发现，切断心交感神经，交感神经的紧张性作用消失，兴奋心脏的传出冲动减少，心率便减慢；反之，切断心迷走神经，心率便加快。

　　3. 作用与所处效应器的功能状态有关　自主神经系统的外周性作用与效应器本身的功能状态有密切的联系。例如，当交感神经兴奋时，有孕子宫会收缩，无孕子宫则会舒张。

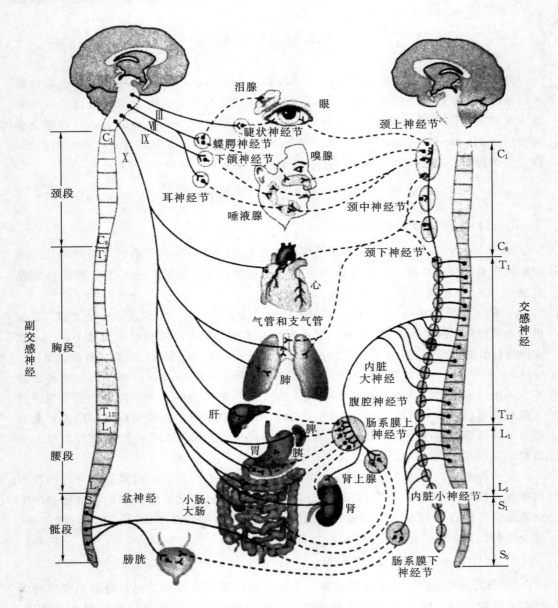

实线代表节前纤维；虚线代表节后纤维。

图 13－18　自主神经系统分布示意图

4. 对整体功能的调节意义　当人体遭遇剧痛、失血、窒息、恐惧等紧急情况时，交感神经可以动员机体许多器官的潜在功能，以迅速适应环境的急剧变化。与交感神经相比，副交感神经的活动范围较小，主要在于促进机体的调整恢复、消化、吸收、积蓄能量以及加强排泄和生殖功能等，保证机体在安静时基本生命活动的正常进行。

人体同时存在交感神经和副交感神经两个系统，它们之间密切联系又相互制约，共同调节内脏活动，使所支配的脏器既不会活动过强，又不会过分减弱，保持动态平衡，从而适应整体功能的需要。

二、自主神经系统的主要功能

自主神经系统的主要功能是调节心肌、平滑肌和腺体的活动。交感神经和副交感神经的主要功能见表 13 – 8。

表 13 – 8 交感神经和副交感神经的主要功能

影响点	交感神经	副交感神经
循环系统	使心跳加快、加强，使皮肤、腹腔内脏血管收缩，使肌肉内血管收缩(肾上腺素能)或舒张(胆碱能)	使心跳减慢、心房肌收缩力减弱、部分血管(如软脑膜动脉和外生殖器的血管等)舒张
呼吸系统	使支气管平滑肌舒张	使支气管平滑肌收缩
消化系统	分泌黏稠唾液，抑制胃、肠和胆囊的收缩活动，促进括约肌收缩	分泌稀薄唾液，促进胃液、胰液分泌，促进胃肠运动和胆囊收缩，使括约肌舒张
泌尿系统	使逼尿肌舒张、括约肌收缩	使逼尿肌收缩、括约肌舒张
生殖系统	使有孕子宫收缩、无孕子宫舒张	—
眼	使瞳孔扩大、睫状肌舒张	使瞳孔缩小、睫状肌收缩
皮肤	促进汗腺分泌，使竖毛肌收缩	—
代谢	促进肾上腺髓质分泌和肝糖原分解	促进胰岛素分泌

三、自主神经系统的递质和受体

自主神经系统对内脏器官的作用是通过神经末梢释放神经递质来实现的，其释放的递质属于外周神经递质，主要为乙酰胆碱和去甲肾上腺素。递质要发挥生理效应，必须与相应的受体结合。有些药物能与递质竞争受体，使受体不能与递质结合，从而阻断其生理效应，这种药物称为受体阻断剂。

(一)自主神经系统的递质

1. 乙酰胆碱 乙酰胆碱是发现最早、分布最广泛的神经递质。末梢能释放乙酰胆碱作为递质的神经纤维，称为胆碱能纤维。自主神经中的胆碱能纤维包括全部交感神经和副交感神经的节前纤维、大多数副交感神经的节后纤维(除少数释放肽类物质的纤维外)、少数交感神经的节后纤维，如支配汗腺的交感神经节后纤维和支配骨骼肌血管的交感舒血管纤维。

2. 去甲肾上腺素 末梢能释放去甲肾上腺素作为递质的神经纤维，称为去甲肾上腺素能纤维。大部分交感神经的节后纤维(除上述少数交感神经胆碱能节后纤维外)为肾上腺素能纤维。

除上述两类主要的外周神经递质外，在消化道的自主神经系统中还发现了多种嘌呤类递质和肽类递质。

(二)自主神经系统的受体

1. 胆碱能受体 能与乙酰胆碱结合并产生特定生物效应的受体称为胆碱能受

体（cholinergic receptor）。按其分布和效应的不同，可将胆碱能受体分为以下两种类型。

（1）毒蕈碱受体（muscarinic receptor）：指能与毒蕈碱结合并产生生理效应的胆碱能受体，又称 M 受体。它主要分布于副交感神经节后纤维和交感神经胆碱能节后纤维所支配的效应器细胞膜上。乙酰胆碱与 M 受体结合后可产生 M 样作用。阿托品是 M 受体阻断剂，能阻断 M 样作用，因此，临床常用这类药物解除由消化道平滑肌痉挛引起的腹痛。应用阿托品还可引发唾液分泌减少而觉口干、汗腺分泌抑制、心率加快等症状。

（2）烟碱受体（nicotinic receptor）：指能与烟碱结合产生生理效应的胆碱能受体，又称 N 受体。存在于自主神经节细胞膜上的烟碱受体为 N_1 受体。乙酰胆碱与 N_1 受体结合后可使节后神经元兴奋。此外，烟碱受体还包括骨骼肌终板膜上的 N_2 受体，乙酰胆碱与 N_2 受体结合，可引起骨骼肌兴奋。不过，N_2 受体不属于自主神经系统的受体。六烃季铵是 N_1 受体的阻断剂，十烃季铵是 N_2 受体的阻断剂，简箭毒碱是 N_1 受体和 N_2 受体的阻断剂。

2. 肾上腺素能受体　能与肾上腺素和去甲肾上腺素相结合的受体称肾上腺素能受体（adrenergic receptor）。肾上腺素能受体分布在肾上腺素能纤维支配的效应器细胞膜上，可分为 α 肾上腺素能受体（α 受体）和 β 肾上腺素能受体（β 受体）两种。

（1）α 受体：α 受体可分为 α_1 和 α_2 两个亚型。去甲肾上腺素与 α 受体结合后，以兴奋效应为主，但也有例外，如在小肠平滑肌处表现为抑制。酚妥拉明为 α 受体阻断剂，对 α_1 受体和 α_2 受体均有阻断作用；哌唑嗪可选择性地阻断 α_1 受体；育亨宾可选择性地阻断 α_2 受体。

（2）β 受体：β 受体可分为 β_1 和 β_2 两个亚型。去甲肾上腺素与 β 受体结合后，以抑制效应为主，但也有例外，如使心肌兴奋，使其活动加快、加强。普萘洛尔是 β 受体阻断剂，对 β_1、β_2 两种受体均有阻断作用；阿替洛尔能阻断 β_1 受体；丁氧胺则主要阻断 β_2 受体。

胆碱能受体、肾上腺素能受体的分布及作用见表 13 -9。

表 13 -9　胆碱能受体、肾上腺素能受体的分布及作用

效应器官	胆碱能受体		肾上腺素能受体	
	受体类型	作用	受体类型	作用
心脏				
窦房结	M	心率减慢	β_1	心率加快
传导系统	M	传导减慢	β_1	传导加快
心肌	M	收缩力减弱	β_1	收缩力加强
冠状血管	M	舒张	α_1	收缩
			β_2	舒张（主要）
血管				
皮肤黏膜血管	—	—	α_1	收缩
骨骼肌血管	M	舒张	α_1	收缩
			β_2	舒张（主要）
脑血管	M	舒张	α_1	收缩
腹腔内脏血管	—	—	α_1	收缩
			β_2	舒张（主要）

续表

效应器官	胆碱能受体		肾上腺素能受体	
	受体类型	作用	受体类型	作用
呼吸器官				
支气管平滑肌	M	收缩	β_2	舒张
支气管腺体分泌	M	促进分泌	—	—
消化器官				
胃平滑肌	M	收缩	β_2	舒张
小肠平滑肌	M	收缩	α	舒张
括约肌	M	舒张	α	收缩
胃腺	M	促进分泌	α	抑制分泌
唾液腺	M	促进分泌	α	抑制分泌
泌尿生殖器官				
膀胱逼尿肌	M	收缩	β_2	舒张
内括约肌	M	舒张	α	收缩
妊娠子宫平滑肌	M	收缩	α_1	收缩
未孕子宫平滑肌	M	舒张	β_2	舒张
皮肤				
竖毛肌	—	—	α	收缩
汗腺	M	促进分泌	—	—
眼				
瞳孔开大肌	—	—	α	收缩（瞳孔开大）
瞳孔括约肌	M	收缩（瞳孔缩小）	—	—
代谢				
胰岛	M	促进分泌	α	抑制分泌
脂肪分解代谢	—	—	β_1	增加
糖酵解代谢	—	—	β_2	增加
其他				
自主神经节	N_1	兴奋	—	—
肾上腺髓质	N_1	促进分泌	—	—
骨骼肌	N_2	收缩	—	—

四、内脏功能的神经调节

（一）脊髓对内脏活动的调节

脊髓是内脏反射活动的基本中枢。脊髓内有血管运动、排尿、排便、发汗及勃起等反射的初级中枢，调节这些内脏活动的交感神经及部分副交感神经的节前神经元位于脊髓胸、腰、骶段。研究人员通过临床观察发现，在脊休克恢复期，患者的上述内脏反射可以逐渐恢复，这说明脊髓对内脏活动具有一定的调节能力，但由于失去了高位脑中枢的控制，这些反射远不能满足个体正常的生理需要。

（二）脑干对内脏活动的调节

脑干中存在着许多重要的内脏活动中枢。延髓有心血管运动、呼吸运动、胃肠运动、消化腺分泌等反射的基本中枢。如延髓被压迫或受损，可迅速使呼吸、心跳等生命活动停止，导致患者死亡，因此，延髓又有"生命中枢"之称。此外，脑桥内有呼吸调整中枢和角膜反射中枢，中脑内有瞳孔对光反射中枢等。

（三）下丘脑对内脏活动的调节

下丘脑内有许多调节内脏活动的神经核团，它是调节内脏活动的较高级中枢。

1. 对摄食行为的调节　下丘脑内有摄食中枢和饱中枢。在一般情况下，摄食中枢与饱中枢之间有交互抑制作用。相关的动物实验证实：如毁坏摄食中枢，动物拒绝摄食；用电流刺激此摄食中枢时，动物食量大增；如毁坏饱中枢，则动物食量增大，逐渐变得肥胖；刺激饱中枢，动物将停止摄食。

2. 对水平衡的调节　人体对水平衡的调节包括饮水调节与排水调节两个方面。实验证明，下丘脑控制饮水的区域在摄食中枢外侧区。破坏此区，动物除拒食外，饮水量也明显减少。另外，下丘脑还存在着渗透压感受器，其可通过影响抗利尿激素的分泌来调节排水量。

3. 对体温的调节　视前区下丘脑前部存在着体温调节的基本中枢，体温调节的基本中枢可感受温度变化，调节机体的产热与散热，维持体温的相对恒定。

4. 对腺垂体及其他内分泌功能的调节　下丘脑有些神经元，可合成多种调节腺垂体功能的肽类物质，对人体的内分泌功能有十分重要的调节作用。

5. 对情绪反应的影响　人们的喜、怒、哀、乐等情绪实际上是由事件、情景或观念等引起的心理反应，并伴有一系列的生理变化（包括内脏功能和躯体运动的变化），这称为情绪反应。下丘脑对情绪反应有重要的调节作用。如在间脑以上水平切除猫的大脑，只保留下丘脑以下结构，将会引起类似于人类发怒时的一系列反应，称为假怒（sham rage）。若损伤整个下丘脑，则假怒不再出现。临床上，人类在患下丘脑疾病后也常出现一些不正常的情绪反应。

6. 对生物节律的控制　生物体内的功能活动可按一定时间顺序呈现周期性变化，这称为生物节律。根据周期的长短，可将生物节律划分为日节律、月节律、年节律等，其中日节律表现得尤为突出。一些重要的生理功能多呈现出昼夜的周期性波动，称为日节律，例如动脉血压、体温、血细胞数、某些激素的分泌等。据研究，日节律的控制中心可能分布在下丘脑的视交叉上核处。

（四）大脑皮层对内脏活动的调节

近年来，随着医学模式由生物－医学模式向生物－心理－社会医学模式的转变，人们越来越重视社会心理因素对人体功能的影响。相关研究表明，社会心理因素的刺激主要通过神经系统、内分泌系统和免疫系统来影响各器官的功能，其中神经系统起主导作用。大脑皮层是社会心理因素影响人体健康的门户，它对内脏活动的调节主要是通过新皮层和边缘系统来实现的。

1. 新皮层 新皮层指进化较新、分化程度最高的大脑半球的外侧面。通过电刺激动物的新皮层，除能引起躯体运动的变化外，还能引起内脏活动（如血压、呼吸、胃肠运动）的变化。切除大脑新皮层后，除有关感觉、躯体运动功能丧失外，很多内脏功能也会发生异常，这说明大脑新皮层既是感觉和躯体运动的最高级中枢，又是调节内脏功能的高级中枢。

2. 边缘系统 边缘系统包括边缘叶以及与其有密切关系的皮层和皮层下结构。边缘叶是指大脑半球内侧面皮层下围绕在脑干顶端周围的一些结构，如海马、海马回、扣带回、胼胝体回等。边缘系统是调节内脏活动的重要中枢，可参与对血压、心率、呼吸、消化、瞳孔、竖毛、体温、汗腺、排尿、排便等活动的调节，故有人称其为"内脏脑"。此外，边缘系统还与情绪、食欲、生殖、防御、学习和记忆等活动有密切关系。

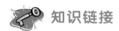 知识链接

社会心理因素与疾病

在与所处的社会环境发生联系时，人体的各种心理活动与生理活动可以相互作用。其中社会心理性的紧张刺激，特别是突出性的超强刺激和持久性的消极情绪很容易导致疾病的发生。当这些劣性的紧张刺激作用于大脑皮层后，一方面，可使下丘脑兴奋，肾上腺髓质释放大量肾上腺素和去甲肾上腺素，引起呼吸、消化等活动的变化；另一方面，下丘脑还通过垂体促进抗利尿激素、糖皮质激素、盐皮质激素等的释放增加，引起机体更多器官和系统的功能变化。人体若经常处于这种紧张状态，就会使某一器官、系统甚至整个机体出现功能紊乱。

第五节 脑的高级功能与脑电活动

人的大脑除了能产生感觉、调节躯体运动和内脏活动外，还有一些更为复杂的高级功能，如学习、记忆、思维、语言等，这些功能统称为脑的高级功能。脑电活动和脑的高级功能之间有着密切的联系，对于脑的功能活动和临床检查有着重要的意义。

一、脑的高级功能

脑的高级功能与条件反射有着密切的联系。

（一）条件反射

条件反射是机体在后天生活过程中，在非条件反射的基础上和一定条件下建立起来的一类反射。

1. 条件反射的形成 条件反射的形成实验是巴甫洛夫首创的。在实验中，给狗喂食后会引起狗的唾液的分泌，这是非条件反射，食物是非条件刺激。在平时，灯光不会使狗分泌唾液，因为灯光与唾液分泌无关，故被称为无关刺激。如果喂食前先出现灯光，然后再给食物，经多次重复后，当灯光出现时，即使不给狗食物，狗也会分泌唾液，这样就建立了条件反射。在这种情况下，灯光不再是无关刺激，它成为进食的

信号，即变成了条件刺激。由条件刺激引起的反射称为条件反射（conditioned reflex）。在日常生活中，任何无关刺激只要多次与非条件刺激结合，都可能转变成条件刺激而引起条件反射。如铃声、食物的形状、颜色、气味、进食的环境、喂食的人等，若经常与食物伴随出现，都可成为条件刺激而引起唾液分泌。由此可见，条件反射形成的基本条件是无关刺激与非条件刺激在时间上的结合，这个结合过程称为强化。

2. 人类条件反射的特点　人和动物都能够建立条件反射，但人类由于从事社会性的生活与生产实践，促进了大脑皮层的高度发展，产生了语言、思维功能。因此，人类能够以语言甚至心理活动建立条件反射。

条件反射是由刺激信号引起的。刺激信号可分为以下两类：第一信号，即现实的具体信号，如灯光、铃声、食物的形状、食物的气味等；第二信号，即抽象信号，如语言和文字等。巴甫洛夫认为，能对第一信号发生反应的大脑皮层功能系统称为第一信号系统（first signal system）。第一信号系统是人类和动物所共有的。能对第二信号发生反应的大脑皮层功能系统，称为第二信号系统（second signal system），这是人类所特有的，也是人类区别于动物的主要特征。

第二信号系统是在第一信号系统活动的基础上建立的，是个体在后天发育过程中逐渐形成的。人类有了第二信号系统，就能借助语言和文字来表达思维，并通过抽象思维进行推理，极大地提高了认识世界和改造世界的能力。从医学角度来看，第二信号系统对人体的心理活动和生理活动都能产生重要影响。作为医疗工作者，不仅要注意自然环境因素对患者的影响，还应注意语言、文字对患者的作用。临床实践表明，语言运用恰当，对患者的生理活动、心理活动有着积极的影响，有利于增强和调动机体的抗病能力，促进患者的康复；不良的语言，对患者的生理活动、心理活动起着消极的作用，不仅可影响患者的康复，而且可能成为致病的因素，甚至可使病情恶化，给患者带来不良后果。

（二）学习与记忆

学习与记忆是人类赖以生存、不可缺少的脑功能。学习与记忆是两个有着密切联系的神经活动过程。学习指神经系统不断接受环境的变化而获得新的行为习惯的活动过程。学习是记忆的前提，而新的学习又常常是在已获得的经验基础上进行的。

1. 学习的分类　学习的分类方法有多种。按学习形式的不同，通常可将学习分为非联合型学习和联合型学习两大类。

（1）非联合型学习（nonassociative learning）：它不需要在刺激和反应之间形成某种明确的联系，属于简单学习行为。非联合型学习包括习惯化和敏感化。习惯化指一种不产生伤害性效应的刺激反复地出现，机体对该刺激的反射效应逐渐减弱以至消退的过程。例如，人们对运转的机器发出噪音的适应过程就是一种习惯化，其意义在于使机体去除对那些无意义信息的应答。敏感化指机体在受到强的伤害性刺激后，对弱刺激的反应也会明显增强。

（2）联合型学习（associative learning）：指两个事件在时间上很靠近地重复发生，最后在脑内逐渐形成联系，如经典的条件反射和操作式条件反射都属于这种类型的学习，从这个意义上说，学习的过程实际上就是建立条件反射的过程。

人类的学习方式多数是联合型学习，其最大特点是即使没有具体事物的刺激，也能通过语言、文字和符号等进行学习、思维，这样既简化了学习过程，又提高了学习效率。

2. 记忆的过程 人类的记忆过程可分为感觉性记忆、第一级记忆、第二级记忆和第三级记忆四个阶段（图 13－19）。其中前两个阶段属于短时性记忆，后两个阶段属于长时性记忆。①感觉性记忆又称瞬时记忆，指通过感觉获得的信息在脑的感觉区内储存的阶段，信息在此阶段储存的时间不超过 1 s，如果没有经过注意和处理，很快就会消失。②第一级记忆指对信息只作几秒到几分钟的记忆，其特点是瞬时有效性。如在连续拨打几个生疏电话号码时，当查看、拨打某一电话号码后，可在短时内记住它，而接着查看、拨打另一电话号码后，原来电话号码就忘记了，即所记忆的信息大多只有即时应用的意义。③第二级记忆指通过反复学习、运用，信息在第一级记忆循环后，可转入第二级记忆中。第二级记忆持续时间较长，可记忆数分钟至数年。④第三级记忆是一种深刻在大脑中的记忆，记忆可持续终身，如对自己的名字、每天操作的手艺的记忆等。

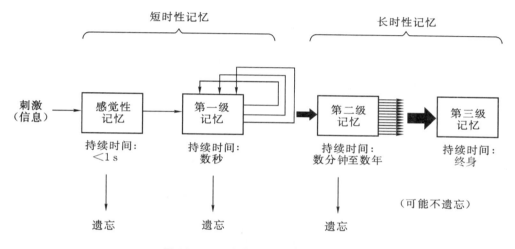

图 13－19 人类的脑记忆过程示意图

有关学习和记忆的机制尚未研究清楚：海马环路结构可能与近期记忆功能有关；突触前末梢递质释放量的增减可能与敏感化和习惯化的发生有关；神经元之间的环路联系可能是第一级记忆的基础；长时性记忆可能与新的突触联系的建立及脑内蛋白质的合成有关。

3. 遗忘 遗忘（loss of memory）是伴随着学习和记忆的一种正常的生理现象。进入人脑的信息只有很少部分能被较长期地记忆，不能进入记忆的信息就会被遗忘。遗忘并不意味着记忆痕迹的完全消失，因为复习已遗忘的知识总比学习新的知识容易。正常的生理性遗忘具有适应性保护作用，有利于在脑内储存更有用的信息。

临床医学所指的遗忘症（amnesia）是指由于疾病所致的记忆功能障碍，它包括顺行性遗忘症和逆行性遗忘症。顺行性遗忘症指不能保留新近获得的信息，即对近事遗忘而不影响远时性记忆。它常见于慢性乙醇中毒患者，其机制可能是由信息不能从第一级记忆转入第二级记忆所致，与海马及其环路的功能障碍有关。逆行性遗忘症指脑功能发生障碍之前的一段时期内的记忆均已丧失。它常见于车祸造成的脑震荡患者，患者不能记起发生车祸前一段时间内的事情，但对自己的名字仍能记得。其发生的机制是第二级记忆发生了障碍，而第三级记忆不受影响。

（三）大脑皮层的语言功能

语言是人类常用的通信手段，通过语言可以交流感情，进行思维、推理。语言在人类的工作和生活中发挥着十分重要的作用。

1. **大脑皮层语言中枢的分区**　人类大脑皮层某些区域的损伤可引起具有不同特点的语言功能障碍，由此可见，人类大脑皮层的语言功能具有一定的分区（图13-20）。颞上回后部为语言感觉区。如果该区受损，患者能讲话、书写、看懂文字，也能听见别人的发音，但听不懂别人讲话的含义，这称为感觉性失语症（sensory aphasia）。中央前回底部前方为语言运动区，此区受损的患者能看懂文字，也能听懂别人的讲话，与发音有关的肌肉并不麻痹，但不会讲话，此即运动性失语症（motor aphasia），该现象首先由布罗卡（Broca）发现，故该区又被称为布罗卡皮层区。角回称语言阅读区，如果受损，患者视觉正常，能看见文字，但看不懂文字的含义，此即失读症（alexia）。额中回后部接近中央前回手部代表区的部位称语言书写区，此区受损的患者能听懂别人的讲话和看懂文字，也会说话，手的功能也正常，但丧失了书写功能，出现失写症（agraphia）。由此可见，语言功能与大脑皮层一定区域的活动有关，人体语言功能的完整有赖于大脑皮层各区域活动的密切联系。

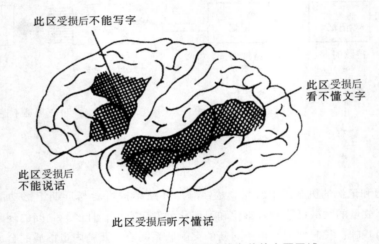

图13-20　大脑皮层与语言功能有关的主要区域

2. **大脑皮层语言功能的一侧优势**　语言中枢主要集中于一侧大脑半球，这称为语言中枢的优势半球（dominant hemisphere）。临床实践证明，习惯用右手的人（右利者），其优势半球在左侧，因此，左侧颞叶受损可发生感觉失语症，而右侧颞叶受损不会发生此病。一侧优势与遗传因素有一定的关系，但主要是在后天生活实践中逐渐形成的，与人类习惯运用右手进行劳动有密切关系。

一侧优势的现象充分说明，人类两侧大脑半球的功能是不对称的。左侧半球在语言活动功能上占优势，而右侧半球则在非语词性认识功能上占优势，如对空间的辨认、对深度知觉的认识、对触-压觉的认识、对图像视觉的认识、对音乐的欣赏等。但是这种优势是相对的，左侧半球也有一定的非语词性认知功能，右侧半球也有一定的简单的语词认知功能。

二、脑电活动、觉醒与睡眠

(一)脑电活动

应用电生理学的方法，可在大脑皮层记录到两种不同形式的脑电活动：一种是在无明显外来刺激的情况下，大脑皮层经常性自发地产生节律性的电位变化，这称为自发脑电活动(spontaneous cerebral electrical activity)；另一种是在外加刺激引起的感觉传入冲动的激发下，大脑皮层某一区域产生的较为局限的电位变化，这称为皮层诱发电位(evoked cortical potential)。临床上使用脑电图机在头皮表面用双极或单极导联记录法所描绘出的脑细胞群自发性电位变化的波形，称为脑电图(electroencephalogram，EEG)。如果将颅骨打开，直接在皮层表面安放引导电极所记录出的脑电波，称为皮层脑电图(electrocorticogram，ECOG)。

1. 正常脑电图的波形 正常脑电图的波形不规则，根据频率、振幅和生理特征的不同，可将其分为 α、β、θ、δ 4 种基本波形(表 13 – 10、图 13 – 21)。

表 13 – 10 正常人脑电图的几种基本波形

波形	频率(次/秒)	波幅/μV	出现的条件
α 波	8 ~ 13	20 ~ 100	清醒、安静、闭目
β 波	14 ~ 30	5 ~ 20	睁眼、听到声响、思考问题
θ 波	4 ~ 7	100 ~ 150	成人困倦、深度麻醉，儿童的正常脑电波
δ 波	0.5 ~ 3	20 ~ 200	成人睡眠、婴幼儿的正常脑电波

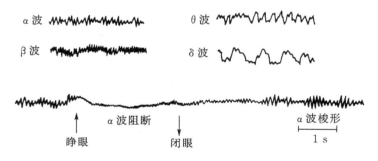

图 13 – 21 正常脑电图的描记和几种基本波形

在一般情况下，脑电波随大脑皮层生理情况的变化而变化。当有许多皮层神经元的电活动趋于一致时，就出现了低频率、高振幅的慢波，这种现象称为同步化；当皮层神经元的电活动不一致时，就出现了高频率、低振幅的快波，这种现象称为去同步化。一般认为，脑电波由高振幅的慢波转化为低振幅的快波时，表示兴奋过程的增强；反之，由低振幅的快波转化为高振幅的慢波时，则表示抑制过程的加深。

2. 脑电图的临床意义 脑电图是研究大脑功能状态的一种无痛、无创、便捷且经济的生物物理检查方法。脑电图对某些疾病(如癫痫、脑炎、颅内占位性病变等)有一定的诊断意义，尤其对癫痫有较重要的诊断价值。

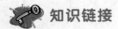 **知识链接**

癫　痫

　　癫痫是由多种原因引起的慢性脑功能障碍，是大脑神经细胞群反复超同步放电所引起的发作性、突然性、反复性、短暂性的脑神经系统功能紊乱。因癫痫是脑功能异常改变的疾病，其诊断、治疗及预后判断主要依赖的是脑电图的检查。癫痫患者的脑电图表现为特异性的痫样放电，临床上根据脑电图的异常波形出现的形式、部位及其他参数，来判断是否为癫痫发作、癫痫的类型、药效及预后。脑电图检查已经成为进行癫痫患者手术定位、术中监测的必要手段。

（二）觉醒与睡眠

　　觉醒（wakefulness）与睡眠（sleep）是一种昼夜周期性交替，是人体正常生活中必不可少的两个生理过程。觉醒时机体能迅速适应环境变化，从事各种体力劳动和脑力劳动。睡眠时机体的意识暂时丧失，失去对环境的精确适应能力，表现为感觉功能减退，骨骼肌反射和肌紧张减弱，并伴有一系列自主神经功能的改变，如心率减慢、血压下降、呼吸减慢、瞳孔缩小、尿量减少、代谢率降低、体温下降、发汗功能增强等。

　　睡眠占人类生命活动 1/3 左右的时间，其主要功能是促进精力和体力的恢复。如果出现睡眠障碍，常导致中枢神经系统（特别是大脑皮层）活动的失常，发生幻觉、记忆力和工作能力下降等。每天所需要的睡眠时间，依年龄、个体的不同而不同。一般而言，中年人每天所需的睡眠时间 7～9 h，老年人需要的睡眠时间为 5～7 h，儿童需要的睡眠时间为 10～12 h，新生儿需要的睡眠时间为 18～20 h。

　　1. 觉醒状态的维持　　觉醒状态有行为觉醒状态和脑电觉醒状态两种。行为觉醒状态指动物出现觉醒时的各种行为表现；脑电觉醒状态指脑电图波形呈去同步化快波的现象。脑干网状结构上行激动系统对觉醒状态的维持发挥着重要作用。行为觉醒状态的维持与黑质内的多巴胺系统有关；脑电觉醒状态的维持与蓝斑上部的去甲肾上腺素递质系统有关。脑干网状结构上行激动系统中的乙酰胆碱对觉醒状态的维持有调制作用。

　　2. 睡眠的时相　　根据睡眠过程中脑电波特征的不同，可将睡眠分为慢波睡眠和快波睡眠两个时相。慢波睡眠又称正相睡眠，快波睡眠又称异相睡眠或快速眼球运动睡眠。

　　（1）慢波睡眠：睡眠期间若脑电图的特征为同步化慢波，则其称为慢波睡眠（slow wave sleep，SWS）。慢波睡眠期间，人体的嗅、视、听、触等感觉功能暂时减退，骨骼肌反射活动和肌紧张减弱，心率和呼吸减慢，血压下降，代谢率降低，体温下降，尿量减少，胃液分泌增加，唾液分泌减少，发汗功能增强。在慢波睡眠期间，机体的能量消耗减少，生长素的释放明显增多，这可促进恢复体力和促进儿童的生长、发育。

　　（2）快波睡眠：睡眠期间若脑电图的特征为去同步化快波，则其称为快波睡眠（fast wave sleep，FWS）。快波睡眠期间，睡眠更深，感觉功能进一步减退，肌肉运动和肌紧张也进一步减弱，肌肉几乎完全松弛，但可有部分肢体抽动和发生快速的眼球转动，自主神经系统的功能可出现不规则的波动，如出现阵发性呼吸加快、心率加快、血压升高等。梦的发生也多在此时相。在快波睡眠期间，脑组织的蛋白质合成增加，这样可促进机体精力的恢复，并对幼儿神经系统的发育、成熟和对成年人建立新的突触联系以及增强记忆有重要的意义。

在睡眠过程中，慢波睡眠和快波睡眠是不断地进行相互转换的，两者均可直接转入觉醒状态。成年人的睡眠一开始，首先进入慢波睡眠，持续 90 ~ 120 min 后可转入快波睡眠，再持续 20 ~ 30 min 转入慢波睡眠。在一夜的睡眠中，可如此反复 3 ~ 4 次。

3. **睡眠产生的机制**　睡眠产生的机制仍不完全清楚，但一般认为睡眠不是脑活动的简单抑制，而是中枢神经系统内的一个主动过程。有人发现，脑桥下部和延髓的中缝核、孤束核以及间脑的一些区域与睡眠密切相关，这些区域发出的神经纤维除与脑干网状结构有广泛的联系外，还向上与下丘脑、丘脑、边缘系统乃至新皮层联系，向下抵达脊髓灰质后角。睡眠是由中枢的上行冲动作用于大脑皮层，对抗了脑干网状结构上行激动系统维持觉醒状态的作用而发生的。睡眠的产生与中枢内某些神经递质有密切的关系。慢波睡眠与脑内的 5 - HT 有关，快波睡眠主要与脑内的 5 - HT 和去甲肾上腺素有关。

三、情绪

情绪(emotion)指对客观事物或情境变化是否符合或满足自己需要的主观情感体验和客观表达，是客观事件同主观需要间关系的反映。情绪可有多种表现形式，如恐惧、焦虑、愤怒、平静、愉快、悲哀及惊讶等。

(一)情绪的适应意义

通常将情绪分为积极情绪(如愉快、平静等)和消极情绪(如恐惧、愤怒和厌恶等)，其在进化过程中具有不同的适应意义。当机体受积极情绪的影响时，思维开阔，心态积极而放松，更容易发现生活的积极意义，促使个体进一步探索和尝试，进而带来更为积极的情绪反应；而当机体受消极情绪的影响时，常导致思维活动越来越窄，思维往往集中在引起消极情绪的事件或情境中，使个体处于警惕或紧张状态，并出现相关的生理反应。例如，恐惧可引起逃跑行为，愤怒可引起攻击行为，厌恶则可引起驱逐行为等，这些变化有利于机体在经常受到威胁的环境中生存。

(二)情绪的调节

情绪是许多中枢部位(尤其是大脑皮层、边缘系统和下丘脑)共同协调的结果，它与自主神经系统和内分泌系统的活动也有密切关系。

相关动物实验证明，对在间脑水平切除大脑的猫来说，只要给予微弱的刺激，它就会出现一系列交感神经亢进的现象，如张牙舞爪、毛发竖立、心跳加速、呼吸加快、瞳孔扩大、血压升高等，好似发怒一样，故称为假怒。在通常情况下，下丘脑的这种活动由于受到大脑皮层的抑制，不易表现出来。当切除大脑后，抑制被解除，轻微的刺激就可引发假怒。相关研究证明，在下丘脑中线两旁的腹内侧区存在着"防御反应区"。用电刺激清醒动物的这个区，则动物可出现防御性行为。此外，用电刺激下丘脑外侧区也可使动物出现攻击行为，用电刺激下丘脑背侧区则可使动物出现逃避行为。临床上，当人类患下丘脑疾病后，常常会出现不正常的情绪反应。

当创伤或疼痛等引起机体应激时，常伴有痛苦、恐惧和焦虑等情绪反应，以及血液中多种激素水平的明显改变，如促肾上腺皮质激素、糖皮质激素、肾上腺素、去甲肾上腺素、甲状腺激素、生长素及催乳素等可明显增加。当情绪波动较大时，机体会出现性激素分泌的紊乱，出现性欲冷淡或亢进，育龄期女性还可出现月经周期紊乱。此外，后天学习和社会因素对个体的情绪也有明显的影响，这进一步说明了大脑皮层在情绪反应中的重要作用。

❋ 本章小结

一、本章提要

通过对本章的学习，可使同学们了解正常人体神经系统的基本组成、基本结构及基本功能。本章具体包括以下内容。

1. 掌握　突触的概念、类型及突触传递的过程与特征，特异性投射系统和非特异性投射系统的概念与功能，大脑皮层的感觉功能代表区，内脏痛、牵涉痛的概念及不同内脏器官牵涉痛的部位，自主神经系统的结构和功能特点，自主神经系统的递质和受体等。

2. 熟悉　神经元和神经纤维，神经纤维兴奋传导的特征，中枢兴奋传递的特征，脊髓、脑干的感觉传导功能，脊髓、小脑、大脑皮层对躯体运动的调节和脑干对肌紧张的调节，牵张反射的概念、类型，小脑的功能，下丘脑对内脏活动的调节，去大脑僵直，脊髓休克，体表感觉区的部位及投射特征，条件反射，大脑皮层的语言中枢等。具有能够分析条件反射在生命活动中的重要作用以及能对临床常见的感觉障碍和帕金森病、酒精中毒的患者及家属给出合理解释的能力，并能做人体常用的神经反射的检查。

3. 了解　兴奋性突触后电位和抑制性突触后电位、神经递质、基底神经节对躯体运动的调节。

二、本章重、难点

1. 重点　突触及突触传递的过程与特征，特异性投射系统和非特异性投射系统的概念与功能，大脑皮层的感觉功能代表区，牵涉痛的概念及不同内脏器官牵涉痛的部位；自主神经系统的结构和功能特点，自主神经系统的递质和受体等。

2. 难点　特异性投射系统和非特异性投射系统的功能，神经系统对躯体运动的调节，自主神经系统的结构和功能特点，脑电活动。

📣 课后习题

一、名词解释

1. 特异性投射系统　2. 非特异性投射系统　3. 突触　4. 牵涉痛　5. 牵张反射
6. 肌紧张　7. 腱反射　8. 条件反射　9. 去大脑僵直

二、选择题

1. 下列有关化学突触传递特征的说法错误的是（　　）

    A. 总和　　　　　　　　　　　　B. 后放

    C. 双向性传递　　　　　　　　　D. 兴奋节律的改变

E. 对内环境变化敏感

2. 交感、副交感节前纤维释放的递质是(　　)

    A. 乙酰胆碱

    B. 肾上腺素

    C. 去甲肾上腺素

    D. 乙酰胆碱和肾上腺素

    E. 乙酰胆碱和去甲肾上腺素

3. 下列属于条件反射的是(　　)

    A. 婴儿的吸吮反射

    B. 眨眼反射

    C. 跟腱反射

    D. 屈肌反射

    E. 见酸梅后出现唾液分泌反射

4. 下列不是脊髓休克的表现的是(　　)

    A. 血压下降

    B. 大小便积聚

    C. 发汗反射消失

    D. 断面以下脊髓所支配的骨骼肌肌紧张减弱或消失

    E. 动物失去一切感觉

5. 下列不属于牵张反射的是(　　)

    A. 肌紧张

    B. 跟腱反射

    C. 膝跳反射

    D. 条件反射

    E. 肱三头肌反射

三、问答题

1. 特异性投射系统与非特异性投射系统的概念、特点及功能分别是什么?

2. 内脏痛的特点有哪些?

3. 牵张反射可分为哪两种类型? 其意义有哪些?

4. 大脑皮层的运动调节功能有何特点? 锥体系和锥体外系的功能各是什么?

5. 自主神经系统的递质和受体的类型、分布及递质的生理效应有哪些?

6. 交感神经和副交感神经的生理功能和意义分别有哪些?

四、案例分析

患者，男，59 岁，5 年前开始自觉右上肢动作不如从前灵活，有僵硬感并伴不自主的抖动，情绪紧张时症状加重，睡眠时症状消失，1 年后左上肢亦出现类似症状，并逐渐出现起身落座时动作困难，行走时向前冲，易跌倒，步态幅度小，转身困难，近 1 年来记忆力明显减退，情绪低落。

体格检查：神清，呈"面具脸"，面部油脂分泌较多，伸舌居中，鼻唇沟对称，四肢肌张力呈齿轮样增高，腱反射双侧正常，四肢肌力 0 级，双手放置时呈搓丸样，有不自主震颤，无明显共济失调，双侧病理征(−)，交谈时语音低沉，写字时字越写越小。

辅助检查：通过做头颅 CT 发现双侧基底节区有腔隙性低密度影。

思考问题：

对该患者的诊断是什么? 诊断依据有哪些?

(张丽娟，毕智丽)

第十四章 内分泌

✎ 学习目标

1. 掌握内分泌和激素的概念，腺垂体的激素及其生理作用，甲状腺激素、肾上腺皮质激素、肾上腺髓质激素、胰岛素的生理作用。

2. 熟悉激素作用的特征，下丘脑与垂体之间的功能关系，神经垂体激素及其生理作用，甲状旁腺激素的生理作用，下丘脑－腺垂体－甲状腺轴、下丘脑－腺垂体－肾上腺皮质轴的调节及意义。

3. 了解激素的分类及作用原理，交感肾上腺髓质系统、应急反应与应激反应的概念，甲状腺激素的合成过程及碘对甲状腺激素合成的影响。

第一节 激素的概况

内分泌系统是体内重要的功能调节系统，是由内分泌腺和散在于某些器官、组织中的内分泌细胞组成的。内分泌腺和内分泌细胞是通过所分泌的激素来发挥调节作用的，激素不经导管，而是直接被释放于体液中，这种现象称为内分泌（endocrine）。内分泌系统与神经系统密切联系、相互配合，共同调节机体的各种功能活动，维持内环境的相对稳定。

由内分泌腺或内分泌细胞所分泌的高效能的生物活性物质，称为激素（hormone）。激素是经组织液或血液传递而发挥其调节作用的，主要调节机体的新陈代谢、生长、发育及生殖功能。

激素作用的细胞、组织和器官，分别称为靶细胞（target cell）、靶组织（target tissue）和靶器官（target organ）。目前人们对激素传递方式的认识已经比较深入。大多数激素经血液循环运送到远距离的器官发挥作用，这种方式称为远距分泌（telecrine）；某些激素仅由组织液扩散作用于邻近细胞，这种方式称为旁分泌（paracrine）；如果内分泌细胞所分泌的激素在局部扩散后又返回作用于该内分泌细胞，这种方式称为自分泌（autocrine）；另外，下丘脑内有许多具有内分泌功能的神经细胞，其产生的激素可沿神经轴突内的轴浆流动到末梢并被释放，这种方式称为神经分泌（neurocrine）。

一、激素作用的一般特性

（一）激素的信息传递作用

内分泌系统以激素这种化学形式在细胞与细胞之间进行信息传递，调节靶细胞的生理、生化反应过程，使其过程加强或减弱。在这个过程中并不产生新的信息，也不提供能量，当信息传递至靶细胞后，激素即被分解而失去活性，激素只是起到将生物信息传递给靶细胞的"信使"（messenger）作用。

（二）激素作用的特异性

激素释放入血液后会被运送到全身各个部位。不过，激素只选择性地作用于某些器官、组织和细胞，这称为激素作用的特异性。这种特异性产生的原因是靶细胞上存在与该激素结合的特异性受体。激素与受体相互识别，并发生特异性结合，从而发挥生理效应。

（三）激素作用的高效能

虽然各种激素在血液中含量甚微，一般在纳摩尔（nmol/L）甚至皮摩尔（pmol/L）数量级，但是其作用却非常显著，其原因是激素与受体结合后，在细胞内发生一系列酶促反应，经逐级放大后可形成一个高效能的生物放大系统。当某内分泌腺分泌的激素稍多或不足时，便可引起机体代谢或功能的异常，激素分泌过多或不足的现象分别称为内分泌腺功能亢进或功能减退。

（四）激素间的相互作用

人体内多种激素所起作用各异，但激素与激素之间可互相影响，表现出相互对抗的作用和相互协同的作用。如胰岛素可降低血糖浓度，而胰高血糖素可升高血糖浓度，这表现为相互对抗的作用；肾上腺素、糖皮质激素等均能升高血糖浓度，这表现为相互协同的作用；还有的激素虽然自身对某一生理反应不起直接作用，但其可为另一种激素发挥作用创造必备的条件，如糖皮质激素没有收缩血管的作用，但只有它存在时，去甲肾上腺素才能充分发挥收缩血管的作用，这种现象称为激素的允许作用（permissive action）。

二、激素的分类

按化学性质的不同可将激素分以下两大类。

（一）含氮激素

1. **肽类和蛋白质激素**　主要包括下丘脑调节性多肽、神经垂体释放的激素、腺垂体激素、胰岛素、甲状旁腺素、降钙素及胃肠道激素等。

2. **胺类激素**　主要包括肾上腺素、去甲肾上腺素、甲状腺激素等。

含氮类激素易被消化液消化、分解而破坏，用药时不宜口服，一般应通过注射的方式给药。

（二）类固醇激素

类固醇激素主要包括由肾上腺皮质和性腺分泌的激素，如皮质醇、醛固酮、性激素等。这类激素不会被消化液消化、分解而破坏，用药时可口服。另外，类固醇激素还有固醇类激素，如 1,25 - 二羟维生素 D_3 等。

人体内分泌系统分泌的激素种类繁多，主要的内分泌腺所分泌的激素及其化学本质见表 14 - 1。

表 14 –1 人体主要内分泌腺所分泌的激素及其化学本质

内分泌腺	激素	英文缩写	化学性质
下丘脑	促甲状腺激素释放激素	TRH	肽类
	促肾上腺皮质激素释放激素	CRH	肽类
	促性腺激素释放激素	GnRH	肽类
	生长激素释放激素	GHRH	肽类
	生长激素抑制激素	GHIH	肽类
	催乳素释放因子	PRF	肽类
	催乳素抑制因子	PIF	肽类
	催产素	OXT	肽类
	血管升压素（抗利尿激素）	VP（ADH）	肽类
	促黑素释放素	MRH	肽类
	促黑素抑制素	MIH	肽类
腺垂体	促肾上腺皮质激素	ACTH	蛋白质类
	促甲状腺激素	TSH	蛋白质类
	卵泡刺激素	FSH	蛋白质类
	黄体生成素	LH	蛋白质类
	生长激素	GH	肽类
	催乳素	PRL	肽类
甲状腺	甲状腺素	T_4	胺类
	三碘甲腺原氨酸	T_3	胺类
	降钙素	CT	肽类
甲状旁腺	甲状旁腺激素	PTH	肽类
胰岛	胰岛素	—	蛋白质类
	胰高血糖素	—	肽类
	胰多肽	—	肽类
肾上腺皮质	糖皮质激素（如皮质醇）	—	肽类
	盐皮质激素（如醛固酮）	—	类固醇类
肾上腺髓质	肾上腺素	E	胺类
	去甲肾上腺素	NE	胺类

内分泌腺	激素	英文缩写	化学性质
睾丸	睾酮	T	固醇类
	抑制素	—	蛋白质类
卵巢	雌二醇	E_2	类固醇类
	孕酮	P	类固醇类
胎盘	人绒毛膜促性腺激素	hCG	肽类
	人绒毛膜生长激素	hCS	肽类
胃肠道	促胃液素	—	肽类
	促胰液素	—	肽类
	缩胆囊素	CCK	肽类
心脏	心房钠尿肽	ANP	肽类
松果体	褪黑素	MLT	胺类
胸腺	胸腺素	—	肽类
肝脏	胰岛素样生长因子	IGFs	肽类
肾脏	1,25 - 二羟维生素 D_3	$1,25-(OH)_2D_3$	固醇类

三、激素的作用机制

（一）含氮激素的作用机制——第二信使学说

第二信使学说认为，激素作为第一信使，经血液循环送到靶细胞，与其细胞膜表面的特异性受体结合，激活位于细胞膜内侧面的腺苷酸环化酶（adenylate cyclase，AC），AC 在 Mg^{2+} 的参与下，促使 ATP 转变为 cAMP，cAMP 作为第二信使激活细胞内的蛋白激酶。蛋白激酶的活化有赖于 Ca^{2+} 的存在。被激活的蛋白激酶可使多种蛋白质或酶发生磷酸化反应，进而调节细胞的各种功能（图 14 - 1）。

（二）类固醇激素的作用机制——基因表达学说

基因表达学说认为，类固醇激素分子量小，脂溶性高，能透过靶细胞的细胞膜进入细胞内，与受体结合，形成激素 - 受体复合物，再进入细胞核内与核内受体结合，转变为激素 - 受体 - 核蛋白复合物，从而激发 DNA 的转录过程，生成新的 mRNA，诱导某种蛋白质的合成而产生生理效应。另外，有的激素（如甲状腺激素、维生素 D 等）可直接进入细胞核内，与附着于 DNA 上的核内受体分子结合，进而调节蛋白质的

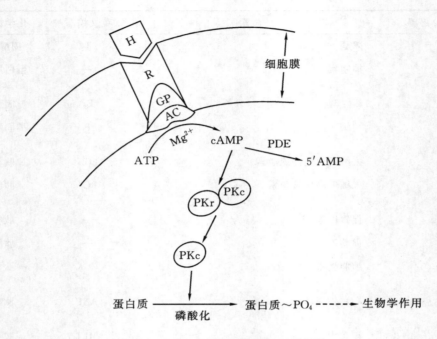

图 14 - 1　含氮激素的作用机制示意图

合成。

应该说明，上述两类激素的作用原理不能绝对分开。例如，胰岛素除作用于细胞膜上的受体外，还能进入细胞内发挥作用。甲状腺激素也是通过进入细胞核后通过调节蛋白质合成中的转录过程而发挥作用的（图 14 - 2）。

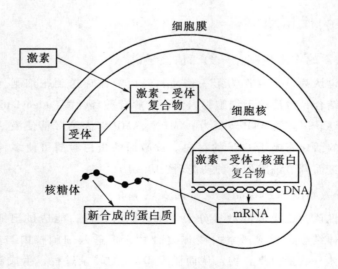

图 14 - 2　类固醇激素的作用机制示意图

第二节 下丘脑与垂体

下丘脑在丘脑的前下方，贴靠颅底中部，前以视交叉为界，下连垂体；垂体体积小，平均重量为 0.6 g，位于颅底的垂体窝内，借漏斗与下丘脑相连。垂体是体内最重要的内分泌腺，其所分泌的激素最多，作用较复杂而广泛。垂体可分为腺垂体和神经垂体两部分。

一、下丘脑与垂体的功能联系

因为在形态和功能上下丘脑与垂体的联系非常密切，所以可将它们看作一个功能单位（图 14-3）。

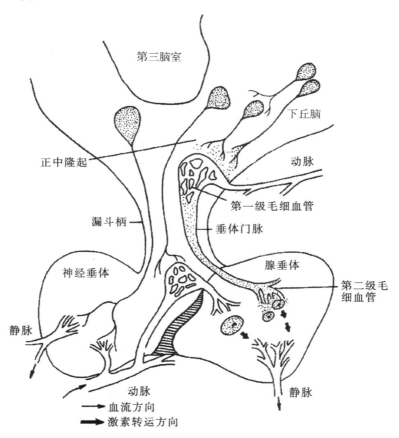

图 14-3 下丘脑与垂体的功能联系示意图

下丘脑调节性多肽（hypothalamic regulatory peptides，HRP）的主要作用是调节腺垂体的活动。目前，研究人员已对下丘脑调节性多肽中的 9 种多肽激素做了较深入的研究。其中，对腺垂体具有兴奋作用且已经确定其化学结构的，称为释放激素；没有确定其化学结构的，称为释放因子；对腺垂体分泌具有抑制作用的，称为释放抑制激素或释放抑制因子。下丘脑调节性多肽的名称、英文缩写及其主要作用见表 14-2。

表14-2　下丘脑调节性多肽的名称、英文缩写及其主要作用

名称	英文缩写	主要作用
促甲状腺激素释放激素	TRH	促甲状腺激素↑，催乳素↑
促肾上腺皮质激素释放激素	CRH	促肾上腺皮质激素↑
促性腺激素释放激素	GnRH	黄体生成素↑，尿促卵泡素↑
生长激素释放激素	GHRH	生长激素↑
生长激素释放抑制激素	GHRIH	生长激素↓
催乳素释放因子	PRF	催乳素↑
催乳素释放抑制因子	PIF	催乳素↓
促黑素释放素	MRH	促黑素↑
促黑素抑制素	MIH	促黑素↓

注：↑指升高，↓指降低。

二、腺垂体

（一）腺垂体激素及其生理作用

腺垂体可合成和分泌7种激素：生长激素、催乳素、促黑激素、促甲状腺激素、促肾上腺皮质激素、尿促卵泡素、黄体生成素。其中促甲状腺激素、促肾上腺皮质激素、尿促卵泡素、黄体生成素均有各自的靶腺，分别形成下丘脑-垂体-甲状腺轴、下丘脑-垂体-肾上腺皮质轴、下丘脑-垂体-性腺轴。腺垂体所分泌的这些激素是通过促进靶腺分泌激素而发挥作用的，因此这些激素也被称为"促激素"。

1. 生长激素　生长激素（growth hormone，GH）是腺垂体中含量最多、分泌量最大的一种激素。

GH的作用主要是促进人体生长，特别是促进骨骼、肌肉和内脏器官的生长。人在幼年时期生长激素分泌不足，可表现为生长迟缓、身材矮小，这称为侏儒症；若幼年时期生长激素分泌过多，身材过于高大，则称为巨人症；成年后生长激素分泌过多，因骨骺已闭合，长骨不再增长，可使肢端短骨、面骨及软组织生长异常，出现手足粗大、鼻大唇厚、下颌突出等症状，这称为肢端肥大症。

GH促进骨质生长的机制目前已阐明。在GH的作用下，由肝和肾产生的一种小分子多肽物质，称为生长介素（somatomedin，SM）。其经血液循环作用于软骨，促进硫酸盐、氨基酸进入软骨细胞，加速软骨细胞内蛋白质的合成，增加软骨胶原组织，促进软骨细胞分裂，使软骨生长，软骨骨化后即变成成骨，促进长骨变长。

GH对代谢的影响较广泛，具有促进蛋白质合成、促进脂肪分解和升高血糖的作用。GH可通过生长介素促进氨基酸进入细胞，促进软骨、骨、肌肉、肝、肾、心、脑及皮肤等组织中的蛋白质合成增加；GH能促进脂肪分解，增强脂肪酸的氧化；GH可

抑制外周组织对葡萄糖的摄取与利用，减少葡萄糖的消耗，升高血糖浓度。过量的生长激素可导致血糖浓度升高而引起糖尿，这称为垂体性糖尿。

影响 GH 分泌的因素有以下两方面。①睡眠的影响：当人在觉醒状态时，GH 分泌较少，进入慢波睡眠后，GH 的分泌可明显增加。②代谢因素的影响：血液中糖、氨基酸与脂肪酸均能影响 GH 的分泌，其中以低血糖对 GH 分泌的刺激作用最强。此外，运动、应激刺激、青春期（血液中雌激素或睾酮浓度增高），可明显地促进 GH 的分泌。

2. 催乳素　催乳素（prolactin，PRL）的主要作用是促进妊娠期乳腺的生长、发育，引起并维持成熟乳腺泌乳，并对男性和女性的性腺有一定的作用。在应激反应状态下，PRL 在血液中的浓度会升高。

3. 促黑素　促黑素（melanophore stimulating hormone，MSH）主要作用于黑色素细胞。人体内的黑色素细胞主要分布于皮肤、毛发、眼虹膜和视网膜的色素层及软脑膜。MSH 可促进合成黑色素细胞中的酪氨酸酶的合成和激活，促进酪氨酸转变为黑色素，使皮肤与毛发的颜色变深，不过它与正常人的皮肤色素沉着的关系不大。

4. 促激素

（1）促甲状腺激素（thyroid-stimulating hormone，TSH）：作用为促进甲状腺激素的分泌，增加甲状腺激素的合成与释放，并刺激甲状腺的增生。

（2）促性腺激素：促性腺激素包括卵泡刺激素（follicle – stimulating hormone，FSH）和黄体生成素（Luteinizing hormone，LH）。FSH 对女性来说可刺激卵泡发育和卵子成熟，对男性来说称精子生成素，可刺激曲细精管上皮和精子的发育与成熟。LH 对女性来说可促进卵泡排卵及黄体生成，刺激卵巢分泌雌激素和孕激素；LH 对男性来说也称间质细胞刺激素，可刺激睾丸间质细胞，使之分泌雄激素。

（3）促肾上腺皮质激素（adrenocorticotropic hormone，ACTH）：ACTH 的主要作用是刺激肾上腺皮质束状带，使之分泌糖皮质激素，并促进肾上腺皮质增生，维持其正常功能和反应性。

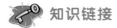 知识链接

垂体性巨人症和肢端肥大症

脑垂体是控制人体生长、发育的重要器官，如果其功能亢进，可使垂体激素分泌出现异常，如患垂体生长激素细胞腺瘤时，垂体可分泌过多的生长激素，在青春期以前（即骨骺未闭合时），可引起垂体性巨人症，在青春期以后（即骨骺已闭合时），可引起肢端肥大症。垂体性巨人症的表现为骨骼、肌肉、内脏器官及其他组织的过度生长，致使身材异常高大，内脏器官也按比例增大，但生殖器官（如睾丸、卵巢等）发育不全，女性患者常无月经，有的可并发糖尿病。肢端肥大症发病呈隐匿性，表现为颅骨增厚，下颌骨、眶上嵴及颧弓增大、突出，鼻、唇、舌由于软组织增生而增厚变大，皮肤粗糙变厚，呈现出特有面容；四肢肢端骨、软骨及软组织增生，使手、足宽而粗厚，手指及足趾粗钝，内脏器官也变得肥大，约有半数患者伴有其他内分泌功能障碍，如高胰岛素血症、性功能减退等。患垂体性巨人症时若不及时治疗，肿瘤可越长越大，导致垂体破坏，患者通常在成年后不久死亡。对垂体性巨人症的根本治疗措施是通过手

术切除垂体瘤，对不能手术的患者可给予放射治疗，也可应用性激素以控制身体的生长。

（二）腺垂体功能的调节

1. 下丘脑对腺垂体分泌功能的调节　下丘脑调节性多肽经垂体门脉系统到腺垂体，可调节腺垂体的功能，促进或抑制腺垂体分泌相应的激素。

2. 靶腺激素对下丘脑和腺垂体的反馈调节　腺垂体分泌的"促激素"作用于靶腺（如甲状腺、肾上腺皮质、性腺等），可促进靶腺分泌激素，维持靶腺的正常功能，而靶腺激素在血液中的浓度（主要是负反馈）会影响下丘脑、腺垂体的活动，当靶腺激素在血液中的浓度升高时，将反馈于下丘脑和腺垂体，使相应的释放激素和"促激素"分泌减少，进而使靶腺激素维持在血液中的正常浓度。

三、神经垂体

神经垂体主要由无髓神经纤维和胶质细胞构成，其间有丰富的毛细血管。无髓神经纤维来自下丘脑视上核和室旁核的分泌神经元，这些神经元产生的分泌颗粒，沿轴突输送到神经部，并释放到毛细血管内的血液中。神经垂体无分泌功能，它只是储存和释放下丘脑激素的部位。神经垂体可储存、释放以下两种激素。

（一）抗利尿激素

抗利尿激素（antidiuretic hormone，ADH）又称血管升压素，其作用体现在以下两方面：一方面，它可促进肾远端小管和集合管对水的重吸收，使尿量减少；另一方面，它可作用于血管，由于血管升压素的生理浓度很低，几乎没有收缩血管而致血压升高的作用，但在失血的情况下，血管升压素释放较多，对维持血压有一定的作用。大剂量的血管升压素可使全身小动脉收缩，升高血压，但临床上并不应用于提高血压，因为ADH可使冠状动脉血管收缩，造成心肌缺血，所以它可被用于对某些脏器进行的止血。

（二）催产素

催产素（oxytocin，OXT）是由下丘脑室旁核分泌的，其主要作用是促进乳腺周围肌上皮细胞收缩，促进乳汁排出。另外，催产素可促进子宫收缩，对非妊娠子宫作用较小，对妊娠子宫作用较强。在临床工作中，使用药理剂量的催产素，可引起子宫强烈收缩，减少产后出血。

OXT的释放是反射性调节，当临产阶段子宫、子宫颈、阴道受牵拉刺激时，可反射性地引起OXT的释放，促进子宫收缩，有利于产妇分娩。另外，在哺乳过程中，当婴儿吸吮刺激乳头时，OXT也可反射性地释放。

垂体激素对靶器官的作用和反馈调节见图14-4。

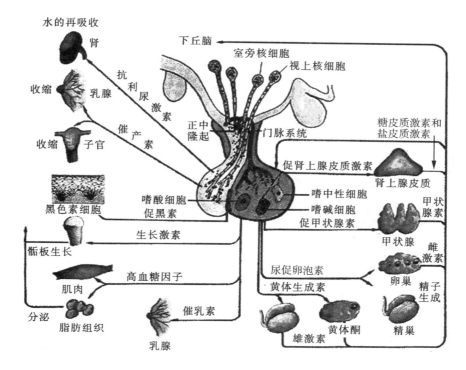

图 14 - 4 垂体激素对靶器官的作用和反馈调节示意图

第三节 甲状腺及甲状旁腺

一、甲状腺

甲状腺是人体内最大的内分泌腺，平均重 20～30 g。甲状腺由许多大小不等的单层上皮细胞围成的腺泡组成。腺泡上皮细胞是甲状腺激素合成与释放的部位。腺泡腔内充满胶质，是甲状腺激素的储存库。在甲状腺组织中，还有滤泡旁细胞（又称 C 细胞）。

（一）甲状腺激素的合成与代谢

甲状腺激素（thyroid hormone，TH）主要有甲状腺素（T_4）和三碘甲腺原氨酸（T_3）两种，是酪氨酸的碘化物。甲状腺分泌的 T_4 比 T_3 多，但 T_3 的生物活性却是 T_4 的 3～5 倍，T_3 是甲状腺激素发挥生理作用的主要形式。

甲状腺激素合成的原料有碘和甲状腺球蛋白。碘主要来源于食物，人每日从食物中摄取的无机碘为 100～200 μg，正常人每日对碘的最低需要量为 50～70 μg，因此，从食物中获得的碘可满足合成甲状腺激素的需要。

甲状腺激素的合成包括以下 3 个过程。

1. **甲状腺腺泡的聚碘与碘的活化** 由肠吸收的碘，以 I^- 的形式存在于血液中，甲状腺从血浆中摄取 I^- 的能力极强，I^- 从血液中转运进入甲状腺上皮细胞内，必须逆着电化学梯度进行主动转运，依靠甲状腺上皮细胞细胞膜中的碘泵，由 $Na^+ - K^+ - ATP$

酶提供能量。摄入甲状腺上皮细胞内的 I^-，在过氧化酶的催化下被活化成 I^2。

2. **酪氨酸碘化** 在过氧化酶的催化下，活化碘迅速取代甲状腺球蛋白分子中的酪氨酸残基上的氢，生成一碘酪氨酸（monoiodotyrosine，MIT）和二碘酪氨酸（diiodotyrosine，DIT），这一过程称为酪氨酸碘化。

3. **甲状腺激素的合成** 1分子 MIT 和 1分子 DIT 生成 T_3，两分子 DIT 耦联生成 T_4。

在甲状腺球蛋白上形成的甲状腺激素，在腺泡腔内以胶质的形式储存。在 TSH 的刺激下，甲状腺激素被释放入血，其中99%的甲状腺激素与蛋白质结合，1%的甲状腺激素以游离形式存在，主要为 T_3。只有游离型的甲状腺激素才能进入组织，发挥生理效应。20%的 T_3 和 T_4 在肝内降解，与肝内的葡萄糖醛酸或硫酸盐结合后，经胆汁排入小肠，分解后随粪便排出。80%的 T_3 和 T_4 首先在外周组织内脱碘，所脱下的碘可由甲状腺再摄取或由肾脏排出。

（二）甲状腺激素的生理作用

甲状腺激素的主要生理作用是促进物质代谢、能量代谢、生长及发育，作用较广泛，对心血管系统、神经系统、消化系统等都有影响。

1. **对代谢的作用** 甲状腺激素能增加组织的耗氧量和产热量，提高能量代谢水平，使基础代谢率增高，这些作用称为甲状腺激素的产热作用。甲状腺功能亢进的患者因产热量增多，体温偏高，怕热多汗，基础代谢率显著增高，可比正常值高25%～80%；甲状腺功能减退者则相反，患者因产热量减少，体温偏低，怕冷，基础代谢率降低，比正常值低20%～40%。测定基础代谢率，有助于了解甲状腺的功能状态。

甲状腺激素对三大营养物质代谢的作用具体如下。①糖代谢：甲状腺激素可促进小肠对葡萄糖的吸收，增加糖原分解和糖异生作用，因而可以升高血糖浓度，但是，甲状腺激素还可加强外周组织对糖的利用，又可以降低血糖。因此，在正常情况下，甲状腺激素对血糖浓度的影响不大。当甲状腺功能亢进时，甲状腺激素的升糖作用强于外周组织对糖的利用，可出现血糖浓度升高，有时可出现糖尿。②蛋白质代谢：生理浓度的甲状腺激素可促进蛋白质的合成，肌肉、肝和肾的蛋白质合成可明显增强，从而有利于机体的生长、发育。但当甲状腺激素分泌过多时，则蛋白质分解明显大于合成，可促进骨骼肌中的蛋白质分解，患者会出现消瘦和肌无力，且因骨蛋白的分解可出现不同程度的骨质疏松。当甲状腺激素分泌不足时，蛋白质合成减少，组织间液内的黏蛋白含量增多，可结合一部分盐和水，在皮下形成黏液性水肿。③脂肪代谢：甲状腺激素可促进脂肪和胆固醇的合成，又可加速脂肪的动员、分解，促进肝对胆固醇的降解，但分解速度大于合成速度。因此，甲状腺功能亢进者血液中的胆固醇浓度低于正常浓度，甲状腺功能低下者血液中的胆固醇浓度高于正常浓度。

2. **对生长、发育的作用** 甲状腺激素是维持机体正常的生长、发育必不可少的激素，特别是对骨和脑的发育尤为重要。甲状腺功能低下的儿童，以身材矮小、智力低下为特征，称呆小症（又称克汀病）。在胚胎期缺碘造成甲状腺激素合成不足，或出生后甲状腺功能低下，脑发育可明显受阻，脑各部位的神经细胞变小，轴突、树突与髓鞘均减少，胶质细胞数量也减少。因此，治疗呆小症要抓住时机，应在出生后3个月内补充甲状腺激素，过迟则难以奏效。

3. 对神经系统的作用 甲状腺激素具有兴奋中枢神经系统的作用。当甲状腺功能亢进时，主要表现为注意力不集中、烦躁不安、失眠、多愁善感、喜怒无常等。当甲状腺功能低下时，中枢神经系统兴奋性降低，表现为记忆力减退、说话缓慢、动作迟缓、表情淡漠、终日嗜睡等。

4. 对心血管系统的作用 甲状腺激素可直接作用于心肌，增加心肌的收缩力，并可增快心率，使心输出量增加。甲状腺功能亢进者可发生心动过速，严重者可发生心力衰竭。甲状腺激素可通过增加组织的耗氧量而使组织相对缺氧、小血管舒张、外周阻力降低、心输出量增加，进而使收缩压升高、舒张压降低、脉压增大。

另外，甲状腺激素能增进食欲，如甲状腺功能亢进者食量会增加；甲状腺激素还可影响男性和女性的生殖功能，如甲状腺激素分泌过多或过少，会导致生殖功能的紊乱。

(三)甲状腺功能的调节

1. 下丘脑 – 腺垂体 – 甲状腺轴的调节 下丘脑分泌的 TRH，经垂体门脉系统运至腺垂体，促进腺垂体合成、分泌 TSH，TSH 作用于甲状腺，促进甲状腺腺泡增生、肥大，并使甲状腺激素(T_3、T_4)合成、释放增多。

血液中游离 T_4 与 T_3 的浓度的升降，对腺垂体 TSH 的分泌可起经常性的反馈调节作用。当血液中 T_3 与 T_4 的浓度增高时，将负反馈调节腺垂体，抑制腺垂体合成、分泌 TSH，TSH 合成、分泌减少，可使 T_3、T_4 的浓度降至正常水平；当血液中 T_3 与 T_4 的浓度降低时，对腺垂体的负反馈作用减弱，TSH 合成分泌增加，可使 T_3、T_4 的浓度升至正常水平。负反馈调节在维持 T_3、T_4 浓度的相对稳定中起着重要作用(图 14 – 5)。

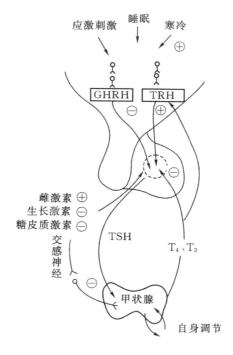

图 14 – 5　甲状腺功能的调节

2. **自身调节** 甲状腺能根据机体碘供应的情况，调整自身对碘的摄取和利用，以及甲状腺激素的合成与释放，这称为自身调节。这是一种有限度的、缓慢的调节。当食物供碘增多时，甲状腺摄碘减少，合成甲状腺激素减少；相反，当供碘不足时，甲状腺摄碘增多，合成甲状腺激素增多，这样使 T_3 和 T_4 合成、分泌不致过多或过少。如地方性甲状腺肿患者，由于其食物中长期缺碘，超过了自身调节的限度，使 T_3、T_4 合成减少，对腺垂体的负反馈调节减弱，使 TSH 分泌增多，甲状腺腺泡增生，甲状腺肿大。

3. **自主神经对甲状腺活动的影响** 甲状腺受自主神经支配。交感神经兴奋可使甲状腺激素合成与分泌增多；副交感神经兴奋可使甲状腺激素合成与分泌减少。

二、甲状旁腺

甲状旁腺为扁圆小体，呈棕黄色，形似大豆，位于甲状腺两侧叶的后面，上下各 1 对。甲状旁腺分泌甲状旁腺素（parathyroid hormone，PTH）。甲状腺 C 细胞分泌降钙素（calcitonin，CT）。甲状旁腺素、降钙素和 1,25 - 二羟维生素 D_3 是体内调节钙、磷代谢的 3 种主要激素，它们共同作用，从而控制血浆中钙和磷的水平。

（一）甲状旁腺素的生理作用及分泌调节

甲状旁腺素主要的生理作用是通过对骨和肾的作用而升高血钙浓度、降低血磷浓度。

1. **对骨的作用** PTH 能动员骨钙入血，使血钙浓度升高。其作用包括快速效应与延缓效应两个时相。快速效应在 PTH 作用几分钟后即出现，可提高细胞膜对钙的通透性，促进钙泵活动，将钙转运至细胞外液，使血钙升高；延缓效应在 PTH 作用 12～14 h 后表现出来，通常几天或几周后达到高峰。这一效应是通过加强破骨细胞的溶骨作用而促进破骨细胞增生，PTH 可使骨钙溶解加速，钙大量入血。两个效应相互配合，既能对血钙的急切需要做出反应，又可保证长时间的持续效应。

2. **对肾的作用** PTH 可促进远端小管对 Ca^{2+} 的重吸收，减少尿钙排出，使血钙浓度升高。同时，PTH 能抑制近端小管对磷酸盐的重吸收，增加尿磷排出，使血磷浓度下降，此即 PTH 的保钙、排磷作用。

另外，PTH 能激活肾的 1,25 - 羟化酶，使无活性的 25 - 维生素 D_3 转化成有活性的 1,25 - 二羟维生素 D_3，1,25 - 二羟维生素 D_3 可促进小肠对钙的吸收，使血钙浓度升高。若因甲状腺手术不慎，误将甲状旁腺切除，可使患者发生低钙抽搐，严重时可引起窒息、死亡。

PTH 的分泌主要受血钙浓度的调节。血钙浓度升高，则 PTH 分泌减少，血钙浓度降低，则 PTH 分泌增多。此外，血磷浓度升高后可通过降低血钙浓度而刺激 PTH 的分泌，降钙素大量释放也可促进 PTH 的分泌。

（二）降钙素的生理作用及分泌调节

CT 的主要作用是降低血钙浓度和血磷浓度。CT 可抑制破骨细胞的活动，缩短溶骨过程，使骨组织释放钙、磷减少；CT 可抑制肾小管对钙、磷的重吸收，从而使血钙浓度和血磷浓度降低；CT 可抑制肾的 1,25 - 羟化酶，从而抑制肾 1,25 - 二羟维生素 D_3

的合成，间接地影响小肠黏膜对钙的吸收，使血钙浓度降低。CT的分泌受血钙浓度的调节。当血钙浓度升高时，CT分泌增多；当血钙浓度降低时，CT分泌减少。

第四节 肾上腺

肾上腺左右各一，位于两侧肾脏的内上方，左肾上腺呈半月形，右肾上腺呈三角形，两腺共重约12 g。肾上腺表面有致密结缔组织的被膜。肾上腺的实质可分为周围的皮质及中央的髓质两部分，两者在发生、结构与功能上均不相同，实际上是两个独立的内分泌腺体。

一、肾上腺皮质

肾上腺皮质较厚，占肾上腺的80%~90%，根据细胞排列形式，其由外至内可分三层，即球状带、束状带、网状带。球状带细胞可分泌盐皮质激素（mineralocorticoid），束状带细胞可分泌糖皮质激素（glucocorticoid），网状带细胞可分泌雄激素和少量的雌激素。

（一）肾上腺皮质激素的合成与代谢

合成肾上腺皮质激素的原料是胆固醇，它主要来自血液。在皮质细胞的线粒体内膜或内质网中所含的裂解酶与羟化酶等酶系的作用下，可使胆固醇先变成孕烯醇酮，然后再进一步转变为各种肾上腺皮质激素。

（二）肾上腺皮质激素的作用

1. 盐皮质激素的作用　盐皮质激素以醛固酮为主，主要作用是调节水盐代谢。醛固酮能促进远端小管和集合管重吸收钠、水和排出钾，即发挥保钠、保水和排钾作用。因此，醛固酮对维持体内的钠、钾含量的相对稳定，以及循环血量的相对稳定有着很重要的作用。另外，盐皮质激素还能增强血管平滑肌对儿茶酚胺的敏感性。

2. 糖皮质激素的作用　人体血浆中的糖皮质激素主要为皮质醇（cortisol），其次为皮质酮。糖皮质激素在调节三大营养物质的代谢，以及参与人体应激反应方面具有重要作用。如摘除动物的双侧肾上腺后，如不适当处理，1或2周内该动物即可死去；如仅切除肾上腺髓质，动物可以存活较长时间。这说明肾上腺皮质是维持生命所必需的。

（1）对物质代谢的作用：具体如下。①糖代谢：糖皮质激素是调节机体糖代谢的重要激素之一，它可促进糖异生，升高血糖浓度。这是由于其可促进蛋白质分解，使较多的氨基酸进入肝，同时可增强肝内与糖异生有关酶的活性，使糖异生加强。另外，糖皮质激素可使外周组织对葡萄糖的摄取、利用减少，促使血糖浓度升高。如果糖皮质激素分泌过多，可引起血糖浓度升高，甚至出现糖尿。②蛋白质代谢：糖皮质激素可促进肝外组织（特别是肌肉组织）中蛋白质的分解，当糖皮质激素分泌过多时，可出现消瘦、皮肤变薄、骨质疏松等。③脂肪代谢：糖皮质激素可促进脂肪分解，增强脂肪酸在肝内的氧化过程，增强糖异生。另外，糖皮质激素可使机体内的脂肪分布发生变化，四肢脂肪分解加强，面部、躯干脂肪合成增加，肾上腺皮质功能亢进者或长期使用糖皮质激素者，可出现面圆、背厚、四肢消瘦的特殊体形，这称为向心性肥胖。

（2）对水盐代谢的作用：糖皮质激素有较弱的保钠、排钾作用。另外，糖皮质激素还可增加肾小球滤过率，有利于水的排出。肾上腺皮质功能不足者的排水能力会明显降低，严重时可出现"水中毒"，此情况通过补充适量的糖皮质激素可缓解。

（3）对器官和组织的作用：具体如下。①对血细胞的作用：糖皮质激素可增强骨髓的造血功能，使血液中的红细胞、血小板数量增多；糖皮质激素能促使附着在小血管管壁边缘的中性粒细胞进入血液循环，使血液中的中性粒细胞数量增多；糖皮质激素可抑制胸腺与淋巴组织的细胞分裂，促进淋巴细胞和嗜酸性粒细胞的破坏，使淋巴细胞和嗜酸性粒细胞数量减少。②对心血管系统的作用：糖皮质激素对维持正常血压有重要意义，能增强血管平滑肌对儿茶酚胺的敏感性（允许作用）；糖皮质激素能降低毛细血管的通透性，有利于维持血容量。③对消化系统和神经系统的作用：糖皮质激素能增加胃酸分泌和胃蛋白酶的生成，因此溃疡患者应慎用；糖皮质激素有维持中枢神经系统正常功能的作用，当肾上腺皮质功能亢进时，可出现失眠、烦躁不安、思维不集中等症状。

（4）在应激反应中的作用：当机体受到各种有害因素（如创伤、失血、感染、中毒、缺氧、饥饿、疼痛、寒冷、精神紧张等）的刺激时，血液中的ACTH和糖皮质激素增多，这一反应称为应激反应。能引起ACTH和糖皮质激素增加的各种刺激称为应激刺激。通过应激反应，可增加机体对有害刺激的抵抗能力，对维持生命活动有重要意义。大剂量的糖皮质激素具有抗炎、抗毒、抗过敏、抗休克等药理作用。

3. 糖皮质激素分泌的调节　糖皮质激素分泌的调节与甲状腺功能的调节类似，主要受下丘脑-腺垂体-肾上腺皮质轴活动的调节及糖皮质激素的反馈性调节（图14-6）。

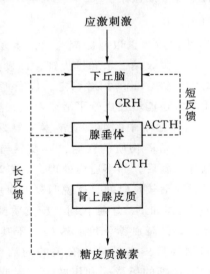

图14-6　糖皮质激素的分泌调节示意图

下丘脑分泌CRH，通过垂体门脉系统，促进腺垂体分泌ACTH，ACTH可促进肾上腺皮质束状带和网状带的生长、发育，并促进肾上腺皮质分泌糖皮质激素。当血液中糖皮质激素的浓度升高时，可抑制腺垂体分泌ACTH，使ACTH合成、分泌减少，这是糖皮质激素对腺垂体的负反馈作用。另外，糖皮质激素还可抑制下丘脑分泌CRH，这种反馈称为长反馈。ACTH 可反馈性地抑制下丘脑合成、分泌 CRH，这称为短反馈。综上所述，糖皮质激素的分泌受 ACTH 的影响，而 ACTH 一方面受下丘脑中 CRH 的促进作用，另一方面还受糖皮质激素的反馈调节，从而维持了血液中糖皮质激素的相对稳定。

临床上长期、大剂量使用糖皮质激素的患者，可出现肾上腺皮质逐渐萎缩，如果突然停药，将会引起肾上腺皮质功能不全的相应症状。因此，在治疗中可间断给予患者 ACTH，以防止肾上腺皮质萎缩，停药时不能骤停，应逐渐减量。

二、肾上腺髓质

肾上腺髓质位于肾上腺的中央部，髓质细胞细胞质内的颗粒可被铬盐染成黄色，故被称为嗜铬细胞。嗜铬细胞可分泌肾上腺素（epinephrine，E）和去甲肾上腺素（norepinephrine，NE）。

肾上腺素和去甲肾上腺素属于儿茶酚胺类化合物，是以酪氨酸为原料合成的，其合成过程为酪氨酸—多巴—多巴胺—去甲肾上腺素—肾上腺素。在血液中，去甲肾上腺素除由肾上腺髓质分泌外，主要来自肾上腺素能神经纤维末梢。血液中的肾上腺素主要来自肾上腺髓质。体内的肾上腺素和去甲肾上腺素可通过单胺氧化酶与儿茶酚胺甲基移位酶的作用而灭活。

（一）肾上腺髓质激素的作用

肾上腺髓质激素可提高中枢神经系统的兴奋性，使机体反应灵敏，警觉性提高。肾上腺髓质激素可促进肝糖原、肌糖原分解，使血糖浓度升高，它还可分解脂肪，使血液中的脂肪酸增多，为骨骼肌、心肌等的活动提供更多的能量。肾上腺素对代谢的作用比去甲肾上腺素的作用稍强。这里比较一下肾上腺素与去甲肾上腺素的主要生理作用（表 14 - 3）。

表 14 - 3　肾上腺素与去甲肾上腺素的主要生理作用比较

作用部位	肾上腺素	去甲肾上腺素
心脏	使心率加快、心肌收缩能力明显增强、心输出量增加	使心率减慢（减压反射的作用）
血管	使皮肤、胃、肠、肾内的血管收缩	使冠状动脉舒张（局部体液因素的作用），其他血管均收缩
血压	使血压上升（心输出量增加）	使血压明显上升（外周阻力增大）
支气管平滑肌	使支气管平滑肌舒张	使支气管平滑肌稍舒张

（二）肾上腺髓质激素分泌的调节

交感神经系统和肾上腺髓质共同组成交感 - 肾上腺髓质系统。肾上腺髓质受交感神经节前纤维支配，当交感神经兴奋时，肾上腺髓质激素分泌增多。

第五节　胰　岛

胰岛是存在于胰腺中的内分泌组织，是散在于胰腺腺泡组织之间、大小不等的内分泌细胞团，呈岛状，故称胰岛。人类的胰腺中含有 100 万 ~ 200 万个胰岛，主要有 A 细胞、B 细胞、D 细胞及 PP 细胞。A 细胞约占胰岛细胞的 20%，它可分泌胰高血糖素（glucagon）；B 细胞占胰岛细胞的 60% ~ 70%，它可分泌胰岛素（insulin）；D 细胞约占胰岛细胞的 10%，它可分泌生长抑素；PP 细胞的数量很少，它可分泌胰多肽。

一、胰岛素

胰岛素是含有 51 个氨基酸的小分子蛋白质，分子量为 6000 kD。胰岛素由含有 21 个氨基酸的 A 链和含有 30 个氨基酸的 B 链，借助两个二硫键连接而成。正常成人空腹血清胰岛素的浓度为 35 ~ 145 pmol/L。血液中的胰岛素以游离型和结合型的形式存在，游离型胰岛素具有生物活性，主要在肝脏内灭活。

（一）胰岛素的生理作用

胰岛素是合成代谢的重要激素，是体内唯一能降低血糖浓度的激素，对维持血糖浓度相对稳定起着重要作用。

1. 对糖代谢的调节　胰岛素能促进组织细胞对葡萄糖的摄取、氧化和利用，加速肝糖原和肌糖原的合成，并促进葡萄糖转变为脂肪，还可抑制糖原分解和糖异生，从而使血糖浓度降低。当胰岛素分泌不足时，血糖浓度升高，如果超过肾糖阈，尿液中就会出现糖，引发糖尿病。

2. 对脂肪代谢的调节　胰岛素可促进脂肪的合成，促进葡萄糖进入脂肪组织并合成甘油三酯和脂肪酸。胰岛素可抑制脂肪酶的活性，减少脂肪的分解，使血液中的游离脂肪酸减少。当胰岛素缺乏时，脂肪分解增多，血脂升高，可引起动脉硬化。胰岛素可使脂肪酸分解增多，加速脂肪酸在肝内的氧化，生成大量酮体，引起酮血症与酸中毒。

3. 对蛋白质代谢的调节　胰岛素可促进氨基酸进入细胞，促进 DNA、RNA 和蛋白质的合成，抑制蛋白质的分解。因为生长激素促进蛋白质合成的作用必须在胰岛素存在的情况下才能发挥出来，所以胰岛素也是人体生长不可缺少的激素之一。当胰岛素缺乏时，蛋白质合成减少，糖尿病患者伤口不易愈合，随着机体抵抗力的降低和细胞外液中葡萄糖浓度的升高，易并发感染。

（二）胰岛素分泌的调节

1. 血糖的作用　血糖是调节胰岛素分泌的最重要因素。当血糖浓度升高时，胰岛素分泌明显增多，从而使血糖浓度降低；当血糖浓度下降至正常水平时，胰岛素的分泌也迅速恢复到基础水平，从而维持血糖浓度的相对稳定。

2. 氨基酸和脂肪酸的作用　血液中的氨基酸（特别是精氨酸和赖氨酸）浓度升高时，可促进胰岛素的分泌。当血液中的脂肪酸和酮体大量增加时，也可促进胰岛素的分泌。

3. 激素的作用　胰高血糖素、胃肠道激素（如促胃液素、促胰液素、缩胆囊素等）和抑胃肽都可促进胰岛素的分泌。生长激素、糖皮质激素、甲状腺激素可通过升高血糖浓度间接促进胰岛素的分泌，而肾上腺素则可抑制胰岛素的分泌。

4. 神经调节　迷走神经兴奋可促进胰岛素的分泌，交感神经兴奋可抑制胰岛素的分泌。

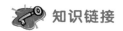 **知识链接**

胰岛素与糖尿病

　　胰岛素是促进糖、蛋白质、脂肪合成代谢，维持血糖相对稳定的主要激素。糖尿病患者胰岛素分泌绝对或相对不足以及靶组织对胰岛素敏感性降低，可引起糖、蛋白质、脂肪代谢紊乱以及水、电解质平衡紊乱。糖尿病在临床上以高血糖为主要特征，以多食、多饮、多尿、体重降低（即"三多一少"）为典型的临床症状。

　　糖尿病患者最明显的表现为血糖浓度升高，使尿量增多并出现糖尿，由于多尿造成失水，患者会出现口渴多饮的情况。因为葡萄糖不能充分利用，使人体处于饥饿状态而多食，但大量的脂肪、蛋白质分解，可使体重降低，影响机体的生长，抵抗力降低，易并发感染，还可引起酮血症与酸中毒。由于血脂浓度升高，可引起动脉硬化，导致心、脑血管系统的疾病。

　　糖尿病的治疗方法包括饮食疗法、口服降糖药及补充胰岛素，其中胰岛素是治疗 1 型糖尿病和严重并发症的重要手段。胰岛素治疗的主要副作用是低血糖反应和抗药性，因此糖尿病患者应注意监控血糖浓度，早发现、早处理。

 思政案例

我国首次人工合成牛胰岛素

　　从 1958 年开始，中国科学院上海生物化学研究所、中国科学院上海有机化学研究所和北京大学化学系三个单位联合，10 多位科学家共同组成一个协作组，在前人对胰岛素结构和肽链合成方法研究的基础上，开始探索用化学方法合成胰岛素。第一步，研究人员先把天然胰岛素拆成两条链，再把它们重新合成为胰岛素，并于 1959 年突破了这一难题。第二步，研究人员在合成了胰岛素的两条链后，将人工合成的 B 链同天然的 A 链相连接。这种牛胰岛素的半合成在 1964 年获得成功。第三步，研究人员将经过考验的半合成的 A 链与 B 链相结合。人工合成牛胰岛素的整个过程十分复杂：由北京大学化学系合成 A 链的前 9 肽；由中国科学院上海有机化学研究所合成 A 链的后 12 肽；由中国科学院上海生物化学研究所合成 B 链，并负责连接 A 链和 B 链。与此同时，研究人员还吸取以前的教训，不搞"上海"的胰岛素，不搞"北京"的胰岛素，不搞这个单位的胰岛素，不搞那个单位的胰岛素，不搞"你的"胰岛素，不搞"我的"胰岛素，联合起来，一心一意搞出"中国的"胰岛素，最终经过团结合作、不懈努力，成功合成牛胰岛素。

案例内涵

　　蛋白质研究正是世界生物化学领域研究的热点，在整个生物科学领域和世界性的范围内都有重大的影响。我国首次人工合成牛胰岛素，标志着人类在认识生命、探索生命奥秘的征途中迈出了关键的一步，其意义与影响是巨大的。当时有美国、德国等多国科学家和实验室在研究相关领域，我国发挥制度优势，团结力量，集中优势，在短时间内研究出方法，人工合成胰岛素。这是人类有史以来第一次人工合成有生命的蛋白质。这项工作是多所机构共同完成，一方面体现了我国的制度优势，另一方面体现了团结协作在工作中的巨大作用。

二、胰高血糖素

人的胰高血糖素（glucagon）是由 29 个氨基酸组成的直链多肽，分子量为 3485 kD，胰高血糖素主要在肝脏内灭活，肾脏对其也有降解作用。

（一）胰高血糖素的生理作用

与胰岛素的作用相反，胰高血糖素是一种促进分解代谢的激素。胰高血糖素具有很强的促进糖原分解和糖异生的作用，可使血糖浓度明显升高。胰高血糖素可促进蛋白质分解和抑制蛋白质合成，使组织内的蛋白质含量下降。胰高血糖素还能促进脂肪分解，加强脂肪酸的氧化，使酮体的生成增多。

（二）胰高血糖素的分泌调节

1. 血糖浓度的作用　血糖浓度是重要的调节因素。血糖浓度升高可抑制胰高血糖素的分泌，血糖浓度降低则可促进胰高血糖素的分泌。

2. 激素的作用　胰岛素可直接作用于 A 细胞，抑制胰高血糖素的分泌，也可通过降低血糖浓度间接刺激胰高血糖素的分泌。

3. 神经调节　交感神经兴奋可促进胰高血糖素的分泌，迷走神经兴奋可抑制胰高血糖素的分泌。

胰岛素与胰高血糖素是一对作用相反的激素，他们都受血糖浓度的负反馈调节。当机体处于不同的功能状态时，血液中胰岛素和胰高血糖素的比值不同。当饥饿时或长时间运动时，此比值减小，这是由胰岛素分泌减少与胰高血糖素分泌增加所致。这一点对于维持血糖浓度，保证大脑、心脏的葡萄糖能量供应，具有十分重要的意义。

🔑 知识链接

内分泌的新发现——瘦素

1994 年，张（zhang）等采用克隆技术，首次成功克隆了小鼠的肥胖基因（ob 基因）及人类的同源序列。ob 基因的蛋白质产物 Leptin，称为瘦素。瘦素具有广泛的生物学效应，是调节能量平衡的重要激素，可增加机体能量的消耗和降低食欲，使体重降低。瘦素与糖代谢、脂肪代谢、骨代谢等有关，可影响人体发育、生殖及心血管系统功能等。

瘦素是一种由 167 个氨基酸组成的内分泌型蛋白质。人的瘦素基因位于染色体 7q31.3，为单拷贝基因。该基因可在白色脂肪组织中特异性地表达，且在不同部位脂肪组织中的表达量各不相同。当该基因发生突变时，可引起明显的肥胖和 2 型糖尿病。

✦ 本章小结

一、本章提要

通过对本章的学习，可使同学们了解内分泌腺所分泌激素的生理作用和调节。本章具体包括以下内容。

1. 掌握　内分泌和激素的概念，腺垂体分泌的激素及其生理作用，甲状腺激素、肾上腺皮质激素、肾上腺髓质激素、胰岛素的生理作用等。

2. 熟悉　下丘脑与垂体之间的功能关系，神经垂体激素及其生理作用，甲状旁腺激素的生理作用，下丘脑 – 腺垂体 – 甲状腺轴、下丘脑 – 腺垂体 – 肾上腺皮质轴的调节及意义等。

3. 了解　激素的分类及作用原理、交感 – 肾上腺髓质系统、应急反应与应激反应的概念、甲状腺激素的合成过程及碘对甲状腺激素合成的影响等。

二、本章重、难点

本章的重、难点主要为下丘脑 – 腺垂体 – 甲状腺轴的调节、下丘脑 – 腺垂体 – 肾上腺皮质轴的调节。

课后习题

一、名词解释

1. 激素　2. 内分泌　3. 促激素　4. 应激反应　5. 允许作用

二、选择题

1. 调节胰岛素分泌的主要因素是（　　）

 A. 血糖浓度 　　　　　　　　　　　B. 消化道激素

 C. 胰高血糖素 　　　　　　　　　　D. 肾上腺素

 E. 甲状腺素

2. 下列不是甲状腺激素的作用的是（　　）

 A. 增加机体耗氧量和产热量 　　　　B. 生理剂量可促进蛋白质合成

 C. 增强心肌收缩能力 　　　　　　　D. 增强机体对有害刺激的耐受力

 E. 促进婴幼儿脑组织的发育

3. 甲状旁腺激素的生理作用是（　　）

 A. 升高血钙浓度、降低血磷浓度 　　B. 升高血钙浓度、升高血磷浓度

 C. 降低血钙浓度、升高血磷浓度 　　D. 降低血钾浓度、升高血钠浓度

 E. 升高血钠浓度、降低血钾浓度

4. 向心性肥胖的病因是由于（　　）

 A. 糖皮质激素分泌过多 　　　　　　B. 醛固酮分泌过多

 C. 甲状腺激素分泌过多 　　　　　　D. 糖皮质激素分泌减少

 E. 生长激素分泌过多

5. 分泌降钙素的是（　　）

 A. 甲状旁腺 　　　　　　　　　　　B. 肾上腺

 C. 腺垂体 　　　　　　　　　　　　D. 松果体

 E. 甲状腺 C 细胞

三、问答题

1. 为什么饮食中长期缺碘会引起甲状腺肿大？

2. 为什么长期大量使用糖皮质激素不能突然停药？

3. 能升高血糖的激素有哪些？

4. 胰岛素对糖代谢的主要作用是什么？

5. 如何用生理学知识解释侏儒症、巨人症和肢端肥大症的产生原因？

四、案例分析

患者，女，52 岁，最近口渴、多食、多饮、多尿、消瘦、乏力，空腹血糖为9.10 mmol/L，尿糖阳性，被诊断为糖尿病。

思考问题：

1. 为什么糖尿病患者会出现高血糖和糖尿？

2. 护士应如何对糖尿病患者进行健康指导？

（韩玉霞）

第十五章 生 殖

✎ **学习目标**

1. 掌握卵巢功能的调节。
2. 熟悉睾丸功能的调节、月经周期中卵巢和子宫内膜的变化。
3. 了解卵巢、睾丸的功能。

生殖是生物种系繁衍的重要生命过程,是生物界普遍存在的一种生命现象。生殖(reproduction)指生物体发育成熟后,产生与自身相似的子代个体的生理过程,是保持种族延续的各种生理过程的总称。人类的生殖过程必须由男女两性共同完成,其过程非常复杂,包括生殖细胞(精子和卵子)的形成、受精、着床、胚胎发育和分娩等阶段。

第一节 男性生殖

男性的主性器官是睾丸(testis),其主要功能是生精和内分泌。男性的附性器官包括附睾、输精管、前列腺、精囊腺、尿道球腺和阴茎等,其主要功能是储存、分泌和输出精子。本节主要阐述睾丸的功能。

一、睾丸的功能

(一)睾丸的生精功能

1. 精子的生成 睾丸由曲细精管与间质细胞组成。精子是在曲细精管内生成的。曲细精管上皮又由生精细胞和支持细胞构成。原始的生精细胞紧贴于曲细精管的基膜上,称精原细胞。从青春期开始,精原细胞经过分阶段的发育后形成精子。首先,精原细胞经过多次有丝分裂增殖为初级精母细胞,然后1个初级精母细胞经过减数分裂成为2个次级精母细胞(染色体减半),2个次级精母细胞再经过减数分裂成为4个精子细胞(染色体数目不变),最后4个精子细胞经过变性成为4个精子(图15-1)。各级生精细胞的发育是按照从基膜逐渐向管腔方向进行的,最后成熟的精子释放入管腔。整个生精过程历时约两个半月。1个精原细胞经过大约7次分裂可产生近百个精子,1 g睾丸组织每天可以生成上千万个精子。

在显微镜下观察,可发现精子形如蝌蚪,全长60 μm,分头和尾两部分。精子的头部主要由核和顶体构成,尾部又称为鞭毛。

支持细胞主要为各级生精细胞提供营养,并起支持与保护作用,为生精细胞的分

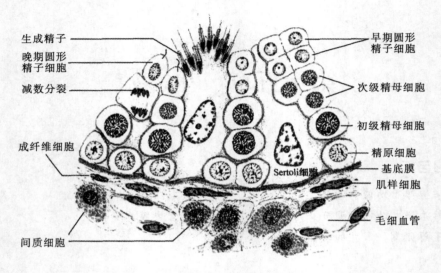

生成精子
晚期圆形精子细胞
减数分裂
成纤维细胞
间质细胞
早期圆形精子细胞
次级精母细胞
初级精母细胞
精原细胞
基底膜
肌样细胞
毛细血管
Sertoli细胞

图 15 - 1　睾丸曲细精管的生精过程

化、发育提供合适的微环境。支持细胞可分泌多种生物活性物质，如雄激素结合蛋白、抑制素等，保证了生精细胞正常的分化和发育。相邻支持细胞间的"紧密连接"是形成"血-睾屏障"的主要结构，它可以限制血液中的某些成分进入曲细精管，确保微环境稳定，以利于精子的生成，也可以防止生精细胞内的抗原物质进入血液循环后引起免疫反应。

精子的生成需要适宜的温度。阴囊内的温度较腹腔内低 2 ℃，适于精子的生成。如果对发育成熟动物的睾丸进行加温处理，或施行实验性隐睾术，则可观察到生精细胞的退化、萎缩。由于胚胎发育障碍，使睾丸滞留在腹腔内或腹股沟内不能下降到阴囊内的症状称为隐睾症。如果儿童期不进行手术处理，由于腹腔内温度较高，不适合精子的生成，成年后隐睾症患者就会失去生育能力，这也是男性不育的原因之一。

2. 精子的获能与储存　刚刚释放入管腔的精子本身并没有运动能力，而是靠曲细精管肌上皮细胞的收缩和纤毛的摆动随管腔液一起运送至附睾内。在附睾内精子进一步发育成熟，停留18~24 h后，才能获得运动能力。

附睾也是精子的主要储存场所，其上皮细胞的分泌物对精子具有营养作用。输精管壶腹部和精囊等处也有少量精子储存，因此，在输精管结扎术后的一段时间内，射出的精液中仍有精子，这在生育保健工作中需要注意。

3. 精液的形成　在男性的性活动中，随着输精管的蠕动，精子被输送至后尿道，与附睾、精囊腺、前列腺和尿道球腺的分泌物混合形成精液，在性高潮时射出体外。射精是一个复杂的反射活动，其初级中枢在脊髓骶段。

精液为乳白色液体。正常男子每次射精量为 3～6 mL，每毫升约含 2000 万到 4 亿个精子。若每毫升精液中的精子少于 2000 万个，则不易使卵细胞受精，这也是男性不育的原因之一。

（二）睾丸的内分泌功能

睾丸的内分泌功能是由睾丸间质细胞和曲细精管的支持细胞完成的，睾丸间质细胞能分泌雄激素（androgen），曲细精管的支持细胞能分泌抑制素（inhibin）。睾丸间质细胞分泌的雄激素主要有睾酮（testosterone，T）、双氢睾酮（dihydrotestosterone，DHT）等，其中活性最强的为睾酮。除睾丸外，肾上腺皮质和女性的卵巢也可分泌少量睾酮。以上物质均进入血液。

1. 雄激素

（1）睾酮的合成与代谢：睾酮是 C_9 类固醇激素。在间质细胞内，胆固醇经羟体、侧链裂解形成孕烯醇酮，再经 17α - 羟化酶羟化并脱去侧链，形成睾酮。睾酮在其靶器官（如附睾和前列腺）内，被 5α - 还原酶还原为双氢睾酮，双氢睾酮可与靶细胞内的受体结合而发挥作用。另外，睾酮还可以在芳香化酶的作用下转变为雌二醇。

正常男性在 20~50 岁时，睾丸每日分泌 4~9 mg 睾酮，分泌量有昼夜周期性波动。睾酮分泌量早晨醒来时最高，傍晚最低，波动范围较小。血浆睾酮的浓度为 22.7 ± 4.3 nmol/L。随年龄增长，男性于 50 岁以上时睾酮的分泌量逐渐减少。血液中 97%~99% 的睾酮会与血浆蛋白结合，只有 1%~3% 的睾酮是游离的。结合状态的睾酮可以转变为游离状态，只有游离的睾酮才有生物活性。睾酮主要在肝内灭活，其代谢产物大部分随尿液排出，少量随粪便排出。

（2）睾酮的主要生理作用：具体如下。①促进男性附性器官的生长、发育：睾酮能刺激前列腺、阴茎、阴囊、尿道球腺等附性器官的生长、发育，并使它们处于成熟状态。②促进副性征的出现：青春期开始，男性外表出现的一系列区别于女性的特征，称为男性副性征或第二性征。其主要表现有胡须长出、喉结突出、嗓音低沉、汗腺和皮脂腺分泌增多、毛发呈男性型分布、骨骼粗壮、肌肉发达等。睾酮能刺激并维持这些特征。③维持生精作用：睾酮自间质细胞分泌后，可透过基膜进入曲细精管，经支持细胞与生精细胞的相应受体结合，促进精子的生成。④影响代谢：睾酮可促进蛋白质（特别是肌肉、骨骼内的蛋白质）的合成；睾酮可影响水盐代谢，有利于水、钠在体内的保留；睾酮可促进骨骼生长与钙、磷沉积；睾酮可直接刺激骨髓，促进红细胞的生成，使体内红细胞增多。男性在青春期时，在睾酮及其与垂体分泌的生长激素的协同作用下，可使身体出现一次显著的生长过程。⑤影响胚胎的发育：在雄激素的诱导下，含有 Y 染色体的胚胎向男性方面分化，促进内生殖器的发育，而双氢睾酮则主要是刺激外生殖器的发育。⑥维持正常的性欲。

2. 抑制素　抑制素是睾丸支持细胞分泌的一种分子量为 32000 kD 的糖蛋白激素，对腺垂体分泌尿促卵泡素有很强的抑制作用，生理剂量的抑制素对 LH 的分泌无明显影响。此外，在性腺中还存在着与抑制素结构近似而作用相反的物质，称为激活素，其作用是促进腺垂体分泌 FSH。

二、睾丸功能的调节

睾丸的生精功能和内分泌功能均受下丘脑和腺垂体的调节。下丘脑、腺垂体、睾丸在功能上密切联系、相互影响，构成下丘脑 - 腺垂体 - 睾丸轴调节。

下丘脑分泌的促性腺激素释放激素（gonadotropin releasing hormone，GnRH）经垂体门脉系统到达腺垂体，促进腺垂体分泌 FSH 和 LH。在男性体内，FSH 主要作用于曲细精管，包括各级生精细胞和支持细胞，调节生精过程及抑制素的分泌，LH 主要作用于睾丸的间质细胞，调节睾酮的分泌。

（一）睾丸生精功能的调节

1.FSH 和 LH　睾丸的生精功能既受 FSH 的调节，又受 LH 的调节，两者对生精功能都有促进作用。FSH 对生精过程有"启动"作用，而 LH 对生精的调节作用是通过刺激睾丸的间质细胞分泌睾酮来间接实现的。睾酮对生精过程有维持效应（图 15 – 2）。

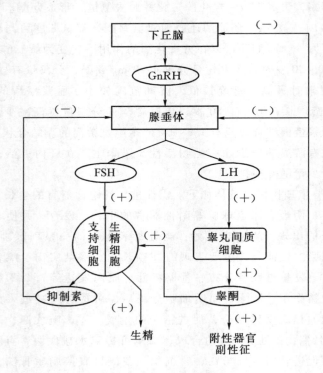

+表示促进； –表示抑制。

图 15 –2　下丘脑 –腺垂体 –睾丸轴调节的功能及睾酮的负反馈作用示意图

2.抑制素　相关实验证明，FSH 能刺激支持细胞分泌抑制素，而抑制素对腺垂体的 FSH 分泌有负反馈调节作用。通过对 FSH 的负反馈调节作用，可使 FSH 稳定于一定水平，从而保证睾丸生精功能的正常进行。

3.其他因素　除体内激素的调节外，睾丸的生精功能还受其他因素的调节。如睾丸的温度可影响精子的生成，对于某些动物来说，光照对睾丸也有一定的作用。

（二）激素分泌的调节

1.腺垂体对睾丸激素分泌的调节

（1）睾酮分泌的调节：睾酮的分泌直接受 LH 的调节。腺垂体分泌的 LH 经血液循环运输至睾丸，可促进睾丸的间质细胞合成、分泌睾酮，因此，LH 又称间质细胞刺激素（interstitial cell stimulating hormone，ICSH）。

睾酮的分泌还间接受 FSH 的调节。腺垂体分泌的 FSH 具有增强 LH 刺激睾酮分泌的作用，这说明 FSH 和 LH 对间质细胞分泌睾酮具有协同作用。

（2）抑制素分泌的调节：腺垂体分泌的 FSH，经血液循环运输到睾丸，可促进睾丸曲细精管中的支持细胞合成、分泌抑制素。

2. 睾丸激素对腺垂体激素分泌的负反馈调节

（1）睾酮对 LH 分泌的负反馈调节：当血液中的睾酮浓度达到一定水平后，可通过负反馈机制抑制 GnRH 和 LH 的分泌。相关研究表明，下丘脑和腺垂体内均存在睾酮受体。另有实验证明，睾酮还可通过降低腺垂体对 GnRH 的敏感性，抑制 LH 的分泌。

（2）抑制素对 FSH 分泌的负反馈调节：当血液中抑制素的浓度达到一定水平后，可通过负反馈机制作用于腺垂体，抑制 FSH 的分泌，但对 LH 的分泌并无显著影响。这表明，抑制素对腺垂体合成、分泌功能的调节具有选择性，其意义在于，通过负反馈调节机制，维持血液中 FSH 的浓度于生理水平，进而维持正常的生精功能。

第二节　女性生殖

女性的主性器官是卵巢，其功能主要是产生卵细胞和内分泌。女性的附性器官包括输卵管、子宫、阴道等，其功能主要是接纳精子、输送精子与卵细胞结合及孕育新个体等。

一、卵巢的生卵功能

卵巢是一对椭圆形器官。成年女性的卵巢大小约为 4 cm × 3 cm × 1 cm，双侧卵巢重 10 ~ 20 g。卵巢的生卵功能是在下丘脑、腺垂体和卵巢本身所分泌激素的作用下实现的。

卵细胞是由卵巢中原始卵泡内的初级卵母细胞逐渐发育而成的。卵巢中有许多不同发育阶段的卵泡（ovarian follicle）。新生儿两侧卵巢内约有 60 万个未发育的原始卵泡，到青春期减少到 30 万~40 万个。女性一生中只有 300 ~400 个卵泡能够在发育期成熟排卵，其余卵泡均在不同发育阶段自行退化、萎缩，形成了闭锁卵泡。青春期开始后，卵巢在腺垂体促性腺激素的作用下，开始生卵，并且出现以月为单位的周期性变化。这种变化一般分为 3 个阶段，即卵泡期（follicular phase）、排卵期（ovulation phase）和黄体期（luteal phase）（图 15 – 3）。

（一）卵泡期

卵泡期是卵泡发育并成熟的时期。卵泡发育的次序为原始卵泡→初级卵泡→次级卵泡→成熟卵泡。成熟卵泡在排卵前 36 ~ 48 h 完成第一次减数分裂，产生 1 个次级卵母细胞和 1 个很小的第一极体，次级卵母细胞随即开始进行第二次减数分裂并停留在分裂中期。

（二）排卵期

当卵泡发育为成熟卵泡后，其中的次级卵母细胞在 LH 等多种激素的作用下，向卵巢表面移动。成熟卵泡壁破裂，出现排卵孔，次级卵母细胞与透明带、放射冠及卵泡液脱离卵巢进入腹腔的过程称为排卵（ovulation）。排出的次级卵母细胞会被输卵管伞捕获，并被送入输卵管中。

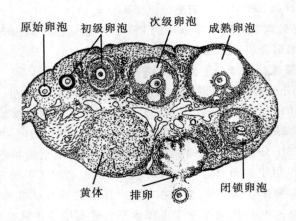

原始卵泡　初级卵泡　次级卵泡　成熟卵泡

黄体　排卵　闭锁卵泡

图 15-3　卵巢生卵过程示意图

　　女性进入青春期后，每个月都有几个甚至几十个原始卵泡同时生长、发育，但通常只有 1 个发育成熟并排卵。

（三）黄体期

　　排卵后，卵巢排卵孔被纤维蛋白封闭，残存的卵泡壁内陷，血液填充卵泡腔并凝固，形成血体。随着血液被吸收，卵泡内残存的颗粒细胞增生变大，胞质中含有黄色颗粒，这种细胞称为黄体细胞。黄体细胞聚集成团，因其血管丰富并呈黄色，称为月经黄体（corpus luteum of menstruation）。在 FSH 和 LH 的作用下，黄体细胞分泌大量孕激素，同时也分泌雌激素。在排卵后的 7~8 d，月经黄体体积发育到顶峰。

　　若排出的卵细胞未受精，则在排卵后的 9~10 d 月经黄体便开始退化、萎缩，最后黄体细胞被结缔组织取代，组织纤维化，外观呈白色，称为白体，最终萎缩、溶解。若排出的卵细胞受精，则在胚胎分泌的人绒毛膜促性腺激素的作用下，可使月经黄体继续发育为妊娠黄体。妊娠黄体会维持 6 个月左右，以适应妊娠的需要。

二、卵巢的内分泌功能

　　卵巢也是一个重要的内分泌腺，它可以分泌多种激素，如雌激素（estrogen，E）、孕激素（progestogen，P）、抑制素、少量的雄激素及多种肽类激素等。卵泡期主要由颗粒细胞和内膜细胞分泌雌激素，而黄体期则由黄体细胞分泌孕激素和雌激素。

（一）雌激素

　　雌激素由卵泡的颗粒细胞、内膜细胞和黄体细胞分泌，包括雌二醇（estradiol，E_2）、雌酮（estrone）、雌三醇（estriol，E_3）等。其中雌二醇的分泌量最大、生物活性最强。雌酮的活性仅为雌二醇的 10%。雌三醇的活性最低。雌激素的主要生理作用是促进女性附性器官的生长、发育和激发女性副性征的出现。具体如下。

　　1. 促进卵泡的生长、发育　雌激素可协同 FSH 促进卵泡生长、发育，诱导排卵前夕 LH 峰的出现而引发排卵。

　　2. 促进女性附性器官的生长发育　①子宫肌：雌激素可促进子宫平滑肌增生并提高子宫肌对催产素的敏感性。②子宫内膜：使子宫内膜发生增生期的变化。③子宫颈口：使子宫颈口松弛，分泌大量清亮、稀薄的黏液，以利于精子通过。④输卵管：促进输卵管的蠕动，以利于精子和胚泡的运行。⑤阴道：刺激阴道上皮细胞分化、角化，促进细胞内合成大量糖原，糖原分解生成乳酸，可使阴道呈酸性，增强阴道的抗菌能力。因为阴道上皮细胞的角化程度与雌激素的分泌量成正比，所以临床上可根据阴道上皮细胞的角化程度判断雌激素分泌的水平。

3. 促进并维持女性的副性征 ①乳房：雌激素可促进乳房发育，刺激乳腺导管和结缔组织增生，乳房丰满而隆起，产生乳晕。②脂肪：脂肪分布具有女性特征，雌激素可使女性的髋部、胸部、肩部更加丰满。③毛发：雌激素可使毛发分布具有女性特征。④音调：雌激素可使音调升高。⑤骨盆：雌激素可使女性骨盆横径大于前后径，臀部宽大。

4. 广泛影响代谢过程 ①雌激素可调节钙、磷的代谢，刺激成骨细胞活动，加速骨骼生长，促进骨骺的愈合。②雌激素可促进肌肉蛋白质的合成，有利于青春期的生长、发育，因此，进入青春期后，女孩身体生长的速度要快于男孩。③雌激素可促进脂肪的合成和胆固醇的降解，使血液中的胆固醇含量减少，胆固醇与磷脂比例下降。有人认为，这是生育期女性较少患冠心病的原因之一。④雌激素可促进醛固酮的分泌，增加肾小管对抗利尿激素的敏感性，促进水和钠的重吸收，增加细胞外液量，进而导致水、钠潴留。有些女性的经前期水肿可能与此有关。

(二) 孕激素

孕激素主要有孕酮、20α-羟孕酮和17α-羟孕酮，以孕酮的生理活性最强。排卵期颗粒细胞和卵泡膜可分泌少量孕酮，排卵后，黄体细胞在分泌雌激素的同时可分泌大量孕酮，使孕酮浓度从卵泡期的 0.8 pg/mL 上升到黄体期的 9.7 pg/mL，在排卵后 5~10 d 达到高峰，以后逐渐降低。

孕激素的主要作用是使子宫内膜和子宫肌为胚泡着床做准备并维持妊娠。孕激素通常是在雌激素作用的基础之上发挥效应。其具体包括以下几个方面。

1. 对子宫的作用 ①子宫内膜：孕激素可使子宫内膜在增生期的基础上出现分泌期的改变，为胚泡的着床提供适宜的环境。②子宫肌：孕激素可使子宫平滑肌的兴奋性降低，活动能力减弱，并降低子宫平滑肌对催产素的敏感性，保证胚胎有较"安静"的生长、发育环境，故有安胎作用。③子宫颈口：孕激素可使子宫颈口闭合，宫颈黏液分泌量减少、变稠，阻止精子穿过。因此，生理学上认为，孕激素缺乏后有可能导致早期流产。临床上常用孕酮治疗先兆流产。

2. 对乳腺的作用 促进乳腺腺泡的发育，为分娩后泌乳做准备。

3. 对平滑肌的作用 ①消化道平滑肌和血管平滑肌：孕激素可使消化道和血管平滑肌的紧张性降低。在妊娠期孕激素浓度较高，是孕妇易发生便秘和痔疮的原因之一。②输卵管平滑肌：孕激素可抑制输卵管运动，容易导致宫外孕。

4. 产热作用 孕激素能促进机体产热，使基础体温升高。在月经周期中，女性排卵后体温可升高 0.5 ℃左右，直至下次月经来临。临床上常利用测定基础体温的办法，作为监测排卵、指导避孕的方法之一。

5. 抑制母体对胚胎的免疫反应 母体免疫系统视胚胎为异物，但在正常情况下，母体并不对胚胎发生免疫反应，这可能与孕酮的作用有关。

三、月经周期

（一）月经周期的概念

女性进入青春期后，除妊娠期和哺乳期外，每月一次子宫内膜功能层脱落、出血，经阴道流出的现象，称为月经（menstruation）。月经形成的周期性过程，称为月经周期（menstrual cycle）。月经周期的长短存在个体差异，平均为 28 d，在 20～40 d 范围内均属正常，但每位女性自身的月经周期是相对稳定的。我国女性一般于 12～14 岁出现第一次月经，称为初潮。月经初潮后的一段时间内，月经周期可能不规则，一般经 1 年左右便逐渐规则起来。45～50 岁月经周期停止，称为绝经（menopause）。

（二）月经周期中卵巢和子宫内膜的变化

月经周期中卵巢和子宫内膜都会出现一系列形态和功能的变化。根据子宫内膜的变化，可将月经周期分成三期。

1. 增殖期　从上次月经停止到排卵为止，即月经周期的第 5～14 d，历时约 10 d。在此期内，卵巢中的卵泡生长、发育成熟，并不断分泌雌激素，雌激素促使子宫内膜显著增生变厚，其中的血管、腺体会增生，但腺体尚不分泌。卵泡要到此期末才发育成熟并被排出。本期的主要特点是子宫内膜显著地增生，故称增生期，又称排卵前期（图 15 - 4）。

2. 分泌期　从排卵结束至下次月经到来之前，即月经周期的第 15～28 d，历时约 14 d。在此期内，排卵后的残余卵泡细胞形成黄体，继续分泌雌激素和大量孕激素，这两种激素（特别是孕激素）可促使子宫内膜进一步增生变厚，其中的血管扩张充血，腺体迂曲并分泌富含糖原的黏液。这样，子宫内膜就变得松软并富含营养物质，子宫也较静止，为胚泡着床和发育提供了条件。本期的主要特点是子宫内膜的腺体出现分泌现象，故称分泌期，又称排卵后期。

3. 月经期　从月经开始至出血停止，历时 3～5 d。在此期内，因排出的卵细胞未受精，月经黄体于排卵后 8～10 d 开始退化、萎缩。孕激素、雌激素伴随黄体的退化、萎缩而分泌减少，于排卵后期末处于低水平。由于子宫内膜失去这两种激素的支持，而使其中的血管发生痉挛，导致内膜功能层缺血、坏死、脱落、经阴道流出，进入月经期。

月经期的流血量为 50～100 mL，其中除了暗红色的血液以外，还有剥脱的子宫内膜碎片及脱落的阴道上皮细胞。因为子宫内膜组织中含有丰富的纤溶酶原激活物，可使血液中的纤溶酶原激活为纤溶酶，降解了纤维蛋白，因此，月经血不凝固。在月经期内，子宫内膜脱落形成的创面容易感染，要注意保持外阴清洁并避免剧烈活动。

如果排出的卵细胞受精，月经黄体不仅不会退化，而且会继续生长、发育，形成妊娠黄体，并继续分泌孕激素和雌激素，使子宫内膜继续增厚并形成蜕膜，因此，不再来月经，月经周期停止，进入妊娠期，直至分娩以后，月经周期逐渐恢复正常。

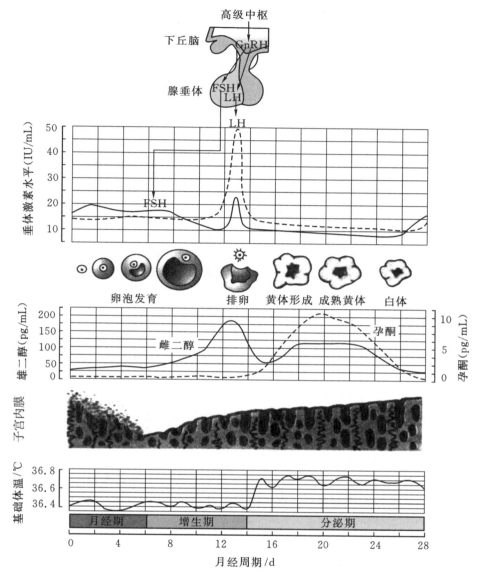

图 15 - 4　月经周期的形成示意图

（三）月经周期的形成机制

月经周期的形成主要是下丘脑 - 腺垂体 - 卵巢轴活动的结果。

青春期前，下丘脑、腺垂体发育尚未成熟，下丘脑分泌的 GnRH 很少，腺垂体分泌的 FSH 和 LH 也极少，不足以引起卵巢和子宫内膜的周期性变化，故青春期前不来月经。

随着青春期的到来，下丘脑发育成熟，分泌的 GnRH 增多，腺垂体分泌的 FSH 和 LH 也开始随之增多，于是开始引起卵巢和子宫内膜的周期性变化，即月经来潮。

1. **增殖期的形成**　女性进入青春期，腺垂体在 GnRH 的作用下分泌的 FSH 和 LH

增多。FSH 可促使卵泡生长、发育、成熟，并与 LH 配合使卵泡细胞分泌雌激素。在雌激素的作用下，子宫内膜呈现出增殖期的变化。在增殖期末，即排卵前一天左右，雌激素在血液中的浓度达到高峰。高水平浓度的雌激素可通过正反馈使 GnRH 的分泌增加，进而使 FSH、LH 分泌增加。已发育成熟的卵泡，在高浓度的 FSH、LH 的作用下破裂排卵。

2. 分泌期的形成　排卵后，在 LH 的作用下，残余的卵泡细胞形成月经黄体，并接替卵泡继续分泌雌激素，同时开始大量分泌孕激素。大量的雌激素、孕激素可使子宫内膜发生分泌期的变化。

3. 月经期的形成　月经黄体在 LH 的作用下逐渐长大，雌激素、孕激素分泌也不断增加，并于排卵后 8～10 d 在血液中的浓度达到高水平。高水平浓度的雌激素、孕激素可对下丘脑、腺垂体起负反馈作用，抑制 GnRH、FSH、LH 的分泌。伴随 LH 的减少，月经黄体开始萎缩、退化，其所分泌的雌激素、孕激素也迅速减少，至分泌期降到低水平。子宫内膜在突然失去性激素的维持后便崩溃出血，形成月经。

随着月经黄体的萎缩、退化，血液中雌激素、孕激素浓度的降低，对下丘脑、腺垂体的反馈抑制作用解除，于是，GnRH、FSH、LH 的分泌开始增多。在 FSH 的作用下，又有一批卵泡又开始生长、发育，新的月经周期开始了。

女性到了 50 岁左右，卵巢功能退化，对 FSH、LH 的反应亦降低，卵泡停止发育，雌激素、孕激素分泌减少，子宫内膜不再呈现出周期性的变化，月经停止，进入绝经期。

由此可见，子宫内膜的周期性变化是由卵巢分泌的激素引起的，其中增殖期的变化是雌激素作用的结果，分泌期的变化是雌激素和孕激素共同作用的结果，月经期的出现是子宫内膜突然失去雌激素和孕激素支持的结果。卵巢的周期性变化，是在大脑皮质控制下由下丘脑和腺垂体调节的结果。因此，月经周期容易受社会和心理因素的影响，自身的健康状况也会对月经周期产生影响。因为强烈情绪波动、生活环境的改变以及体内其他系统的疾病都可间接地引起月经失调，所以在防治月经相关的疾病时，应做全面而周密的分析研究。

知识链接

人工授精与试管婴儿

人工授精指将取得的男性精子注入女性阴道或宫颈内，以达到受孕的目的。体外受精和胚胎移植指从女性体内取出卵子，放入器皿中培养后，加入处理过的精子，待受精后，继续培养。当受精卵分裂成 2～8 个卵裂球时，被转移到女性子宫内着床，使其发育成胎儿直至分娩。因为这个过程的最早阶段是在体外试管内进行，所以俗称试管婴儿。

世界上首例试管婴儿在 1978 年 7 月 25 日诞生于英国剑桥；我国大陆首例试管婴儿诞生于 1988 年 3 月 10 日，由当时的北京医科大学第三临床医学院妇产科成功实施。

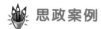 思政案例

袁隆平先生写给母亲的一封信

2021年5月22日13点07分,"共和国勋章"获得者、中国工程院院士、"杂交水稻之父"袁隆平先生在长沙逝世,享年91岁。随后,一篇署名为袁隆平、题为《妈妈,稻子熟了》(或《稻子熟了,妈妈,我想你了》)的文章在网络刷屏,文中母子之间真挚的感情感动了无数人,这是袁隆平先生在自己80岁生日晚会上的致辞,这篇致辞以书信体的形式,表达了对母亲的思念、赞美、敬佩、感激、愧疚之情,字里行间深情满怀,声情并茂,感人肺腑。

一位伟大的母亲,在一位伟人心中播下了希望的种子,而这种子多年以后填满了一代又一代人的饭碗。

案例内涵

本案例通过介绍袁隆平感恩母亲的故事,引导学生将感恩之念放大至爱祖国、爱社会的情感与信念,将感恩的优良传统发扬光大,促进大学生自觉修身、修性、修德、完善自我,增强当代大学生的社会责任感。

本章小结

一、本章提要

通过对本章的学习,可使同学们了解男性、女性生殖系统的功能。本章具体包括以下内容。

1. 掌握 卵巢功能的调节、卵巢的周期性变化、下丘脑-腺垂体-卵巢轴的活动、月经周期中卵巢和子宫内膜的变化。

2. 熟悉 各种性激素的生理作用,可运用本章知识解释月经及月经周期现象。

3. 了解 卵巢、睾丸的功能。

二、本章重、难点

1. 重点 卵巢功能的调节。

2. 难点 下丘脑-腺垂体-卵巢轴的活动。

课后习题

一、名词解释

1. 月经 2. 月经周期

二、选择题

1. 下列具有分泌性激素作用的器官是( )

    A. 输卵管和输精管　　　　　　　　B. 卵巢和睾丸

    C. 子宫和精囊腺　　　　　　　　　　D. 精囊腺和前列腺

    E. 精囊和宫颈

2. 下列有关睾酮作用的叙述，错误的是（　　）

    A. 刺激男性附性器官的发育　　　　B. 刺激男性副性征的出现

    C. 促进肌肉与骨骼的生长　　　　　D. 起到始动生精的作用

    E. 维持正常性欲

3. 出现月经是由血液中某种激素的浓度急剧下降所致，这种激素是（　　）

    A. 生长素　　　　　　　　　　　　B. 雌激素

    C. 孕激素　　　　　　　　　　　　D. 雌激素和孕激素

    E. 雌激素和生长激素

4. 血液中某种激素出现高峰可以作为排卵的标志，这种激素是（　　）

    A. 雌激素　　　　　　　　　　　　B. 孕激素

    C. 黄体生成素　　　　　　　　　　D. 尿促卵泡素

    E. 尿促卵泡素释放激素

5. 排卵发生的时间是（　　）

    A. 基础体温最高时　　　　　　　　B. 分泌期末

    C. 月经期　　　　　　　　　　　　D. 增生期末

    E. 月经前期

三、问答题

1. 雌激素和孕激素的生理作用分别有哪些？

2. 月经周期中卵巢和子宫内膜的主要变化有哪些？

（谢晓丽）

课后习题参考答案

第一章参考答案

一、名词解释

1. 兴奋性：指机体或组织受到有效刺激时做出反应的能力或特性。
2. 内环境：指细胞外液。
3. 稳态：指内环境的理化因素保持相对稳定的状态。
4. 阈值：指刚刚能够引起机体组织做出反应的最小刺激强度。

二、选择题

1. A　2. A　3. A　4. B　5. D

三、问答题

1. 提示：解答本题应从各种调节方式的特点入手。神经调节的特点：迅速、短暂、精确。体液调节的特点：缓慢、持久、广泛。自身调节的特点：调节幅度小、灵敏度低、范围局限。
2. 正反馈的意义：不断加强机体的功能。负反馈的意义：维持内环境稳态。

第二章参考答案

一、名词解释

1. 单纯扩散：指脂溶性物质通过细胞膜由高浓度一侧向低浓度一侧扩散的过程。
2. 易化扩散：指体内不溶于脂质或脂溶性低的物质，可在细胞膜上某些蛋白质的帮助下，由膜的高浓度一侧向低浓度一侧扩散的过程。
3. 主动转运：指通过细胞自身的耗能过程，将物质分子（或离子）由细胞膜的低浓度一侧向高浓度一侧或从低电位一侧向高电位一侧转运的过程。
4. 静息电位：指细胞安静时存在于细胞膜两侧的电位差。
5. 极化：指静息电位存在时细胞膜内外两侧所保持的外正内负状态。
6. 动作电位：指细胞接受有效刺激时，在静息电位基础上产生的快速、可扩布的电位变化。
7. 阈电位：指能触发动作电位的临界膜电位的数值。
8. 兴奋 - 收缩耦联：指将肌细胞兴奋的电变化与肌细胞收缩的机械变化联系起来的中间过程。

二、选择题

1. A　2. D　3. D　4. A　5. B

三、问答题

1. 细胞膜转运物质的常见形式及特点如下。①单纯扩散：顺浓度梯度，不耗能。②易化扩散：顺浓度梯度，不耗能，需细胞膜上特殊蛋白质的帮助。③主动转运：逆浓度梯度，耗能，能量由生物泵提供。

2. 神经－肌接头兴奋传递的特征：单向传递、时间延搁、化学传递和易受药物或其他环境因素的影响。

四、案例分析

提示：有机磷农药对胆碱酯酶有选择性的抑制作用，可造成乙酰胆碱在神经－肌接头处大量积聚、不能失活，引起肌肉持续兴奋收缩，故有机磷农药中毒时可出现肌肉震颤。

第三章参考答案

一、名词解释

1. 蛋白质等电点：在 pH 一定的溶液中，蛋白质解离成阳离子和阴离子的趋势相等，即净电荷为零，此时溶液的 pH 值称为该蛋白质的等电点。

2. 蛋白质变性：指在某些理化因素的作用下，使蛋白质空间结构的次级键遭到破坏，引起其理化性质的改变及生物学活性的丧失。

3. 核苷酸：指核苷或脱氧核苷戊糖分子中的羟基与磷酸酯化而形成的化合物。

4. DNA 的一级结构：指多聚脱氧核苷酸链中脱氧核苷酸残基的基本种类、数目、连接方式及排列顺序。

5. 酶：是由活细胞合成的、对其特异底物起高效催化作用的特殊蛋白质，又称生物催化剂。

二、选择题
1. C 2. A 3. B 4. C 5. B

三、问答题

1. ①α－螺旋；②β－折叠；③β－转角；④无规卷曲。

2. ①两条链等长、反向平行，右手螺旋。②直径为 2.0 nm，碱基距离为 0.36 nm，螺距为 3.4 nm，夹角为 36°，双螺旋每转一周为 10 碱基对（bp）。螺旋表面有两个螺旋形的凹槽，大沟、小沟是 DNA 与蛋白质结合的部位。③戊糖在外、碱基在内（A＝T，G≡C），碱基平面垂直于螺旋轴。④稳定因素：碱基堆积力（范氏引力、疏水键）、氢键。

3. 酶是由活细胞合成的、对其特异底物起高效催化作用的特殊蛋白质，又称生物催化剂。酶催化作用的三大特点：具有更高的反应速率、更温和的反应环境、更高的反应专一性和可调节性。

四、案例分析

镰状细胞贫血症是一种常染色体隐性等位基因出现突变的遗传病，是一种常见的严重血红蛋白病，其特征为红细胞中出现结构、功能异常的血红蛋白（Hb），这些异常

Hb 分子的聚合导致月牙状或镰形红细胞的形成，这种镰形细胞携带氧的能力只有正常红细胞的一半，极易黏附于血管内皮，从而阻碍正常血流及氧在重要器官和组织中的释放。存在于红细胞中的 Hb 为一种载氧蛋白，由 4 条珠蛋白多肽链构成(2 条 α 链和 2 条 β 链)。镰状细胞贫血症患者在染色体 11p15.4 上基因编码的 β 链形成中遗传有一个位点突变，这一位点突变使得每一条 β 链的 6 位上亲水性的谷氨酸被疏水性的缬氨酸取代，结果导致 β 分子的结构异常(Hbs)。该病的临床表现：①劳累、慢性贫血、黄疸、肝大和脾大；②心、肺功能受损，可发生充血性心力衰竭；③等渗尿、血尿、多尿；④下肢皮肤发生慢性溃疡；⑤可出现肾脏、脾脏或脑部供血不足，进一步导致受累器官损伤。

第四章参考答案

一、名词解释

1. 三羧酸循环：在线粒体内，乙酰 CoA 与草酰乙酸结合生成柠檬酸后，经一系列酶促反应又生成草酰乙酸的过程，因生成的第一个产物柠檬酸中含有 3 个羧基，故称为三羧酸循环。

2. 血糖：指血液中的葡萄糖。

3. 必需脂肪酸：指人体不能合成，必须通过食物获得的脂肪酸。

4. 必需氨基酸：指人体不能合成，必须通过食物获得的氨基酸。

5. 蛋白质的营养互补作用：指将两种或两种以上营养价值低的蛋白质混在一起食用，使它们所缺少的必需氨基酸互相补充，从而提高食物中蛋白质的营养价值的现象。

二、选择题

1. E 2. D 3. C 4. B 5. B

三、问答题

1. 血糖的来源：①食物中的糖消化、吸收入血；②肝糖原分解；③糖异生。血糖的去路：①进入各组织细胞氧化供能；②合成肝糖原和肌糖原；③转变为其他的糖类物质；④当血糖浓度超过肾糖阈(8.89～10.00 mmol/L)时，可随尿液排出。

2. 肝是调节血糖浓度最主要的器官。当饱食后血糖浓度升高时，肝脏可以合成肝糖原，进而使血糖浓度降低；在空腹时，肝糖原可以分解为葡萄糖进入血液，使血糖浓度升高；当长期饥饿时，肝可以利用非糖类物质，通过糖异生生成葡萄糖，葡萄糖进入血液后可维持血糖浓度的恒定。

3. 氧化脱氨基、转氨基、联合脱氨基、嘌呤核苷酸循环。

四、案例分析

1. 主要依据：①血糖、血酮(β - 羟丁酸、乙酰乙酸)远大于参考值及丙酮所具有的"烂苹果味"；②患者动脉血气分析及碱剩余值等结果，呈现出代谢性酸中毒的特征。

2. 患者长期患有糖尿病、胰岛素严重缺乏且同时伴有感染、糖的利用障碍、机体脂肪动员加强、酮体生成增多，当超过机体的利用能力和排泄能力时，血液中的酮体就在体内堆积起来。同时，对酮体的利用需要将其转变为乙酰 CoA 后与糖代谢的产物结合，形成柠檬酸，然后进入三羧酸循环彻底氧化。患糖尿病时糖代谢发生障碍，无充足的糖代谢产物，会使酮体的利用发生障碍。当患者体内的酮体来源过多和分解利用受阻时，酮体堆积，就会出现酮血症，进而诱发酮症酸中毒。

第五章参考答案

一、名词解释

1. 生物氧化：指糖、脂肪、蛋白质等营养物质在体内经过一系列氧化分解，最终生成 CO_2 和 H_2O 并释放能量的过程。

2. 呼吸链：代谢物脱下的成对氢原子通过一系列的递氢体和递电子体，按一定的顺序排列所组成的连锁反应体系，逐步传递给氧并生成水，此连锁反应体系称为呼吸链。

3. 体温：指机体深部的平均温度。

4. 基础代谢率：指单位时间内的基础代谢。

二、选择题

1. D 2. B 3. B 4. C 5. D

三、问答题

1. 生物氧化的特点：①反应条件温和，生物氧化是在体温、pH 近中性的体液环境中进行的酶促反应；②能量逐步释放；③有机酸脱羧生成二氧化碳，生物氧化中产生的二氧化碳来自有机酸的脱羧反应；④有机物脱氢，经呼吸链生成水，物质代谢脱下的氢通过呼吸链传递给氧，生成水。

2. 影响生物氧化的因素：具体如下。①ADP/ATP 值的调节：这是调节氧磷酸化的主要因素。ADP/ATP 值增高，氧化磷酸化的速度加快；反之，ADP/ATP 值下降，氧化磷酸化的速度减慢。②甲状腺激素的调节：甲状腺激素可以加速 ATP 水解，使 ADP 生成增多，氧化磷酸化速度加快。③抑制剂：包括呼吸链抑制剂、解偶联剂、氧化磷酸化抑制剂等。

3. 影响能量代谢的主要因素有肌肉活动、精神活动、环境温度和食物的特殊动力效应。

四、案例分析

提示：临床诊断为高温中暑。

第六章参考答案

一、名词解释

1. 中心法则：指遗传信息经 DNA 复制、转录及翻译的传递规律。

2. 半保留复制：DNA 复制形成的子代 DNA，有一条链来自亲代，另一条链是新合成的，子代 DNA 分子中保留一条来自亲代的 DNA 链，称为半保留复制。

3. 转录：指以 DNA 为模板合成 RNA 的过程。

4. 翻译：指根据遗传密码的中心法则，将成熟的信使 RNA 分子中"碱基的排列顺序"（核苷酸序列）解码，并生成对应的氨基酸序列的过程。

二、选择题

1. C　2. E　3. E　4. D　5. B

三、问答题

1. 在遗传信息传递的过程中，遗传信息的流向是从 DNA 到 DNA（或从 DNA 到 RNA），再到蛋白质，这种遗传信息的传递规律称中心法则。这一法则代表了大多数生物遗传信息储存、传递和表达的规律，是研究生物遗传、繁殖、进化、生长、发育、生命起源、健康与疾病等生命科学问题的重要理论基础。

2. DNA 复制形成的子代 DNA，有一条链来自亲代，另一条链是新合成的，子代 DNA 分子中保留一条来自亲代的 DNA 链，称为半保留复制。所有 DNA 聚合酶催化的反应都是在引物 3′–OH 上合成的，可使 DNA 链沿 5′→3′方向延长。但 DNA 两条链反向平行，一条链的走向为 5′→3′，另一条链的走向为 3′→5′。以 3′→5′走向的链为模板的新链的合成方向为 5′→3′，与复制叉移动的方向一致，称为前导链（领头链）；另一条以 5′→3′走向的链为模板的新链的合成方向与复制叉移动的方向相反，称为随从链。随从链的合成是不连续的，可先形成许多不连续的片断（冈崎片断），最后连成一条完整的 DNA 链，此即 DNA 合成的半不连续性。

3. 参见表 6–1。

第七章参考答案

一、名词解释

1. 血细胞比容：指血细胞在全血中所占的容积百分比。

2. 血液凝固：指血液由流动的液体状态变为不能流动的凝胶状态的过程。

3. 渗透压：是一切溶液所具有的特性，指溶液中溶质颗粒吸引水分子的力量。

4. 渗透脆性：指红细胞对低渗溶液具有一定的抵抗力的特性。

5. 红细胞的悬浮稳定性：指红细胞在血浆中不易下沉、能较长时间保持悬浮状态的特性。

6. 血沉：通常用红细胞在第一小时末下沉的距离表示红细胞沉降速度，红细胞沉降速率又称红细胞沉降率，简称血沉。

7. 血型：指依据血细胞的细胞膜上特异性抗原的有无或不同进行划分的血液类型。

8. 血量：指机体体内血液的总量。

二、选择题

1. D　2. C　3. D　4. D　5. D

三、问答题

1. 血浆蛋白主要包括白蛋白、球蛋白和纤维蛋白原，白蛋白的主要作用是形成血浆渗透压，球蛋白主要参与免疫防御活动，纤维蛋白原主要参与血液凝固。

2. 贫血的种类主要有再生障碍性贫血、缺铁性贫血、巨幼红细胞贫血、肾性贫血、溶血性贫血 5 种。①再生障碍性贫血主要是由红骨髓造血功能障碍，使全血细胞生成减少而引起的贫血。②缺铁性贫血主要是由缺铁导致红细胞合成障碍，红细胞体积减小，血红蛋白含量降低所致，又称为小细胞低色素性贫血。③巨幼红细胞贫血主要是由缺乏成熟因子叶酸和维生素 B_{12}，影响红细胞发育，使红细胞体积增大、数量减少所致。④肾性贫血主要是由严重的肾脏疾病导致促红细胞生成素合成减少而引起的贫血。⑤溶血性贫血主要由红细胞的破坏过多，超过了骨髓的再生能力而引起的贫血。

3. 输血原则：首先必须鉴定血型；输同型血；输血之前要进行交叉配血试验，主侧、次侧均不凝集方可输血。

四、案例分析

护士在输血前必须进行血型鉴定、交叉配血试验，注意在采血时禁止同时采集两个患者的血样，以免发生混淆。在输血开始时，速度必须缓慢，以 20 滴/分为宜，15 分钟后无不良反应时可加快，最快不超过 40 滴/分。输入第二袋血前仍需要做交叉配血试验，以免发生溶血反应。

第八章参考答案

一、名词解释

1. 心动周期：指心脏一次收缩和舒张所构成一个机械活动周期。

2. 心率：指每分钟心跳的次数。

3. 心输出量：指一侧心室每分钟射出的血液量。

4. 射血分数：搏出量占心室舒张末期容积的百分比。

5. 心肌前负荷：指心肌收缩前所遇到的阻力或负荷，即心室舒张末期的血液充盈量。

6. 心肌后负荷：指心室收缩时所遇到的后负荷，也就是心肌开始收缩时才遇到的负荷。

7. 房室延搁：兴奋在房室交界区的传导速度很慢，其通过房室交界区约需 0.1 s，这称为房室延搁。

8. 期前收缩：如果在有效不应期之后、下一次窦房结的兴奋到达之前，有一人工或病理性的额外刺激作用于心肌，将导致心肌产生一次提前出现的兴奋，即期前兴奋，由期前兴奋所引起的收缩称为期前收缩，又称早搏。

9. 代偿性间歇：指在一次期前收缩之后出现的一段较长时间的心室舒张期。

10. 平均动脉压：指在一个心动周期中动脉血压的平均值。

11. 中心静脉压：指右心房和胸腔内大静脉的血压。

12. 微循环：从微动脉到微静脉之间的血液循环称为微循环。

二、选择题

1. D 2. D 3. B 4. A 5. D

三、问答题

1. 心输出量等于搏出量与心率的乘积，因此，凡能影响搏出量和心率的因素均可影响心输出量。

（1）影响搏出量的因素有以下 3 个。①前负荷：指心肌收缩前所遇到的阻力或负荷，即心室舒张末期的血液充盈量。在一定范围内增加前负荷后，可使心肌收缩能力加强，搏出量增多。②后负荷：动脉血压是心室收缩时所遇到的后负荷。在其他条件都不变的情况下，如果动脉血压增高，则搏出量减少；反之，如果动脉血压降低，则搏出量增多。③心肌收缩能力：在同样的前负荷条件下，心肌收缩能力越强，搏出量就越多；反之，则搏出量越少。

（2）心率。当心率在 40～180 次/分变化时，心率与心输出量成正比，即心率加快可使心输出量增加。心率过快，当超过 160～180 次/分时，搏出量明显减少，可导致心输出量减少；心率过慢，当低于 40 次/分时，心输出量也将减少。

2. 在正常情况下，窦房结发出的兴奋通过心房肌传播到整个右心房和左心房，并沿着由心房肌组成的优势传导通路迅速传到房室交界区，再经房室束和左、右束支传到浦肯野纤维网，然后传给左、右心室肌，引起心室肌兴奋。

兴奋在心脏各部位传导的速度不一样。心房肌的传导速度较快，兴奋传遍左、右心房仅需要 0.06 s，这就使两侧心房肌细胞几乎同步兴奋和收缩。窦房结的兴奋通过心房内的优势传导通路迅速传导到房室交界区，其传导速度为 1.0～1.2 m/s。兴奋在房室交界区的传导速度很慢，通过房室交界区约需 0.1 s，这称为房室延搁。浦肯野纤维的传导速度最快，兴奋从房室束传遍左、右心室仅需 0.06 s，因此，两侧心室肌细胞也是几乎同步兴奋和收缩的。

房室延搁可使心房收缩完毕后心室才开始收缩，心房和心室不可能同时收缩，这有利于心室的充盈和射血。

3. 第一心音：是由于房室瓣突然关闭引起心室内血液和室壁的振动，以及心室射血引起的大血管壁和血液涡流所发生的振动而产生的，标志着心室收缩的开始。其特点是音调较低、持续时间较长（0.12～0.14 s）。第二心音：其产生主要与主动脉瓣和肺动脉瓣关闭，血流冲击大动脉根部引起血液、管壁及心室壁的振动有关，标志着心室舒张期的开始。其特点是音调较高、持续时间较短（0.08～0.10 s）。

4. 我国健康成年人在安静状态下的收缩压为 100～120 mmHg（13.3～16.0 kPa），舒张压为 60～80 mmHg（8.0～10.6 kPa），脉压为 30～40 mmHg（4.0～5.3 kPa），平均动脉压为 100 mmHg（13.3 kPa）左右。凡能影响血压形成的因素，如每搏输出量、心率、外周阻力、大动脉的弹性以及循环血量与血管容积的比值等，都能影响动脉血压的高低。①每搏输出量：每搏输出量增大，收缩压明显升高。在一般情况下，每搏输出量主要影响收缩压，收缩压的高低可反映心脏每搏输出量的多少。②心率：当心率加快时，舒张压明显升高。③外周阻力：外周阻力增大，舒张压可明显升高。舒张压的高低主要反映的是外周阻力的大小。④大动脉管壁的弹性储器作用：当动脉管壁弹性降低时，其缓冲血压的功能减弱，可导致收缩压升高，舒张压降低。老年人多伴有小动脉、微动脉硬化，外周阻力增加，可使舒张压升高，但升高幅度不如收缩压明显，因此，老年人的脉压较高。⑤循环血量与血管容量的比值：循环血量与血管容量之间保持适当的相对关系是维持正常循环系统平均充盈压的基本条件。如血管容量不变、循环血量减少（如大出血），或循环血量不变、血管容量增大（如中毒性休克），均会导致循环系统平均充盈压下降，使动脉血压降低。

四、案例分析

1.（1）心输出量是一侧心室每分钟射出的血量。

（2）心率：在一定范围内（40～80次/分）加快时，可使心输出量增加。心肌的前负荷：指心舒末期的充盈血量。在一定范围内，它与心输出量成正比。心肌后负荷：指心室收缩时遇到的阻力，即动脉血压，它与心输出量成反比。心肌收缩能力：指心室肌细胞本身的功能状态，它与心输出量成正比。

2.（1）房室延搁的生理意义是使心室在心房收缩完毕之后才开始收缩，避免心室和心房同时收缩，有利于心室的充盈与射血。

（2）P波代表的是左、右两心房去极化的过程。

第九章参考答案

一、名词解释

1. 肺活量：指最大吸气后，再做最大呼气所呼出的全部气量。

2. 每分肺通气量：指每分钟吸入或呼出肺的气体量。

3. 每分肺泡通气量：指每分钟进入肺泡的新鲜空气量。肺泡通气量 =（潮气量 − 解剖无效腔）× 呼吸频率。

4. 通气/血流值：指每分钟肺泡通气量与每分钟肺血流量的比值。

5. 氧解离曲线：指表示氧分压与血氧饱和度关系的曲线。

二、选择题

1. C　2. C　3. D　4. D　5. D

三、问答题

1. 胸膜腔负压的生理意义：①胸膜腔负压的牵拉作用可使肺总是处于扩张状态而不至于萎陷，并使肺能随胸廓的扩大而扩张；②胸膜腔负压还加大了胸膜腔内一些壁薄低压的管道（如腔静脉、胸导管等）的内外压力差，从而有利于静脉血和淋巴液的回流。

2. 血液中 CO_2、O_2、H^+ 浓度对呼吸的影响及作用机制：CO_2 是调节呼吸的最重要的生理性体液因子。动脉血中一定水平的 CO_2 对维持呼吸中枢的兴奋是必要的。如果过度通气，CO_2 排出过多，则呼吸减弱；当吸入气中 CO_2 的浓度在一定范围内（<7%）增加时，肺通气量可随之增加；当吸入气中 CO_2 的浓度过高（>7%）时，肺通气量反而减少，可出现 CO_2 麻醉效应。CO_2 调节呼吸的机制：①刺激外周化学感受器，反射性地引起呼吸加强；② CO_2 可通过血脑屏障进入脑脊液，与脑脊液内的 H_2O 结合，生成 H_2CO_3，再解离为 H^+ 和 HCO_3^-，H^+ 可刺激中枢化学感受器，使呼吸加强，并以此途径为主。

低氧对呼吸的间接作用是兴奋，其功能主要是通过刺激外周化学感受器来实现的。低氧对呼吸中枢的直接作用是抑制，此抑制作用会随着低氧程度的加重而加强。当发生轻中度低氧时，间接的兴奋作用大于直接的抑制作用，可使呼吸中枢兴奋，但当机体严重缺氧时，由于外周化学感受器的兴奋作用不足以抵消缺氧对呼吸中枢的直接抑制作用，则将使得呼吸减弱甚至呼吸停止。

动脉血中 H^+ 的浓度增加，可使呼吸加深、加快，肺通气量增加；H^+ 浓度的降低可使呼吸受到抑制。机制：血液中的 H^+ 浓度对呼吸的影响主要是通过刺激外周化学感受器来实现的。

3. 机体与环境之间的气体交换过程称为呼吸。呼吸过程包括：①外呼吸，指外界环境与血液在肺部进行的气体交换，包括肺通气和肺换气；②气体在血液中的运输；③内呼吸或组织换气，指血液与组织细胞之间的气体交换。呼吸是维持机体新陈代谢和功能活动所必需的基本生理活动之一。

四、案例分析

提示：胸膜腔的完整性是形成胸膜腔负压的前提，某些外伤会破坏胸膜，使气体顺压力差进入胸膜腔，进而使胸膜腔负压减少甚至消失，此时肺将在自身回缩力的作用下发生塌陷(肺不张)，引发气胸。即使此时仍有呼吸运动，但肺不能随胸廓的运动而张缩，也无法完成正常的肺通气，进而可导致缺氧、发绀。严重的气胸不仅可以影响呼吸功能，还能累及循环功能，甚至危及生命。

第十章参考答案

一、名词解释

1. 消化：指食物在消化道内被加工、分解为小分子物质的过程。

2. 吸收：指消化后的小分子物质透过消化道黏膜上皮细胞进入血液和淋巴液的过程。

3. 胃排空：指胃内食物进入十二指肠的过程。

4. 容受性舒张：指当进行咀嚼、吞咽时，食物会刺激口腔、咽、食管等处的感受器，反射性地引起胃底和胃体部的平滑肌舒张。

5. 分节运动：指小肠以环形肌为主的节律性舒缩交替的运动形式。

二、选择题

1. D 2. C 3. A 4. E 5. D

三、问答题

1. 胃液的成分有胃酸、胃蛋白酶原、内因子、黏液 4 种。胃酸的作用如下：①激活胃蛋白酶原并为之提供适宜的酸性环境；②使蛋白质变性，易于分解；③杀菌；④进入小肠后可促进胰液、胆汁、小肠液的分泌；⑤促进铁和钙的吸收。胃蛋白酶原可被胃酸激活，生成胃蛋白酶后发挥作用：①对蛋白质进行初步分解；②激活胃蛋白酶原。黏液的作用：①保护胃黏膜免受机械性损伤；②可防止胃酸和胃蛋白酶对胃黏膜本身的侵蚀。内因子的作用：①保护维生素 B_{12} 不被酶水解；②促进小肠对维生素 B_{12} 的吸收。

2. ①小肠吸收面积大，即肠黏膜有环状皱褶、绒毛，可使吸收面积增大；②食物在小肠内已分解成适于吸收的小分子物质；③食物在小肠内停留时间长，吸收充分；

④小肠绒毛的血液和淋巴液循环丰富，有利于对营养物质的吸收。

3. 消化道除口腔、食管上端和肛门外括约肌外，都受交感神经、副交感神经双重支配，其中副交感神经起主要作用。副交感神经兴奋后末梢释放乙酰胆碱，乙酰胆碱与 M 受体结合，可使消化道运动增强、腺体分泌增加、括约肌松弛。交感神经兴奋后末梢释放去甲肾上腺素，去甲肾上腺素与 α 受体结合，可使消化道运动减弱、腺体分泌减少、括约肌收缩。内在神经丛为消化道平滑肌所特有，其中含有感觉神经元、运动神经元和中间神经元，可以完成局部反射。

4. 小肠的运动形式：①紧张性收缩是其他运动形式的基础，可以使小肠腔内保持一定的基础压力；②分节运动是小肠特有的运动形式，其意义是使食糜与消化液充分混合，有利于消化，挤压肠壁，促进静脉血和淋巴液回流，有利于对营养物质的吸收；③蠕动有利于食物的充分消化，并可将食物向前推进一段距离。

5. 胃的运动形式及意义。①容受性舒张：当进行咀嚼、吞咽时，食物可刺激口腔、咽、食管等处的感受器，反射性地引起胃底和胃体部的平滑肌舒张，使胃很好地完成容纳、储存食物的功能。②紧张性收缩：使胃腔内保持一定的基础压力，从而维持胃正常的形态和位置。③蠕动：从胃体的中部开始，向胃窦部幽门的方向前进，可使食物与消化液充分混合，有利于消化，并可将食物排入十二指肠，完成胃的排空功能。

四、案例分析

提示：当个体进行暴饮暴食时，可引起胰液分泌增多、胰管内压力升高、胰腺小导管和胰腺腺泡破裂，导致胰蛋白酶原大量溢入胰腺间质，并被组织液激活，大大超过胰蛋白酶抑制因子的作用能力，于是胰腺就会因被自身消化而发生急性胰腺炎，引起剧烈腹痛。在胰腺炎急性期进食后，食物会刺激胰腺，使之分泌胰液，并使胰管压力增高，这不利于炎症的消除和机体的康复。

第十一章参考答案

一、名词解释

1. 肾单位：包括肾小体和肾小管两部分，是尿液生成的基本功能单位，它与集合管共同完成尿液的生成过程。

2. 肾小球滤过：当血液流经肾小球毛细血管时，除蛋白质分子外的血浆成分被滤入肾小球囊腔，形成超滤液的过程，称为肾小球滤过。

3. 肾小管和集合管的重吸收：指肾小管上皮细胞将物质从肾小管液转运入血液的过程。

4. 肾小球滤过率：单位时间（每分钟）内两肾生成的超滤液量，称为肾小球滤过率。正常成人安静时的肾小球滤过率为 125 mL/min。

5. 滤过分数：肾小球滤过率与肾血浆流量的比值称为滤过分数。其正常值约为 19%。

6. 水利尿：指通过大量饮清水引起尿量增多的现象。

7. 渗透性利尿：指由于小管液中溶质浓度增加、渗透压升高，妨碍了 Na^+ 和水的重吸收，使尿量增多的现象。

8. 球管平衡：不论肾小球滤过率增加还是减少，近端小管的重吸收率始终占肾小球滤过率的 65% ~ 70%，这种现象称为球管平衡。

9. 肾糖阈：指开始出现尿糖时的最低血糖浓度。

10. 肾小球有效滤过压：指促进超滤的动力与对抗超滤的阻力之间的差值。肾小球有效滤过压 = 肾小球毛细血管血压 −（血浆胶体渗透压 + 肾小囊内压）。

二、选择题

1. C   2. E   3. A   4. D   5. B

三、问答题

1. 大量失血可造成动脉血压降低，当动脉血压降到 50 mmHg 时，肾小球毛细血管血压将相应下降，使有效滤过压降低、肾小球滤过率降低、尿量减少，同时，肾交感神经兴奋，使肾血管强烈收缩、肾血流量大大减少。肾小球滤过率的降低可使流经致密斑的 NaCl 减少，引起肾素分泌，激活肾素 – 血管紧张素 – 醛固酮系统，使醛固酮分泌增多，醛固酮可促进远曲小管和集合管对 Na^+、水的重吸收，使尿量减少。

失血后，循环血量减少，血压降低，对容量感受器的刺激减弱，可反射性地引起血管升压素释放增多，使远曲小管和集合管对水的重吸收增加，尿量减少。

2. 饮大量清水引起尿量增多的现象称为水利尿。水利尿的机制：大量饮清水后血液被稀释，血浆晶体渗透压降低，对下丘脑渗透压感受器的刺激减弱，下丘脑释放抗利尿激素明显减少，肾小管对水的重吸收显著减少，进而引起尿量显著增加，同时，因血容量增加，肾血浆流量也增加，进而使肾小球滤过率增加、尿量增加。

饮等量的生理盐水对血浆晶体渗透压无影响，只是通过增加血容量而使尿量略有增加。

3. 大量出汗后尿量减少。其机制如下：汗液属于低渗液，大量出汗后体内的血浆晶体渗透压会增大、下丘脑渗透压感受器会兴奋，引起视上核和室旁核释放抗利尿激素增加，使远曲小管和集合管对水的重吸收增强，尿液的浓缩程度增大，尿量减少。

4. 由于糖尿病患者的血糖水平高于肾糖阈，原尿中的葡萄糖不能完全被近端小管重吸收，而其他节段的肾小管和集合管都不能重吸收葡萄糖，未被重吸收的葡萄糖随尿液排出，形成糖尿；未被近端小管重吸收的葡萄糖进入肾小管和集合管中，可使小管液中溶质的浓度升高、渗透压升高，妨碍了肾小管和集合管对水的重吸收，就造成多尿。

四、案例分析

提示：患肾炎时，由于炎症的破坏作用，肾小球滤过膜的机械屏障和电学屏障作用减弱，会出现蛋白尿和血尿；炎症可使毛细血管狭窄阻塞、肾小球滤过膜有效面积减少，故而导致尿少的症状。

第十二章参考答案

一、名词解释

1. 视力：指人眼分辨两点间最小距离的能力。

2. 视野：指单眼固定注视前方一点，所能够看到的空间范围。

3. 近点：指人眼能够看清物体的最近距离。

二、选择题

1. E 2. E 3. A 4. B 5. A

三、问答题

1. 晶状体的调节、瞳孔的调节、双眼会聚。

2. 近视：指眼球前后径过长或屈光能力过强，应配戴凹透镜矫正。远视：指眼球前后径过短或屈光能力过弱，应配戴凸透镜矫正。散光：指角膜曲率半径不一，应配戴圆柱形透镜。

第十三章参考答案

一、名词解释

1. 特异性投射系统：指丘脑的特异感觉接替核及其投射到大脑皮层的传导束。此投射系统可点对点地投射到大脑皮层的特定区域，主要终止于大脑皮层的第四层细胞，引起特定的感觉并激发大脑皮层发出神经冲动。

2. 非特异性投射系统：指丘脑的髓板内核群及其投射到大脑皮层的传导束。此投射系统经多次换元，可弥散性地投射到大脑皮层的广泛区域，起维持和改变大脑皮层兴奋状态的作用。

3. 突触：通常指神经元与神经元之间发生功能接触的部位，是神经元之间传递信息的重要结构。

4. 牵涉痛：当某些内脏器官发生病变时，在体表一定区域产生感觉过敏或疼痛感觉的现象，称为牵涉痛。

5. 牵张反射：当骨骼肌受到外力牵拉而伸长时，能反射性地引起受牵拉的同一肌肉收缩的现象，称为牵张反射。

6. 肌紧张：指缓慢、持续牵拉肌腱时引起的牵张反射。

7. 腱反射：指快速牵拉肌腱时引起的牵张反射。

8. 条件反射：指在非条件反射的基础上，于一定条件下建立起来的一类反射，它是外界刺激与机体反应之间建立起来的暂时神经联系。

9. 去大脑僵直：在中脑上丘、下丘之间切断脑干后，动物出现的全身肌紧张加强、四肢强直、脊柱反张后挺的现象，称为去大脑僵直。

二、选择题

1. C 2. A 3. E 4. E 5. E

三、问答题

1. 特异性投射系统：指丘脑的特异感觉接替核及其投射到大脑皮层的传导束。此投射系统可点对点地投射到大脑皮层的特定区域，主要终止于大脑皮层的第四层细胞，引起特定的感觉并激发大脑皮层发出神经冲动。

非特异性投射系统：指丘脑的髓板内核群及其投射到大脑皮层的传导束。此投射系统经多次换元，弥散性地投射到大脑皮层的广泛区域，起维持和改变大脑皮层兴奋状态的作用。只有在非特异性投射系统维持大脑皮层清醒状态的基础上，特异性投射系统才能发挥作用，形成清晰的特定感觉。

2. 内脏痛具有如下特征：缓慢、持续、定位不精确、对刺激的分辨力差；对机械性牵拉、缺血、痉挛和炎症等刺激敏感，而对致皮肤痛的切割、烧灼等刺激不敏感；有时存在牵涉痛。

3. 牵张反射可分为腱反射和肌紧张两种类型。腱反射指快速牵拉肌腱引起的牵张反射，临床上可通过检查腱反射来了解神经系统的功能。肌紧张指缓慢而持续地牵拉肌腱时引起的牵张反射，它具有维持躯体姿势、保持身体平衡的功能。

4. 大脑皮层的运动调节功能有功能区定位和运动区投射的特点。椎体系指由皮层发出并经延髓锥体抵达对侧脊髓前角的皮层脊髓束和抵达脑神经运动核的皮层脑干束，其功能主要是发动随意运动，调节精细动作，保持运动的协调性。椎体外系指除锥体系以外的一切调节躯体运动的下行传导系，其主要作用是调节肌紧张，配合锥体系协调随意运动。

5. 自主神经可分为交感神经和副交感神经。递质：交感神经为 ACh，副交感神经为 NA。受体类型：交感神经为 α_1、α_2、β_1、β_2，副交感神经为 M、N_1、N_2。

自主神经受体的分布及生理效应如下。M 受体：使心脏收缩，使支气管、消化道平滑肌和膀胱逼尿肌收缩，消化液分泌增多，瞳孔缩小，汗液分泌增多，骨骼肌血管舒张等。N_1 受体：神经突触后膜起节后纤维兴奋作用，可使肾上腺髓质激素分泌增多。N_2 受体：骨骼肌运动终板膜使骨骼肌收缩。α_1 受体：可使血管、子宫、虹膜开大肌收缩。β_1 受体：可使心脏兴奋、脂肪分解。β_2 受体：可使支气管扩张，胃、肠、子宫松弛，血管扩张。

6. 交感神经分布广泛，它几乎可以支配所有的内脏器官，而副交感神经分布较局限，有些器官不受副交感神经支配，如皮肤和肌肉内的血管、汗腺、竖毛肌、肾上腺髓质等。交感神经和副交感神经密切联系、相互制约，共同调节内脏活动，保持动态平衡，从而适应机体的需要。例如，交感神经的 β_2 受体可使支气管、血管扩张，而副交感神经的 M 受体可使支气管、血管收缩，从而共同调节内脏活动，保持动态平衡。

四、案例分析

提示：对该患者诊断为帕金森病。诊断依据：①该病好发于中老年患者，男性多于女性，起病缓慢、逐渐发展。②典型的症状和体征：运作迟缓、震颤、强直、体位不稳、自主神经功能紊乱。

第十四章参考答案

一、名词解释

1. 激素：指由内分泌腺或内分泌细胞分泌的高效能的生物活性物质。

2. 内分泌：内分泌腺和内分泌细胞是通过其所分泌的激素来发挥调节作用的，激素不经导管，而是直接被释放于体液中，这种现象称为内分泌。

3. 促激素：腺垂体所分泌的激素是通过促进靶腺分泌激素而发挥作用的，因此这些激素也被称为促激素。

4. 应激反应：当机体受到各种有害因素（如创伤、失血、感染、中毒、缺氧、饥饿、疼痛、寒冷、精神紧张等）的刺激时，血液中的 ACTH 和糖皮质激素会增多，这一反应称为应激反应。

5. 允许作用：某一激素对某一生理反应无直接作用，但能为另一种激素的作用创造必备条件，使其作用增强，这种作用称为激素的允许作用。

二、选择题

1. A　2. D　3. A　4. A　5. E

三、问答题

1. 甲状腺能根据机体碘供应的情况，调整自身对碘的摄取和利用，以及甲状腺激素的合成与释放，这称为自身调节。这是一种有限度的、缓慢的调节。由于食物中长期缺碘，超过了自身调节的限度，可使 T_3、T_4 合成减少，对腺垂体的负反馈作用减弱，使 TSH 分泌增多、甲状腺腺泡增生、甲状腺肿大。

2. 长期大量使用糖皮质激素时，血液中的此激素水平升高，会反馈性地作用于腺垂体，以致其合成和分泌 ACTH 减少，由于 ACTH 的分泌减少，肾上腺皮质逐渐萎缩，分泌功能减退。如突然停药，可使血液中的糖皮质激素水平突然降低，将出现糖皮质激素分泌不足的症状，甚至危及生命。

3. 可以升高血糖的激素是糖皮质激素、肾上腺髓质激素、胰高血糖素、生长激素及甲状腺激素等。

4. 胰岛素是体内唯一可降低血糖的激素，其最明显的效应是降低血糖浓度。胰岛素可促进组织细胞对葡萄糖的利用，加速肝糖原、肌糖原的合成，抑制糖异生，促使葡萄糖转变为脂肪酸，储存于脂肪组织，使血糖浓度降低。

5. 人在幼年时期生长激素分泌不足，将出现生长迟缓，身材矮小，称为侏儒症；若幼年时期生长激素分泌过多，身材过于高大，称为巨人症；成年后生长激素分泌过多，因骨骺已闭合，长骨不再增长，可刺激肢端短骨、面骨及软组织生长异常，出现手足粗大、鼻大唇厚、下颌突出等症状，称为肢端肥大症。

四、案例分析

胰岛素能促进组织细胞对葡萄糖的摄取、氧化和利用，加速肝糖原和肌糖原的合成，并促进葡萄糖转变为脂肪；还可抑制糖原分解和糖异生，从而使血糖浓度降低。当胰岛素分泌不足时，血糖浓度升高，如果超过肾糖阈，可使尿液中出现糖，引起糖尿病。

健康指导：①糖尿病是一种终身性疾病，必须终身治疗；②了解饮食治疗的重要性，掌握饮食治疗的具体措施和要求；③了解体育锻炼的意义，掌握锻炼的具体方法及注意事项；④对需要用胰岛素治疗的患者，教会其正确注射及观察注射后不良反应的方法；⑤口服降糖药的患者，要了解按时、按剂量服药的重要性并能观察药物的不良反应；⑥认识糖尿病酮症酸中毒的诱因、临床表现，避免精神刺激和各种应激，预防感染；⑦教会患者使用血糖仪和自测血糖的方法，并了解控制血糖的要求，定期到医院复查；⑧了解发生低血糖的诱因和临床表现，掌握预防和自救的方法；⑨注意个人卫生，做好足部护理；⑩使患者及家属了解情绪、精神压力对疾病的影响。

第十五章参考答案

一、名词解释

1. 月经：指女性进入青春期后，除妊娠期和哺乳期外，每月一次子宫内膜功能层脱落、出血、经阴道流出的现象。

2. 月经周期：指月经形成的周期性过程。

二、选择题

1. B　2. D　3. D　4. C　5. D

三、问答题

1. 雌激素的生理作用：①促进卵泡的生长、发育；②促进女性附性器官的生长、发育；③促进并维持女性的副性征；④广泛影响代谢过程。

孕激素的生理作用如下。

（1）对子宫的作用：①使子宫内膜在增生期的基础上出现分泌期的改变，为胚泡的着床提供适宜的环境；②使子宫平滑肌的兴奋性降低，活动能力减弱，降低子宫平滑肌对催产素的敏感性，保证胚胎有较"安静"的生长、发育环境，故有安胎作用；③使宫颈口闭合，宫颈黏液分泌量减少、变稠，阻止精子穿过。

（2）对乳腺的作用：促进乳腺腺泡的发育，为分娩后的泌乳做准备。

（3）对平滑肌的作用：①孕激素可使消化道和血管平滑肌的紧张性降低；②抑制输卵管的运动。

（4）产热作用：孕激素能促进机体产热，使基础体温升高。

（5）孕激素可抑制母体对胚胎的免疫反应。

2. 月经周期中卵巢和子宫内膜的变化。①增生期：卵巢中卵泡生长、发育成熟，并不断分泌雌激素，促使子宫内膜显著增生、变厚。卵泡要到此期末才发育成熟并排卵。②分泌期：卵巢内排卵后的残余卵泡细胞可形成黄体，继续分泌雌激素和大量孕激素，这两种激素（特别是孕激素）可促使子宫内膜进一步增生、变厚，腺体迂曲并分泌富含糖原的黏液，使子宫内膜变得松软并富含营养物质。③月经期：因排出的卵细胞未受精，月经黄体于排卵后8~10 d开始退化、萎缩。孕激素、雌激素随着黄体的退化、萎缩而分泌减少。子宫内膜功能层缺血坏死、脱落出血、经阴道流出。

参考文献

[1] 周春燕，药立波．生物化学与分子生物学[M]．9版．北京：人民卫生出版社，2018.

[2] 王庭槐．生理学[M]．9版．北京：人民卫生出版社，2018.

[3] 向秋玲．生理学[M]．4版．北京：高等教育出版社，2023.

[4] 唐四元．生理学[M]．5版．北京：人民卫生出版社，2022.

[5] 杨志敏，张炜．生物化学[M]．4版．北京：高等教育出版社，2015.

[6] 查锡良．生物化学[M]．7版．北京：人民卫生出版社，2007.

[7] 高国全．生物化学[M]．4版．北京：人民卫生出版社，2017.

[8] 本杰明·卢因．基因Ⅷ[M]．北京：科学出版社，2006.

[9] 许劲雄，马平．正常人体功能[M]．2版．上海：复旦大学出版社，2015.

[10] 徐芳，徐莉，艾力·肉孜．正常人体功能[M]．武汉：华中科技大学出版社，2012.

[11] 肖建英，张学武．生物化学[M]．2版．北京：人民军医出版社，2012.

[12] 郭桂平．生物化学[M]．北京：中国医药科技出版社，2013.

[13] 彭波，李洪润．生物化学[M]．北京：高等教育出版社，2012.

[14] 彭波．正常人体功能[M]．北京：高等教育出版社，2012.

[15] 李红伟，王爱梅，韩玉霞．生理学[M]．大连：大连理工大学出版社，2013.

[16] 安万新．输血技术学[M]．北京：科学技术文献出版社，2006.

[17] 白波．正常人体功能[M]．3版．北京：人民卫生出版社，2014.

[18] 彭波，王发宝．正常人体功能及护理应用[M]．北京：人民卫生出版社，2013.

[19] 朱大年．生理学[M]．7版．北京：人民卫生出版社，2008.

[20] 姚泰．生理学[M]．6版．北京：人民卫生出版社，2004.

[21] 罗自强．生理学学习指导与习题集[M]．北京：人民卫生出版社，2008.

[22] 白波，王福青．生理学[M]．7版．北京：人民卫生出版社，2014.

[23] 田仁，李弋．生理学[M]．2版．西安：第四军医大学出版社，2014.

[24] 马晓健．生理学[M]．3版．北京：高等教育出版社，2015.

[25] 彭丽花，蒋建文，艾卫敏．生理学[M]．北京：科学技术文献出版社，2014.

[26] 冯润荷．正常人体结构与功能[M]．3版．北京：人民卫生出版社，2015.

[27] 周森林，黄霞丽．生理学[M]．3版．北京：高等教育出版社，2014.

[28] 姚泰．生理学[M]．2版．北京：人民卫生出版社，2010.

[29] 周森林．医学机能学实验教材[M]．武汉：湖北科学技术出版社，2005.

[30] 何旭辉．生物化学[M]．7版．北京：人民卫生出版社，2014.

[31] 高国全．生物化学[M]．北京：人民卫生出版社，2012.

[32] 陈辉．生物化学[M]．北京：人民军医出版社，2010.